▶ 国家卫生和计划生育委员会"十二五"规划教材
▶ 全国高等医药教材建设研究会规划教材
▶ 全国高等学校医药学成人学历教育（专科）规划教材
▶ 供临床、预防、口腔、护理、检验、影像等专业用

病 理 学

第3版

主　编　阮永华　赵卫星
副主编　赵成海　商战平
编　者（以姓氏笔画为序）

王　丹（北华大学）　　　　　　张艳青（扬州大学医学院）

王晓樱（四川大学）　　　　　　郑少燕（汕头大学医学院）

邝晓聪（广西医科大学）　　　　郑鸿翔（汕头大学医学院）

阮永华（昆明医科大学）　　　　赵卫星（新乡医学院）

杨成万（泸州医学院）　　　　　赵成海（中国医科大学）

杨秀兰（山西大同大学医学院）　徐　曼（重庆医科大学）

杨德兴（广州医科大学）　　　　徐若冰（昆明医科大学）

沈　宜（重庆医科大学）　　　　商战平（泰山医学院）

宋　波（大连医科大学）　　　　葛　贺（北华大学）

张　颖（昆明医科大学）　　　　董志恒（北华大学）

张宏颖（大连医科大学）　　　　焦云娟（新乡医学院）

人民卫生出版社

图书在版编目（CIP）数据

病理学/阮永华，赵卫星主编. —3 版. —北京：人民卫生出版社，2013

ISBN 978-7-117-17614-9

Ⅰ.①病…　Ⅱ.①阮…②赵…　Ⅲ.①病理学-成人高等教育-教材　Ⅳ.①R36

中国版本图书馆 CIP 数据核字（2013）第 256764 号

| 人卫社官网 | www.pmph.com | 出版物查询，在线购书 |
| 人卫医学网 | www.ipmph.com | 医学考试辅导，医学数据库服务，医学教育资源，大众健康资讯 |

病　理　学
第 3 版

主　　编：阮永华　赵卫星
出版发行：人民卫生出版社（中继线 010-59780011）
地　　址：北京市朝阳区潘家园南里 19 号
邮　　编：100021
E - mail：pmph @ pmph.com
购书热线：010-59787592　010-59787584　010-65264830
印　　刷：北京人卫印刷厂
经　　销：新华书店
开　　本：787×1092　1/16　印张：27　插页：8
字　　数：674 千字
版　　次：2000 年 7 月第 1 版　　2013 年 12 月第 3 版
　　　　　2014 年 5 月第 3 版第 2 次印刷（总第 31 次印刷）
标准书号：ISBN 978-7-117-17614-9/R·17615
定　　价：49.00 元

全国高等学校医药学成人学历教育规划教材第三轮
修订说明

  随着我国医疗卫生体制改革和医学教育改革的深入推进，我国高等学校医药学成人学历教育迎来了前所未有的发展和机遇，为了顺应新形势、应对新挑战和满足人才培养新要求，医药学成人学历教育的教学管理、教学内容、教学方法和考核方式等方面都展开了全方位的改革，形成了具有中国特色的教学模式。为了适应高等学校医药学成人学历教育的发展，推进高等学校医药学成人学历教育的专业课程体系及教材体系的改革和创新，探索医药学成人学历教育教材建设新模式，全国高等医药教材建设研究会、人民卫生出版社决定启动全国高等学校医药学成人学历教育规划教材第三轮的修订工作，在长达2年多的全国调研、全面总结前两轮教材建设的经验和不足的基础上，于2012年5月25～26日在北京召开了全国高等学校医药学成人学历教育教学研讨会暨第三届全国高等学校医药学成人学历教育规划教材评审委员会成立大会，就我国医药学成人学历教育的现状、特点、发展趋势以及教材修订的原则要求等重要问题进行了探讨并达成共识。2012年8月22～23日全国高等医药教材建设研究会在北京召开了第三轮全国高等学校医药学成人学历教育规划教材主编人会议，正式启动教材的修订工作。

  本次修订和编写的特点如下：

  1. 坚持国家级规划教材顶层设计、全程规划、全程质控和"三基、五性、三特定"的编写原则。

  2. 教材体现了成人学历教育的专业培养目标和专业特点。坚持了医药学成人学历教育的非零起点性、学历需求性、职业需求性、模式多样性的特点，教材的编写贴近了成人学历教育的教学实际，适应了成人学历教育的社会需要，满足了成人学历教育的岗位胜任力需求，达到了教师好教、学生好学、实践好用的"三好"教材目标。

  3. 本轮教材的修订从内容和形式上创新了教材的编写，加入"学习目标"、"学习小结"、"复习题"三个模块，提倡各教材根据其内容特点加入"问题与思考"、"理论与实践"、"相关链接"三类文本框，精心编排，突出基础知识、新知识、实用性知识的有效组合，加入案例突出临床技能的培养等。

  本次修订医药学成人学历教育规划教材临床医学专业专科教材26种，将于2013年9月陆续出版。

全国高等学校医药学成人学历教育规划教材临床医学专业
（专科）教材目录

教材名称	主编	教材名称	主编
1. 人体解剖学	孙 俊　冯克俭	14. 医用化学	陈莲惠
2. 生理学	杜友爱	15. 医学遗传学	傅松滨
3. 生物化学	徐跃飞	16. 预防医学	肖 荣
4. 病理学	阮永华　赵卫星	17. 医学文献检索	赵玉虹
5. 药理学	吴兰鸥　姚继红	18. 全科医学概论	王家骥
6. 病原生物与免疫学	夏克栋　陈 廷	19. 卫生法学概论	樊立华
7. 诊断学	刘成玉　魏 武	20. 医学计算机应用	胡志敏
8. 医学影像学	王振常　耿左军	21. 皮肤性病学	邓丹琪
9. 内科学	王庸晋　曲 鹏	22. 急诊医学	黄子通
10. 外科学	田晓峰　刘 洪	23. 循证医学	杨克虎
11. 妇产科学	王晨虹	24. 组织学与胚胎学	郝立宏
12. 儿科学	徐立新　曾其毅	25. 临床医学概要	闻德亮
13. 传染病学	李 群	26. 医学伦理学	戴万津

注：1～13为临床医学专业专科主干课程教材，14～26为临床医学、护理学、药学、预防医学、口腔医学和检验医学专业专科、专科起点升本科共用教材或选用教材。

第三届全国高等学校医药学成人学历教育规划教材
评审委员会名单

前　言

　　全国高等学校医药学成人学历教育(专科)规划教材《病理学》第 3 版是在全国高等医药教材建设研究会指导下,组织全国工作在教学第一线的病理学专家编写。教材紧扣成人专科学历教育培养目标,遵循医药学成人学历教育教学规律,针对我国医药学成人学历教育具有非零起点性、学历需求性、职业要求性和模式多样性的特点编写而成。教材的编写原则是"内容适用、特色突出,着眼教学,不断优化",编写中坚持三基(基本理论、基本知识、基本技能)、五性(思想性、科学性、先进性、启发性、适用性)、三特定(特定的对象、特定的要求、特定的限制)的原则要求,同时强调内容要安排合理,深浅适宜,适应成人学历教育教学的需求,体现专业培养目标和专业特点,贴近接受成人学历教育学生的知识水平,力求论述严谨,语言流畅,层次分明,图文并茂。

　　病理学是研究疾病发生、发展及转归规律,进而阐明疾病本质的医学科学,其中病理(解剖)学主要从形态学变化阐述疾病发生发展的特点和规律,病理生理学主要从功能代谢变化的角度分析疾病发生发展的规律和机制,病理学在整个医学教育的教学内容和课程体系中起到重要的桥梁作用。本教材病理学部分占 2/3,病理生理学部分占 1/3。病理学总论 4 章,各论 8 章。病理生理学 15 章。主要突出临床常见病、多发病及严重危害人类健康的疾病,适当增加某些研究领域的新进展,注意学科间的交叉和融合,特别是两门课程的融合,减少不必要的重复。

　　在第 2 版教材的基础上,第 3 版进行以下 6 方面修订:①突出基础知识、新知识、实用性知识的有效组合,简化内容,突出重点,压缩字数。②注重三结合:结合新进展、临床、职称考试,明确要点,突出重点,讲清难点。③部分插图为彩色照片,少量增加免疫组化图片。大体标本统一背景与尺寸。④图表及模式图解力求有原创性,且简洁、总结性强、易于领会,比较特点,寻找规律,引出结论。⑤每章节前加"学习目标"这一模块,保留"问题与思考"、"理论与实践"、"相关链接"三类文本框,适当加入案例,加强理论应用于实践的能力训练,学以致用,启发学生将所学知识融会贯通。每章后加上"学习小结"和"复习题"。⑥编写注重条目化,避免大段内容的叙述,层次分明,通过版式的变化,突出标题。

　　本教材 22 位编者来自 14 所医学院校,除有多年的病理学教学经验外,对当今国内、外教育动态及改革趋势也有深入的了解,他们都身兼教学、科研和临床诊断等各项工作,在时间紧、任务重的情况下,殚精竭虑,不遗余力地完成了编写工作,同时,参编院校的领导给予了大力支持,保证了教材按计划圆满完成,在此一并表示诚挚的敬意和衷心的感谢!

　　由于我们的学术水平和编写能力有限,难免有纰缪之处,恳请使用本教材的老师、同学和读者不吝赐教,提出宝贵意见,以利于本书日臻完善。

阮永华

2013 年 8 月

目　录

绪 论

病理学（pathology）是研究疾病发生发展和转归规律的一门重要的基础医学课程。其任务是揭示疾病的病因、发病机制、病理变化、功能代谢等变化及疾病的转归和结局，从而阐明疾病的本质及发生发展规律，为诊治和预防疾病提供科学的理论基础。同时，病理学又是实践性很强的用于大多数疾病确立诊断的重要临床学科。

一、病理学的内容

成教临床医学专科病理学包括病理解剖学及病理生理学两部分。病理解剖学部分，侧重从形态变化阐明疾病的本质；病理生理学部分，侧重从功能和代谢变化阐明疾病的本质。在疾病的发生发展过程中，机体形态、功能及代谢的变化互相影响，紧密联系。本书共27章。病理解剖学部分共12章，其中1~4章为总论，主要阐述各种疾病及病理过程中所发生的共同规律，包括组织细胞的损伤与修复、局部血液循环障碍、炎症及肿瘤。5~12章为各论，主要阐述各系统器官不同疾病各自的特殊规律，即每种疾病的病因、发病机制、病理变化、临床病理联系及结局等。掌握疾病的共同规律有利于对疾病特殊规律的理解，而学习具体疾病的特殊规律又可加深对共同规律的认识，因此，总论和各论的知识是密切相关的。病理生理学共15章，其中第13章为疾病概论，主要论述疾病的病因、病因与机体相互作用的一般规律以及疾病的转归等；14~23章是基本病理过程，即存在于各种不同疾病中的共同的、规律性的病理生理学变化，包括水和电解质代谢紊乱、酸碱平衡紊乱、水肿、发热、缺氧、应激、细胞凋亡与疾病、休克、弥散性血管内凝血、缺血再灌注损伤等；24~27章论述重要系统器官功能障碍的一般规律，即重点讨论心、肺、肝、肾等重要器官功能衰竭的发生机制和机体的功能与代谢变化。通过学习和掌握病理学的基本概念和基本理论，将为临床医学的学习和临床实践奠定必备的基础。

二、病理学在医学中的地位

病理学是一门重要的医学学科，是沟通基础医学与临床医学之间的"桥梁"。学习病理学必须首先掌握人体解剖学、组织胚胎学、生理学、生物化学、寄生虫学、微生物学、免疫学等基础医学课的知识。同时，学习临床医学课程时，又必须有病理学的知识为基础。临床医学除运用各种检验、治疗等方法对疾病进行诊治外，还必须借助于病理学的研究方法如活体组织检查、尸体剖检、动物实验等对疾病进行观察研究，以阐明疾病的本质，提高临床诊治水平。病理学也必须密切联系临床，直接针对患病机体研究疾病，才能不断发展。在如今的医学诊断中，虽然有诸如 CT、MRI 等多种先进的仪器设备，但许多疾病，尤其是肿瘤性疾病，最终提供准确诊断的仍是病理学检查和诊断，在医疗纠纷和法律纠纷案例中也常需通过病理诊断来得出正确结论。因此，病理诊断被喻为"权威诊断"或"金诊断"，国外将病理医师称为"doctor's doctor"，因此，病理学在临床医学中占有十分重要的地位，但病理诊断也有局限性，更不是绝对权威的。

三、病理学的研究方法

病理学的研究方法包括人体病理学和实验病理学两部分，人体病理学方法包括尸体剖检（autopsy）、活体组织检查（biopsy）和细胞学检查（cytology），简称"ABC"。实验病理学方法包括动物实验、组织和细胞培养等。

（一）尸体剖检

简称尸检，是通过对尸体进行解剖，全面检查各脏器、组织的病理变化，并结合各种临床资料进行分析，目的在于：①明确疾病的诊断，查明死因，验证临床诊断和治疗是否正确，以总结经验，吸取教训，提高临床诊治水平；②为医疗事故及医疗纠纷的正确解决提供证据；③及时发现和确诊某些传染病、地方病、职业病和新的疾病等，为防治措施提供依据；④收集各种疾病的病理标本，为疾病的科研、医疗及教学提供材料。尸检是研究认识疾病的极其重要的手段和方法。

（二）活体组织检查

简称活检，是用局部切除、钳取、穿刺、针吸及摘除等方法从患者活体获取病变组织进行病理检查，以确定诊断的方法，是临床广泛采用的病理检查方法。目的在于：①及时准确地诊断疾病，指导治疗及判断疗效等；②必要时，可采用快速冷冻切片法，在手术中进行快速病理诊断（如良、恶性肿瘤的诊断），协助临床医师选择手术方式和范围。所以活检对于疾病诊断、治疗和预后都具有十分重要的意义。

（三）细胞学检查

又称脱落细胞学检查，是采集病变部位脱落的细胞或细针吸取的细胞，如痰液、尿液、乳汁及胸水、腹水中的细胞，涂片染色后进行诊断。其方法简单，可重复，痛苦小，适宜于疾病普查，但有时需要配合活检来确诊。

（四）动物实验

运用动物实验方法，在动物身上复制人类某些疾病的模型，以供研究者根据需要，对其进行观察研究，以了解该疾病的发生发展过程。还可以研究某些疾病的病因、发病机制以及药物疗效等。动物试验可以弥补人体观察的局限和不足，但动物与人之间毕竟存在差异，不能将动物实验的结果直接应用于人体。

（五）组织培养与细胞培养

将人体和（或）动物体内某种组织或细胞用适宜的培养基在体外进行培养，既可建立组织细胞的病理模型，也可观察某些干预因素对细胞增殖、分化及功能代谢的影响，可在细胞水平上揭示某些疾病的发生发展规律。如观察肿瘤的生长、细胞的癌变、肿瘤的诱导分化等。用这种方法，实验条件易于控制，可以避免体内复杂因素的干扰，且周期短，见效快，已广泛应用于病理学的研究领域。

（六）病理学的观察方法

病理学属于形态学科，虽然近年来其研究手段已超越了传统的单纯形态观察，但形态学方法仍为最基本的研究方法。

1. 大体观察　主要运用肉眼或借助放大镜、量尺及各种衡器等，对所检标本的大小、形状、色泽、重量、表面及切面、病灶特性及坚硬度等进行细微的观察及检测。许多疾病具有明显的肉眼变化特点，可通过大体观察初步确定诊断和病变性质（如肿瘤的良恶性）。

2. 组织学与细胞学观察　将病变组织制成厚约 4μm 的切片或细胞学涂片，经不同方法染色后用显微镜观察其微细病变，做出疾病的病理诊断。组织学观察是形态学诊断疾病的最主要、最基本的方法，到目前为止仍是其他方法所不能取代的。细胞学观察近年来运用影像技术及内镜等指引对细针穿刺提取组织细胞进行检查，提高了诊断的准确性。

3. 超微结构观察　运用透射及扫描电子显微镜对细胞的内部和表面超微结构进行更细微的观察，其分辨能力较光学显微镜高千百倍，可从亚细胞(细胞器)和生物大分子水平上了解细胞的病变。但由于放大倍率太高、太局限，故仍需结合肉眼及光镜检查才能发挥作用。

4. 组织化学和细胞化学观察　是运用某些能与组织细胞内化学成分进行特异性结合的化学试剂进行特殊染色，从而辨别组织、细胞内各种蛋白质、酶类、核酸、糖原等化学成分，从而加深对形态结构改变的认识。如运用苏丹Ⅲ染色法可将细胞内的中性脂肪显示呈橘红色。再如糖原染色、碱性磷酸酶染色等都可反映出细胞内相应成分的改变，镀银染色、Masson 三色染色可反映网状纤维、胶原纤维等间质成分的改变。

近年来免疫组织化学、放射自显影技术、显微分光光度技术、流式细胞仪技术以及形态测量(图像分析)技术、聚合酶链反应(PCR)技术、组织芯片技术以及原位杂交技术等一系列分子生物学技术迅速发展及广泛应用，使我们对疾病的发生、发展的规律逐渐获得更为深入的了解，推动病理学的发展进入一个新的时期(参见附录一)。

四、学习病理学的指导思想

学习和研究病理学，必须坚持辩证唯物主义的世界观和方法论，即对立统一的法则，去认识疾病过程中各种矛盾发展的辩证关系，要学会用运动发展的观点看待疾病，善于对具体情况进行具体分析。为此在学习过程中必须注意以下几个方面。

1. 动态与静态　任何疾病及其病理变化，在发生和发展过程中的各个阶段，都有其不同表现。在病理大体标本和组织切片上所见到的病变，只是疾病的某一阶段，并非它的全貌。因此，在观察任何病理变化及病理过程时，都必须以运动的、发展的观点去分析和理解，既要看到它的现状，也要想到它的过去和将来，才能比较全面地认识其本质。

2. 局部与整体　人体是一个完整的统一体。全身各个系统和器官是互相联系、密切相关的，通过神经体液因素协调活动以维持机体的健康状态。所以局部的病变常常影响全身，而全身的改变也必然影响到局部。如肺结核患者，病变虽然主要在肺，但常有疲乏、发热、食欲缺乏等全身表现，另一方面，肺的结核病变也受全身状态的影响，当机体抵抗力增强时，肺的病变可以局限甚至痊愈；抵抗力降低时，原有的陈旧性病变又可复发或恶化。由此可见，疾病是一个非常复杂的过程，局部与整体互相联系不可分割。

3. 形态、功能与代谢　疾病过程中机体所发生的各种病理变化,不外乎是形态、功能和代谢三方面的改变。代谢改变是功能和形态改变的基础,功能改变往往又可影响代谢和形态改变,形态改变也往往可影响功能和代谢改变。如原发性高血压患者,因细小动脉硬化,血流阻力增加,导致代偿性心肌肥大,而长期代偿又可导致心脏功能衰竭。又如风湿性心脏病患者,由于二尖瓣狭窄和关闭不全,导致全身血流动力学改变,即形态改变导致功能改变。而以上形态与功能变化的同时,也必然有代谢的改变。因此,它们之间是互相联系、互相影响和互为因果的。

4. 外因与内因　任何疾病的发生,都有外因和内因两个方面。外因一般指外界环境中的各种致病因素;内因是机体的内在因素,一般是激起对致病因素的易感性和防御功能。没有外因就不会引起相应的疾病,但是外因作用于机体后,并非绝对引起疾病发生,它只有在破坏了人体内部环境的相对平衡,使机体免疫防御功能降低,才会发生疾病。因此内因对疾病的发生、发展起着决定性的作用。要辩证地认识外因与内因在疾病发生和发展中的关系,对具体疾病进行具体分析,才能正确地认识和防治疾病。

五、病理学的发展

病理学的发展经历了漫长的历史。古希腊名医希波克拉底(Hippocrates,公元前460~公元前370),首创液体病理学。到18世纪中叶,意大利医学家莫尔加尼(Morgagni,1682~1771),根据尸体解剖所积累的资料,创立了器官病理学,标志着病理形态学的开端。至19世纪中叶,德国病理学家魏尔啸(Virchow,1821~1902)在显微镜的帮助下,通过对病变组织、细胞的深入观察,首创了细胞病理学。他认为细胞的演变和功能障碍是一切疾病的基础,具有局部性、定位性和独立性的特点,并指出形态的改变与疾病过程和临床表现的关系。直到今天,他的学说还继续影响着现代医学的理论和实践,对病理学和整个医学科学的发展做出了划时代的贡献。

病理学的发展与自然科学特别是基础科学的发展和技术进步有着密切的联系。近年来,超微病理学、分子病理学、免疫病理学、遗传病理学等新的边缘学科和学科分支的出现,标志着病理学已不仅仅从细胞和亚细胞水平,而且深入到分子水平,从人类遗传基因的突变和染色体畸变去认识疾病。这些新的研究手段和方法,使我们对疾病发生、发展规律逐渐获得了更为深入的了解,拓宽了病理学的传统研究领域及应用范围,使病理学的发展进入了一个崭新时期。

我国的现代病理学在前辈病理学家呕心沥血、艰苦创业奠定的坚实基础上,经过新一代病理学者的奋发努力,已有了长足的进步,在队伍和条件的建设上得到了显著的发展。我国是一个幅员辽阔、人口众多的大国,疾病谱和许多疾病的临床病理表现都具有自己的特点。因此我们既要充分利用各种途径吸收国际上的新方法新技术,同时还要根据我国的实际情况,在病理学教学、科研及临床工作中不断开拓与创新,使我国病理学的发展赶超世界先进水平,为医学事业的发展和人类的健康做出应有的贡献。

(阮永华)

第 一 章

细胞和组织的损伤与修复

学习目标

1. 掌握萎缩、肥大、增生、化生的概念;细胞水变性、脂肪变性、玻璃样变性、病理性钙化和坏死的病理变化;掌握肉芽组织的概念、组成及功能。
2. 熟悉可逆性损伤、不可逆性损伤的病因及分类。
3. 了解各种组织的再生能力和过程,创伤愈合的过程,骨折愈合的过程。

正常的细胞、组织和器官能对不断变化的体内外环境做出及时的反应,表现为代谢、功能和结构的适应性调整,以适应环境的改变,抵御刺激因子的损害。这种适应性反应不仅能保证细胞和组织的正常功能,且能维护细胞、器官乃至整个机体的生存。当细胞和组织不能耐受有害因子的刺激,可引起细胞、组织的损伤。轻度的细胞损伤是可逆的,当刺激因子消除后,受损伤的细胞形态结构和功能仍可恢复正常。严重损伤是不可逆的,最终引起细胞死亡。一种具体的刺激引起细胞发生适应性反应还是可逆性损伤或不可逆性损伤,不仅由刺激的性质和强度决定,还与细胞的易感性、分化、血供、营养及以往的状态有关。

第一节　细胞、组织的适应性反应

细胞和由其构成的组织、器官对于内外环境中各种有害因子的刺激作用而产生的非损伤性应答反应,称为适应(adaptation)。适应在形态上常表现为肥大、增生、萎缩和化生等。适应是细胞生长和分化受到调整的结果,可以认为是介于正常与损伤之间的一种状态(图 1-1)。

一、肥　　大

由于功能增加,合成代谢旺盛使细

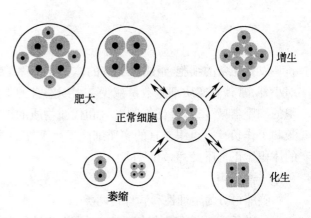

图 1-1　细胞和组织的适应模式图

胞、组织和器官的体积增大,称为肥大(hypertrophy)。组织和器官的肥大通常是由于实质细胞体积增大所致,也可伴有实质细胞数量的增加。

按性质划分,肥大可分为生理性肥大和病理性肥大;按原因划分,肥大可划分为代偿性肥大和内分泌性肥大。生理状态下,由于局部组织功能与代谢增强而发生的肥大称生理性肥大,如体力劳动者和运动员发达的肌肉、妊娠子宫的增大等;病理性肥大由各种病理原因引起,如高血压或心瓣膜病时,因心肌功能负荷加重引起的心肌肥大,一侧肾切除后对侧肾的肥大等,都属于代偿肥大。由激素作用于效应器引起的肥大称内分泌性肥大,如妊娠期孕激素及其受体激发平滑肌蛋白合成增加而引起的子宫平滑肌肥大等。

二、增 生

组织或器官内实质细胞数量的增加,称为增生(hyperplasia),常导致组织和器官的体积增大。细胞增生也常伴发细胞肥大。受机体调控的细胞增生随刺激因素的去除而停止,不同于肿瘤细胞的失控性增生。

按性质可分为生理性增生和病理性增生。前者是适应生理需要而发生的增生,如妊娠和哺乳期的乳腺上皮增生,月经周期子宫内膜的增生等;后者见于肝细胞损伤后和肾小管上皮坏死后的再生性增生,以及由于雌激素水平升高引起的子宫内膜增生或乳腺增生、缺碘引起的甲状腺滤泡上皮增生等内分泌性增生。

细胞增生通常为弥漫性,增生的组织、器官弥漫、均匀地增大。在激素作用下,甲状腺、前列腺、肾上腺和乳腺常呈结节性增生,可能由于这类器官中靶细胞对激素的作用更敏感,因而在正常组织中形成单个或多发结节。

? 问题与思考

患者,男性,51岁,高血压病史12年,近段时间稍微活动既感到心慌、闷气。心电图示左室高电压。心脏彩超示左心室壁、室间隔肥厚,左心腔稍扩张。试用病理知识解释上述异常改变属于何种适应性反应?病变特点是什么?

三、萎 缩

发育正常的细胞、组织或器官的体积缩小称萎缩(atrophy),萎缩时除了自身实质细胞体积缩小外,常伴有实质细胞数量减少。组织器官的未发育或发育不全不属于萎缩范畴。萎缩细胞的细胞器减少,以降低细胞对氧和代谢物质的需求,适应降低了的血液供应、神经内分泌刺激和工作负荷。组织器官的实质细胞发生萎缩的同时,常伴有间质的增生,有时使组织、器官的体积比正常还大,称为假性肥大。

(一)分类

萎缩可分为生理性和病理性两类。

1. **生理性萎缩** 常与年龄有关,是生命过程中的正常现象。例如青春期胸腺开始萎缩,生

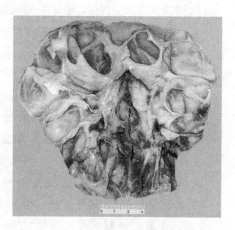

殖系统中卵巢、子宫、睾丸在更年期后开始萎缩,老年人几乎所有器官都发生不同程度的萎缩。

2. 病理性萎缩　按病因可分为以下类型。

(1) 营养不良性萎缩:营养物质摄入不足、吸收不良或消耗过多引起的萎缩。如结核病、恶性肿瘤、消化道慢性梗阻、糖尿病等,因蛋白质等营养物质过度消耗或摄入不足而引起的全身性营养不良性萎缩,动脉粥样硬化和高血压时,因慢性供血不足可导致脑萎缩及肾萎缩等。

(2) 失用性萎缩:因器官组织长期功能和代谢低下所致,如久病卧床,下肢肌肉因长期不活动,功能减退而造成萎缩,又称废用性萎缩。

(3) 去神经性萎缩:因运动神经元或轴突损害引起的效应器萎缩,如脊髓灰质炎患者因脊髓前角运动神经元损伤导致所支配的肢体肌肉发生麻痹,而后逐渐萎缩。

(4) 压迫性萎缩:器官组织长期受压而导致的萎缩。如尿路阻塞时尿液潴留,可引起肾盂积水压迫肾实质使之萎缩,动脉瘤压迫脊椎引起脊椎萎缩,脑膜瘤引起局部颅骨的萎缩等(图 1-2)。压迫性萎缩引起压迫的压力并不需要过大,关键在于持续的时间。

(5) 内分泌性萎缩:内分泌功能紊乱(主要为功能低下)可引起相应靶器官的萎缩。如甲状腺功能低下时,皮肤、毛囊、皮脂腺等萎缩;垂体功能低下时,可使甲状腺、肾上腺和性腺等器官萎缩。

(二) 病理变化

萎缩的器官体积变小,重量减轻,色泽变深。萎缩的细胞内,细胞器减少,自噬溶酶体增多,细胞内常可见许多未被彻底消化的富含磷脂的细胞器残留小体,

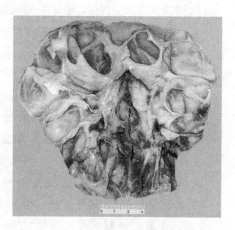

图 1-2　肾压迫性萎缩
肾盂肾盏积水、扩张,肾皮质髓质受压萎缩变薄

即光镜下萎缩细胞胞质内的脂褐素颗粒,尤以心肌细胞和肝细胞内常见。当细胞内脂褐素颗粒明显增多时,整个器官因色泽变深呈棕褐色,称褐色萎缩(brown atrophy)。

萎缩是一种适应性反应,当损伤原因去除后,萎缩的细胞、组织仍可恢复正常。如病变持续发展,萎缩的细胞可消失。

四、化　生

一种分化成熟的细胞或组织转化为另一种分化成熟细胞或组织的过程,称为化生(metaplasia)。化生并不是由成熟的细胞直接转化,而是由具有分裂增殖和多向分化能力的幼稚未分化细胞或干细胞分化的结果,可能与干细胞调控分化的基因重新编程有关。化生只发生在同源细胞之间,即上皮细胞之间或间叶细胞之间,如呼吸道的柱状上皮细胞可转变成鳞状上皮细胞,而不能转变为结缔组织的细胞。常见的化生有:

(一) 上皮组织化生

1. 鳞状上皮化生　气管和支气管黏膜上皮因慢性刺激损害时(如慢性支气管炎,吸烟等),由鳞状上皮替代假复层纤毛柱状上皮,即鳞状上皮化生。慢性宫颈炎时的宫颈黏膜上皮、慢性胆囊炎时的柱状上皮及肾盂结石时的尿路上皮等均可出现鳞状上皮化生(图 1-3)。

2. 腺上皮化生　慢性萎缩性胃炎,胃黏膜上皮转化为肠型黏膜上皮,称为肠上皮化生;胃

窦胃体部腺体由幽门腺所取代,则称为幽门腺化生。

(二) 间叶组织化生

纤维组织可化生为软骨组织或骨组织,称为软骨或骨化生,如骨化性肌炎时骨组织的形成。化生的生物学意义利害兼有,如呼吸道黏膜上皮鳞状化生后,虽对慢性刺激有了较强抵抗能力,但却减弱了黏膜的自净功能。当病因持续存在时化生的上皮可以恶变,如被覆腺上皮的黏膜可发生鳞状细胞癌,胃黏膜可发生肠型腺癌。

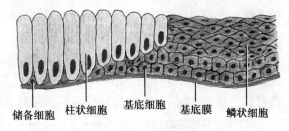

图 1-3　柱状上皮的鳞状上皮化生模式图

柱状上皮细胞中的储备细胞分裂增殖,分化形成复层鳞状上皮细胞

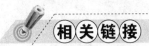 **相关链接**

上皮 - 间质转化(epithelial-mesenchymal transition,EMT)是指上皮细胞通过特定程序转化为具有间质细胞表型的生物学过程。在胚胎发育、慢性炎症、组织重建、肿瘤生长转移和多种纤维化疾病中发挥重要作用。上皮细胞转化为间质细胞的主要特征有上皮细胞黏附分子表达减少,转录因子水平升高,细胞骨架中角蛋白转化为波形蛋白,上皮细胞极性与基底膜连接丧失等。通过 EMT,上皮细胞失去细胞极性,失去与基底膜的连接等上皮表型,获得了较高的迁移与侵袭、抗凋亡和降解细胞外基质的能力等间质表型。EMT 是上皮细胞来源的恶性肿瘤细胞获得迁移和侵袭能力的重要生物学过程。

第二节　细胞和组织的损伤

一、损伤的原因及发生机制

引起细胞和组织损伤的原因很多,归纳如下:

1. **缺氧**　缺氧(hypoxia)是指细胞不能获得足够氧或是氧利用障碍,是引起细胞损伤最常见和最重要的原因。缺氧大致有三方面的原因:①血管性疾病或血栓导致动脉供血和静脉引流障碍,使血供减少或丧失,如缺血;②心肺功能衰竭导致的氧合不足;③血液携氧的能力降低或丧失,如贫血、一氧化碳(CO)中毒。缺氧导致线粒体氧化磷酸化受抑制,ATP 合成减少,细胞膜钠 - 钾泵、钙泵功能低下;蛋白合成、脂肪代谢障碍;氧自由基等活性氧类物质增多,从而引起组织细胞损伤。缺氧造成损伤的后果,取决于缺氧的严重程度、持续时间以及体内受累组织和细胞对缺氧的不同耐受性等,例如,神经细胞于缺血后数分钟即可死亡,纤维细胞对缺氧的耐受性较长。

2. **生物因素**　包括细菌、病毒、真菌、原虫、立克次体和寄生虫等,它们引起组织、细胞损伤的机制不同。细菌通过其释放的内、外毒素引起损伤。病毒可整合入宿主 DNA,扰乱细胞功能,可通过复制繁殖破坏细胞,或通过免疫反应对细胞造成损伤。真菌、原虫、寄生虫等常通过代谢产物、分泌物引起直接损伤或变态反应。

3. 物理因素　包括机械性、高温、低温、电流、射线、激光、超声波、微波、噪声及气压的变化等都可引起范围广泛的细胞和组织损伤。机械性损伤可使组织断裂或细胞破裂;高温使细胞内蛋白质变性;低温能引起血管收缩,血流停滞而致组织缺血,使组织细胞发生冻结损伤;电流通过组织可致烧伤,并直接刺激神经,引起心功能紊乱而致死;电离射线可直接或间接性损伤生物大分了或使细胞内的水电离,产生自由基造成细胞损伤。持续低气压也可因缺氧造成组织细胞的损伤。

4. 化学因素　包括化学物质和药物的毒性作用在内的化学因素,日益成为引起细胞损伤的重要因素。能够与细胞和组织发生反应并且引起细胞损伤的物质称为毒物。由毒物引起的损伤可为全身性损伤(如氰化物中毒),或局部性损伤(如强酸、强碱),或器官特异性损伤(如有机磷、四氯化碳对肝的损害等)。此外,体内的某些代谢产物,如尿素及自由基等,也成为内源性化学性致病因素。化学性损伤和药物损伤细胞的途径包括:直接的细胞毒性作用、代谢产物对靶细胞的细胞毒性作用、诱发免疫性损伤和 DNA 损伤。

5. 其他　食物中某些必需物质如维生素、蛋白质、微量元素等的缺乏或营养过剩都可因营养素失衡而致细胞损伤;变态反应、遗传性缺陷等也可以造成组织细胞损伤。

二、损伤的类型和形态学变化

细胞和组织损伤后,会产生一系列形态和功能改变。首先表现为代谢的变化,然后呈现组织化学和超微结构的变化,最后出现光镜和肉眼可见的形态学改变。根据损伤程度的轻重,可分为可逆性损伤和不可逆性损伤两大类:

(一) 可逆性损伤

可逆性损伤(reversible injury),包括变性和物质沉积。变性(degeneration)是细胞物质代谢障碍引起的一类形态学变化,指细胞或细胞间质内出现一些异常物质或正常物质含量显著增多。变性组织、细胞的功能往往降低。病因消除后,大多能恢复正常形态及功能,严重变性可发展为坏死。常见的变性有以下几种:

1. 细胞水肿(cellular swelling)　或称水变性。是细胞损伤最常见的一种早期表现,主要见于线粒体丰富、代谢活跃的肝、心和肾等器官的实质细胞。

(1) 原因:细胞水肿常见于缺氧、感染、中毒等。由于上述因素的影响,使细胞的内环境受到干扰,线粒体损伤,ATP 产生减少,细胞膜钠 - 钾泵功能障碍,或因细胞膜直接损伤,使之通透性增高,导致细胞内水、钠离子增多积聚。

(2) 病理变化:肉眼观,发生细胞水肿的器官体积增大,重量增加,包膜紧张,切面可见实质隆起,间质凹陷,边缘外翻,颜色苍白,失去正常光泽。镜下可见细胞体积增大,胞质内出现许多细小的淡红色颗粒。如细胞水肿进一步发展,可使胞体肿胀更明显,胞质透亮、淡染。当细胞发生重度水肿时,细胞膨大如气球,称为气球样变(ballooning degeneration)。常见于病毒性肝炎(图 1-4)。电镜观察证实,胞质内的颗粒实为肿大的线粒体和扩张的内质网。

(3) 结局:细胞水肿是一种轻度损伤,当致病原因去除后可恢复正常。但较严重的细胞水肿使细胞功能下降,如肾小管上皮细胞水肿时,除功能受影响外,在尿中可检测到少量蛋白,这是由于病变细胞的细胞膜发生破裂，细胞内蛋白成分进入管腔所致。如病因继续发展，可使细胞发生坏死。

2. 脂肪变性　正常情况下，除脂肪细胞外，其他细胞内一般不见或仅见少量脂滴。由于细胞损伤导致脂肪代谢障碍而引起非脂肪细胞内出现脂滴或脂滴明显增多，称脂肪变性（fatty degeneration）或脂肪沉积。常发生在肝细胞、心肌细胞、肾小管上皮细胞。

（1）原因：引起脂肪变性的原因有：严重感染、长期贫血、缺氧、四氯化碳、有机磷中毒以及营养不良等。脂肪变性是上述致病因素干扰或破坏细胞脂肪代谢的结果。以肝细胞为例，其脂肪变性的因素有以下三种：①脂蛋白、载脂蛋白减少：缺氧中毒或营养不良时，肝细胞中脂蛋白、载脂蛋白合成减少，脂肪输出受阻而堆积于细胞内；②甘油三酯合成过多：如饮酒可改变线粒体和滑面内质网的功能，促进磷酸甘油合成甘油三酯；③肝细胞内的脂肪酸增多：高脂饮食或身体皮下、大网膜等处的脂肪组织大量分解可致血液脂肪酸增多，机体缺氧所致肝细胞糖酵解过程生成的乳酸可转化为多量脂肪酸，肝细胞内脂肪酸也可因氧化功能下降而相对增多。

（2）病理变化：肉眼观，脂肪变性的器官体积增大，包膜紧张，呈淡黄色，切面触之有油腻感。镜下见，脂肪变性的细胞体积变大，胞质内出现大小不等的脂滴。脂滴主要是中性脂肪，在石蜡切片中，被酒精、二甲苯等有机溶剂溶解而呈空泡状。大者充满整个细胞，将胞核挤到细胞的一边，似脂肪细胞（图 1-5）。因有时与水变性难以区别，可用特殊染色技术加以鉴别。在冷冻切片上，用苏丹Ⅳ染色脂肪为橘红色，锇酸将其染成黑色。

肝细胞是脂代谢的部位，最常发生脂肪变性。当肝组织中出现显著弥漫肝细胞脂肪变性时，称为脂肪肝（fatty liver）。肝脂肪变性时，肝小叶内脂滴的分布与病因有一定关系。例如肝淤血时，小叶中央区缺氧较重，故脂肪变性首先发生在中央区。但长期淤血后，肝小叶中央区的细胞大多萎缩、消失，于是周边区肝细胞也因缺氧而发生脂肪变性。有机磷中毒时肝细胞脂肪变性则主要发生在小叶周边区，可能与该区细胞代谢活跃、对有机磷中毒更敏感有关。

慢性中毒缺氧可引起心肌脂肪变性，常累及左心室内膜下和乳头肌部位，脂肪变心肌呈黄色，与正常心肌的暗红色相间，形成黄红色斑纹，称为虎斑心。这种分布可能与乳头肌内的血管分布有关。心外膜处脂肪组织显著增多，可沿心肌间质向心腔方向伸入，称为心肌脂肪浸润（fatty infiltration），并非脂肪变性。重度心肌脂肪浸润可致心肌破裂、出血，引发猝死。

（3）结局：脂肪变性也是可逆性病变，病因去除后，可逐渐恢复正常。严重的脂肪变性可致器官功能障碍，如肝严重脂肪变性，可使肝细胞逐渐坏死，纤维组织增生，进而发展为肝硬化。

3. 玻璃样变性（hyaline change）　又称透明变性（hyaline degeneration），是指细胞或细胞间质中出现苏木素-伊红（HE）染色为均质红染的玻璃样半透明的蛋白质蓄积。常见的玻璃样变性有以下几种：

（1）细动脉壁玻璃样变性：常发生于原发性高血压时的肾、脑、脾及视网膜的细小动脉。细小动脉因持续痉挛，使血管内膜通透性增加，血浆蛋白渗入内膜，并在内膜下凝固成红染均质的无结构物质，进而累及血管壁全层，使管壁增厚、变硬，弹性下降，脆性增加，管腔狭窄甚至闭塞，即细小动脉硬化。易继发扩张、破裂和出血。

（2）结缔组织玻璃样变性：是胶原纤维老化的表现，常发生在瘢痕组织及纤维化的肾小球等。病变处的胶原纤维增粗,互相融合成梁状或片状的均质性玻璃样物质,血管和纤维细胞明显减少(图 1-6),其结果造成纤维组织弹性降低,质韧呈灰白色、半透明状。

(3) 细胞内玻璃样变性:是多种原因引起的细胞胞质内出现大小不等均质无结构、红染的圆形小体。如肾小球肾炎或其他疾病伴有明显蛋白尿时,可见肾小管上皮细胞胞质内出现许多大小不等的圆形、红染小滴,这是肾小球毛细血管通透性增高时滤出的大量蛋白,又被肾小管上皮细胞吞饮并与溶酶体融合形成。慢性炎症灶内的浆细胞胞质内亦可出现红染、圆形玻璃样小体(称 Russell 小体),为细胞中粗面内质网中蓄积的免疫球蛋白。酒精性肝病时肝细胞胞质中的 Mallory 小体等。

4. 病理性色素沉着　细胞和组织内有色物质(色素)在细胞内、外的异常蓄积,称病理性色素沉着(pathologic pigmentation)。常见的病理性色素有:

(1) 含铁血黄素(hemosiderin):为血红蛋白代谢的衍生物,是一种棕黄色、具有折光性的较粗大颗粒,由铁蛋白微粒聚集而成。生理情况下,红细胞在肝、脾内破坏,可有少量含铁血黄素形成。当局部组织有出血或心功不全引起的慢性淤血时,红细胞从血管内漏出进入组织,被巨噬细胞吞噬并由其溶酶体降解后形成含铁血黄素。

(2) 黑色素(melanin):是黑色素细胞内酪氨酸在酪氨酸酶的作用下氧化、聚合而成的深褐色颗粒。垂体分泌的促肾上腺皮质激素(ACTH)能刺激黑色素细胞,促进黑色素的形成。局部性黑色素增多见于色素痣、黑色素瘤等。肾上腺皮质功能低下时,全身皮肤黑色素增多,是由于肾上腺皮质激素分泌减少,对垂体的反馈抑制减弱,致使 ACTH 分泌增多之故。

(3) 脂褐素(lipofuscin):为一种内含 50% 左右脂质的黄褐色微细颗粒,是细胞中自噬溶酶体内未被消化的细胞碎片残体。通常见于老年、营养不良性慢性消耗性患者的肝细胞、心肌细胞和神经元内,故又有老年性色素和消耗性色素之称。正常人的附睾上皮细胞、精囊上皮、睾丸间质细胞及某些神经元内也可见含有脂褐素。

5. 病理性钙化　在骨和牙齿以外的组织内有固体的钙盐沉积,称病理性钙化(pathologic calcification)。沉积的钙盐主要是磷酸钙和碳酸钙。肉眼观,钙化处为灰白色颗粒状和团块状的质块。镜下见,钙盐染成蓝色颗粒和团块状。病理性钙化因发生原因不同可分为以下两种:

(1) 营养不良性钙化(dystrophic calcification):指体内钙、磷代谢正常,钙盐主要沉积在坏死组织、血栓、寄生虫卵等处。其发生可能与局部碱性磷酸酶升高有关。碱性磷酸酶能水解有机磷酸酯,使局部磷酸增多,形成磷酸钙沉积。

(2) 转移性钙化(metastatic calcification):由于全身钙、磷代谢失调所致。血磷或血钙增高引起钙盐沉积在正常组织内,如肾小管、胃黏膜、肺泡壁等处。甲状旁腺功能亢进、骨肿瘤破坏骨组织,或维生素 D 摄入过多等均可引起高血钙,造成转移性钙化。

病理性钙化对机体的影响,依具体情况有所不同。如血管壁钙化后可以使血管壁变硬、变脆,易引起血管破裂出血;转移性钙化时,肾、胃等器官的钙盐沉积,可使组织细胞功能下降或丧失。

(二) 不可逆性损伤

当细胞受到严重损伤,呈现代谢停止、功能丧失不可逆改变时,称为不可逆损伤,也即细胞死亡,可分为细胞坏死与细胞凋亡两种类型。

1. 细胞坏死　以酶溶性变化为特点的活体局部组织细胞的死亡,称为坏死(necrosis)。坏

死的细胞质膜崩解,结构自溶并引发急性炎症反应。炎症时渗出的中性粒细胞释放溶酶体酶,
可促进坏死。一般情况下,坏死是由可逆性损伤逐渐发展而来,个别情况下,由于致病因素极
为强烈,坏死可立即发生。

(1) 基本病变:细胞核的改变是细胞坏死在形态学上的主要标志,表现为:①核固缩
(pyknosis):由于细胞核脱水使DNA浓聚、皱缩,染色加深,核体积变小,提示DNA停止转
录;②核碎裂(karyorrhexis):核染色质崩解为小碎片并分散在细胞质中,核膜溶解;③核溶解
(karyolysis):在DNA酶和蛋白酶作用下,DNA和核蛋白被分解,细胞核失去对碱性染料的亲和
力,核淡染,只能见到核的轮廓,继而核完全消失(图1-7)。

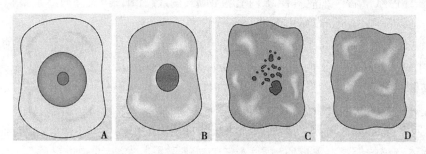

图 1-7　坏死时细胞核的形态变化模式图
A.正常细胞　B.核固缩　C.核碎裂　D.核溶解

坏死细胞的细胞质在初期出现蛋白颗粒和脂肪滴,进而发生凝固或溶解。由于胞质内嗜
碱性的核糖体减少或消失,使胞质与碱性染料苏木素的结合减少,对酸性染料伊红的亲和力增
加而使胞质红染呈嗜酸性。最后细胞外基质在各种酶的作用下崩解液化,逐渐融合成一片模
糊的颗粒状无结构的红染物质。

坏死细胞膜通透性增加,胞质中的一些酶可释放入血,临床上可作为诊断某些部位细胞坏
死性疾病的参考指标,如心肌梗死时血液肌酸激酶、谷草转氨酶、乳酸脱氢酶升高;肝细胞坏死
时血液中谷草转氨酶、谷丙转氨酶升高;胰腺坏死时血液淀粉酶升高。

(2) 坏死的类型:根据坏死的形态表现,可分为凝固性坏死、液化性坏死和纤维蛋白样坏死
三个基本类型,此外,还有坏疽等特殊类型。

1) 凝固性坏死(coagulative necrosis):组织、细胞坏
死后,细胞内的蛋白质与细胞器凝固,形成灰白色、干
燥的坏死灶,称为凝固性坏死。凝固性坏死常见于心、
肾、脾等器官的缺血性坏死(梗死)。肉眼观,坏死灶干
燥,呈灰黄或灰白色,与健康组织分界清楚,坏死灶周
围出现一暗红色出血带(图1-8)。镜下见,坏死灶内的
组织、细胞结构消失,但组织轮廓仍可保留一段时间。
凝固性坏死的发生可能与坏死组织中蛋白质变性和崩
解时,释放的蛋白凝固酶的作用有关。

干酪样坏死(caseous necrosis)是凝固性坏死的一
个特殊类型,是结核病的特征性病变。坏死组织分解
彻底,组织结构很快被破坏。肉眼观,由于坏死灶中含

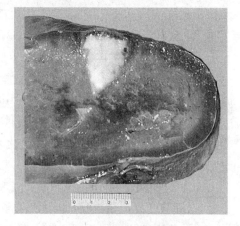

图 1-8　脾凝固性坏死
坏死灶干燥,呈灰白色,与周围分界清楚

脂质较多,色微黄,质地松软,状似干酪,故名干酪样坏死。镜下见,看不到组织轮廓,坏死组织呈一片红染无结构颗粒状物质。

2）液化性坏死（liquefactive necrosis）:坏死组织中可凝固的蛋白质少,组织富含水分和磷脂,坏死细胞自身及浸润的中性粒细胞等释放的大量水解酶,则细胞组织易发生溶解液化,称液化性坏死。例如脑组织因蛋白含量少,水及磷脂较多,坏死过程中常形成囊状软化灶,故脑液化性坏死亦称脑软化。急性胰腺炎时,胰脂酶外溢消化胰周围脂肪组织也可形成液化性坏死。

3）纤维蛋白样坏死（fibrinoid necrosis）:发生于结缔组织和血管壁的坏死,是风湿病、类风湿关节炎、系统性红斑狼疮和急进性高血压的特征性病变。镜下可见坏死组织呈细丝状、颗粒状的红染纤维素样结构。纤维蛋白样坏死物质的成分是肿胀、崩解的胶原纤维,或者是沉积于结缔组织中的免疫球蛋白。

4）坏疽（gangrene）:较大范围组织坏死合并不同程度的腐败菌感染,并出现特殊的形态学改变称为坏疽。坏死组织被腐败菌分解产生硫化氢,与血红蛋白分解的铁相结合,形成黑色的硫化亚铁,故坏死组织呈现黑色,并有臭味。根据发生的原因及形态特点,坏疽分为三种类型:干性坏疽（dry gangrene）:常发生于四肢末端,坏死组织干燥,腐败菌感染较轻。见于血栓闭塞性脉管炎、四肢动脉粥样硬化及冻伤等疾病时,因动脉阻塞而静脉回流通畅,故坏死的部位水分少,病变呈黑褐色、干燥、皱缩,与正常组织间有明显的分界线(图1-9);湿性坏疽（moist gangrene）:多见于动脉闭塞、静脉淤血的肢体,以及与外界相通的内脏器官(如肺、肠、阑尾、子宫、胆囊)。由于此时坏死组织水分含量多,适合腐败菌生长,故腐败菌感染较重,腐败菌分解蛋白质时产生吲哚、粪臭素等,造成恶臭。局部组织呈深蓝、暗绿或污黑色,肿胀明显。因炎症弥漫,病变发展快,故坏死组织与健康组织之间分界线不明显(图1-10)。有毒的分解产物及细菌毒素被吸收后,患者可出现明显中毒症状;气性坏疽（gas gangrene）:主要见于深达肌肉的开放性创伤,合并厌氧菌(如产气荚膜杆菌、恶性水肿杆菌等)感染。细菌分解坏死组织产生大量气体,使坏死组织含气泡而呈蜂窝状,压之有捻发音,污秽暗棕色。病变迅速沿肌束蔓延,患者可因出现严重中毒性休克而危及生命。

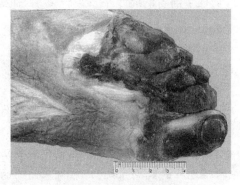

图 1-9　足干性坏疽

血栓闭塞性脉管炎引起的干性坏疽累及脚趾,干燥、发黑、与周围界限清楚

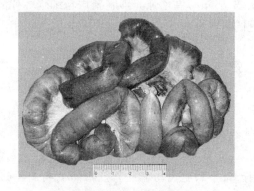

图 1-10　肠湿性坏疽

肠管下方仍保持出血性梗死特征,上方已发生坏疽改变,明显肿胀、发黑

（3）坏死的结局

1）溶解吸收:坏死组织及周围中性粒细胞释放的各种水解酶,将坏死组织分解或液化,经

淋巴管或血管吸收。不能吸收的碎片由巨噬细胞吞噬、消化,坏死液化范围较大不易完全吸收时,可形成囊腔。

2) 分离排出:较大的坏死灶周围发生炎症反应,中性粒细胞释放的蛋白溶解酶加速了坏死灶边缘的组织溶解、吸收,使坏死组织和健康组织分离。如果坏死组织位于皮肤黏膜层,坏死组织脱落后形成组织缺损,浅者称为糜烂(erosion),深达黏膜下层者称为溃疡(ulcer);组织坏死后形成的开口于皮肤黏膜表面的深在性盲管称为窦道(sinus),两端开口的病理性通道称为瘘管(fistula)。肾、肺的坏死组织液化后,可经气管或输尿管排出,残留的空腔称为空洞(cavity)。

3) 机化:较大范围的坏死组织,不能完全溶解或分离排除,则由新生毛细血管及成纤维细胞组成的肉芽组织长入,逐渐溶解吸收和取代,最后变为瘢痕组织。这种肉芽组织替代坏死组织(或其他异物)的过程,称为机化(organization)。

4) 包裹或钙化:较大的坏死灶不能吸收、机化时,则由纤维组织将坏死组织包围,使病变局限,称为包裹。坏死组织内可有钙盐和其他矿物质沉积而发生营养不良性钙化。

(4) 坏死对机体的影响:其影响取决于坏死的范围和部位,坏死细胞的再生能力及坏死器官的贮备代偿能力:重要器官较大范围的坏死常导致严重的功能障碍,甚至危及生命;再生能力强的组织,细胞易于再生,其结构和功能也易于恢复;具有贮备代偿能力的肾及肺等成对器官,贮备代偿能力强,即便有较大的坏死也不会明显影响其功能。

2. 细胞凋亡(apoptosis)　是活体内单个细胞或小团细胞的死亡,死亡细胞的质膜不破裂,不引发死亡细胞的自溶,不引起炎症反应。凋亡的发生与基因调节有关,故也称程序性细胞死亡(programmed cell death,PCD)。它是一连续的不伴有炎症反应的细胞形态变化。凋亡是细胞自然死亡的一种主要形式,在某些生理或病理情况下均可发生,它在形态学和生化特征上不同于经典的细胞坏死。

凋亡细胞的早期形态学改变,在电镜下表现为细胞变小皱缩,细胞器密集,质膜内陷,微绒毛丧失,细胞核染色质浓缩,形成形状不一、大小不等的斑块聚集到核膜周边,进而胞核裂解成数个分散的碎片,最终自行分割为多个外有质膜包绕、内涵物不外溢的凋亡小体(apoptosis body)。凋亡小体迅速被局部巨噬细胞吞噬降解。光镜下凋亡小体呈圆形或卵圆形,大小不等,胞质浓缩,嗜酸性增强。细胞凋亡与细胞坏死的区别在于前者的质膜不发生破裂,不引发死亡细胞的自溶性改变,也不引起周围的急性炎症反应。

相关链接

　　细胞凋亡在肿瘤发生、肿瘤治疗、胚胎发育、免疫反应、神经系统发育、组织细胞代谢等过程中起重要作用。

　　正常细胞的生长和分裂是一个高度复杂和精细的过程。为了确保细胞分裂的正常进行,每个细胞内均有一套严格的精确调控细胞增殖过程的监测系统,以维持基因组的稳定性。而细胞凋亡是细胞监测系统重要的组成部分。当细胞基因组受到损伤时,细胞首先启动修复机制,损伤完全修复之后,细胞重新进入正常生长状态;若修复失败,凋亡机制将被启动,损伤的细胞被清除,避免基因组损伤遗传给子代细胞。如果调节机制出现异常,会导致本应凋亡的细胞"非法"存活,从而引起肿瘤、自身免疫性疾病。

第三节　损伤的修复

局部组织和细胞损伤后，机体对所形成的缺损进行修补恢复的过程，称修复（repair），修复后可以部分或完全恢复原组织的结构和功能。组织的修复是通过细胞的再生来完成的，因此，修复是以细胞的再生为基础，细胞再生的结果常是损伤组织的修复。

一、再　　生

组织缺损后，由邻近细胞分裂增殖以恢复原有组织的结构和功能的过程，称再生（regeneration）。

（一）再生的类型

再生分为生理性再生和病理性再生两种类型：

1. 生理性再生　生理过程中，有些细胞、组织不断衰老死亡，由新生的同种细胞不断再生代替，始终保持细胞、组织原有的结构与功能，如血细胞衰老死亡后，骨髓造血干细胞不断产生新的血细胞予以补充，皮肤的表层角化细胞不断脱落，而基底层细胞不断增生、分化予以补充等。

2. 病理性再生　病理情况下，组织、细胞受损后的再生，称病理性再生。病理性再生根据能否恢复原有的结构和功能，又分完全性再生和不完全性再生。如再生修复能完全恢复原有组织结构与功能，称完全性再生；由再生能力较强的结缔组织增生修复，不能恢复原有组织结构与功能，称为纤维性修复，最后形成瘢痕组织，故也称瘢痕修复，属不完全性再生。大多数情况下，机体遭受创伤或疾病时，有多种组织发生损伤，故以上再生、纤维性修复过程常同时存在。

（二）各种细胞的再生能力

机体各种细胞再生能力不一，一般而言，分化程度低，平时易受损伤的组织以及生理过程中经常更新的组织，再生能力较强；反之则较弱。根据细胞再生能力的强弱，可将机体各种细胞分为以下三类。

1. 不稳定细胞（labile cells）　又称为持续分裂细胞，这类细胞再生能力很强。在生理情况下不断地进行着更新，以代替衰亡的细胞。如呼吸道、消化道黏膜被覆细胞、表皮细胞、造血细胞以及泌尿生殖器官黏膜的被覆细胞等。

2. 稳定细胞（stable cells）　又称静止细胞，有潜在再生能力，即长期处于 G_0 期（静止期）的细胞。这类细胞在生理情况下一般较稳定，无明显再生更新现象。一旦受到刺激或损伤后，则表现出较强的再生能力，细胞重新返回增殖周期。属于这类细胞的有各种腺体或腺样器官的实质细胞，如肝、胰、内分泌腺、汗腺、皮脂腺和肾小管上皮细胞等；还有原始间叶细胞及其衍生细胞，如成纤维细胞、内皮细胞、软骨细胞及骨细胞等，间叶细胞还有较强的分化能力。由这些细胞构成的组织损伤后，常发生完全性再生，但如损伤范围较大，也可发生不完全性再生。平滑肌细胞也属于稳定细胞，但一般情况下再生能力较弱。

3. 永久性细胞（permanent cells）　又称非分裂细胞，这类细胞基本上无再生能力或再生能力非常微弱。如神经细胞（包括中枢及周围神经的神经节细胞）完全无再生能力，一旦遭受破坏常由胶质细胞增生修复形成胶质瘢痕,但这不包括神经纤维,在神经细胞存活的前提下,受损的神经纤维有着活跃的再生能力。骨骼肌及心肌纤维的再生能力非常微弱,损伤后常由纤维组织增生来修复,最后形成瘢痕。

(三) 各种组织的再生过程

1. 被覆上皮的再生　皮肤鳞状上皮损伤后,由损伤边缘的基底细胞层细胞分裂增生进行修补,先形成单层的上皮细胞覆盖缺损表面,然后分化成复层扁平上皮并出现角化,形成典型的鳞状上皮。胃肠黏膜被覆的柱状上皮缺损后,同样由邻近健康的腺颈部上皮细胞再生增殖,沿基底膜向表面推移,逐渐覆盖缺损,初为立方形,然后分化为柱状或纤毛柱状上皮细胞。

2. 腺上皮的再生　腺体上皮损伤后,如基底膜未破坏,残存的上皮细胞分裂补充,可完全性再生修复。如腺体构造被完全破坏,则难以再生,如皮肤附属器汗腺完全破坏后不能再生,仅能以结缔组织代替。但子宫内膜腺和肠腺因结构比较简单,损伤后可从残留处细胞再生。

3. 血管的再生　在组织修复过程中,血管能否再生至关重要,因为再生血管要为修复组织提供足够的营养物质。毛细血管再生以出芽的方式进行。毛细血管内皮细胞肥大、分裂、增生,向外突起形成单层的内皮细胞幼芽,这些幼芽开始为实性条索,在血液冲击下出现管腔,形成新生毛细血管,继而相互吻合构成毛细血管网(图1-11)。增生的内皮细胞逐渐分化成熟,分泌的Ⅳ型胶原和纤维连接蛋白等形成基底膜。因新生毛细血管基底膜不完整,内皮细胞间空隙较大,故通透性较高。为适应功能需要,新生毛细血管可进一步分化,形成小动脉或小静脉。较大血管损伤后,必须经手术连接缝合后才能再生愈合。首先吻合处的内皮细胞分裂、增殖、连接,恢复原来内膜结构,离断的肌层由结缔组织再生形成瘢痕性愈合。

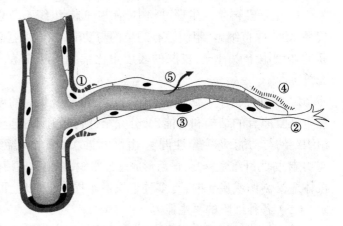

图1-11　毛细血管再生模式图
①基底膜溶解　②细胞移动和趋化　③细胞增生　④细胞管腔形成、成熟及生长抑制　⑤细胞间通透性增加

4. 纤维组织的再生　纤维组织受损伤后,由成纤维细胞进行分裂、增生。成纤维细胞可由局部静止状态的纤维细胞转变而来,或由未分化的间叶细胞分化而来。幼稚的成纤维细胞体积较大,胞质嗜碱性,两端常有突起,胞核大、淡染,呈椭圆形或梭形,可见1~2个核仁。当成纤维细胞停止分裂后,开始合成并分泌前胶原蛋白与基质,在细胞周围形成胶原纤维,细胞逐渐成熟,细胞及胞核逐渐变小变细长,成为长梭形的纤维细胞。

二、纤维性修复

各种疾病或创伤引起的组织、器官损伤,包括实质细胞和间质细胞的损伤。即使损伤的器官的实质细胞具有再生能力,其修复也不能单独由实质细胞的再生完成,这种修复首先通过肉芽组织增生,溶解、吸收损伤局部的坏死组织及异物,并填补组织缺损,以后肉芽组织转化成胶原纤维为主的瘢痕组织。

(一) 肉芽组织

1. 肉芽组织的形态　肉芽组织(granulation tissue)由新生薄壁的毛细血管以及成纤维细胞构成,伴有炎性细胞浸润,肉眼呈颗粒状、鲜红色、柔软湿润,形似鲜嫩的肉芽得名。因无神经纤维,而没有疼痛。镜下见,由内皮细胞增生形成的实性细胞索及扩张的毛细血管平行排列向着创面垂直生长,以小动脉为轴心,在创伤的表面处互相吻合成袢状弯曲的毛细血管网,并突出于创面。新生毛细血管间有大量增生的成纤维细胞及少量炎性细胞,肉芽组织中一些成纤维细胞的胞质内含有肌细丝,此种细胞除有成纤维细胞的功能外,还有平滑肌的收缩功能,因此称其为肌成纤维细胞(图 1-12)。

2. 肉芽组织的功能　①填补伤口及其他组织缺损,或连接断裂的组织;②抗感染保护创面;③机化或包裹坏死组织、血栓、血凝块,及其他异物如虫卵、缝线等。

3. 肉芽组织的演变　肉芽组织在创伤后 2~3 天内即可出现,从体表创口自下而上或从创缘向中心生长,以填补缺损的组织。随着时间的推移,肉芽组织逐渐成熟,炎细胞逐渐减少并消失;间质内水分亦逐渐减少;部分毛细血管管腔闭塞并逐渐消失,部分毛细血管演变为小动脉和小静脉;成纤维细胞产生胶原纤维后,逐渐变为纤维细胞。至此,肉芽组织成熟变为纤维结缔组织,并发生玻璃样变老化为瘢痕组织。

(二) 瘢痕组织

1. 瘢痕组织的形态　瘢痕(scar)组织是指肉芽组织经改建成熟形成的纤维结缔组织。瘢痕组织内血管较少,纤维细胞少,而胶原纤维增粗且互相融合,平行或交错分布成束,均质红染状即玻璃样变性。外观呈苍白色或灰白色,半透明,质地坚实而缺乏弹性。

2. 瘢痕组织的作用及影响

(1) 对机体有利的一面:瘢痕组织的形成,可使损伤的创口或缺损的组织长期牢固地连接起来,并能保持组织器官的完整性及坚固性。

(2) 对机体的不利影响:①由于瘢痕组织弹性较差,抗拉力的强度弱,如局部承受过大的压力,可使愈合的瘢痕组织向外膨出,如腹壁瘢痕处因腹压增大可形成腹壁疝,心肌梗死形成的瘢痕向外凸出则形成室壁瘤。②瘢痕组织可发生收缩,可导致有腔器官管腔狭窄、关节活动障碍、器官粘连或硬化等。③少数患者瘢痕组织过度增生形成隆起的斑块,称瘢痕疙瘩。其发生机制不清,一般认为与体质有关。经过较长一段时间后,瘢痕组织内的胶原纤维在胶原酶的作用下,分解吸收,使瘢痕缩小、变软。胶原酶主要来自巨噬细胞、中性粒细胞和成纤维细胞等。

三、创 伤 愈 合

创伤愈合(wound healing)是指机体遭受外力作用后,损伤的组织出现断离或缺损,通过再生进行修复的过程。创伤愈合包括了各种组织的再生和肉芽组织增生、瘢痕形成等,表现出各种过程的协同作用。

(一) 创伤愈合的基本过程

1. 伤口的早期变化　为急性炎症反应,伤口局部血管断裂出血并有不同程度的组织坏死,出现炎症反应,表现为充血,浆液渗出及白细胞(主要为中性粒细胞等炎性细胞浸润)游出,故局部红肿。伤口中血液和渗出物内的纤维蛋白原很快凝固,形成的血凝块填充在伤口内,伤口表面干燥形成的痂皮,对伤口有保护作用。

2. 伤口收缩 2~3 天后,边缘的整层皮肤及皮下组织向中心移动,于是伤口迅速缩小,直到 14 天左右停止。伤口收缩的意义在于缩小创面。伤口收缩是由伤口边缘新生的肌成纤维细胞的牵拉作用引起。

3. 肉芽组织增生和瘢痕形成 创伤后第 3 天开始,从伤口底部和边缘长出肉芽组织将伤口填平。第 5~6 天起成纤维细胞产生并分泌胶原纤维与基质,其后一周胶原纤维形成十分活跃,以后逐渐缓慢下来。伤后数小时上皮细胞也增生,增生的上皮开始呈单层上皮细胞,覆盖于肉芽组织的表面,当增生上皮完全覆盖伤口表面时,则停止增生,并分化成鳞状上皮。如伤口直径大于 20cm 时,则再生表皮很难将创口完全覆盖,往往需要植皮。经过上皮增生及肉芽组织的形成,伤已达初步愈合。随着胶原纤维大量增生,毛细血管及纤维细胞减少,逐渐形成瘢痕组织。

(二) 皮肤和软组织的创伤愈合

根据损伤程度及有无感染,将创伤愈合分为以下两种类型:

1. 一期愈合(healing by first intention) 见于损伤范围小,组织坏死、出血、渗出物少,创缘整齐,对合严密,无感染的伤口。如皮肤的无菌手术的切口愈合,就是典型的一期愈合。创伤后,伤口内仅有少量血凝块,故炎症反应轻。肉芽组织从伤口边缘长入将创缘连接起来,创缘表皮再生将创口覆盖。1 周左右伤口达临床愈合,可拆除缝线,留下一条线状瘢痕(图 1-13)。

2. 二期愈合(healing by second intention) 见于组织缺损大,创缘不整齐,无法整齐对合或伴有感染的伤口。这种伤口坏死组织多,炎症反应明显,只有在坏死组织被清除,感染被控制后,再生才能开始。并且需要多量的肉芽组织和上皮才能将伤口填平覆盖,所以伤口愈合时间长,形成的瘢痕大(图 1-14)。

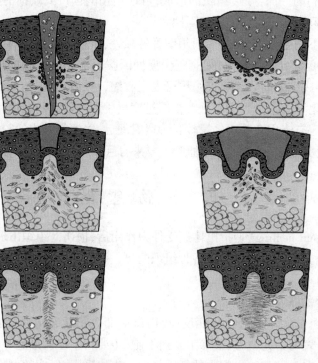

图 1-13　创伤一期愈合模式图　　　图 1-14　创伤二期愈合模式图

（三）骨折愈合

骨组织再生能力较强,骨折发生后,可由两断端的骨组织再生修复。经过良好复位及固定的单纯性外伤性骨折,几个月内可完全愈合,恢复正常的结构和功能。骨折愈合(fracture healing)过程可分为以下几个阶段(图1-15)。

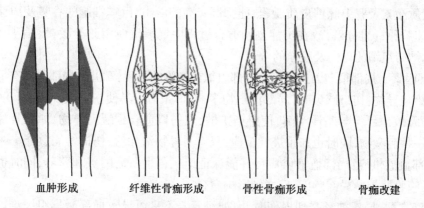

|血肿形成|纤维性骨痂形成|骨性骨痂形成|骨痂改建|

图 1-15　骨折愈合过程模式图

1. **血肿形成**　骨折时因周围组织及骨组织损伤,造成局部血管破裂出血形成血肿。数小时后血肿发生凝固,将两断端连接起来。以后局部出现炎症反应,故外观红肿。渗出的白细胞清除坏死组织,为肉芽组织的长入与机化创造了条件。

2. **纤维性骨痂形成**　骨折后2~3天,骨外膜及骨内膜处的骨膜细胞增生成为成纤维细胞及毛细血管、炎性细胞构成的肉芽组织,向血凝块中长入,逐渐将其取代,形成质软、局部呈梭形肿胀的纤维性骨痂,或称临时骨痂,将两断端连接起来,但此时的连接并不牢固。此过程需2~3周。

3. **骨性骨痂形成**　在纤维性骨痂基础上,成纤维细胞逐渐分化为成骨细胞和成软骨细胞。成骨细胞分泌大量的骨基质,沉积于细胞间,成骨细胞逐渐成熟变为骨细胞,形成骨样组织。骨样组织的结构似骨,但无钙盐沉着,以后钙盐沉积变为骨性组织。成软骨细胞也经过软骨化骨过程变成骨性组织,形成骨性骨痂。此时骨折的两断端牢固地结合在一起,但骨小梁排列紊乱,结构较疏松,比正常骨脆弱。故仍达不到正常骨组织的功能要求。此期需4~8周。

4. **骨痂改建**　上述骨性骨痂虽达到临床愈合阶段,但根据功能的要求,骨性骨痂还需进一步改建成板层骨。在改建过程中,是通过破骨细胞与成骨细胞的协同作用完成的。破骨细胞可将不需要的骨组织吸收、清除,而成骨细胞可产生新的骨质逐渐加强负荷重的部位,使骨小梁逐渐适应力学排列方向,经过一定时间,可以完全恢复正常骨的结构和功能。

（四）影响创伤愈合的因素

创伤愈合是否完全及时间的长短,除与组织损伤的程度、组织的再生能力、伤口有无坏死和异物,及有无感染等因素有关外,还受机体全身性和局部性因素的影响。影响再生修复的因素包括以下两个方面。

1. **全身因素**

(1) **年龄因素**:婴幼儿及青少年的组织再生能力强,愈合快;老年人因组织、细胞的再生能力弱,愈合慢,可能与老年人血管硬化,血液供应不足有关。

(2) **营养状况**:各种原因引起的营养不良,特别是蛋白质及维生素等的缺乏时易影响组织的再生。蛋白质缺乏,尤其是含硫氨基酸(如甲硫氨酸、胱氨酸)缺乏时,胶原纤维形成不良,伤口愈合延缓。其他如维生素C、微量元素锌缺乏也会延缓愈合。因此,给较大手术后患者补充必要的营养,有利于手术后创伤的愈合。

(3) 激素或药物的作用:机体的内分泌状态或一些药物对再生修复有重要影响。如垂体的促肾上腺皮质激素及肾上腺糖皮质激素,能抑制炎症的渗出、巨噬细胞的吞噬及肉芽组织的形成,且能加速胶原纤维分解,故在炎症创伤愈合过程中要慎重使用此类激素。某些药物,如青霉胺能抑制结缔组织的再生及胶原的合成。

2. 局部因素　局部很多因素可影响局部组织或细胞的再生,常见的局部因素有下列几种:

(1) 感染与异物:伤口感染时,局部渗出物多,伤口张力大易使伤口裂开;细菌毒素、酶可引起组织坏死及胶原纤维与基质溶解,使感染扩散,致伤口愈合延缓。异物(如死骨片、丝线、纱布等)既是一种刺激物,同时也加重炎症反应,只有对异物清除后,伤口才能愈合。

(2) 局部血液供应:局部血液供应良好能保证组织再生所需的氧和营养,同时也有利于对坏死组织的吸收及控制局部感染,反之则影响愈合。

(3) 神经支配:局部神经受到损伤时,因神经营养不良可导致局部受累组织难以愈合。如麻风引起的溃疡不易愈合。自主神经损伤,血管的舒缩调节失衡使血液循环障碍,也不利于再生修复。

骨折愈合时,上述影响创伤愈合的全身及局部因素对骨折愈合都起作用。如骨折断端间有异物或有其他组织嵌塞,断端活动、对位不良等,也会影响骨折的愈合。

理论与实践

　　机体从受损到康复是个连续而复杂的生物学过程,其中某些环节起着十分重要的作用,随着高新生物技术在医学领域的广泛应用,人们对创伤与修复的探索已深入到分子与基因水平,在不断揭示奥秘的同时,促进了临床治疗的进步。

学习小结

　　机体适应性变化包括肥大、增生、萎缩及化生。肥大和增生可为生理性、病理性、代偿性和内分泌性;萎缩一般属于病理性的;化生是一种分化成熟细胞类型被另一种分化成熟细胞类型所取代,以鳞状上皮化生和肠上皮化生常见。

　　可逆性损伤的形态学变化为变性,是细胞和(或)细胞间质出现异常物质或正常物质过度蓄积,包括细胞水变性、脂肪变性、玻璃样变性;病理性钙化系骨骼和牙齿之外组织钙盐沉积,分营养不良性钙化和转移性钙化;病理性色素沉着指病理情况下细胞或间质色素增多。

　　不可逆性损伤包括细胞坏死和凋亡。坏死是活体局部组织细胞的死亡。包括凝固性坏死、液化性坏死、纤维蛋白样坏死和坏疽。坏疽分为干性、湿性和气性。凋亡是活体局部组织单细胞死亡形式,在机制、诱因等多方面与坏死不同。

损伤修复是机体对所形成的缺损进行修补恢复的过程,包括细胞再生和纤维性修复。在组织缺损修复过程中,根据受损组织再生能力的不同,既有细胞再生的完全修复,也有肉芽组织参与的不完全修复,大多种情况下,上述两种修复常同时存在,对于丧失再生能力的组织细胞,则完全依赖于纤维性修复。

复习题

1. 试用已学知识解释高血压患者的左心室肥大。
2. 试述坏死类型及形态学特点。
3. 试述干性坏疽、湿性坏疽和气性坏疽的不同之处。
4. 试述肉芽组织的组成成分及其对机体的影响。

（焦云娟）

第 二 章

局部血液循环障碍

学习目标 ▮▮

1. 掌握充血、淤血、血栓形成、栓塞和梗死的概念,肺、肝淤血的病理变化,血栓形成的条件,血栓的类型,栓子运行途径,梗死的形态特点。
2. 熟悉血栓、栓子和出血的概念,血栓对机体的影响,血栓的结局,栓塞的类型,梗死的类型,梗死的原因及条件。
3. 了解淤血的原因和后果,梗死对机体的影响等。

机体通过血液循环不断地向组织和器官输送氧和各种营养物质,同时运走组织中的二氧化碳和各种代谢产物,正常的血液循环是维持机体正常新陈代谢及内环境稳定的重要保证。一旦血液循环发生障碍,就会导致相应组织或器官的功能、代谢异常和形态结构改变,并出现各种临床表现,严重者甚至导致机体死亡。血液循环障碍分为全身性和局部性两种,它们之间既有联系又有区别。全身性血液循环障碍见于心力衰竭、休克等情况。局部性血液循环障碍则发生于个别器官和组织,主要表现有充血、出血、血栓形成、栓塞和梗死等。局部血液循环障碍是疾病的重要基本病理改变,常出现在许多疾病过程中。本章主要叙述局部血液循环障碍。

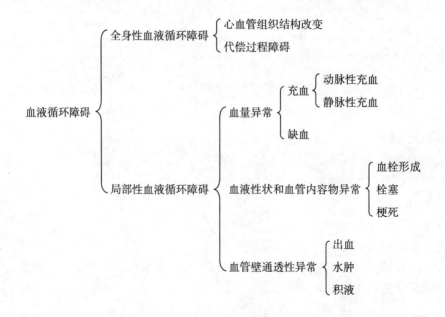

第一节 充血和淤血

局部组织的血管内血液含量增多称为充血(hyperemia),分为动脉性充血(简称充血)和静脉性充血(简称淤血)两类(图2-1)。

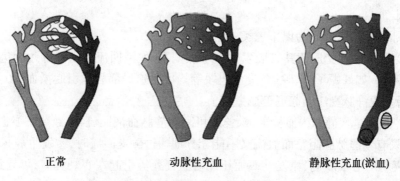

正常　　　　　　　　动脉性充血　　　　　　　静脉性充血(淤血)

图2-1 局部组织血量变化示意图

一、充　血

局部组织或器官由于动脉血输入量增多而发生的充血,称为动脉性充血(arterial hyperemia),又称主动性充血(active hyperemia),简称充血。充血是一个主动过程。

(一)原因及类型

凡能引起细小动脉扩张的任何原因,都可引起局部组织和器官的充血。细小动脉扩张是神经体液因素作用于血管,使血管舒张神经兴奋性增高或血管收缩神经兴奋性降低的结果。常见的充血可分为:

1. 生理性充血 为适应组织器官的生理需要或机体代谢增强而发生的充血,称之为生理性充血,如进食后的胃肠道黏膜充血,运动时的骨骼肌充血以及情绪激动时的面颈部充血,妊娠时的子宫充血等。

2. 病理性充血 指各种病理情况下的充血。在炎症早期,由于致炎因子的作用引起神经轴索反射和血管活性胺的作用使细小动脉扩张导致局部充血,称为炎症性充血。当局部组织或器官长期受压(如绷带包扎肢体或腹水压迫腹腔器官),一旦压力突然解除,受压组织、器官内的细小动脉发生反射性扩张引起的充血,称为减压后充血。缺血组织周围吻合支动脉扩张引起的充血称为侧支性充血,这种充血常具有代偿意义,可不同程度地改善局部组织的血液供应。

(二)病理变化及后果

充血的器官或组织体积轻度增大,因动脉血量增加,组织呈鲜红色,温度升高。镜下见局部组织内小动脉和毛细血管扩张。

充血是短暂的血管反应,原因消除后,局部组织即恢复正常,不遗留不良后果,对机体无重要影响。充血时局部血液循环加快,氧和营养物质增多,促进物质代谢,使组织器官的功能增强,因此,在多数情况下充血对机体是有利的,但是在患有动脉粥样硬化等疾病的基础上,如因情绪激动等可导致脑血管破裂、出血,造成严重后果。

二、淤　血

局部组织或器官由于静脉血液回流受阻使血液淤积于小静脉和毛细血管内而发生的充血,称为静脉性充血(venous hyperemia),又称被动性充血(passive hyperemia),简称淤血(congestion)。淤血远较动脉性充血多见,具有重要的病理和临床意义。淤血是一个被动过程。

(一) 原因

淤血的原因很多,可归纳为以下三类:

1. **静脉受压**　静脉受压使其管腔发生狭窄或闭塞,血液回流受阻可导致相应部位的器官和组织发生淤血。如妊娠子宫、肿瘤、炎症包块等均可压迫局部静脉引起淤血;肠套叠、肠扭转和肠疝可使肠系膜静脉受压引起局部肠壁淤血。

2. **静脉腔阻塞**　如静脉内血栓形成、栓塞可阻碍静脉血液回流,导致局部淤血。但由于静脉的分支多,只有当静脉腔阻塞而血流又不能充分地通过侧支回流时,才发生静脉性充血。

3. **心力衰竭**　心瓣膜病、原发性高血压或心肌梗死等引起左心衰竭时,可导致肺淤血;肺源性心脏病等引起右心衰竭时,可导致体循环淤血。

(二) 病理变化

淤血的组织和器官,由于血液的淤积而体积增大。由于血流缓慢,血液中氧消耗过多,使氧合血红蛋白减少,脱氧血红蛋白增多,故局部呈暗红色,如发生在皮肤、黏膜则呈紫蓝色,称为发绀(cyanosis)。发生于体表部位的淤血,由于局部血流淤滞,毛细血管扩张,使得散热增加,该处的体表温度降低。镜下见,淤血的组织内小静脉、细静脉及毛细血管扩张,管腔内充满血液,有时还伴有组织水肿。由于局部血液氧分压降低,器官和组织相对缺氧,代谢功能可因而减弱。

(三) 后果

淤血的后果取决于组织或器官的性质、淤血的程度、淤血发生的速度(急性或慢性)以及侧支循环建立的状况等因素。全身性淤血影响许多重要器官的功能,可出现相应的功能障碍(如肾、肝、肺),局部性淤血则主要影响局部器官的功能。长期淤血可以引起以下后果:

1. **水肿及积液**　淤血导致毛细血管内流体静压升高及组织慢性缺氧,血管壁受损、通透性增高,血管内的液体漏出,潴留在组织内引起淤血性水肿。这种液体含蛋白质少,细胞数目少,称为漏出液。漏出液也可以潴留于浆膜腔形成积液。

2. **出血**　严重淤血时,组织重度缺氧,血管壁的通透性明显增高,红细胞也可漏出,发生淤血性出血。

3. **实质细胞损伤**　长期淤血引起组织的氧和营养物质供应不足及代谢产物堆积,可使实质细胞发生萎缩、变性,甚至坏死。

4. **间质纤维组织增生**　由于长期淤血,实质细胞萎缩消失,氧化不全的代谢产物堆积,刺激间质纤维组织增生,加上组织内网状纤维胶原化,使淤血的组织、器官质地变硬,称为淤血性硬化。

(四) 重要器官的淤血

临床上常见且重要的器官淤血为肺淤血和肝淤血,其主要病理变化如下:

1. **肺淤血**　常见于左心衰竭,因左心压力增高,肺静脉回流受阻而造成。肉眼观,肺体积增大,重量增加,呈暗红色,质地较实,切面可有暗红色或淡红色泡沫状液体流出。镜下见,肺细小静脉及肺泡壁毛细血管高度扩张充血,肺泡壁增厚,部分肺泡腔内充满水肿液,其内可见少量红细胞和巨噬细胞。随着病变的发展,红细胞被巨噬细胞吞噬,血红蛋白转变为含铁血黄素。此时在肺内出现的吞噬有含铁血黄素的巨噬细胞,称为心力衰竭细胞(heart failure cell)(图2-2)。心力衰竭细胞可见于肺泡腔内、肺间质内,也可出现于患者的痰内。

长期严重的慢性肺淤血,肺间质纤维组织增生,使肺质地变硬,加上含铁血黄素的沉积,肺肉眼呈棕褐色,称为肺褐色硬化。肺淤血患者临床上可出现呼吸困难、发绀、咳粉红色泡沫样痰等症状,肺部听诊可闻及湿性啰音。

2. 肝淤血　常见于右心衰竭,因肝静脉回流受阻而造成。肉眼观,肝脏体积增大。重量增加,包膜紧张。急性淤血时肝脏呈暗红色,慢性淤血时肝脏切面呈红色(淤血区)与黄色(脂肪变性区)相间的花纹状结构,状似槟榔的切面,称为槟榔肝(nutmeg liver)。镜下见,肝小叶中央静脉及其附近的肝窦高度扩张淤血,肝小叶中央静脉周围的肝细胞发生萎缩甚至消失,肝小叶周边的肝细胞可发生脂肪变性(图2-3)。

长期的慢性肝淤血,由于肝组织缺氧,肝细胞坏死,肝内纤维组织增生,使肝质地变硬,称为淤血性肝硬化。临床上患者可有肝区疼痛或压痛等症状。

第二节　出　血

血液自心、血管腔逸出的现象称为出血(hemorrhage)。血液流向体内(体腔或组织间隙)的出血,称为内出血;血液直接(如体表外伤引起的出血)或者间接(如肺出血经支气管、气管咯出)流出体外的出血,称为外出血。

一、类　型

出血有生理性出血和病理性出血。前者如正常月经的子宫内膜出血;后者可由血管自身病变或出血性疾病等引起。按血液逸出的机制可将出血分为破裂性出血和漏出性出血两种。

(一)破裂性出血
由心脏或血管壁破裂引起,血液通过心、血管的破裂口直接流出。主要原因有:血管各种机械损伤,如割伤,刺伤等;心、血管壁病变,如动脉瘤、室壁瘤破裂等;血管壁周围病变侵蚀,如肿瘤、胃及十二指肠溃疡等对血管壁的侵蚀。

(二)漏出性出血
由于血管壁的通透性增高,导致血液通过扩大的内皮细胞间隙和受损的血管基底膜而漏出于管腔外。主要原因有:淤血和缺氧;严重的感染和中毒;过敏反应;维生素C缺乏;血液性质的改变等。

二、病 理 变 化

内出血可发生于体内任何部位,血液积聚于体腔内者称为体腔积血,如胸腔、腹腔和心包腔积血等;体腔内可见血液或凝血块。发生于组织内的出血,量大时形成血肿(hematoma),如脑血肿、皮下血肿等;量少时仅镜下始能察觉,在组织内有多少不等的红细胞或含铁血黄素的存在。皮肤、黏膜、浆膜的少量出血在局部形成瘀点(petechia);较大的出血灶形成瘀斑

(echymosis);介于瘀点和瘀斑之间的,称为紫癜(purpura)。红细胞被巨噬细胞吞噬,血红蛋白呈紫红色,随后转变为胆红素呈蓝绿色,最后成为棕黄色的含铁血黄素,因此皮肤、黏膜出血局部颜色呈现典型的程序性变化:紫红色 - 蓝绿色 - 棕黄色。

呼吸道出血由口腔咳出者称为咯血(hemoptysis);消化道出血经过口腔排出者称为呕血(hematemesis)、经过粪便排出者称为便血。上消化道出血的血液经消化液作用后呈黑色,因此可出现黑便(也称柏油样便)。泌尿道出血经尿液排出者称为血尿。

三、后　果

出血的后果取决于出血量、出血速度和出血部位。漏出性出血过程比较缓慢、出血量较少时,一般不会引起严重后果;漏出性出血广泛时,如肝硬化时因门静脉高压发生的广泛性胃肠黏膜漏出性出血,可因一时的多量出血导致出血性休克。破裂性出血的出血过程迅速,如在短时间内丧失循环血量的 20%~25% 时,即可发生出血性休克。发生在重要器官的出血,即使出血量不多,亦可致命,如心脏破裂引起心包内出血,由于心包填塞,可导致急性心功能不全;脑出血,尤其是脑干出血,可因重要神经中枢受压致死。局部的出血,可导致相应的功能障碍,如脑内囊出血引起对侧肢体偏瘫,视网膜出血引起视力减退或失明。慢性出血可引起贫血。

一般的进行缓慢的破裂性出血,多可自行停止。其机制是局部受损的细动脉发生痉挛,小静脉形成血栓,从而阻止血液继续流失。流入体腔或组织内的血液,久后可被吸收、机化或包裹。

第三节　血栓形成

在活体的心脏和血管内,血液发生凝固或血液中的某些有形成分析出、凝集形成固体质块的过程,称为血栓形成(thrombosis),所形成的固体质块称为血栓(thrombus)。

血液中存在着相互拮抗的凝血系统和抗凝血系统(纤维蛋白溶解系统)。在生理状态下,血液中的凝血因子不断地被激活,从而产生凝血酶,形成微量纤维蛋白,沉着于血管内膜上,但这些微量的纤维蛋白又不断地被激活了的纤维蛋白溶解系统所溶解,同时被激活的凝血因子也不断地被单核 - 巨噬细胞系统所吞噬。上述凝血系统和纤维蛋白溶解系统的动态平衡,既保证了血液有潜在的可凝固性又始终保证了血液的流体状态。然而,有时在某些能促进凝血过程的因素作用下,打破了上述动态平衡,触发了凝血过程,血液便可在心血管腔内凝固,形成血栓。

一、血栓形成的条件和机制

血栓形成是血液在流动状态下因一定条件(血小板被活化、凝血因子被激活等)作用而发生的凝固,包括血小板析出、凝集和血液凝固两个基本过程。其形成条件主要有以下三个方面:

(一)心血管内膜损伤

正常的心血管内膜光滑,使血小板不易黏附,同时心血管内皮细胞具有一系列的防止血液在心血管内凝固的功能,如抗凝血物质可抗血小板黏集。因此,完整的心血管内皮是防止血栓形成的重要因素。心血管内膜损伤是血栓形成的最重要和最常见的原因。内膜损伤导致内皮细胞变性、坏死及脱落,内皮下胶原暴露,激活血小板和凝血因子Ⅻ,启动内源性凝血途径,同时促使血小板易于黏附在损伤的内皮表面,黏附的血小板可释放出内源性腺苷二磷酸(ADP),促使更多的血小板黏附及凝集,并使血小板发生释放反应,释放出多种促凝物质,促进凝血过程。此外,损伤的内皮还可释放组织因子,启动外源性凝血途径,引起血液凝固,形成血栓。

引起心血管内膜损伤的因素很多,包括各种物理、化学和生物性因素,如高血压时对血管的机械冲击力、烟草中的尼古丁、细菌、毒素及免疫复合物等均可损伤心血管内膜引发血栓形成。临床上心血管内膜局部受损的常见疾病有风湿性心内膜炎、感染性心内膜炎、动脉或静脉内膜炎、动脉粥样硬化和心肌梗死等,在内膜损伤部位可引起血栓形成。

(二) 血流状态的改变

由于比重的关系,在正常流速和正常流向的血液内,处于层流状态,红细胞和白细胞在血流的中轴(轴流),其外是血小板,流动得较红、白细胞缓慢,最外层是血浆带(边流)。血浆将血液的有形成分和血管壁隔绝,阻止血小板和内膜接触。当血流缓慢或血流产生漩涡时,血小板得以进入边流,增加了和血管内膜接触的机会,血小板粘连于内膜的可能性必然增大。此外,血流缓慢和血流产生漩涡时,被激活的凝血因子和凝血酶能在局部达到凝血过程所必需的浓度。尽管在光学显微镜下,血流缓慢并不造成可以察觉的内膜变化,但电镜下却可发现血流缓慢、严重缺氧时,内皮细胞胞质出现空泡,最后整个细胞变成无核结构的物质,由此不难推论,内皮细胞的变性坏死,不但丧失了上述的抗凝血因子的合成和分泌,而且内皮下胶原也得以暴露于血流,这样,即可触发内源性和外源性凝血途径。不少事实表明血流缓慢是血栓形成的重要因素,例如静脉发生血栓约比动脉发生血栓多4倍,静脉血栓常发生于久病卧床的患者和静脉曲张的静脉内等。静脉比动脉容易发生血栓,除了血流缓慢因素外,还因静脉有静脉瓣,静脉瓣内的血流不但缓慢,而且呈漩涡,因此静脉血栓形成往往以瓣膜囊为起始点;此外,静脉不似动脉那样随心脏搏动而舒张,其血流有时甚至可出现短暂的停滞;静脉壁较薄,容易受压;血流通过毛细血管到静脉后,血液的黏性有所增加等因素。心脏和动脉内的血流快,不易形成血栓,但在血流较缓和出现漩涡时,也会有血栓形成,如二尖瓣狭窄时左心房血流缓慢并出现漩涡,动脉瘤内的血流呈漩涡状流动,这时均易并发血栓形成。

(三) 血液凝固性增强

血液中的血小板增多、黏性增加,凝血因子增多,或纤维蛋白溶解系统活性降低,均可使血液的凝固性增高,易于血栓形成。临床上可见于严重创伤、产后或大手术后,由于严重失血,血液中补充了大量幼稚的血小板,其黏性较大,易发生黏集;同时纤维蛋白原、凝血酶原以及凝血因子Ⅵ、Ⅶ等的含量也相应增多,易形成血栓。某些恶性肿瘤(如肺癌、乳腺癌、肾癌及前列腺癌等)可释放大量组织因子入血,激活机体的外源性凝血途径,导致多发性血栓形成。另外,吸烟、妊娠、动脉粥样硬化、高脂血症及肥胖症等也可引起血小板增多和黏性增加。

血栓形成往往是上述几个因素综合作用的结果。各因素之间相互影响,在不同情况下,往往是其中某一因素起主要作用。例如手术后卧床、创伤、晚期癌全身转移时的血栓形成,既由于血液的凝固性增加,又由于静卧时血流缓慢和下肢静脉(尤其是腓肠肌内的静脉)受压。

二、血栓形成过程及血栓的形态

无论心或动脉、静脉内的血栓,其形成过程是从血小板黏附于内膜损伤后裸露的胶原开始的。当血小板黏附于内膜损伤处时,血小板被激活,发生变形,释放出大量的内源性 ADP,合成血栓素 A_2,两者共同作用于血流中的血小板,促进更多血小板不断地在局部黏集,形成血小板黏集堆。最初的血小板黏附是可逆的,可以被血流冲走,但当机体的凝血途径启动后,在凝血酶作用下产生大量纤维蛋白,后者再与受损内膜基质中的纤维连接蛋白结合,使黏集的血小板牢固地黏附于受损血管内膜表面。此时血小板不再离散,形成灰白色的血小板血栓,并作为血栓的起始点。此后血栓的发展以及血栓的形态、组成和大小则取决于血栓发生的部位和局部血流速度等因素(图 2-4)。

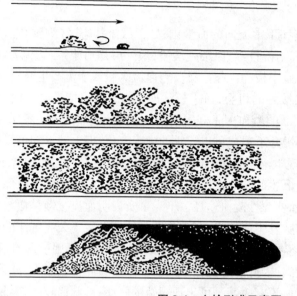

血管内膜粗糙,血小板沉积,
局部形成涡流

血小板积聚增多形成小梁,
小梁周围有白细胞粘附

小梁间形成纤维蛋白网,网
眼中充满红细胞

血管完全阻塞,血流停滞,
形成凝血块

图 2-4 血栓形成示意图

血栓可分为以下几种类型:

1. 白色血栓(pale thrombus) 由于心血管内膜损伤,血小板黏附聚集于受损的血管内膜处,并不断增大而形成。

肉眼呈灰白色小结节状或者赘生物状,表面粗糙有波纹,质硬,与心血管壁紧密黏着不易脱落。镜下白色血栓主要由血小板及少量的纤维蛋白构成。

白色血栓多见于血流较快的心腔和动脉内,如风湿性心内膜炎瓣膜上的赘生物(图 2-5)。在静脉血栓中,白色血栓位于血栓的起始部,即构成静脉延续性血栓(propagating thrombus)的头部。

2. 混合血栓(mixed thrombus) 白色血栓的体积进一步增大,引起血管腔狭窄,使其下游的血流变慢并发生涡流,导致一个新的血小板堆的形成。如此反复进行,血小板黏附形成分枝状或不规则的珊瑚状突起,称为血小板梁。在血小板梁之间血流变慢,凝血因子浓度增高,使血液发生凝固,纤维蛋白形成网状结构,网内充满大量红细胞。这种由血小板梁(白色)

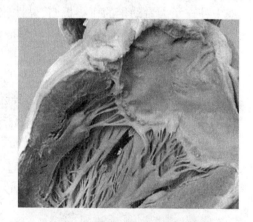

图 2-5 二尖瓣疣状白色血栓

及血小板梁间的红细胞(红色)层层交错构成的血栓称为混合血栓或层状血栓,成为静脉延续性血栓的体部。

混合血栓肉眼呈灰白色和红褐色相间的层状结构,表面粗糙,干燥,与血管壁粘连。镜下主要由粉红色无结构的分支状(珊瑚状)血小板梁及充填于血小板梁间纤维蛋白网中的红细胞组成,血小板梁边缘可见中性粒细胞附着(图 2-6)。发生于主动脉瘤内和心肌梗死区内膜处的混合血栓常不堵塞管腔,可称为附壁血栓。

3. 红色血栓(red thrombus)　当混合血栓逐渐增大并阻塞血管管腔时,血栓下游血流极度缓慢甚至停滞,血液发生凝固,形成暗红色凝血块,称为红色血栓。构成延续性血栓的尾部。

红色血栓肉眼呈暗红色,新鲜时湿润,有一定的弹性,经过一段时间后,由于水分被吸收,变得干燥、易碎、失去弹性,容易脱落进入血流造成血栓栓塞。镜下见纤维蛋白网中充满红细胞。

4. 透明血栓(hyaline thrombus)　发生于微循环血管内,主要见于毛细血管,只能通过显微镜才能观察到,故又称微血栓。镜下主要由均匀粉染的纤维蛋白构成,又称纤维素性血栓(图2-7)。常见于弥散性血管内凝血(disseminated intravascular coagulation,DIC)。

三、血栓的结局

1. 溶解、吸收或脱落　血栓形成后,血栓内的纤维蛋白溶解酶和白细胞崩解释放出的蛋白水解酶,可使血栓软化并发生溶解,小的新鲜血栓可被完全溶解吸收,而较大的血栓只能被部分溶解,在血流冲击下,整个或部分血栓脱落进入血流,随血流运行阻塞其他部位的血管,造成血栓栓塞。

2. 机化与再通　血栓形成后的 1~2 天,在血栓附着处的血管壁开始有肉芽组织形成,逐渐长入并取代血栓,此过程称为血栓机化(thrombus organization)。较大的血栓完全机化约需两周左右。机化的血栓和血管壁紧密相连,不易脱落。

在机化过程中,血栓发生收缩及部分溶解,血栓内部或血栓与血管壁之间出现裂隙,血管内皮细胞长入并被覆于裂隙表面形成新的血管腔,这些管腔相互吻合沟通,使已被阻塞的血管腔重新恢复血流,这一过程称为再通(recanalization)。

3. 钙化　如血栓不能被溶解吸收或完全机化时,钙盐可在血栓内沉积,完全钙化的血栓质硬如石,如发生在静脉内称为静脉石(phlebolith)。

四、血栓对机体的影响

血栓形成对机体的影响分为有利和不利两个方面。血栓形成可以对破裂的血管起到止血的作用,如在某些病变情况下(如胃和十二指肠溃疡或肺结核空洞),其病变处血管被侵蚀后,局部血管内的血栓形成,可以防止大出血的发生。炎症病灶周围的小血管内血栓形成,可以防止病原体蔓延扩散。这些是对机体有利的方面。

但在多数情况下,血栓对机体有不同程度的不利影响,影响的严重程度与血栓的部位、大小、阻塞管腔的程度以及侧支循环建立等情况有关。

1. 阻塞血管　动脉血栓形成未完全阻塞血管管腔时,可导致局部器官和组织缺血,引起组织细胞萎缩或变性;如完全阻塞动脉管腔,且未能建立有效的侧支循环,则可引起局部组织坏死(梗死),如脑动脉血栓形成引起的脑梗死,冠状动脉血栓形成引起心肌梗死,血栓闭塞性脉管炎引起患肢坏疽等。静脉血栓形成后,若未能建立有效的侧支循环,则引起局部淤血、水肿、出血,甚至坏死,如肠系膜静脉血栓可导致出血性梗死;肢体浅表静脉血栓,由于静脉有丰富的侧支循环,通常不引起临床症状。

2. 栓塞 在血栓未与血管壁牢固黏着之前,血栓的整体或部分可以脱落,形成栓子,随血流运行,引起栓塞。如栓子内含细菌,可引起栓塞组织的败血性梗死或栓塞性脓肿。

3. 心瓣膜变形 心瓣膜血栓机化,可引起瓣膜粘连,造成瓣膜狭窄,如在机化过程中纤维组织增生而后瘢痕收缩,可造成瓣膜关闭不全,见于风湿性心内膜炎和亚急性细菌性心内膜炎。

4. 微循环的广泛性微血栓形成 即 DIC 时,凝血因子和血小板大量消耗,造成血液的低凝状态,可引起全身广泛性出血和休克。

病案2-1

李××,女,60岁,5年前已确诊为脑动脉粥样硬化(血管内膜受损害),四天前早晨醒来自觉头晕并发现右侧上、下肢不能自如活动,且病情逐渐加重,至次日上午,右侧上、下肢麻痹。

问题:1. 结合解剖学知识,考虑患者病变部位可能在何处?

2. 根据提供的简要病史,初步考虑患者的诊断是什么,并提出诊断的根据。

第四节 栓 塞

在循环血液中出现不溶于血液的异常物质,随血液运行阻塞血管腔的现象,称为栓塞(embolism)。阻塞血管的异常物质称为栓子(embolus)。栓子可以是固体、液体或气体。其中最常见的是血栓栓子,其他物质如脂肪、空气和羊水等也可以作为栓子引起栓塞。

一、栓子运行途径

栓子运行的途径一般与血流方向一致,最终阻塞于口径与其大小相当的血管。来自不同血管系统的栓子,其运行途径不同(图 2-8)。

左心和大循环动脉内的栓子,最终嵌塞于口径与其相当的动脉分支;大循环静脉和右心内的栓子,栓塞肺动脉干或其分支;肠系膜静脉的栓子,引起肝内门静脉分支的栓塞。在有房间隔或室间隔缺损者,心腔内的栓子可由压力高的一侧通过缺损进入另一侧心腔,再随动脉栓塞相应的动脉分支,称为交叉性栓塞。

罕见的情况下可发生栓子逆向运行,即下腔静脉内的栓子,由于胸、腹腔内压骤然剧增(如咳嗽、呕吐),可逆血流方向栓塞下腔静脉所属的分支,称逆行性栓塞。

二、栓塞的类型及其对机体的影响

根据栓子的种类不同,栓塞可分为以下几种类型:

(一)血栓栓塞

由血栓或者血栓一部分脱落引起的栓塞,称为血栓栓塞(thromboembolism)。它是各种栓塞中最常见的一种,占栓塞的99%。由于血栓栓子的来源、大小、数目、栓塞的部位和侧支循环的建立情况不同,对机体的影响也不尽相同。

1. 肺动脉栓塞 引起肺动脉栓塞的血栓栓子95%以上来自下肢深部静脉,特别是腘静脉、股静脉和髂静脉,偶尔来自盆腔静脉、子宫静脉等。根据栓子的大小不同,对机体造成的影响也不同。如果栓子较小且栓塞肺动脉的少数小分支,一般不产生严重后果,因为肺具有肺动脉和支气管动脉的双重血液供应,当肺动脉小分支阻塞时,相应的肺组织可以通过支气管动脉得到血液供应。但是,如果栓塞前肺已有严重淤血,因肺循环内的压力增高,与支气管动脉之间的侧支循环难以建立,则可引起肺组织坏死(肺出血性梗死)。如果栓子体积较大,栓塞于肺动脉主干或大分支,或者血栓

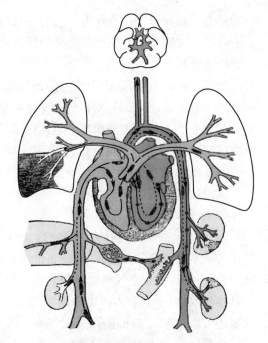

图 2-8 栓子运行途径与栓塞部位示意图
血管内的黑色小体示意栓子;箭头示意栓子运行方向

栓子数量较多并广泛栓塞于多数肺动脉分支时,患者可出现气促、发绀、休克等症状,甚至急性呼吸循环衰竭而猝死(图 2-9)。巨大的血栓栓子主要来源于下肢静脉,有时来自右心附壁血栓。特别长的栓子可形成骑跨性栓塞阻塞左右肺动脉干。

肺动脉栓塞引起猝死的具体机制目前仍不完全清楚。一般认为肺动脉主干或大分支栓塞时,肺动脉反射性收缩和血栓栓子内血小板释出的 5- 羟色胺和凝血噁烷 A_2 引起的支气管和肺泡导管痉挛和肺动脉、心冠状动脉、支气管动脉痉挛,因而引起急性右心衰竭及窒息,导致猝死。

2. 体循环的动脉栓塞 引起动脉系统栓塞的血栓栓子,大多来自左心及动脉系统。如亚急性感染性心内膜炎时心瓣膜上的赘生物、二尖瓣狭窄时左心房的附壁血栓以及动脉粥样硬化溃疡或动脉瘤的附壁血栓。动脉栓塞的部位以下肢、脑、肾、脾为常见。动脉栓塞后局部组织是否发生坏死与栓子的大小、栓塞的部位以及局部侧支循环建立的情况有关。当栓塞动脉缺乏有效的侧支循环时,局部组织可发生缺血性坏死(梗死)。上肢动脉吻合支丰富,肝脏有双重血液供应,故很少发生梗死。例如脑底 Willis 环栓塞,其环状的动脉联系可保证该部任何阻塞皆不导致脑的梗死。但 Willis 环远端栓塞时,脑梗死则必然发生。

(二)脂肪栓塞

循环血流中出现脂肪滴并阻塞血管,称为脂肪栓塞(fat embolism)。常见于长骨骨折、严重脂肪组织挫伤或烧伤。骨髓或脂肪组织的脂肪细胞破裂,脂肪游离形成脂滴,脂滴通过破裂的静脉血管进入血流,

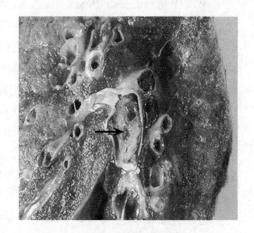

图 2-9 肺动脉栓塞

引起栓塞。脂肪栓子从静脉进入右心,再到达肺引起肺动脉脂肪栓塞。有时脂肪滴(直径小于20μm)可通过肺泡壁毛细血管经肺静脉进入动脉系统,引起体循环动脉系统栓塞,如脑、肾、皮肤等处的栓塞。

脂肪栓塞的后果,取决于栓塞的部位和脂滴的多少。少量脂滴入血,可由巨噬细胞吞噬或被血液中的脂酶分解清除,对机体无不良影响。如大量的脂滴(9~20g)或较大的脂滴进入肺循环,致肺部75%以上的肺血液循环受阻,可引起急性右心功能衰竭甚至死亡。脂滴还可损伤肺小血管内皮细胞,使血管通透性升高,引起肺水肿,严重时影响气体交换导致呼吸困难、窒息和死亡。

(三) 气体栓塞

大量气体进入血流或原溶解于血液中的气体迅速游离,形成气泡并阻塞心血管管腔,称为气体栓塞(gas embolism)。

1. 空气栓塞 多因静脉受损破裂,外界空气通过破裂口进入血流所致。常见于头颈部、胸壁和肺手术或创伤致颈静脉、锁骨下静脉和胸腔内大静脉损伤时。当吸气时胸腔负压增高,静脉内也呈负压,大量空气可由破裂处进入静脉管腔,并随血流到达右心;在分娩或流产时,由于子宫强烈收缩,子宫腔内压力升高可将空气挤入开放的子宫静脉内并随血流到达右心。空气栓塞还可以发生在加压输液、人工气胸等医疗操作的意外事故中。

少量空气进入血液,可被溶解,不引起严重后果。大量空气(多于100ml)快速入血,随血流进入右心,因为心脏搏动,气体与血液在右心内被搅拌成可压缩的泡沫血。由于气泡具有可压缩性,随心脏的收缩与舒张而被压缩或膨胀,不易排出,阻碍静脉血液回流和向肺动脉输出血液,造成严重的循环障碍。此时,患者出现呼吸困难、重度发绀,甚至猝死。部分气泡可进入肺动脉,引起肺动脉分支栓塞。体积较小的气泡还可以通过肺泡壁毛细血管进入左心和体循环的动脉系统,引起体循环系统一些器官的栓塞。

2. 氮气栓塞 主要见于潜水员从深海迅速浮出水面或飞行员在机舱未密封的情况下从地面快速升空时,因此又称为减压病(decompression sickness)和沉箱病(caisson disease)。当从高气压环境急速进入常气压或者低气压环境时,原已溶解于血液中的气体(包括氧气、二氧化碳和氮气)迅速游离,其中氧气和二氧化碳很快被溶解或经肺呼出,而氮气溶解缓慢,可在血液内形成无数气泡,造成广泛性气体栓塞,可引起局部症状,如关节、肌肉疼痛等。

(四) 羊水栓塞

羊水栓塞(amniotic fluid embolism)是分娩过程中一种罕见但十分严重的并发症。在分娩过程中,如羊膜破裂,尤其又有胎儿头阻塞阴道口时,子宫强烈收缩,宫腔内压增高,可将羊水挤入子宫壁破裂的静脉窦,羊水随血流进入母体的体循环静脉系统,经右心到达肺动脉,在肺动脉分支及肺泡壁毛细血管内引起羊水栓塞。少量羊水成分可以通过肺泡壁毛细血管到达左心,并引起心、肾、脾、脑等体循环器官的栓塞。

本病发病急,常在分娩过程中或分娩后短时间内发生。产妇突然出现呼吸困难、发绀、休克,甚至死亡。其发生机制一般认为与羊水中的血管活性物质使母体发生过敏性休克、DIC等有关。在显微镜下见到肺动脉小分支及肺泡壁毛细血管中有羊水成分,如角化的鳞状上皮、胎毛、胎脂、黏蛋白及胎粪等,据此可以作为诊断羊水栓塞的依据。

(五) 其他栓塞

恶性肿瘤细胞侵入血管和淋巴管造成肿瘤细胞栓塞,可引起恶性肿瘤转移;细菌或真菌团、寄生虫及其虫卵侵入血管发生栓塞,常可引起病变的扩散。

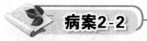

一位患者下肢骨折,石膏固定卧床3个月,X-R显示骨折愈合,给予拆除石膏,患者准备出院,但下床活动不久,突然发生呼吸困难,嘴唇发紫,应声倒下,不到半小时即抢救无效死亡。
问题:用所学病理知识分析发生死亡的可能原因是什么?

第五节　梗　死

机体局部组织器官因血流阻断而引起的缺血性坏死,称为梗死(infarct)。

一、梗死的原因和形成条件

任何能造成血管管腔阻塞,导致组织血液供应阻断和缺血的原因均可引起梗死。

(一)原因

1. 血栓形成　是梗死的最常见原因,如冠状动脉和脑动脉粥样硬化继发血栓形成可引起心肌梗死和脑梗死,趾、指的血栓闭塞性脉管炎可引起趾、指梗死(坏疽)等。

2. 动脉栓塞　也是梗死的常见原因,多见于血栓栓塞。常可引起肾、脾、脑和肺的梗死。

3. 血管受压闭塞　当动脉受到压迫(如肿瘤)时,管腔闭塞,可引起局部组织缺血、缺氧而坏死。在肠扭转、肠套叠时肠系膜动脉和静脉均受压迫而引起肠梗死,卵巢囊肿蒂扭转及睾丸扭转时血管受压使血流阻断也可引起梗死。

4. 动脉痉挛　单纯动脉痉挛一般不会引起梗死,但在血管已有病变的基础上(如冠状动脉粥样硬化),在情绪激动、过度劳累、寒冷等诱因的影响下,可引起病变血管持续性痉挛,导致血流中断而发生相应组织的梗死(如心肌梗死)。

(二)梗死形成的影响因素

血流阻断是否引起梗死,还取决于以下因素:

1. 供血血管类型　有的器官有双重血液供应,如肺和肝,在一般情况下某一支动脉阻塞不易引起梗死。肠、前臂和手的动脉有着丰富的吻合支,当某一支血管阻塞后,可以尽快建立有效的侧支循环,一般也不至于引起梗死。有些器官动脉吻合支较少,如脾、肾及脑等,一旦这些器官的动脉阻塞,不易建立有效的侧支循环,容易发生梗死。

2. 组织器官对缺血缺氧的耐受性　机体不同部位的组织细胞对缺氧的耐受性不同,大脑神经细胞的耐受性最低,一般为3~4分钟,其次是心肌细胞,为20~30分钟,一旦血流阻断就容易发生梗死。纤维结缔组织和骨骼肌的耐受性较强,一般不易发生梗死。

二、梗死的病变及类型

(一)梗死的形态特征

1. 梗死灶形状　取决于该器官的血管分布。多数器官的血管呈锥形分支,如脾、肾、肺等,故其梗死也呈锥形,切面呈扇面形,其尖端位于血管阻塞处,底部则为该器官的表面(图2-10)。心冠状动脉分支不规则,故心肌梗死形状亦不规则或呈地图状。

2. 梗死灶质地　取决于其坏死的类型。梗死灶为凝固性坏死者(肾、脾、心肌),新鲜时由于组织崩解,局部胶体渗透压升高而吸收水分,使局部肿胀,略向表面隆起,切面可略凸出。陈旧性梗死则较干燥,质硬,表面下陷。脑梗死为液化性坏死,新鲜时质地软、疏松,日久液化成囊。

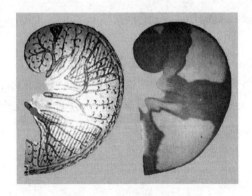

图 2-10　肾梗死示意图

3. 梗死灶颜色　取决于病灶内的含血量。含血量少者,颜色灰白;含血量多者,颜色暗红。

(二)梗死类型

根据梗死灶内含血量的多少,可将梗死分为贫血性梗死和出血性梗死两类。

1. 贫血性梗死(anemic infarct)　发生于组织结构比较致密、侧支循环不充分的器官,如肾、脾、心肌。当其动脉分支阻塞时,局部组织立即陷于缺氧而使其所属微血管通透性增高,病灶边缘侧支血管内的血液可通过该通透性增高的微血管壁逸出于血管外,即出血。在肾、脾、心肌等器官,由于组织致密,故出血量不多,出血的红细胞崩解后,血红蛋白溶于组织液被吸收,故梗死灶呈灰白色。在梗死的早期,梗死的周围有明显的充血和出血,形成暗红色出血带,数日后该出血带内的红细胞已被巨噬细胞吞噬后转变为含铁血黄素,出血带遂变为褐黄色。镜下,早期的梗死灶内尚见核固缩、核碎裂和核溶解等变化,细胞质则均匀一致,组织结构仅见其粗略轮廓。病灶内可见橙色血晶。晚期,病灶表面下陷,质地坚实,原已呈褐黄色的出血带亦消失。镜下,病灶呈均质性结构,边缘有肉芽组织和瘢痕形成。梗死灶小者,可完全被肉芽组织和瘢痕组织所取代。

2. 出血性梗死(hemorrhagic infarct)　特点是在梗死区内有明显的出血,呈红色。常发生于组织结构比较疏松,侧支循环丰富甚至有双重血供的器官,如肺和肠。出血性梗死发生于下述条件下:

(1)严重淤血:当器官原有严重淤血时,血管阻塞引起的梗死为出血性梗死。如卵巢肿瘤在卵巢蒂扭转时,由于静脉回流受阻,动脉供血逐渐停止,卵巢瘤组织随即坏死,同时血液由淤血的毛细血管内漏出,形成出血性梗死。肺梗死多发生于患者已有左心功能代偿不全的先决条件下,此时的肺淤血是梗死灶内发生出血的原因。

(2)组织疏松:肠和肺的组织较疏松,梗死初起时在组织间隙内可容多量出血,当组织坏死而膨胀时,也不能把漏出的血液挤出梗死灶外,因而梗死灶为出血性。但如肺先因肺炎而实变,则所发生的肺梗死一般为贫血性而非出血性。

需指出的是,肺梗死发生的先决条件为事先有肺淤血的存在。这是因为肺有肺动脉和支气管动脉双重血液供应,两者之间有丰富的吻合支,有肺循环正常的条件下,肺动脉分支栓塞不会引起梗死,因为支气管动脉可借助吻合支供血于该区肺组织;但如肺原先已有淤血,致肺静脉压增高,当肺动脉分支栓塞时,单纯以支气管动脉的压力不足以克服局部范围内的肺静脉阻力,局部肺组织乃发生梗死。这便是肺梗死常见于二尖瓣疾患而且是出血性的原因。

肺的出血性梗死为底靠肺膜、尖指向肺门的锥形病灶,暗红色,出血性梗死组织之镜下结构为组织坏死伴有弥漫性出血。

出血性梗死亦常发生于肠。肠套叠、肠扭转、嵌顿性疝均可引起局部肠段出血性梗死,肉眼观该肠段呈暗红色。

梗死又可按有无细菌感染而分为败血性梗死(septic infarct)和单纯性、无感染性梗死。前者的栓子含有细菌,因而梗死灶内有细菌感染,引起急性炎症。急性细菌性心内膜炎时,由心瓣膜脱落的含细菌栓子造成栓塞时可引起栓塞性脓肿。

三、梗死对机体的影响和结局

(一) 梗死对机体的影响

梗死对机体的影响决定于发生梗死的器官和梗死灶的大小和部位。肾有较大的代偿功能,肾梗死通常只引起腰痛和血尿,但不影响肾功能。四肢的梗死即坏疽,可引起毒血症,必要时须截肢。肺梗死有胸膜刺激征和咯血。心肌梗死可影响心功能,严重者可致心功能不全。脑梗死视不同定位而有不同症状,梗死灶大者可致死。

(二) 梗死的结局

小的梗死灶可被肉芽组织完全机化,最后形成瘢痕;大的梗死灶不能完全机化时,形成纤维包裹,病灶内部发生钙化;较大的脑梗死灶则可液化形成囊腔,周围由增生的胶质纤维包裹。

学习小结

局部血液循环障碍表现为:局部组织或器官血管内血液含量的异常,包括充血、淤血和缺血;局部血管壁通透性和完整性的异常,包括水肿和出血;血液性状和血管内容物的异常,包括血栓形成、栓塞和梗死。

淤血远较充血多见,长期淤血可导致局部水肿、出血、细胞损伤和器官硬化。

出血分为破裂性出血和漏出性出血。破裂性出血以机械性创伤最常见,漏出性出血多见于缺氧、感染、中毒、过敏等。

血栓形成以静脉尤其是下肢静脉最多见,多发生在心血管内膜损伤、血流缓慢或涡流形成、血液凝固性增高时。

栓塞可分为血栓栓塞、脂肪栓塞、气体栓塞、羊水栓塞、瘤细胞栓塞、细菌栓塞、寄生虫栓塞等。以肺动脉血栓栓塞最常见,其栓子多来自下肢深静脉。

梗死按含血量多少分为贫血性梗死和出血性梗死,按有无细菌感染而分为败血性梗死和单纯性、无感染性梗死。

复习题

1. 名词解释:淤血、血栓形成、血栓、栓塞、栓子、梗死、心力衰竭细胞、槟榔肝、减压病。
2. 从发生原因、器官特点、病变形态、机体影响等比较贫血性、出血性梗死的异同。

(郑少燕)

第三章

炎　症

学习目标

1. 掌握炎症、炎症介质和肉芽肿性炎的概念,炎症基本病理变化,炎症的病理类型、病变特点并举例,炎症的局部临床表现和全身反应。
2. 熟悉感染的概念,炎症血流动力学改变的过程,液体渗出的机制及意义,白细胞渗出的过程及作用,常见炎细胞的形态,主要炎症介质的作用及炎症的结局。
3. 了解炎症的原因,渗出液与漏出液的主要区别,炎症的临床分型,炎性息肉和炎性假瘤的概念及其常见部位。

第一节　炎症概述

一、炎症的概念

炎症(inflammation)是具有血管系统的活体组织对损伤因子所发生的以防御为主的反应。以液体和白细胞渗出为主要表现的血管反应是炎症过程的主要特征和中心环节。单细胞生物和某些多细胞生物对局部损伤可发生吞噬损伤因子、中和有害刺激物等反应,但这些不能称为炎症。只有当生物进化到具有血管,受到损伤时才能发生以血管反应为主要特征、又保留了吞噬和清除等复杂而完善的防御反应,才能称为炎症。

有害因子引起组织细胞损伤的同时,机体通过充血和渗出等血管反应,局限和消灭损伤因子,稀释或中和毒素;机体还通过实质和间质细胞的再生使受损伤的组织得以修复和愈合。所以炎症是损伤、抗损伤和修复同时存在的综合过程。

二、炎症的原因

任何能够引起组织损伤而导致炎症反应的因素都可成为炎症的原因,即致炎因子。致炎因子的种类繁多,其中由细菌、病毒、支原体、真菌、立克次体、螺旋体和寄生虫等生物性因子引起的炎症称为感染(infection),是最常见且最重要的一类炎症,尤其是细菌和病毒感染。其他还有物理性因子、化学性因子、变态反应和坏死组织等也可以引起炎症反应。

第二节 炎症局部的基本病理变化

各种炎症性疾病虽然在临床和病理学上有各种各样的表现,但任何原因引起的、发生在任何组织的炎症,都包括了不同程度的变质、渗出和增生这三种基本的病理变化。其中变质为损伤性过程,而渗出和增生则为抗损伤和修复过程。一般急性炎症或炎症早期以变质和渗出为主,慢性炎症及炎症后期则以增生为主。

一、变 质

变质(alteration)是炎症局部组织细胞发生的变性和坏死。变质是致炎因子直接损伤、炎症过程中局部血液循环障碍和炎症反应产物等间接作用的共同结果,因此变质的程度取决于致炎因子和机体反应状态两方面。变质既可以发生在实质细胞,也可以发生在间质。实质细胞常见的变质包括细胞水肿、脂肪变性及凝固性坏死或液化性坏死等。间质常见的变质包括玻璃样变性、黏液样变性和纤维蛋白样坏死等。

二、渗 出

渗出(exudation)是指炎症局部组织血管内的液体和细胞成分通过血管壁到达血管外(组织间隙、浆膜腔、黏膜表面及体表)的过程,所渗出的液体和细胞成分称为渗出物。渗出是炎症的重要标志,渗出的成分特别是抗体和白细胞是消除病原因子和有害物的积极因素,具有重要的防御作用。渗出过程包括血流动力学改变、血管壁通透性增高和液体渗出、白细胞渗出及吞噬作用等。

(一)血流动力学改变——炎性充血

在急性炎症,当致炎因子作用于局部组织后,局部微循环很快发生以血流量和血管口径为主要表现的血流动力学改变,这种改变一般按下列顺序发生(图3-1):

1. 迅速出现短暂的细动脉痉挛,持续仅几秒钟。

2. 细动脉扩张,接着毛细血管开放,局部血流加速,血流量增多,发生动脉性充血,是炎症局部发红、肿胀和变热的原因。此过程持续时间不等,从数分钟到数小时。

3. 在毛细血管大量开放和扩张之后,细静脉也扩张,血流逐渐变慢,导致静脉性充血,使局部血管流体静力压升高。加上血管壁通透性增加,血液的液体成分从毛细血管和细静脉中渗出,致使局部血液浓缩,黏滞度增加,使血流进一步变慢甚至停滞。血细胞轴流逐渐加宽,白细胞从轴流进入边流,向血管壁靠近,为以后的渗出创造了有利条件。

炎性充血的发生机制与神经体液因素有关:

1. 神经因素 在炎症充血初期发挥作用。当局部组织受到致炎因子刺激时,通过轴突反射和血管运动神经的兴奋性改变,使血管扩张,这种作用时间较短。

2. **体液因素** 炎症介质如组胺、缓激肽及补体等均具有较强的扩张血管作用,体液因素的作用时间较长。

(二)液体渗出——炎性渗出

血管内液体成分通过细静脉和毛细血管壁到达血管外的过程,称为液体渗出,渗出的液体成分称为渗出液。渗出液积存于组织间隙,称为炎性水肿。如液体积存于浆膜腔(胸腔、腹腔、心包腔)或关节腔,则称为炎性积液。

1. 液体渗出机制

(1)血管壁通透性增高:血管壁通透性增高是炎性液体渗出的主要原因。微循环血管通透性主要依赖内皮细胞的完整性维持,在炎症过程中血管壁通透性增高主要与内皮细胞的以下改变有关:①内皮细胞收缩:炎症介质与内皮细胞受体结合,使内皮细胞收缩,细胞间隙增宽,导致血管壁通透性增高;②内皮细胞损伤:严重烧伤或化脓菌感染时可直接损伤内皮细胞,另外炎症早期白细胞释放的活性代谢产物和蛋白水解酶也能引起内皮细胞损伤或脱落,导致血管壁通透性升高;③内皮细胞穿胞作用增强:

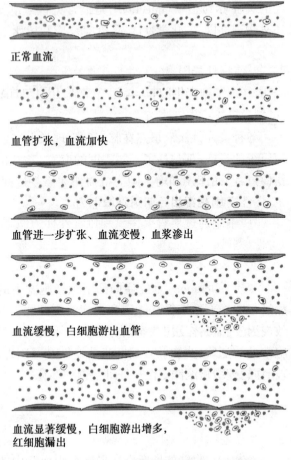

正常血流

血管扩张,血流加快

血管进一步扩张、血流变慢,血浆渗漏

血流缓慢,白细胞游出血管

血流显著缓慢,白细胞游出增多,红细胞漏出

图 3-1 急性炎症血流动力学变化示意图

内皮细胞中的囊泡性细胞器相互连接形成穿胞通道,血管内皮生长因子可引起囊泡口径增大和(或)穿胞通道数量增加,使富含蛋白质的液体渗出到血管外;④新生毛细血管壁的高通透性:炎症修复中形成的新生毛细血管内皮细胞间连接不完整,可导致血管渗漏。

(2)微循环内流体静力压升高:炎症灶内细动脉和毛细血管扩张,细静脉淤血,血流缓慢,使血管内流体静力压升高,因此血管内液体和小分子蛋白易于通过血管壁进入组织间隙。

(3)组织内胶体渗透压升高:血管壁通透性增加使富含蛋白的液体渗出到血管外,导致血浆胶体渗透压降低,而组织内胶体渗透压升高,促进液体从血管内渗出。

与炎性渗出液相比,非炎症时的组织水肿液则称为漏出液,两者在发生机制和组成成分上有一定区别。漏出液主要是因毛细血管内流体静力压增高(心力衰竭、肿瘤压迫破坏血管等导致的静脉淤血)或某些疾病(如肝硬化、肾炎、营养不良等)引起的血浆胶体渗透压降低,使组织间液回流障碍所致,属于非炎症水肿(详见水肿内容)。炎性渗出液外观浑浊,蛋白含量高,细胞数多,比重高于 1.018,能自凝(纤维蛋白原含量高);而非炎性漏出液外观清亮,蛋白含量低,细胞数少,比重低于 1.018,不能自凝。

炎性渗出液与非炎性漏出液积留于体腔者,均称为体腔积液。临床上遇到体腔积液的患者,应通过穿刺抽取积液进行检测,鉴别是炎症引起的渗出液还是其他原因引起的漏出液,以便明确诊断,进行正确的治疗。

2. 渗出液的意义　渗出液具有重要的防御作用：①稀释毒素和有害物质，减轻组织损伤。②渗出液中含有抗体、补体及溶菌物质，有利于杀灭病原体。③为炎症灶局部的白细胞带来营养物和氧。④渗出液中的纤维蛋白原可转变为纤维蛋白(纤维素)并交织成网，可限制病原体扩散，使病灶局限，也有利于白细胞游走发挥吞噬作用。另外作为炎症后期的修复支架，有利于成纤维细胞产生胶原纤维。⑤渗出液中的病原微生物和毒素随淋巴液被携带到局部淋巴结，可刺激机体产生细胞免疫和体液免疫。

但渗出液过多可影响器官功能和压迫周围组织器官，造成不良后果。如严重的喉头水肿可导致窒息；心包腔或胸膜腔大量积液可压迫心脏或肺。渗出液中纤维素不能被完全溶解吸收时，可发生机化、粘连，给机体带来不利影响。

(三) 细胞渗出——炎性浸润

白细胞通过血管壁游出到血管外称为白细胞渗出。炎症时渗出的白细胞称为炎性细胞，炎性细胞进入组织间隙或坏死灶内逐渐聚集的现象称为炎性细胞浸润，这是炎症反应的重要形态学特征。炎症反应最重要的功能是将白细胞运送到炎症局部，白细胞特别是中性粒细胞和单核细胞可吞噬和降解细菌、免疫复合物和坏死组织碎片，构成炎症反应的主要防御环节。

1. 白细胞渗出过程　白细胞渗出是个主动、复杂的连续过程，经边集、黏附、游出等阶段，在趋化因子的作用下运动到炎症灶，在局部发挥重要的防御作用。

(1) 边集：当血流缓慢或停滞、轴流变宽甚至消失时，白细胞由轴流进入边流，并相互靠近沿血管壁缓慢滚动，称为白细胞边集。

(2) 黏附：靠边的白细胞通过其表面的黏附分子(免疫球蛋白超家族分子、整合素类分子等)与内皮细胞牢固黏附，为随后的白细胞游出创造了有利条件。

(3) 游出：白细胞穿过血管壁进入周围组织内的过程，称为白细胞游出(leukocyte emigration)。附壁的白细胞在内皮细胞的连接处伸出伪足，以阿米巴样运动形式穿过内皮细胞间隙，到达内皮细胞和基底膜之间，在此停留片刻，最后穿过基底膜到达血管外。一个白细胞通过血管壁的过程常需2~12分钟，这个主动移出过程完成后，血管内皮细胞的连接结构恢复正常。各种炎性细胞都以同样的方式游出，但以中性粒细胞的运动能力最强，游出最快，淋巴细胞运动能力最弱。

致炎因子不同及炎症的不同阶段，游出的白细胞种类也不同。葡萄球菌和链球菌等化脓菌感染时以中性粒细胞浸润为主，病毒感染时以淋巴细胞浸润为主，过敏反应时则以嗜酸性粒细胞浸润为主。急性炎症早期(6~24小时)中性粒细胞浸润占优势，24~48小时则被单核细胞取代。

当血管壁受损严重时可有红细胞漏出，但这是被动的。通过血管内流体静力压的作用，红细胞沿白细胞游出的途径和内皮细胞坏死崩解的裂隙中被挤出血管外，红细胞本身并无运动能力。

(4) 趋化作用：白细胞游出血管后，沿着组织间隙以阿米巴样运动向炎症灶作定向移动，称为趋化作用(chemotaxis)。趋化作用受某些化学刺激物的影响，这些化学刺激物称为趋化因子。趋化因子可以是外源性的，也可以是内源性的。最常见的外源性趋化因子是可溶性细菌产物，内源性的包括补体成分、细胞因子和花生四烯酸代谢产物等，它们多为炎症介质(关于炎症介质详见后文)。

研究发现，趋化因子的作用是有特异性的，即不同的趋化因子只对某一种或几种炎性细胞有趋化作用。另外,不同炎性细胞对趋化因子的反应性也不同,粒细胞和单核细胞对趋化因子的反应性要强于淋巴细胞(图 3-2)。

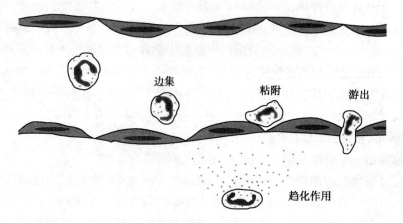

边集　　　粘附　　　游出

趋化作用

图 3-2 中性粒细胞的游出和趋化过程示意图

2. 白细胞在炎症局部的作用 到达炎症局部的白细胞被趋化因子、抗原抗体复合物、病原体和坏死细胞产物等激活,发挥吞噬作用、免疫作用,或进一步引起组织损伤。

(1) 吞噬作用(phagocytosis):是指炎症灶内的白细胞对病原体和组织崩解碎片及异物进行吞噬与消化的过程,是炎症过程中重要的防御反应。吞噬细胞主要是指中性粒细胞和巨噬细胞。吞噬过程大致分为三个阶段:

①识别和黏着:吞噬细胞借助调理素(血清中能增强吞噬功能的蛋白质,如 IgG 和 C3)的作用识别被抗体或补体包裹的病原体,使病原体黏着在吞噬细胞表面,因吞噬细胞表面有免疫球蛋白 Fc 段的受体和补体 C3 的受体。②包围吞入:吞噬细胞伸出伪足或内陷将病原体包围,形成由吞噬细胞膜包裹的吞噬体。然后吞噬体脱离细胞膜移入细胞内,与初级溶酶体融合,形成吞噬溶酶体(图 3-3)。③杀灭与降解:吞噬溶酶体内的病原体主要是被细胞内的一些氧代谢产物(过氧化氢、卤素等)杀灭的,被杀死的病原体可被溶酶体内的水解酶降解。

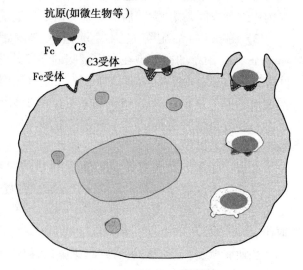

抗原(如微生物等)

Fc　C3

C3受体

Fc受体

图 3-3 吞噬过程示意图

通过吞噬细胞以上的一系列作用,大多数病原微生物可被杀灭、降解,但有些细菌(如结核杆菌)可在吞噬细胞内处于静止状态,一旦机体抵抗力降低,这些细菌又能繁殖,并可随吞噬细胞的游走而在机体内播散。

(2) 免疫作用:发挥免疫作用的细胞主要为巨噬细胞和淋巴细胞(T 细胞和 B 细胞)。抗原进入机体后,巨噬细胞将其吞噬处理,再把抗原信息呈递给 T 细胞和 B 细胞。免疫活化的 T 细胞再次与相应抗原接触时可产生淋巴因子,介导细胞免疫;B 细胞在抗原刺激下可转化为浆细胞,后者产生抗体,引起体液免疫,发挥着杀伤病原微生物的作用。

（3）组织损伤作用：被激活的中性粒细胞在吞噬过程中可向细胞外释放溶酶体酶、活性氧代谢产物和花生四烯酸代谢产物等，可引起内皮细胞和组织的损伤，或加重原始致炎因子的损伤作用。单核-巨噬细胞也可产生组织损伤因子。

3. 炎性细胞的种类及特点

（1）中性粒细胞：又称小吞噬细胞，是外周血中数量最多的一种白细胞，占 60%~70%。细胞核呈杆状或分叶状（2~5 叶），胞质中富含中性颗粒，具有活跃的运动能力及较强的吞噬功能，可吞噬多种球菌、坏死组织碎片及抗原抗体复合物，常出现于急性炎症、炎症早期及化脓性炎症。中性粒细胞完成吞噬作用后很快死亡，死亡后释放出各种蛋白水解酶，溶解坏死组织和纤维蛋白等，还可释放单核细胞趋化因子。中性粒细胞是防御大多数细菌感染的主要细胞，如中性粒细胞严重减少或功能障碍，患者容易发生感染，有时甚至致命。

（2）巨噬细胞：又称大吞噬细胞，有两种来源，一是来自血液中的单核细胞，二是来自局部组织中的组织细胞。巨噬细胞体积较大，核呈肾形或椭圆形，胞质溶酶体丰富，吞噬作用和游走能力均较强，常出现在急性炎症后期、慢性炎症、非化脓性炎症（如结核病、伤寒）、病毒性感染和原虫感染等。它能吞噬中性粒细胞不能吞噬的病原体、异物和较大的组织碎片及红细胞、白细胞等，还可通过抗原提呈作用参与免疫反应。巨噬细胞在不同情况下，可出现各种不同的形态特征。如吞噬消化含蜡质膜的细菌（如结核杆菌）时，其胞质增多，染色变淡，整个细胞与上皮细胞相似，称为类上皮细胞。有时吞噬脂质较多，胞质内出现许多脂滴小泡，呈泡沫状，称为泡沫细胞。如果被吞噬物质的量较多或体积较大时，它可用细胞融合方式或胞核分裂胞质不分裂方式，形成多核巨细胞，对异物包围和吞噬，如结核结节中的朗汉斯巨细胞和异物肉芽肿中的异物巨细胞。

（3）嗜酸性粒细胞：占外周血白细胞总数的 2%~3%，核呈肾形或分叶状，胞质内富含大的嗜酸性颗粒。运动能力较弱，一般在中性粒细胞之后 2~3 天出现在炎症局部，有一定的吞噬能力，能吞噬抗原抗体复合物，杀伤寄生虫，主要见于寄生虫感染（如蛔虫、血吸虫病等）和某些变态反应性疾病（如哮喘、过敏性鼻炎等）。

（4）淋巴细胞和浆细胞：淋巴细胞体积较小，核圆形、深染，胞质极少形似裸核。淋巴细胞运动能力弱，无吞噬功能，常见于一般慢性炎症和急性病毒感染时。可分为 T 淋巴细胞和 B 淋巴细胞两类。T 淋巴细胞参与细胞免疫，B 淋巴细胞可转化为浆细胞，发挥体液免疫作用。浆细胞核呈圆形、椭圆形，位于细胞一侧，染色质呈车辐状排列，核外周可见空晕，胞质略嗜碱性。浆细胞不出现在正常血液中，浆细胞浸润常见于慢性炎症。

（5）嗜碱性粒细胞和肥大细胞：这两种细胞在形态和功能上有许多相似之处，胞质中均含有嗜碱异染性颗粒。当受到炎症刺激时，细胞脱颗粒，释放组胺、肝素和 5 羟色胺，引起炎症反应，多见于变态反应性炎症。不同的是嗜碱性粒细胞来自血液，肥大细胞主要分布在全身结缔组织内与血管周围，可被认作是组织嗜碱性粒细胞。

（四）炎症介质在炎症过程中的作用

炎症介质（inflammatory mediator）是指一组参与并诱导炎症发生发展的化学活性物质，亦称化学介质。一般分为内源性（来源于细胞和体液）和外源性（细菌及其代谢产物）两大类，但主要是前者。来自细胞的炎症介质或以细胞内颗粒形式贮存，在需要时释放到细胞外，或在某些致炎因子的刺激下即时合成。体液来源的炎症介质是以其前体的形式存在，需经蛋白水解酶作用才能激活。炎症介质在炎症过程中对血管扩张、通透性增加和白细胞趋化作用等的发生发展起着重要的介导作用。主要介绍以下几种：

1. 细胞释放的炎症介质

（1）血管活性胺：包括组胺和 5- 羟色胺（5-HT）。组胺主要存在于嗜碱性粒细胞和肥大细胞的颗粒中，也存在于血小板中。某些冷热刺激、免疫反应（抗原与肥大细胞表面的 IgE 抗体结合）等致炎因子使上述细胞膜受损，细胞脱颗粒，释放组胺。其作用为：①使细动脉扩张，细静脉内皮细胞收缩、通透性增高；②对嗜酸性粒细胞有趋化作用，是引起过敏性炎症中嗜酸性粒细胞浸润的主要原因之一。5- 羟色胺主要来自于血小板，其作用与组胺相似。

（2）前列腺素（PG）和白细胞三烯（LT）：两者均为细胞膜磷脂内花生四烯酸的代谢产物，广泛存在于人体多种器官，如前列腺、脑、肾、肺和肠等。其主要作用为：①使血管扩张、血管壁通透性增高；②对中性粒细胞有趋化作用；③引起发热和疼痛。某些抗炎药物如阿司匹林、吲哚美辛（消炎痛）和类固醇激素等能抑制花生四烯酸代谢途径中酶的活性，抑制 PG 和 LT 的产生，从而减轻炎症反应。

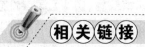

相关链接

　　你知道世界上最古老的药物吗？它就是至今仍被用于治疗头痛和发热的阿司匹林。阿司匹林中含有乙酰水杨酸，能够拮抗花生四烯酸代谢途径中环氧化酶的活性，抑制炎症介质前列腺素（PG）的产生，从而起到消炎镇痛的作用。阿司匹林诞生于 19 世纪，但早在中国古代、古希腊和古埃及就有用柳树皮和柳树叶等来解热和止痛的记载，当时的人们并不知道柳树中含有天然水杨酸。因此阿司匹林被认为是迄今仍在使用的最古老的药物之一。

（3）白细胞产物：中性粒细胞和巨噬细胞被激活后释放的活性氧代谢产物（包括羟自由基、超氧负离子和过氧化氢）和溶酶体酶可成为炎症介质，其主要作用为破坏组织和促进炎症的血管反应。

（4）细胞因子：细胞因子主要由激活的淋巴细胞和单核 - 巨噬细胞产生，如白介素 -1（IL-1）、白介素 -8（IL-8）和肿瘤坏死因子（TNF）。细胞因子不仅参与细胞免疫反应，还通过与靶细胞上特异性受体结合而在急、慢性炎症中发挥重要作用，主要表现为：①对中性粒细胞和巨噬细胞有趋化作用；②增强吞噬作用；③杀伤携带特异性抗原的靶细胞，引起组织损伤；④引起发热和食欲减退等。

2. 体液中产生的炎症介质　这类炎症介质主要是指血浆中存在的三种相互关联的系统：激肽系统、补体系统和凝血系统。

（1）激肽系统：激肽系统激活的最终产物是缓激肽，其主要作用是使细动脉扩张及血管壁通透性增高，并有较明显的致痛作用。

（2）补体系统：补体系统由 20 种蛋白质组成，为机体抵抗病原微生物的重要因子，具有增加血管壁通透性、化学趋化作用及调理素化作用等，其中以激活的 C3a 和 C5a 为最重要。

（3）凝血系统：炎症时由于各种刺激，第Ⅻ因子被激活，同时启动血液凝固和纤维蛋白溶解系统。凝血酶在使纤维蛋白原变为纤维蛋白的过程中释放纤维蛋白多肽，后者使血管壁通透性增高并对白细胞有趋化作用。纤维蛋白溶解系统激活，一方面可以使 C3 降解形成 C3a，另一方面可以溶解纤维蛋白，形成纤维蛋白降解产物（FDP），具有增加血管壁通透性的作用。

以上各种炎症介质之间有着密切联系,其作用互相交织和促进,共同影响着炎症的发生和发展。主要炎症介质及作用小结于表 3-1。

表 3-1 主要炎症介质及作用

炎症介质	产生部位或来源	主要功能				
		血管反应 *	趋化作用	发热	疼痛	组织损伤
组胺、5-IIT	肥大细胞、血小板	+	+			
PG	细胞膜磷脂	+	+	+	+	
LT	细胞膜磷脂					
白细胞产物	白细胞					+
细胞因子	淋巴细胞	+	+	+		
缓激肽	血浆蛋白	+			+	
C3a	血浆蛋白	+				
C5a	血浆蛋白	+	+			
纤维蛋白多肽	纤维蛋白原	+	+			

* 血管反应指小血管扩张和血管壁通透性增加

三、增　生

增生(proliferation)是指在致炎因子或组织崩解产物作用下,炎症局部组织的实质细胞和间质细胞增生,细胞数目增多。实质细胞增生如慢性鼻炎的鼻黏膜上皮细胞和腺体的增生、慢性病毒性肝炎中肝细胞的增生等;间质成分的增生包括巨噬细胞、血管内皮细胞和成纤维细胞的增生等。一般在炎症后期或慢性炎症增生较显著,而少数炎症在早期即有明显的增生现象,如伤寒时大量巨噬细胞增生,急性肾小球肾炎时肾小球的血管内皮细胞和系膜细胞明显增生等。

增生是一种防御反应,如增生的巨噬细胞具有吞噬病原体和清除组织崩解产物的作用;增生的成纤维细胞和血管内皮细胞形成肉芽组织,有助于使炎症局限和形成瘢痕修复组织。但增生过度会影响组织器官的结构和功能,如瘢痕疙瘩、肝炎后肝硬化、心肌炎后的心肌硬化等,都会造成难以恢复的功能障碍。

综上所述,任何炎症的局部都有变质、渗出和增生三种改变,这三者既有区别又互相联系、互相影响,在一定条件下可相互转变,组成复杂的炎症过程。损伤与抗损伤反应对立统一,贯穿炎症过程的始终,而且以抗损伤反应为主,故炎症本质是以防御为主的病理过程。临床较重的炎症疾病会给机体带来一定的损伤和危害,所以抗炎的原则是限制炎症的发展。

第三节　炎症的病理类型

一般情况下,每种炎症可依据其原因、部位和机体的免疫状态不同而以变质、渗出和增生中的一种病理改变为主,因此从形态学上可以把炎症概括分为变质性炎、渗出性炎和增生性炎三大类。但这种分类是相对的,即使同一致炎因子作用于同一患者,在不同的内外条件下,炎症的主要病变也可发生转化。

一、变 质 性 炎

变质性炎(alterative inflammation)是指炎症局部以组织细胞的变性、坏死为主,而渗出与增生性变化比较轻微。

变质性炎常见于心、肝、肾、脑等实质器官的某些重症感染、中毒等,主要形态改变为组织器官中实质细胞的各种变性和坏死。例如急性重型病毒性肝炎时肝细胞广泛坏死;白喉杆菌外毒素引起的中毒性心肌炎,主要表现为心肌纤维的变性、坏死;流行性乙型脑炎时神经细胞的变性、坏死。

变质性炎多呈急性经过,少数也可迁延不愈。由于实质细胞的损伤,可致器官功能障碍。

二、渗 出 性 炎

渗出性炎(exudative inflammation)以炎症灶内形成大量渗出物为特征,同时伴有一定程度的变质,而增生性改变比较轻微。根据渗出物的主要成分和病变特点,一般将渗出性炎分为浆液性炎、纤维蛋白性炎、化脓性炎和出血性炎四种。

(一)浆液性炎

浆液性炎(serous inflammation)以血浆渗出为主,其中主要含白蛋白,混有少量白细胞及纤维蛋白。浆液性炎常发生于皮肤和疏松结缔组织、黏膜和浆膜等处。浆液性渗出使局部疏松结缔组织形成炎性水肿,如毒蛇咬伤时;发生于皮肤时可形成水疱,如皮肤浅Ⅱ度烧伤时渗出液蓄积于表皮内;发生于浆膜时形成炎性积液,如结核性胸膜炎的胸腔积液;发生在黏膜时渗出液可排出体外,如感冒初期流鼻涕等。

浆液性炎病变一般较轻,易于消退,但胸腔和心包内如有大量积液,可影响呼吸功能及心脏功能。

(二)纤维蛋白性炎

纤维蛋白性炎(fibrinous inflammation)以纤维蛋白原渗出为主,继而在凝血酶的作用下,转化为不溶状态的纤维蛋白(又称纤维素)并交织成网状,间隙中有中性粒细胞及坏死细胞碎屑。纤维蛋白原大量渗出表明血管壁损伤严重,是通透性明显增加的结果。引起纤维蛋白性炎的有某些细菌毒素(如白喉杆菌、痢疾杆菌和肺炎球菌的毒素)或一些内源性和外源性化学毒素(如尿毒症时体内毒素和汞中毒的汞)。炎症可发生于黏膜、浆膜及肺,因致炎因子和发生部位不同,病变可各有一定的特征。

1. 生于黏膜者,渗出的纤维素、中性粒细胞和局部坏死脱落的黏膜上皮等混合在一起,形成一层灰白色膜状物,覆盖在黏膜表面,称假膜。因此,黏膜的纤维蛋白性炎又称假膜性炎。白喉时,由于局部组织结构的特点不同,形成的假膜有的牢固附着于黏膜面不易脱落,称固膜,如咽白喉;有的却与黏膜连接松散,容易脱落,称浮膜,如气管白喉,此时假膜脱落可堵塞支气管引起窒息(图 3-4)。另一个较常见的假膜性炎是细菌性痢疾。

2. 浆膜的纤维蛋白性炎可见于胸膜腔和心包腔。发生于心包的纤维蛋白性炎,可由风湿病引起,由于心脏不停地搏动,使心包脏、壁两层表面形成无数绒毛状物,覆盖于心脏的表面,因而有"绒毛心"之称(图3-5)。

3. 肺的纤维蛋白性炎可见于肺炎球菌引起的大叶性肺炎。纤维蛋白渗出物充满肺泡腔,并交织成网,网中有数量不等的中性粒细胞、红细胞等。

纤维蛋白性炎多呈急性经过,一定量的纤维蛋白可被渗出物内的中性粒细胞及坏死细胞释放的蛋白溶解酶溶解液化后被吸收或排出。但如渗出量较多或中性粒细胞渗出过少、蛋白溶解酶不足,则不能被完全溶解吸收,由肉芽组织取代发生机化。机化若发生在胸膜或心包等处,可导致浆膜增厚、粘连甚至浆膜腔闭锁,严重影响器官功能,在肺则可发生肉质变。

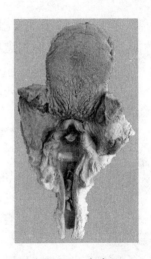

图 3-4 白喉
咽喉及气管黏膜表面有灰白色膜状物覆盖

(三) 化脓性炎

化脓性炎(purulent inflammation)以大量中性粒细胞渗出为主,并有不同程度的组织坏死和脓液形成。炎症区中的坏死组织被中性粒细胞和坏死崩解物释放的蛋白酶溶解、液化的过程,称为化脓。脓性渗出物称为脓液,是一种混浊凝乳状液体,主要成分为大量的中性粒细胞,溶解的坏死组织及少量渗出的液体,常含有致病菌,以及变性坏死的中性粒细胞(脓细胞)。

化脓性炎症常因葡萄球菌、链球菌、大肠杆菌、脑膜炎双球菌、铜绿假单胞菌(原称绿脓杆菌)等引起,亦可由某些化学物质(如松节油)和机体的坏死组织所致,后者为无菌性化脓。临床常见的化脓性炎症有皮肤疖、痈、化脓性阑尾炎等。由于致病菌和发生部位不同,可将其分为下列三型:

1. 表面化脓和积脓 表面化脓是指发生在浆膜、黏膜、脑膜的化脓性炎症。此时,中性粒细胞主要向黏膜表面渗出,深部组织没有明显的中性粒细胞浸润,如化脓性尿道炎或化脓性支气管炎,渗出的脓液可通过尿道或气管排出体外。当这种病变发生在浆膜或胆囊、输卵管的黏膜时,脓液则在浆膜腔或胆囊、输卵管腔内蓄积,称为积脓。

2. 蜂窝织炎 蜂窝织炎(phlegmonous inflammation)是指在疏松组织中发生的弥漫性化脓性炎症。常见于皮下组织、黏膜下、肌肉间和阑尾(图3-6)。主要由溶血性链球菌引起,该菌分泌的透明质酸酶,能分解结缔组织基质中的透明质酸;分泌的链激酶,能溶解纤维蛋白,因此细菌容易扩散。炎症区组织间隙有明显水肿和大量中性粒细胞弥漫性浸润,原有组织不发生显著的坏死和溶解,炎症灶与周围正常组织分界不清。单纯的蜂窝织炎愈复后一般不留痕迹;如化脓严重全身中毒症状明显,常需多处切开引流。

3. 脓肿 脓肿(abscess)为器官或组织内局限性化脓性炎症,其主要特征是局部组织发生坏死溶解,形成充满脓液的腔。脓肿可发生在皮下或内脏,常由金黄色葡萄球菌引起。该细菌一方面能释放血浆凝固酶,使渗出的纤维蛋白原转变为纤维素而使病变局限;另一方面能产生毒素使局部组织坏死,继而大量中性粒细胞浸润,后者崩解后释放蛋白酶将坏死组织液化,形成含有脓液的脓腔(图3-7,3-8)。小的脓肿可吸收消散,如脓肿较大吸收困难,常需切开排脓或穿刺抽脓,而后由肉芽组织修复,形成瘢痕。脓肿经久不愈,大量纤维组织增生包裹,形成厚壁脓肿,也称为慢性脓肿。

疖是单个毛囊及其所属皮脂腺所发生的脓肿。痈是多个疖的融合,在皮下脂肪、筋膜组织中形成许多互相沟通的脓腔,必须及时切开引流排脓后,局部才能修复愈合。在皮肤或黏膜发生化脓性炎时,表面坏死组织脱落,可形成局部缺损,即溃疡(ulcer)。深部脓肿如向体表或自然管道穿破,可形成窦道(sinus)或瘘管(fistula)。窦道是指只有一个开口的病理性盲管;瘘管是指连接于体表和空腔器官之间或两个空腔器官之间的,有两个以上开口的病理管道,如肛门周围组织的脓肿,可向皮肤穿破,形成窦道;也可一端开口于皮肤,另一端开口于直肠肠腔,形成肛瘘。窦道和瘘管可不断排出脓性渗出物,长期不愈。

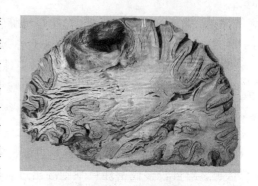

图 3-7 脑脓肿
脑矢状面可见一脓腔,脑组织坏死化脓,脓液已流出

(四)出血性炎

出血性炎是指当炎症组织内的小血管壁损伤较重,渗出物中含有大量红细胞时的炎症。常发生于毒性较强易于损伤血管的病原微生物感染,如流行性出血热、钩端螺旋体病、鼠疫、炭疽等。出血性炎常常不是一种独立的炎症类型,而与其他类型的炎症混合存在,如浆液性出血性炎、纤维蛋白性出血性炎、化脓性出血性炎等。

卡他性炎:是指发生在黏膜的渗出性炎,由于黏膜腺体分泌亢进,渗出物较多,沿黏膜表面向外排出("卡他 catarrh"一词来自希腊语,向下滴流之意)。依渗出物性质不同,又有浆液性卡他、黏液性卡他及脓性卡他之分。

上述各种类型的炎症可单独发生,也可并存,如细菌性痢疾可为纤维蛋白化脓性炎症。此外,在炎症发展中,一种类型炎症还可转变为另一种类型,如感冒初期以浆液性炎开始,进一步可发展为化脓性炎。

三、增 生 性 炎

增生性炎(proliferative inflammation)是指以组织细胞增生为主,而变质、渗出较轻。多数增生性炎为慢性,病程可达数月甚至数年。少数呈急性经过,如急性链球菌感染后的肾小球肾炎和伤寒等。由于病因和病变特点不同,增生性炎可分为以下两种:

(一)一般增生性炎

主要是以成纤维细胞和血管内皮细胞增生为主,伴有淋巴细胞、浆细胞和巨噬细胞等慢性炎细胞浸润,亦可伴有局部被覆上皮、腺体和实质细胞的增生,但病变弥漫,不具有特殊的形态表现,如慢性扁桃体炎、慢性胆囊炎和慢性支气管炎等。

(二)肉芽肿性炎

炎症局部以巨噬细胞及其衍生细胞增生为主,形成境界明显的结节状病灶,称肉芽肿性炎(granulomatous inflammation)。因不同原因引起的肉芽肿形态各不相同,镜下典型肉芽肿形态特点可作为疾病确诊的依据,如结核肉芽肿可诊断结核病。根据致病因素不同,肉芽肿分为两类。

1. 感染性肉芽肿 是最重要的一类由病原微生物引起的肉芽肿,多具有独特的形态特征,可见于结核病、结节病、伤寒、麻风病、梅毒、猫抓病等。典型的结核肉芽肿由类上皮细胞、朗汉斯巨细胞、成纤维细胞和淋巴细胞构成,中央可见干酪样坏死。

2. 异物性肉芽肿 是由异物引起的一种以巨噬细胞增生为主的局灶性组织反应。常见的异物有外科缝线、滑石粉、硅尘、寄生虫及其虫卵等。镜下可见异物周围有多少不等的巨噬细胞、异物多核巨细胞和成纤维细胞等包绕。

除上述两种形式外,增生性炎还可表现为炎性息肉和炎性假瘤。炎性息肉是在致炎因素长期刺激下,由局部黏膜上皮和腺体局限性过度增生而形成的向表面突出、根部带蒂的圆形或类圆形肿物,可单发或多发。由于炎症持续存在,息肉在切除后常常可再度出现。如慢性鼻炎所致的鼻息肉、慢性宫颈炎所致的宫颈息肉。炎性假瘤是局部组织的炎性增生所形成境界清楚的瘤样肿块,镜下主要由增生的成纤维细胞、上皮细胞和炎细胞等混杂形成,常见于眼眶及肺组织,肉眼形态和影像学表现均与肿瘤十分相似。

问题与思考 ●●●

影像学发现肺部有一阴影,临床上可能考虑的诊断有哪些?

第四节　炎症的局部表现和全身反应

一、炎症的局部表现

炎症的局部临床特征包括红、肿、热、痛和功能障碍。炎症局部发红和发热是由于局部血管扩张、血流加快所致。最初由于动脉性充血,局部氧合血红蛋白增多,故呈鲜红色。以后随着炎症的发展,出现静脉性充血,还原血红蛋白增多,局部组织变为暗红色。急性炎症局部肿胀与局部炎症性充血、液体和细胞成分渗出有关;慢性炎症则主要是局部组织增生所致。渗出物的压迫和炎症介质的作用可引起疼痛。在此基础上,随着炎症病变进一步发展,尤其是急性变质性炎症,可引起局部器官的功能障碍,如病毒性肝炎引起肝功能障碍,关节炎可引起肢体运动障碍,肺炎影响呼吸功能等。

相关链接

鉴别生前伤与死后伤在法医病理上具有重要意义。如果局部组织见炎症反应,如发红、肿胀,组织学上表现为血管扩张、组织水肿和炎细胞浸润,则表明是生前伤,因为炎症只发生于活体组织,是机体的重要防御反应。曾有报道,法医在一具被冻死的尸体上发现有老鼠啃咬后留下的皮肤损伤,进一步的组织学检查发现在这些伤口周围都有炎症表现,由此得出老鼠啃咬是发生在死亡之前的结论。

二、炎症的全身反应

炎症病变发生在局部,但病变不是孤立的,它既受整体的影响,同时又影响整体,炎症时出现的全身反应如下:

1. 发热 多见于病原微生物引起的急性炎症。细胞因子、PG 等是介导炎症发热的主要因素。一定程度的体温升高使机体代谢增强,促进抗体形成,增强吞噬功能和肝的解毒功能,从而提高机体的防御能力。但高热和长期发热可影响机体的代谢过程,引起各系统尤其是中枢神经系统的损害和功能紊乱,给机体带来危害。如炎症病变严重,体温反而不升高,说明机体反应性差,抵抗力低下,是预后不良的征兆。

2. 末梢血白细胞计数增加 是机体防御功能的一种表现,主要是由于 TNF 和 IL-1 等细胞因子刺激白细胞从骨髓储存库中加速释放所致。急性炎症,特别是细菌感染时,末梢血中的白细胞可达 $(15\sim20)\times10^9/L$ 以上,如达到 $(40\sim100)\times10^9/L$ 则称为类白血病反应。白细胞增多因病原的不同而有所区别。细菌感染特别是化脓菌感染时,以中性粒细胞增多为主;一些病毒感染时,以淋巴细胞增多为主;在过敏反应和寄生虫感染时,则以嗜酸性粒细胞增多为主。另外,某些感染如伤寒杆菌、流感病毒等,血中白细胞计数常减少。

外周血中白细胞计数还可反映机体抵抗力和感染程度。当白细胞从骨髓贮存库释放加速,使相对不成熟的杆状核中性粒细胞在外周血中所占比例增加时,临床上称作"核左移"现象,表明机体对感染的抵抗力较强和感染较重。当机体抵抗力低下且感染严重时,白细胞数目可无明显增多,甚至减少,其预后较差。

> **? 问题与思考 ••••**
>
> 临床上检测外周血白细胞计数对炎症的诊断和治疗有何意义?

3. 单核-巨噬细胞系统增生 炎症灶中的病原体、组织崩解产物,可经淋巴管到达局部淋巴结或经血流到达全身其他单核-巨噬细胞系统,使该系统的细胞增生,以利于吞噬、消化病原体和组织崩解产物。在临床上表现为局部淋巴结、肝、脾肿大。另外,淋巴组织中的 T 淋巴细胞和 B 淋巴细胞也增生,并释放淋巴因子和产生抗体。单核-巨噬细胞系统增生也是机体防御反应的表现。

4. 实质器官的病变及损害 严重炎症性疾病时,由于病原微生物及其毒素等的作用,心、肝、肾等器官的实质细胞可发生不同程度的变性、坏死和功能障碍,如白喉患者的心肌坏死。

第五节 炎症的临床分型与结局

一、炎症的临床分型

(一)超急性炎症

超急性炎症呈暴发性经过,病程仅为数小时至数天。炎症反应剧烈,以变质和渗出性病变为主,短期内引起严重的组织器官损伤,甚至导致机体死亡。如器官移植的超急性排斥反应和药物过敏引起的急性变态反应。

(二)急性炎症

急性炎症(acute inflammation)起病较急,病程较短,一般在一个月以内,临床症状明显。局部病变常以变质、渗出为主,炎症灶内浸润的炎细胞以中性粒细胞为主。急性炎症较常见,如急性阑尾炎、急性细菌性痢疾等。

(三)慢性炎症

慢性炎症(chronic inflammation)病程长,在半年以上甚至持续数年。可由急性炎症转变而来,或因致炎因子的长期刺激所致。临床症状常不明显,局部病变常以增生为主,浸润的炎性细胞主要是淋巴细胞、单核-巨噬细胞和浆细胞。慢性炎症可由机体免疫力低下或病原繁殖加速而转化为急性炎症,如慢性胆囊炎、慢性阑尾炎的急性发作等。

(四)亚急性炎症

亚急性炎症是指病程介于急性和慢性之间的炎症。部分是从急性炎症迁延而来,如亚急性重型肝炎;有的是与致炎因子有关,如亚急性感染性心内膜炎。病变特点是坏死和增生改变均较明显。

二、炎症的结局

(一)痊愈

若机体抵抗力较强,炎症病灶较小,病原被及时消灭、清除,炎性渗出物和坏死组织被溶解液化和吸收,通过周围正常细胞完全再生修复,使病变组织完全恢复原有的结构和功能。如果炎症灶渗出、坏死的范围较大,则形成肉芽组织,再逐渐变成纤维组织而修复,局部可遗留有瘢痕。

(二)迁延为慢性

当机体抵抗力低下,致炎因素在体内持续存在,使炎症反复发作长期不愈,炎症过程由急性转变为慢性,如急性病毒性肝炎转为慢性肝炎,病情可时轻时重。

(三)蔓延扩散

当机体抵抗力低下,或病原体数量多、毒力强时,病原体可在体内大量繁殖,使炎症灶向周围扩散,病原体还可经淋巴管、血管扩散到全身,引起不良后果。

1. 局部蔓延 病原体经组织间隙或器官的自然管道向周围组织器官扩散。如急性膀胱炎可向上蔓延到输尿管或肾盂,肾结核可沿泌尿道向下扩散到输尿管和膀胱。

2. 淋巴道蔓延 由于病原微生物侵入淋巴管内,随淋巴液到达局部淋巴结或更远处淋巴结,引起继发性淋巴管炎和淋巴结炎。如咽部感染可引起颈部淋巴结肿大,足部感染可引起下肢淋巴管炎和腹股沟淋巴结炎。如病原通过淋巴入血,可进一步引起血行蔓延。

3. 血道蔓延 病原微生物或某些毒性产物从炎症灶侵入血液循环或其毒素被吸收入血,引起菌血症、毒血症、败血症和脓毒败血症,严重者可危及生命。

(1) 菌血症(bacteremia):细菌由局部入血,血中可查到细菌,但临床没有中毒症状。可在某些炎症早期存在,细菌可很快被吞噬细胞消灭,如肠伤寒和大叶性肺炎等。

(2) 毒血症(toxemia):细菌产生的毒素或毒性代谢产物被吸收入血,临床出现全身中毒症状,如高热、寒战,甚至中毒性休克。常伴有心、肝、肾等器官实质细胞的变性或坏死,血培养找不到细菌。

(3) 败血症(septicemia):毒性较强的细菌入血,在血中大量繁殖并产生毒素,临床上出现严重的全身中毒症状,如高热、寒战、皮肤黏膜出血点、脾及全身淋巴结明显肿大等。常见的有葡萄球菌败血症、脑膜炎双球菌性败血症等,血细菌培养阳性。

(4) 脓毒败血症(pyemia):是化脓菌所引起的败血症,除有败血症的表现外,化脓菌可随血流到达全身各处,常在肺、肝、肾、皮肤等处形成多发性小脓肿,脓肿中央微小血管内常见细菌团。这些小脓肿是由化脓菌团栓塞组织器官内的毛细血管引起,故又称栓塞性脓肿。

学习小结

炎症是机体十分常见而又重要的病理过程,即平时人们常说的"发炎"。

各种损伤因素作用下和炎症介质的介导引起血管反应,表现为炎性充血、渗出和浸润,结果抗体和白细胞等被运送到病灶局部,以稀释和消除损伤因子,同时通过再生修复受损的组织结构,恢复器官功能,所以本质上是一种防御性反应。

每种炎症虽都有其特殊性,但又有共同点,在病理上主要表现为变质、渗出和增生三种基本变化,临床上局部可见红、肿、热、痛和功能障碍。

急性病毒性肝炎和流行性乙型脑炎等属于变质性炎;渗出性炎包括浆液性炎(如皮肤浅Ⅱ度烧伤形成的水疱和感冒初期的流鼻涕)、纤维蛋白性炎(如细菌性痢疾、纤维蛋白性心包炎和大叶性肺炎)、化脓性炎(如流行性脑脊髓膜炎、蜂窝织炎性阑尾炎、脓肿)和出血性炎(如流行性出血热和鼠疫);增生性炎包括一般增生性炎(如慢性扁桃体炎和慢性胆囊炎)和肉芽肿性炎(如结核、伤寒等引起的感染性肉芽肿和由异物等引起的异物性肉芽肿)。

复习题

1. 为什么说炎症是机体的一种防御性反应,主要体现在哪?
2. 炎症的主要病理类型有哪些?其主要病变是什么?试各举两例。

(宋 波)

第 四 章

肿 瘤

学习目标

1. 掌握肿瘤的基本概念、形态特征、生长方式、影响肿瘤生长速度的因素、肿瘤的演进与异质性、直接蔓延与转移的概念及途径、良恶性肿瘤的区别、肿瘤的命名原则及癌前病变与原位癌概念。
2. 熟悉良恶性肿瘤对机体的影响,肿瘤的分类、分级及常见肿瘤的形态特征。
3. 了解肿瘤的病因学及发病机制。

肿瘤(neoplasia)是多发病、常见病,全身各种组织几乎均可发生肿瘤。按其生物学特性和对机体危害性大小,可分为良性肿瘤和恶性肿瘤两大类。恶性肿瘤一般称为癌症(cancer),是目前严重危害人类健康与生命的一大类疾病。

自 20 世纪 70 年代以来,我国癌症死亡率一直呈持续增长趋势,70 年代、90 年代和 21 世纪初每年死于癌症的人数分别为 70 万、117 万和 150 万。目前按恶性肿瘤死亡率排序依次为:肺癌、肝癌、胃癌、食管癌、大肠癌、白血病和淋巴瘤、子宫颈癌、鼻咽癌、乳腺癌等。

虽然世界各国每年都在投入大量人力、物力对肿瘤进行全方位研究,并取得了较大成就,但迄今为止肿瘤发生的本质及治疗方法仍未取得突破性进展。因此,进一步加强对肿瘤的防治研究,是当今生物医学领域的重大研究课题和紧迫的战略任务。本章主要介绍肿瘤的概念、形态学特征、生物学特性、肿瘤的命名与分类以及肿瘤的病因和发病机制等肿瘤的基础知识与基本理论。

第一节 肿瘤的概念

肿瘤是机体在各种致瘤因素作用下,局部组织细胞在基因水平上失去对其生长的正常调控,导致细胞过度增生和异常分化而形成的新生物,常形成局部肿块。

肿瘤细胞由正常细胞转变而来,当它变为肿瘤细胞后,就具有异常的形态、代谢和功能,并在不同程度上失去了分化成熟的能力。其生长旺盛,相对无限制、自主性生长,且与整个机体不协调,去除致瘤因素后仍能继续生长。这种细胞的增生称为肿瘤性增生,为"单克隆"性,即由单个发生了肿瘤性转化的亲代细胞经过反复分裂产生的子代细胞组成。

机体在生理状态下及损伤时的病理状态下也有组织细胞的增生,称为非肿瘤性增生。这种增生是针对一定的刺激因素作出的反应性增生,此时增生的组织、细胞分化成熟,具有原组织的结构和功能,去除原因,增生即告停止,受机体生长调控基因所控制,并与机体相协调。

第二节　肿瘤的形态学特征

一、肿瘤的大体形态和结构

肿瘤的大体形态多种多样,肉眼观察时,应注意肿瘤的大小、形态、质地、数目和颜色等方面的特征,这些在一定程度上反映了肿瘤的良恶性。

(一)肿瘤的大体形态

1. 肿瘤的形状　因部位、肿瘤性质、生长方式不同而不同。发生于皮肤与黏膜的良性肿瘤可呈乳头状、息肉状、绒毛状,而该部位的恶性肿瘤常呈菜花状、蕈伞状,当发生缺血坏死、脱落时可形成溃疡状。发生于皮下及实质性器官的良性肿瘤多呈结节状、分叶状或囊状等,而该部位的恶性肿瘤则像树根扎入泥土一样,似树根状或蟹足状(图4-1)。

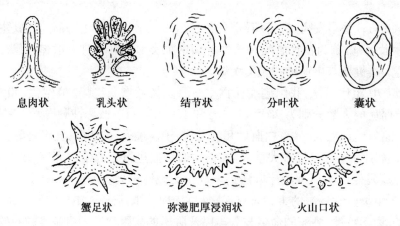

| 息肉状 | 乳头状 | 结节状 | 分叶状 | 囊状 |

| 蟹足状 | 弥漫肥厚浸润状 | 火山口状 |

图4-1　肿瘤的常见形状模式图

2. 肿瘤的大小　肿瘤的大小与其性质、生长时间和发生部位有关。肿瘤的大小不一,差别很大。小者肉眼难以观察,仅在显微镜下才能发现,如原位癌、微小癌。大者可达数千克乃至数十千克。发生于体表或体腔内的肿瘤,可以长得很大,如发生于卵巢的巨大囊腺瘤。发生于狭小腔道(如颅腔、椎管)内的肿瘤,体积一般较小。恶性肿瘤生长速度快,短期内即可形成肿块,造成严重后果;而良性肿瘤生长缓慢,若长时间生长,体积常较大。

3. 肿瘤的颜色　一般指肿瘤切面的颜色,多呈灰白或灰红色,但可因其含血量多少、肿瘤的成分不同以及有无出血坏死等而呈不同的颜色。如血管瘤多呈紫红色,脂肪瘤则呈淡黄色,黏液瘤呈灰白色半透明胶冻状,色素痣及黑色素瘤则呈黑色,绿色瘤呈绿色等。因此,有时可从肿瘤的颜色大致推测其为何种肿瘤。

4. 肿瘤的硬度　肿瘤的硬度与肿瘤的组织来源、肿瘤实质与间质的比例以及有无继发性改变等有关。如骨瘤很硬,脂肪瘤质软;实质多于间质的肿瘤一般较软,反之则较硬;组织发生坏死时变软,有钙质沉着(钙化)或骨质形成(骨化)时则变硬。

5. 肿瘤的数目　肿瘤的数目通常为单个,也可多个。多个肿瘤可发生于同一器官(如子宫多发性平滑肌瘤),也可先后在不同器官发生不同性质的肿瘤(如多原发癌)。

6. 包膜　良性肿瘤常有完整的包膜,与周围组织分界清楚,手术时易于完整切除;而恶性肿瘤一般无包膜或包膜不完整,常常与周围组织粘连,手术时不易完整切除。

(二) 肿瘤的组织结构

肿瘤组织结构多种多样,但几乎所有的肿瘤其基本结构可分为实质和间质两部分。

1. 肿瘤的实质(parenchyma)　肿瘤实质即肿瘤细胞,是肿瘤的主要成分。肿瘤的实质决定了肿瘤的生物学特性以及每种肿瘤的特殊性,无论从排列方式或功能上,肿瘤细胞往往不同程度地保留其来源细胞的特点。因此,通常根据肿瘤实质的形态来判断肿瘤的组织来源、分类、命名和组织学诊断,并根据分化程度和异型性大小来确定肿瘤的良性、恶性及恶性肿瘤的恶性程度等。

一般来说,一种肿瘤只有一种实质,但少数肿瘤可由两种或多种实质,如乳腺纤维腺瘤由增生的腺体和其周围特化性纤维组织两种实质构成;畸胎瘤是来源于有多向分化潜能的生殖细胞向多个胚层分化的肿瘤,由两个以上胚层的多种组织成分构成肿瘤的实质。

2. 肿瘤的间质(mesenchyma,stroma)　肿瘤的间质一般由结缔组织和血管组成,有时还可有淋巴管,对实质起着支持连接和营养的作用。肿瘤间质内可有多少不等的炎细胞浸润,是机体对肿瘤组织的免疫反应。近年来在肿瘤结缔组织间质中除见成纤维细胞外,尚可见肌成纤维细胞(myofibroblast)。由于此种细胞的增生、收缩和胶原纤维形成包绕肿瘤细胞,可能使肿瘤细胞的浸润过程有所延缓,并限制瘤细胞的活动和遏止瘤细胞侵入血管或淋巴管,从而减少播散机会。

二、肿瘤的异型性

肿瘤组织在细胞形态和组织结构上,都与其来源的正常组织有不同程度的差异,这种差异称为异型性(atypia)。肿瘤组织异型性的大小反映了肿瘤组织的成熟程度,即分化程度。分化(differentiation)在胚胎学中指幼稚或原始细胞发育为成熟细胞的过程,在肿瘤学中则是指肿瘤组织和细胞与来源的正常组织和细胞在形态和功能上的相似程度。异型性小者,说明肿瘤与其来源的正常组织和细胞相似,肿瘤组织成熟程度高,即分化程度高或分化好(well differentiated);异型性大者,表示肿瘤与其来源的正常组织和细胞相似性小,成熟程度低,即分化程度低或分化差(poorly differentiated)。区别这种异型性的大小是诊断肿瘤,确定其良、恶性的主要组织学依据。如果肿瘤细胞缺乏分化,则称为间变(anaplasia)。由这种缺乏分化的瘤细胞构成的肿瘤称为间变性肿瘤,瘤细胞具有极显著的异型性,往往难以确定其组织来源。间变性肿瘤几乎都是高度恶性肿瘤。

(一) 组织结构的异型性

肿瘤组织结构的异型性是指肿瘤组织的排列方式与其来源的正常组织的差异。良性肿瘤的组织结构与其来源的组织相似,如子宫的平滑肌瘤,其细胞与正常的平滑肌细胞很相似,只是排列方式与正常的平滑肌组织不同,呈编织状。而恶性肿瘤的组织结构与其来源的组织差异性大,具有明显的异型性,表现为瘤细胞排列紊乱,失去正常的结构和层次,极向消失。

(二) 细胞形态的异型性

良性肿瘤细胞的异型性小,常与其起源的正常细胞相似;恶性肿瘤细胞异型性大,与其起源的细胞形态相差甚远,表现为以下特点:

1. 肿瘤细胞的多形性(pleomorphism)　表现为肿瘤细胞的形态不规则,大小不一,有时可出现形态各异的瘤巨细胞(图4-2)。少数分化很差的肿瘤,其瘤细胞反较正常细胞小,圆形,且大小较一致,常为缺乏分化的高度恶性肿瘤。

2. 肿瘤细胞核的多形性　表现为细胞核增大,胞核直径与细胞直径的比例较正常细胞为大,由正常的 1：(4~6) 增至 1：1;核大小、形状不一,可出现巨核、双核或畸形核;核染色质变深且呈粗颗粒状,分布不均匀,多分布在核膜下,致核膜增厚;核仁变大,数目增多(可达 3~5个);核分裂象增多,尤其是病理性核分裂象对恶性肿瘤的判断有重要意义。正常情况下为对称性双极性核分裂,恶性肿瘤不仅这种对称性双极性核分裂增多,而且出现不对称性、多极性及顿挫性等病理性核分裂象,这对诊断恶性肿瘤具有重要意义(图4-3)。

3. 瘤细胞胞质的改变　肿瘤细胞代谢旺盛,胞质内核糖体增多,故胞质多呈嗜碱性。肿瘤细胞可向不同方向分化而产生不同的分泌物,胞质内可见黏液、糖原、脂质、角蛋白和色素等。

瘤细胞的异型性,尤其是胞核的异型性是恶性肿瘤的主要特征,在区别良恶肿瘤中有重要意义,也是脱落细胞学诊断恶性肿瘤的形态学依据。

问题与思考 ●●●

肿瘤形态上的多形性是由哪些因素决定的? 对我们认识肿瘤有何意义?

第三节　肿瘤的生物学特性

肿瘤的生物学特性包括生长、浸润及转移。恶性肿瘤不仅在局部浸润生长、破坏组织结构,而且可转移到远隔部位组织、器官继续生长,此为导致患者死亡的最重要原因。因此对肿瘤生物学特性的研究已成为肿瘤病理学的重要内容。

一、肿瘤的生长

(一) 肿瘤的生长方式

肿瘤的生长方式可以呈膨胀性、外生性和浸润性生长。

1. 膨胀性生长　这是良性肿瘤的生长方式。由于瘤细胞生长缓慢,不侵袭周围正常组织,随着肿瘤体积的逐渐增大,有如逐渐膨胀的气球,将四周组织推开或挤压。因此肿瘤往往呈结节状,周围常有完整的包膜,与周围组织分界清楚(图4-4)。临床检查时肿块活动,手术容易切除,术后也不易复发。

2. 外生性生长 发生在皮肤、黏膜或空腔器官（如消化道、泌尿生殖道等）的肿瘤，常向表面生长或突向管腔，形成乳头状、息肉状、蕈状或菜花状的肿物，这种生长方式称为外生性生长。良恶性肿瘤均可呈外生性生长，但恶性肿瘤在外生性生长的同时，还伴有基底部的浸润性生长，且常由于生长快，血液供应相对不足，表面与中心的瘤组织坏死、脱落，而形成火山口状的癌性溃疡。

3. 浸润性生长 这是大多数恶性肿瘤的生长方式。瘤细胞分裂增生，侵入周围组织、淋巴管或血管内，像树根长入泥土一样，浸润并破坏周围组织，形成树根状或蟹足状肿块，无包膜，与邻近的正常组织分界不清（图4-5）。触诊时，肿瘤固定，不活动。手术不易彻底切除，切除范围应比肉眼所见肿瘤范围要大，即采取扩大根治切除。即使如此，术后还易复发，往往于术后补加放疗或化疗等，以杀死残存的瘤细胞。

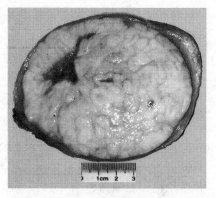

图4-4 良性肿瘤的膨胀性生长

（二）肿瘤的生长速度

肿瘤是由一个转化细胞不断分裂、增生形成的，属于单克隆性增生。由于肿瘤性质的不同，其生长速度差别很大。良性肿瘤生长缓慢，一般数年或数十年形成肿块。恶性肿瘤生长较快，特别是分化程度低的恶性肿瘤，在短期内即可形成明显肿块，并易发生出血、坏死、囊性变等继发改变。肿瘤生长速度与以下三个因素有关：

1. 倍增时间 即一个细胞分裂为两个子代细胞所需的时间。恶性转化细胞的生长周期与正常细胞一样分为 G_0、G_1、S、G_2 和 M 期。多数恶性肿瘤细胞的倍增时间并不比正常细胞更快，而是与正常细胞相似或比正常细胞慢。所以，恶性肿瘤生长迅速可能并非肿瘤细胞倍增时间缩短引起的。

2. 生长分数（growth fraction） 生长分数指肿瘤细胞群体中处于增殖阶段（S 期 +G_2 期）的细胞比例。在细胞恶性转化的初期，绝大多数的细胞分裂活跃，所以生长分数很高。但是随着肿瘤的持续生长，不断有瘤细胞发生分化，离开增殖阶段的细胞越来越多，使得大多数肿瘤细胞处于 G_0 期。即使是生长迅速的肿瘤其生长分数也只是在 20% 左右。

3. 瘤细胞的生成与丢失 肿瘤是否能进行性生长及其生长速度决定于瘤细胞的生成大于丢失的程度。由于营养供应不足、坏死脱落以及机体抗肿瘤反应等因素的影响，有相当一部分瘤细胞失去生命力，并以凋亡的形式发生。肿瘤细胞的生成与丢失的程度共同影响着肿瘤生长。在生长分数相对较高的肿瘤（如急性白血病和小细胞肺癌），瘤细胞的生成远大于丢失，其生长速度要比那些细胞生成稍大于丢失的肿瘤（如结肠癌）快得多。

肿瘤的生长速度取决于生长分数和肿瘤细胞的生成与丢失之比，而与倍增时间关系不大，这在肿瘤的化学治疗上有重要的意义。目前几乎所有的抗癌药物均是针对处于增殖期的细胞。因此高生长分数的肿瘤（如高度恶性的淋巴瘤）对于化学治疗特别敏感；常见的实体瘤（如结肠癌）生长分数低，故对化学治疗不够敏感。临床上治疗这些肿瘤的策略是先用放射或手术治疗将肿瘤缩小或去除，让残存的瘤细胞从 G_0 期进入增殖期后再用化学治疗，以增加肿瘤对化学治疗的敏感性。

理论与实践

降低恶性肿瘤手术后复发的风险,目前多采用所谓的新辅助化疗。即在手术前应用化疗,以使肿瘤缩小,边界清楚,减少及消灭肿瘤周围浸润的癌细胞,增加手术切除的机会和缩小手术切除范围,同时还可以消灭远处可能存在的微小转移病灶,最大限度地减少复发和转移机会。目前多项研究已显示其优越性,尤其是在提高肿瘤切除率、无瘤生存率及总生存率方面具有重要的意义。

(三)肿瘤血管形成

临床与动物实验都证明,如果没有新生血管形成来供应营养,肿瘤在达到 1~2mm 的直径或厚度后将不再增大。因此诱导血管的生成能力是恶性肿瘤能生长、浸润与转移的前提之一。现已发现肿瘤细胞本身和浸润到肿瘤组织内的巨噬细胞能产生一类血管生成因子(angiogenesis factor),如血管内皮细胞生长因子、碱性成纤维细胞生长因子等,能促进血管内皮细胞分裂和毛细血管出芽生长。新生的毛细血管既为肿瘤的生长提供了营养,又为肿瘤的转移准备了通道。

(四)肿瘤的演进与异质性

恶性肿瘤在生长过程中,其侵袭性增加的现象称为肿瘤的演进(progression),包括生长加快、浸润周围组织和发生远处转移等。这些生物学现象的出现与肿瘤的异质性(heterogeneity)有关。肿瘤的异质性是指由一个克隆来源的肿瘤细胞在生长过程中形成在侵袭能力、生长速度、对激素的反应、对抗癌药的敏感性等方面有所不同的亚克隆的过程。其原因是在单克隆性肿瘤的生长过程中,可能有附加基因突变作用于不同的瘤细胞,使得瘤细胞的亚克隆获得不同的特性。例如需要较多生长因子的亚克隆可因生长因子缺乏而不能生长;机体的抗肿瘤反应可杀死那些具有较高抗原性的亚克隆,而抗原性低的亚克隆则可以躲过机体的免疫监视。由于这些选择,肿瘤在生长过程中就保留了那些适应存活、生长、浸润与转移的亚克隆。

相关链接

肿瘤干细胞是肿瘤内具有自我更新能力并能产生异质性肿瘤细胞的细胞。过去认为,肿瘤是由体细胞突变而成,每个肿瘤细胞都可以无限制地生长,但这无法解释肿瘤细胞似乎具有无限的生命力以及并非所有肿瘤细胞都能无限制生长的现象。肿瘤细胞生长、转移和复发的特点与干细胞的基本特性十分相似,因此,近年提出肿瘤干细胞(tumor stem cell,TSC)的理论。这一概念的提出为我们重新认识肿瘤的发生和本质,以及为临床肿瘤治疗方面提供了新的思路与方向。

二、肿瘤的扩散

恶性肿瘤不仅在原发部位浸润性生长,而且还可通过各种途径扩散到身体的其他部位继续生长。肿瘤的扩散包括直接蔓延和转移。

（一）直接蔓延

随着肿瘤的不断长大,瘤细胞连续不断地沿着组织间隙、淋巴管、血管或神经束衣侵入和破坏邻近正常器官或组织,并继续生长,称为直接蔓延。例如晚期肺癌可蔓延到胸膜及胸壁,造成胸膜的癌性粘连;晚期子宫颈癌可蔓延到直肠或膀胱。

（二）转移

转移(metastasis)是指恶性肿瘤细胞从原发部位侵入淋巴管、血管或体腔,迁徙到他处而继续生长,形成与原发瘤同样类型的肿瘤的过程。所形成的肿瘤称为转移瘤或继发瘤。转移是恶性肿瘤最主要的生物学特性之一,也是恶性肿瘤难以根治的主要原因。良性肿瘤不转移,只有恶性肿瘤才可能发生转移。

常见的转移途径有以下几种:

1. 淋巴道转移(lymphatic metastasis) 淋巴道转移主要是癌的转移方式。癌细胞侵入淋巴管后,随淋巴液首先到达局部淋巴结,先聚集于边缘窦,逐渐累及整个淋巴结,使淋巴结肿大,质地变硬,切面常呈灰白色(图4-6)。有时转移的淋巴结由于瘤组织侵及被膜而相互融合成团块。局部淋巴结发生转移后,可继续转移至下一站的其他淋巴结,最后可经胸导管进入血流再继发血道转移。

2. 血道转移(hematogenous metastasis) 血道转移主要是肉瘤的转移方式,癌的晚期及少数以血管为主要间质的癌也以血道转移为主。瘤细胞经毛细血管及小静脉入血,少数也可经淋巴管入血。血道转移的运行途径与血栓栓塞过程相似,即侵入体循环静脉的肿瘤细胞经右心到肺,在肺内形成转移瘤;侵入门静脉系统的肿瘤细胞,首先发生肝转移;侵入肺静脉的原发性肺肿瘤细胞,以及肺内转移瘤通过毛细血管而进入肺静脉的瘤细胞,可经左心随主动脉血流到达全身各器官,常转移到脑、骨、肾及肾上腺等处。此外,侵入胸、腰、骨盆静脉的肿瘤细胞,也可以通过吻合支进入脊椎静脉丛(Baston脊椎静脉系统),例如前列腺癌就可通过此途径转移到脊椎,进而转移到脑,这时可不伴有肺转移。

血道转移最常见的器官是肺,其次是肝。故临床上判断有无血道转移,以确定患者的临床分期和治疗方案时,做肺及肝的影像学检查是非常必要的。转移瘤的形态特点是呈边界清楚的结节状,灰白色,并常为多个,散在分布,多接近于器官的表面(图4-7)。如转移的瘤结节靠近器官的表面,由于瘤结节中央出血、坏死而下陷,可形成所谓"癌脐"。

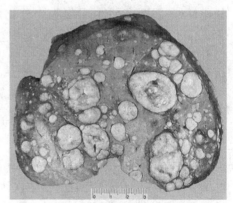

图4-7 肿瘤血道转移

肝内散在分布多个大小较为一致的圆形、椭圆形瘤结节

3. 种植性转移(seeding, implantation metastasis)系指体腔内器官的恶性肿瘤蔓延至器官的表面时,肿瘤细胞可以脱落,并像播种一样种植在体腔内各器官的表面而继续生长,形成转移瘤。这种转移的方式称为种植性转移。种植性转移常见于胸腔或腹腔器官的癌瘤。如胃肠道黏液癌侵及浆膜后,可种植到大网膜、腹膜、腹腔内器官表面甚至卵巢等处。肉眼观双侧卵巢体积增大,镜下见富于黏液的印戒细胞癌弥漫分布,这种特殊类型的卵巢转移瘤称为Krukenberg瘤。Krukenberg瘤不一定都是种植性转移,也可通过淋巴道和血道转移而来。

问题与思考 ●●●

恶性肿瘤之所以难以根治,问题的关键在哪里?如何应对?

(三)恶性肿瘤浸润和转移的机制

肿瘤浸润和转移的机制比较复杂,以癌为例大致可分以下四个步骤:①癌细胞表面黏附分子减少:可使癌细胞彼此分离;②癌细胞与基底膜的紧密黏着:正常上皮细胞与基底膜的附着是通过上皮细胞基底面的一些分子介导的,如层粘连蛋白(laminin,LN)受体。癌细胞表面有许多LN受体,并分布于癌细胞的表面,使癌细胞与基底膜的黏着增加;③细胞外基质的降解:癌细胞产生蛋白酶(如Ⅳ型胶原酶),溶解细胞外基质成分,使基底膜产生局部缺损,有利于癌细胞通过;④癌细胞迁移:癌细胞借阿米巴样运动通过基底膜缺损处移出。癌细胞穿过基底膜后,进一步溶解间质结缔组织,在间质中移动,到达血管壁时,又以相似的方式穿过血管的基底膜进入血管。

入血的瘤细胞并不意味着一定会发生血道转移,大多数单个的瘤细胞会被自然杀伤细胞消灭。只有和血小板凝集成血栓团块的瘤细胞才不易被消灭,并且得以进一步的增殖,然后瘤细胞从黏附处穿过血管内皮和基底膜,形成转移瘤。

三、肿瘤的分级与分期

肿瘤的分级(grading)和分期(staging)是两个不同的概念,一般都用于恶性肿瘤。恶性肿瘤的分级是病理上根据其分化程度的高低、异型性的大小及核分裂数的多少来确定恶性程度的级别。一般采用简明较易掌握的三级分级法,即Ⅰ级为高分化(well differentiated),分化良好,属低度恶性;Ⅱ级为中分化(moderately differentiated),属中度恶性;Ⅲ级为低分化(poorly differentiated),属高度恶性。这种分级法虽有其优点,对临床治疗和判断预后也有一定意义,但缺乏定量标准,也不能排除主观因素。因此,如何建立精确的分级标准还待进一步研究。

肿瘤的分期主要是临床上根据原发肿瘤的大小,浸润的深度、范围以及是否累及邻近器官,有无局部和远处淋巴结的转移,有无血源性或其他远处转移等来确定肿瘤发展的程度或早晚。国际上广泛采用TNM分期系统。T指肿瘤的原发瘤,随着肿瘤的增大和邻近组织受累范围的增加依次用T_1~T_4来表示;N指局部淋巴结受累情况,淋巴结无受累时用N_0表示,随着淋巴结受累的程度和范围的加大,依次用N_1~N_3表示;M指远处转移(通常是血道转移),无远处转移者用M_0表示,有远处转移者用M_1或M_2表示。

肿瘤的分级和分期对临床医师制订治疗方案和估计预后有一定参考价值,特别是肿瘤的分期更为重要,但是必须结合各种恶性肿瘤的生物学特性以及患者的全身情况等综合考虑。

第四节　肿瘤对机体的影响

一、局部影响

1. 压迫和阻塞　无论良性或恶性肿瘤,长到一定体积,均可压迫周围组织或器官,也可阻塞某些器官的腔道,引起相应的功能障碍。如体积较大的肿瘤可压迫血管或神经;颅内肿瘤压迫脑组织;胰头癌常压迫胆总管引起阻塞性黄疸;食管癌可引起吞咽困难等。

2. 破坏器官的结构和功能　恶性肿瘤的侵袭可破坏正常的组织结构和功能,出现并发症。如肝细胞癌可广泛破坏肝细胞导致肝功能障碍;骨肉瘤可破坏正常骨质导致病理性骨折。

3. 出血与感染　恶性肿瘤常因瘤细胞的侵袭破坏作用或缺血性坏死而发生出血。如鼻咽癌出现血涕、肺癌出现痰中带血等。肿瘤组织坏死、出血可继发感染,常排出恶臭分泌物,如晚期子宫颈癌等。出血和感染也可见于某些良性肿瘤,如内脏血管瘤易发生破裂出血,鼻腔乳头状瘤和结肠腺瘤等可因局部机械性摩擦或继发感染引起出血。

4. 疼痛　癌症晚期可因癌组织侵袭或压迫神经引起顽固性疼痛,常需哌替啶、吗啡类药物控制疼痛。

二、全身性影响

1. 恶病质　恶性肿瘤晚期,患者出现食欲低下、极度消瘦、严重贫血等进行性全身衰竭的状态,称为恶病质(cachexia)。其发生机制可能与多种因素有关,如恶性肿瘤迅速生长消耗机体大量营养物质;肿瘤分解的毒性产物引起机体代谢紊乱;患者的精神负担以及发热、疼痛、影响进食和睡眠等。

2. 内分泌激素的影响　一些内分泌细胞起源的肿瘤可产生相应的激素,出现相应的临床表现。如垂体嗜酸性腺瘤可分泌促生长激素,引起巨人症或肢端肥大症;胰岛素瘤可引起低血糖综合征等。

3. 副肿瘤综合征　少数肿瘤(主要为癌)患者,可因肿瘤产生"异位激素"和其他生物活性物质或受不明原因的毒性及免疫性因素作用,使机体出现内分泌症状和神经、肌肉、骨关节、皮肤及肾等损害,并伴有血液、代谢和免疫功能异常等一系列复杂的临床表现,称为副肿瘤综合征(paraneoplastic syndrome,PNS)。这些症状不能用肿瘤的扩散或以肿瘤起源组织所产生的激素来解释,但可随肿瘤的缓解而减轻,也可因肿瘤复发而加剧。其机制与瘤细胞内基因异常表达有关。副肿瘤综合征有助于肿瘤的早期发现,因此有重要临床意义。

第五节　良性肿瘤与恶性肿瘤的区别

良性肿瘤易于治疗,一般对机体危害性较小。而恶性肿瘤对机体危害性大,难以治疗,可危及患者的生命。因此,对一个肿瘤必须在治疗前确定其性质和类型,这是合理选择治疗方案的前提,对于患者的预后十分重要。正确区分良、恶性肿瘤,必须根据肿瘤的病理形态改变及生物学特点,进行综合分析,才能作出客观、正确的诊断。现将良、恶性肿瘤的区别简要归纳为表 4-1。

表 4-1 良性肿瘤与恶性肿瘤的区别

	良性肿瘤	恶性肿瘤
组织分化程度	分化程度高,异型性小,接近正常组织形态	分化程度低,异型性大,与来源组织形态差别大
核分裂象	无或稀少,不见病理性核分裂	多见,常见病理性核分裂
生长方式	膨胀性或外生性生长,前者常有包膜形成,与周围组织分界清	浸润性生长为主,无包膜,一般与周围组织分界不清
生长速度	缓慢	较快
继发改变	很少发生	常发生出血、坏死、感染
复发	很少复发	易复发
转移	不转移	常有转移
对机体的影响	小,主要为局部压迫或阻塞作用	较大,除压迫或阻塞作用外,还可破坏组织,引起坏死、出血、合并感染,晚期常出现恶病质

肿瘤虽有良、恶性之分,但其间并无截然界限。从良性到恶性呈一种移行渐进关系,两者之间客观存在一灰色区域的肿瘤,处于这一区域的肿瘤在形态学和生物学行为上介于良性与恶性之间,称之为交界性肿瘤(borderline tumor)。如膀胱乳头状瘤、卵巢交界性浆液性或黏液性囊腺瘤等。

有些良性肿瘤,未得到及时治疗或经多次复发后,可转变为恶性肿瘤,称为恶性变,如结肠息肉状腺瘤等;相反,偶见恶性肿瘤未经治疗,却部分或全部自发性消退,如黑色素瘤、神经母细胞瘤等,一般认为与机体免疫功能增强有关。

必须指出,良、恶性肿瘤之间的区别是相对的。如血管瘤虽为良性,但无包膜,常呈侵袭性生长;生长在要害部位(如颅内)的良性肿瘤也可危及患者的生命;有些肿瘤形态学上分化甚好,但可发生侵袭和转移,如甲状腺滤泡性腺癌等;转移率低的恶性肿瘤,其生物学行为接近良性,如皮肤基底细胞癌;复发率高的良性肿瘤,其生物学行为接近恶性,如涎腺多形性腺瘤。各种恶性肿瘤的恶性程度也有差异,有的易早期侵袭转移,如鼻咽癌;有的则转移较晚,如子宫体腺癌。

第六节 肿瘤的命名与分类

一、肿瘤的命名原则

人体任何组织几乎都可发生肿瘤,其肿瘤组织学类型复杂多样。因此,必须对肿瘤进行科学的命名和分类,以保证肿瘤防治工作的规范化。

(一) 一般命名原则

1. 良性肿瘤的命名 一般根据肿瘤的组织学来源和生物学行为来命名。良性肿瘤的命名是肿瘤的发生部位和组织学来源后加一"瘤"字。如子宫平滑肌组织来源的良性肿瘤称为子宫平滑肌瘤;腺上皮来源的良性肿瘤称为腺瘤。

2. 恶性肿瘤的命名 通常所说的癌症(cancer),泛指所有的恶性肿瘤。一般根据其组织来源命名,有两种命名,即癌和肉瘤。

(1) 癌(carcinoma):上皮组织发生的恶性肿瘤统称为癌。命名时在其来源组织名称之后加一"癌"字,如来源于鳞状上皮的恶性肿瘤称为鳞状细胞癌;如果肿瘤内具有腺癌和鳞状细胞癌成分,称为腺鳞癌;如肿瘤细胞缺乏特定类型上皮分化时,称为未分化癌。

(2) 肉瘤(sarcoma):间叶组织(包括纤维结缔组织、脂肪、肌肉、脉管、骨、软骨组织等)发生的恶性肿瘤统称为肉瘤。其命名方式是在来源组织名称之后加"肉瘤"二字,例如纤维肉瘤、横纹肌肉瘤、骨肉瘤等。

恶性肿瘤的外形具有一定的形态特点时,则又结合形态特点来命名,如形成乳头状及囊状结构的腺癌,则称为乳头状囊腺癌。如一个肿瘤中既有癌又有肉瘤成分,则称癌肉瘤(carcinosarcoma)。

(二) 特殊命名

有少数肿瘤不按上述原则命名,如来源于幼稚组织的肿瘤称为母细胞瘤,有良恶性之分。恶性者如神经母细胞瘤、髓母细胞瘤和肾母细胞瘤等;良性者如骨母细胞瘤、软骨母细胞瘤和脂肪母细胞瘤等。有些恶性肿瘤成分复杂或由于习惯沿袭,则在肿瘤名称前加"恶性"二字,如恶性畸胎瘤、恶性脑膜瘤、恶性神经鞘瘤等。有些恶性肿瘤以人名命名,如尤因(Ewing)肉瘤、霍奇金(Hodgkin)淋巴瘤;或按肿瘤细胞的形态命名,如透明细胞肉瘤、肺燕麦细胞癌。至于白血病、精原细胞瘤等则是少数采用习惯名称的恶性肿瘤,虽称为"病"或"瘤",实际上都是恶性肿瘤。"瘤病"多用于多发性良性肿瘤,如神经纤维瘤病、脂肪瘤病等。

二、肿瘤的分类

肿瘤的分类通常是以它的组织发生为依据。每一类别又按肿瘤的成熟程度及对机体影响的不同而分为良性与恶性两大类。肿瘤分类见表4-2。

表 4-2 肿瘤的分类

组织来源	良性肿瘤	恶性肿瘤
一、上皮组织		
鳞状上皮	乳头状瘤	鳞状细胞癌
基底细胞		基底细胞癌
腺上皮	腺瘤	腺癌
	乳头状瘤	乳头状癌
	囊腺瘤	囊腺癌
	多形性腺瘤	恶性多形性腺瘤
尿路上皮	乳头状瘤	尿路上皮癌

续表

组织来源	良性肿瘤	恶性肿瘤
二、间叶组织		
纤维结缔组织	纤维瘤	纤维肉瘤
脂肪组织	脂肪瘤	脂肪肉瘤
平滑肌组织	平滑肌瘤	平滑肌肉瘤
横纹肌组织	横纹肌瘤	横纹肌肉瘤
血管组织	血管瘤	血管肉瘤
淋巴管组织	淋巴管瘤	淋巴管肉瘤
骨组织	骨瘤	骨肉瘤
软骨组织	软骨瘤	软骨肉瘤
滑膜组织	滑膜瘤	滑膜肉瘤
间皮	间皮瘤	恶性间皮瘤
三、淋巴造血组织		
淋巴组织		淋巴瘤
造血组织		各种白血病
四、神经组织		
神经鞘膜组织	神经纤维瘤	神经纤维肉瘤
神经鞘细胞	神经鞘瘤	恶性神经鞘瘤
胶质细胞	胶质细胞瘤	恶性胶质细胞瘤
原始神经细胞		髓母细胞瘤
脑膜组织	脑膜瘤	恶性脑膜瘤
交感神经节	节细胞神经瘤	神经母细胞瘤
五、其他肿瘤		
黑色素细胞	色素痣	黑色素瘤
胎盘滋养叶细胞	葡萄胎	恶性葡萄胎
		绒毛膜上皮癌
生殖细胞		精原细胞瘤
		无性细胞瘤
		胚胎性癌
性腺或胚胎剩件		
中全能细胞	畸胎瘤	恶性畸胎瘤

第七节　常见肿瘤举例

一、上皮组织肿瘤

　　上皮组织发生的肿瘤最常见,有良性和恶性肿瘤,其中恶性上皮性肿瘤对人类危害最大,
人类的恶性肿瘤大部分来源于上皮组织。

（一）良性上皮组织肿瘤

1. 乳头状瘤（papilloma） 由被覆上皮来源的良性肿瘤，向表面呈外生性生长，形成乳头状突起，或绒毛状外观。肿瘤的根部常变细呈蒂状与正常组织相连。镜下，每一乳头表面被覆增生的瘤细胞，中央为纤维脉管束间质构成其轴心（图4-8）。乳头状瘤依据发生的部位不同，被覆的瘤细胞各异。发生于外耳道、阴茎、膀胱和结肠等处的乳头状瘤较易发生恶变。

2. 腺瘤 是由腺上皮来源的良性肿瘤，发生部位广泛，可发生于腺器官及腺上皮。如乳腺、甲状腺和胃肠道等，腺器官内的腺瘤多呈结节状或分叶状，有完整包膜，与周围正常组织分界清楚。黏膜发生的腺瘤多呈息肉状，称为息肉状腺瘤。

根据腺瘤的发生部位、组成成分或形态特点，又可将其分为囊腺瘤、纤维腺瘤、多形性腺瘤和息肉状腺瘤等类型。

（1）囊腺瘤（cystadenoma）：是由于腺瘤组织中的腺体分泌物淤积，腺腔逐渐扩大形成大小不等的囊腔而得名。囊腺瘤常发生于卵巢、甲状腺及胰腺。

（2）纤维腺瘤（fibroadenoma）：除腺上皮细胞增生形成腺体外，同时伴随大量纤维结缔组织增生，共同构成肿瘤的实质。最常发生于女性乳腺，肉眼见瘤体呈结节状或分叶状，包膜完整。

（3）多形性腺瘤（pleomorphic adenoma）：常发生于唾液腺，特别常见于腮腺。由腺组织、黏液样及软骨样组织等多种成分混合组成。瘤组织内散在分布的肌上皮细胞之间可出现黏液样基质，并可化生为软骨样组织，从而构成多形性特点（图4-9）。肉眼见瘤体呈结节状或分叶状，界限清楚，包膜有时不完整，切除后较易复发。

（4）息肉状腺瘤（polypous adenoma）：又称腺瘤性息肉。好发生于消化道黏膜，尤其是结、直肠黏膜，肉眼呈息肉状，有蒂与黏膜相连，也可呈乳头状或绒毛状，又称绒毛状腺瘤，后者恶变率较高。息肉状腺瘤可单发或多发，结肠多发性腺瘤性息肉病常有家族遗传性，不但癌变率很高，并易早期发生癌变（图4-10）。

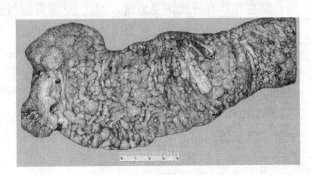

图4-10 大肠多发性腺瘤性息肉
直肠及部分乙状结肠，黏膜面布满0.5~1cm大小的腺瘤性息肉

（二）恶性上皮组织肿瘤

由上皮组织发生的恶性肿瘤统称为癌，多见于40岁以上的人群，是人类最常见的一类恶性肿瘤。肉眼观，发生于被覆上皮的常呈蕈伞状或菜花状，表面常有坏死及溃疡形成；发生在器官内的常呈树根状或蟹足状向周围组织浸润，质地较硬，切面常为灰白色、干燥。镜下，癌细胞呈巢状排列，与间质分界清楚。网状纤维染色时，网状纤维只见于癌巢的周围。转移一般多经淋巴道转移，晚期可发生血道转移。

常见类型有以下几种：

1. 鳞状细胞癌（squamous cell carcinoma） 简称鳞癌，常发生在原有鳞状上皮被覆的部位，也可发生于鳞状上皮化生的黏膜处。肉眼观常呈菜花状，也可坏死脱落而形成溃疡。癌组织同时向深层呈浸润性生长。镜下在分化好的鳞状细胞癌的癌巢中，细胞间可见细胞间桥，癌巢中央可出现层状的角化物，称为角化珠（keratin pearl）或癌珠（图4-11）。分化较差的鳞状细胞癌无角化珠形成，甚至也无细胞间桥，瘤细胞呈明显的异型性，并见较多的核分裂象。

2. 基底细胞癌(basal cell carcinoma) 多见于老年人面部如眼睑、面颊及鼻翼等,由该处表皮原始上皮芽或基底细胞发生。癌巢主要由浓染的基底细胞样的癌细胞组成。本癌生长缓慢,表面常形成边缘不规则的溃疡,并可浸润破坏深层组织,但很少发生转移,对放射治疗很敏感,临床上呈低度恶性的经过。

3. 尿路上皮癌(transitional cell carcinoma) 由泌尿道尿路上皮发生,好发于膀胱、肾盂,少数发生于输尿管。肉眼常呈乳头状,单发或多发性,可溃破形成溃疡或广泛浸润膀胱壁。镜下,癌细胞似尿路上皮,多层排列,有不同程度的异型性。

4. 腺上皮癌 是从腺上皮发生的恶性肿瘤。常见于胃肠、乳腺等处。多呈菜花状、蕈状、溃疡状或不规则结节状浸润性生长,与周围组织分界不清。根据其形态结构和分化程度,可分为高分化的、具有腺体结构的腺癌和低分化的、形成实体癌巢的实性癌,以及界于两者之间的中分化腺癌等(图4-12)。有的腺癌分泌较多的黏液,称为黏液腺癌。

(三)癌前病变、非典型性增生及原位癌

一般而言,肿瘤的形成,尤其是恶性肿瘤,要经过癌前病变、原位癌、浸润性癌几个阶段。这些阶段并非一朝一夕发生,而是需经历一个漫长逐渐演进的过程,平均为15~20年。但并非所有癌前病变都必然转变为癌,也并非所有的癌都有明确的癌前病变,这方面的研究在肿瘤预防上具有重要意义。

1. 癌前病变(precancerous lesions) 癌前病变是指某些具有癌变潜在可能性的良性病变,如长期存在即有可能转变为癌。因此,早期发现与及时治愈癌前病变,对肿瘤的预防具有重要的实际意义。癌前病变可分为遗传性和获得性的。常见的癌前病变有以下几种:

(1)黏膜白斑:常发生在口腔、外阴和阴茎等处黏膜。主要病理改变是黏膜的鳞状上皮过度增生和过度角化,并出现一定的异型性。肉眼上呈白色斑块,故称白斑。如长期不愈就有可能转变为鳞状细胞癌。

(2)慢性子宫颈炎:是已婚妇女常见的疾患。慢性子宫颈炎时,宫颈阴道部的鳞状上皮被来自子宫颈管内膜的单层柱状上皮所取代,称为子宫颈糜烂。而后由于邻近鳞状上皮贮备细胞增生,代替了柱状上皮,称为糜烂愈复。如果上述过程反复进行,少数病例中增生的鳞状上皮经过非典型性增生,可发展为原位癌。

(3)乳腺囊性增生症:本病由内分泌失调引起,常见于40岁左右的妇女,主要表现为乳腺小叶导管和腺泡上皮细胞的增生、大汗腺化生及导管囊性扩张伴有导管内乳头状增生,间质纤维组织也有增生。据统计本病癌变者比一般的妇女多1.23~4.50倍。

(4)结、直肠息肉状腺瘤:较为常见,可以单发或多发,均可发生癌变(尤其是绒毛状腺瘤)。多发性家族性腺瘤性息肉病,更易发生癌变。

(5)慢性萎缩性胃炎及胃溃疡:慢性萎缩性胃炎时,胃黏膜腺体可有肠上皮化生,这种肠上皮化生,尤其是大肠型上皮化生与胃癌的发生有一定关系,如久治不愈可发生癌变。

(6)慢性溃疡性结肠炎:肠黏膜广泛反复溃疡,溃疡边缘的黏膜呈假息肉样增生,可发生非典型性增生,而后发生结肠腺癌。

(7)皮肤慢性溃疡:经久不愈的皮肤溃疡和瘘管,特别是小腿的慢性溃疡,由于长期慢性刺激,边缘鳞状上皮增生,有的可发生癌变。

(8)肝硬化:由慢性病毒性肝炎所致的肝硬化患者,假小叶内的肝细胞反复增生、非典型性增生,进一步可发展为肝细胞肝癌。

2. 非典型性增生（dysplasia，atypical hyperplasia） 指上皮细胞异乎常态的增生，但还不足以诊断为癌。这个术语主要应用于被覆上皮。镜下表现为增生的细胞大小不一，形态多样；核大浓染，核浆比增大；核分裂增多，但多属正常核分裂象；细胞排列较乱，极向消失。根据其异型性程度和累及范围可分为轻、中、重三级。轻度和中度的非典型性增生分别累及上皮层的下1/3和2/3处，在病因消除后可恢复正常。而累及上皮2/3以上尚未达到全层者为重度非典型性增生，很难逆转，常转变为癌。上述癌前病变多通过非典型增生而发生癌变。

3. 原位癌（carcinoma in situ） 指黏膜上皮层内或皮肤表皮层内细胞全层癌变，但尚未突破基底膜（图4-13）。原位癌是一种早期癌，其诊断主要依赖于组织病理学检查。临床或肉眼检查往往见不到明显肿块，或仅见局部糜烂、潮红等改变。对原位癌如能早期发现和积极治疗，可防止其发展为浸润性癌，从而提高癌瘤的治愈率。

近年来提出的上皮内瘤变（intraepithelial neoplasia）的概念，描述的是上皮从非典型性增生到原位癌这一连续的过程，将轻度和中度非典型增生分别称为低级别上皮内瘤变，重度非典型性增生和原位癌称为高级别上皮内瘤变，重度非典型性增生和原位癌两者常常难以截然划分，其处理原则基本一致。

问题与思考

如何处理非典型增生与原位癌？其在肿瘤防治中的意义是什么？

二、间叶组织肿瘤

间叶组织包括纤维组织、脂肪组织、肌肉组织、脉管组织、滑膜组织、骨与软骨组织等，这些组织发生的肿瘤种类较多，有良性与恶性两大类。

（一）良性间叶组织肿瘤

间叶性良性肿瘤，分化成熟程度高，其组织结构、细胞形态、颜色等均与其发源的正常组织相似。肿瘤生长缓慢，呈膨胀性生长，一般都具有包膜。常见的类型如下：

1. 纤维瘤（fibroma） 由纤维组织来源的良性肿瘤。肉眼多为单个，呈结节状或分叶状，与周围组织分界明显，有包膜。切面灰白色，可见编织状的条纹，质地韧硬，常见于四肢及躯干的皮下。镜下肿瘤组织由成纤维细胞、纤维细胞及胶原纤维排列成束状，互相编织。纤维瘤生长缓慢，手术摘除后一般不再复发。

2. 脂肪瘤（lipoma） 脂肪组织来源的良性肿瘤。主要发生于成人，是最常见的间叶性肿瘤。好发的部位为背、肩、颈及四肢的皮下组织。肉眼为扁圆形或分叶状肿块，有包膜，质地柔软，切面色淡黄，似正常的脂肪组织。镜下结构与正常脂肪组织很相似。手术易切除，术后不易复发。

3. 脉管瘤 是由血管组织和淋巴管组织发生的非真性肿瘤，其本质属于血管、淋巴管先天性发育畸形，属于错构瘤性病变，故常见于儿童。多数于出生时即有，或在出生后不久发生。一般随着身体的发育而长大，成年后肿瘤即停止发展，而且可看到自然消退现象。脉管瘤可分为血管瘤（hemangioma）及淋巴管瘤（lymphangioma）两类，其中以血管瘤最为常见。

（1）血管瘤：血管瘤可以发生在任何部位，但以皮肤多见。肉眼上无包膜，呈浸润性生长。主要可分为毛细血管瘤、海绵状血管瘤及混合型血管瘤三种。①毛细血管瘤：由增生的毛细血管构成。病变可呈灶性或广泛分布于受累的组织内，在皮肤或黏膜可形成蕈状突起的鲜红色肿块，或仅呈暗红或紫红色斑。镜下，由许多毛细血管构成，内皮细胞增生形成实性团，管腔狭小。②海绵状血管瘤：由扩张的血窦构成，瘤组织切面可见大小不等的血窦，其间有薄层间隔，似海绵，腔内充满血液（图4-14）。③混合型血管瘤：由毛细血管瘤和海绵状血管瘤混合构成。

（2）淋巴管瘤：由增生的淋巴管构成，内含淋巴液。好发于颈部、唇等处，肿瘤呈结节状或弥漫性增大，与周围界限不清。切面可见多个小管腔或较大的囊腔，内有清亮的液体流出。镜下，为多数大小不等的管腔或裂隙组成，腔内含有淡粉红色淋巴液和一些淋巴细胞；淋巴管可呈囊性扩大并互相融合，内含大量淋巴液，称为囊状水瘤，此瘤多见于小儿。

4. 平滑肌瘤（leiomyoma）　最多见于子宫。肉眼呈结节状，单发或多发，边界清，可有或无包膜，切面呈灰白色，编织状（图4-15）。镜下，瘤组织由形态比较一致的梭形平滑肌细胞构成。细胞排列成束状，互相编织，核呈长杆状，两端钝圆，同一束内的细胞核有时排列成栅状，核分裂象少见。

5. 软骨瘤（chondroma）　自骨膜发生并向外突起者，称外生性软骨瘤。发生于手足短骨和四肢长骨等骨干的骨髓腔内者称为内生性软骨瘤。肉眼观前者常呈分叶状自骨表面突起；后者使骨膨胀，外有薄骨壳。切面呈淡蓝色或银白色，半透明，可有钙化或囊性变。镜下见瘤组织由成熟的透明软骨组成，呈

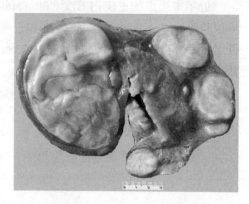

图4-15　子宫多发性平滑肌瘤
子宫剖面散在多个大小不等的灰白结节，边界清楚

不规则分叶状。肿瘤位于盆骨、胸骨、肋骨、四肢长骨或椎骨时易恶变；发生在指（趾）骨者极少恶变。

（二）恶性间叶组织肿瘤

来源于间叶组织的恶性肿瘤统称为肉瘤。多发生于青少年。肉眼观呈结节状或分叶状，周围可有假包膜；切面多呈灰红色，均质性，湿润，呈鱼肉状，故称为肉瘤。易发生出血、坏死、囊性变等继发性改变。镜下，肉瘤细胞大多弥漫排列，实质与间质分界不清，网状纤维染色可见肉瘤细胞间存在网状纤维。肉瘤多经血道转移。上述各点均与癌的特点有所不同。正确掌握癌与肉瘤的特点，区分癌与肉瘤对临床诊断和治疗均有实际意义，见表4-3。

1. 纤维肉瘤（fibrosarcoma）　是肉瘤中常见的一种，其发生部位与纤维瘤相似，以四肢皮下和深部组织多见。肉眼肿瘤呈巨块型或结节状，可形成假包膜。切面灰红色或灰白色，均质细腻似鱼肉。镜下瘤组织由大小不一的梭形或短梭形细胞构成，瘤细胞产生胶原纤维，并呈编织状或漩涡状排列。瘤细胞分化差异很大，分化好的纤维肉瘤与纤维瘤相似，但核分裂象多见；分化差的纤维肉瘤，瘤细胞异型性明显。

2. 恶性纤维组织细胞瘤（malignant fibrous histiocytoma）　是老年人最常见的软组织肉瘤。肿瘤最好发于下肢，其次是上肢的深部软组织和腹膜后等处。肉眼肿瘤呈结节状，切面灰白色或灰黄色，常有出血、坏死、囊性变。镜下，瘤细胞可有多种类型及多型性，主要见成纤维细胞和组织细胞，另外尚见原始间叶细胞、肌成纤维细胞、含有细小脂滴的黄色瘤细胞和多核瘤巨

表 4-3　癌与肉瘤的区别

	癌	肉瘤
组织来源	上皮组织	间叶组织
发病率	较为常见,约为肉瘤的9倍	较少见
发病年龄	多见于40岁以上成人	多见于青少年
大体特点	灰白色,质地硬、较干燥	灰红色,质较软、湿润、鱼肉状
组织学特点	癌细胞聚集成巢,实质与间质分界清楚	肉瘤细胞弥漫分布,不成巢,实质与间质分界不清,间质内血管丰富
网状纤维染色	癌巢周围可见网状纤维,单个癌细胞之间无网状纤维	肉瘤细胞间有网状纤维
免疫组化染色	上皮标记阳性,如 CK、EMA	间叶标记阳性,如 Vim
转移	多经淋巴道转移	多经血道转移

细胞等。异型性往往十分明显,核分裂象多见。绝大多数肿瘤间质可见中等量到多量炎性细胞浸润。此瘤的恶性程度较高,切除后易复发和转移。

3. 脂肪肉瘤(liposarcoma)　本瘤多见于40岁以上成人。为肉瘤中较常见的一种类型。多发生于大腿、腘窝、腹膜后,也见于肾周和深部的软组织,极少发生于皮下脂肪层,与脂肪瘤的分布不同。肉眼观大多数肿瘤呈结节状或分叶状,表面常有一层假包膜,可似一般的脂肪瘤,亦可呈黏液样外观,或均匀一致呈鱼肉样。镜下本瘤的瘤细胞形态多种多样,但脂肪母细胞和黏液是其基本成分。病理上根据主要细胞成分可分为以下四型:①分化良好型脂肪肉瘤:其组织结构与脂肪瘤相似,仅部分瘤细胞核较大、深染,有时出现瘤巨细胞。②黏液样型脂肪肉瘤:此型最多见,瘤细胞呈星形或小梭形,胞质内有细小的脂肪滴,瘤细胞间有大量的黏液样基质及丰富的血管网形成(图4-16)。③圆形细胞型脂肪肉瘤:分化较差,主要由小圆形细胞构成,其中可见含有脂滴的脂肪母细胞。④多形性脂肪肉瘤:最少见,瘤细胞有明显的多形性,并有较多的瘤巨细胞。后两者恶性程度高,易复发和转移。

4. 横纹肌肉瘤(rhabdomyosarcoma)　是较常见而且恶性程度很高的肉瘤。主要发生于10岁以下的儿童和婴幼儿。最好发于头、颈、泌尿生殖道及腹膜后,偶可见于四肢。肿瘤由不同分化阶段的横纹肌母细胞组成。根据瘤细胞的分化程度、形态特点可分为三型:①胚胎性横纹肌肉瘤:是最常见的一种,常见于小儿,好发于膀胱、阴道等处,肉眼常呈葡萄状,故称为葡萄状肉瘤。镜下,瘤组织主要由未分化的梭形细胞和小圆形细胞构成。②腺泡状横纹肌肉瘤:瘤组织由未分化的小圆形细胞组成,瘤细胞被含血管的纤维组织分隔成腺泡状。③多形性横纹肌肉瘤:以四肢多见,肉眼见肿瘤常位于深部肌肉内或其附近。镜下,瘤细胞高度异型性,可见圆形、多边形、带状、网球拍形或蝌蚪状横纹肌母细胞,胞质丰富,有明显的嗜酸性颗粒,并见横纹和纵纹,核分裂象较多(图4-17)。各型横纹肌肉瘤均生长迅速,易早期发生血道转移,约90%以上在五年内死亡。

5. 平滑肌肉瘤(leiomyosarcoma)　较多见于子宫,偶可见于腹膜后、肠系膜、大网膜及皮下软组织。患者多为中老年人。肉眼呈结节状肿块,可有假包膜;切面呈灰红色或灰棕色的鱼肉状或编织状。镜下,高分化者,主要由编织状的梭形细胞束构成,可见核分裂象;低分化者,瘤细胞弥漫成片,多形性明显,核分裂象多见。核分裂象的多少对判断其恶性程度有重要意义。

6. 血管肉瘤（hemangiosarcoma） 血管肉瘤起源于血管内皮细胞,可发生于各器官和软组织,发生于软组织者多见于皮肤,尤以头面部为多见。肿瘤多隆起于皮肤表面,呈丘疹或结节状,暗红或灰白色。肿瘤内部易有坏死出血。有扩张的血管时,切面可呈海绵状。镜下,分化较好者,瘤组织内形成不规则的血管腔,内皮细胞有不同程度的异型性,可见核分裂象。分化差的血管肉瘤,细胞常呈片团状增生,血管腔形成不明显、不典型或仅呈裂隙状。瘤细胞异型性明显,核分裂象多见。血管肉瘤的恶性程度一般较高,常转移至局部淋巴结、肝、肺和骨等处。

7. 骨肉瘤（Osteosarcoma） 为骨恶性肿瘤中最常见的类型。常见于 10~19 岁的青少年。以股骨下端最常见,其次为胫骨上端和肱骨上端。肉眼观肿瘤侵犯骨髓腔,破坏骨皮质,致骨呈梭形膨大;切面灰白色鱼肉状,常见出血坏死。在肿瘤上下两端的骨皮质和掀起的骨外膜之间可形成三角形隆起,在 X 线上称为 Codman 三角。由于骨膜被掀起,在骨外膜和骨皮质之间可形成与骨表面垂直的放射状反应性新生骨小梁。在 X 线上表现为日光放射状阴影。镜下见肿瘤由明显异型性的梭形或多边形肉瘤细胞组成,瘤细胞直接形成肿瘤性骨样组织或骨组织（tumor bone）是诊断骨肉瘤的最重要的组织学证据。骨肉瘤呈高度恶性,生长迅速,常在发现时已经有血行转移至肺。

8. 软骨肉瘤（chondrosarcoma） 发病率仅次于骨肉瘤。年龄多在 40~70 岁。发病部位多见于盆骨,也可发生在股骨、胫骨等长骨和肩胛骨处。肉眼肿瘤位于骨髓腔内,呈灰白色、半透明的分叶状肿块,其中可见黄色的钙化和骨化灶。镜下见软骨基质中散布有异型性的软骨细胞,表现为核大深染,核仁明显,核分裂象多见,出现较多的双核、巨核和多核瘤巨细胞。软骨肉瘤一般比骨肉瘤生长慢,转移也较晚。血道可转移至肺、肝、肾及脑等处。

三、淋巴组织肿瘤

淋巴瘤（lymphoma）,亦称恶性淋巴瘤（malignant lymphoma）,是原发于淋巴结和结外淋巴组织的一组恶性肿瘤,起源于 T、B 淋巴细胞、NK 细胞和组织细胞等,以 B 细胞来源者最多见。淋巴瘤为 B 细胞或 T 细胞分化过程中的某一阶段淋巴细胞的单克隆性增生所致。根据恶性淋巴瘤的细胞特征和组织结构,可分为霍奇金淋巴瘤（Hodgkin lymphoma, HL）和非霍奇金淋巴瘤（non-Hodgkin lymphoma, NHL）两大类。

1. 霍奇金淋巴瘤（HL） 占所有淋巴瘤的 10%~20%,好发于 15~27 岁的青年人,男性多于女性。主要累及浅表淋巴结,以颈部和锁骨上最多见,也可累及腋窝、腹股沟、纵隔等处。

肉眼观,受累淋巴结肿大,常相互粘连形成不规则结节状巨大肿块。质地较硬,切面灰白色,有时可见灰黄色坏死区。镜下见,淋巴结正常结构被破坏,由肿瘤组织取代。HL 的组织结构主要由两部分细胞组成。

（1）肿瘤细胞:即 R-S（Reed-Sternberg）细胞,按其形态特征可分为典型（诊断性）R-S 细胞及变异性 R-S 细胞。典型的 R-S 细胞体积大,直径 20~50μm,胞质丰富,多呈嗜酸性。双核或多核,核大,圆形或卵圆形,核膜厚,核内见大而圆的嗜酸性核仁。由于两个核在细胞内并列,形如"镜影",故又称镜影细胞（mirror image cell）,对 HL 是有确诊意义的细胞（图 4-18）。变异性 R-S 细胞包括单核 R-S 细胞、多形性 R-S 细胞、陷窝型 R-S 细胞和 L/H 型 R-S 细胞等,不具有诊断意义,常见于 HL 的某些亚型。

上述典型的 R-S 细胞和变异性 R-S 细胞,常散布于淋巴细胞为主的多种炎性细胞浸润的背景中,构成了 HL 的组织学特征。

(2) 非肿瘤细胞:即反应性与间质性细胞,主要包括 T 淋巴细胞、B 淋巴细胞、嗜酸性粒细胞、组织细胞、中性粒细胞和增生的成纤维细胞及小血管,它们共同构成了 HL 的炎症性背景。

(3) 组织学类型:现分为经典型霍奇金淋巴瘤和结节性淋巴细胞为主型霍奇金淋巴瘤两大类,其中经典型霍奇金淋巴瘤又分为结节硬化型、淋巴细胞为主型、混合细胞型和淋巴细胞消减型四个亚型。

2. 非霍奇金淋巴瘤(NHL) NHL 占所有淋巴瘤的 80%~90%,70% 起源于 B 细胞,其次是 T 细胞,起源于 NK 细胞和组织细胞者很少见。在我国,好发年龄为 40~60 岁,仅个别类型以青少年多见,男性多于女性。约 65% 的病例累及颈部、纵隔、腋窝、腹股沟及腹腔等处的淋巴结,35% 的病例发生于淋巴结外的黏膜相关淋巴组织(见于胃肠道、呼吸道、涎腺、胸腺、泌尿生殖道等处)和脾、骨髓、皮肤和乳腺等处。

(1) 基本病变:NHL 的肉眼观与 HL 类似,有明显的侵袭扩散倾向,当瘤细胞侵入外周血液后,与白血病累及淋巴结难以区别。镜下共同特征是:①增生的瘤细胞破坏、代替淋巴结或结外淋巴组织的正常结构,并可破坏淋巴结被膜;②瘤细胞呈相对单一性,有病理性核分裂象;③肿瘤的基本组织结构呈滤泡型或弥漫型,一般前者预后较好。

(2) B 细胞淋巴瘤的组织学特点:①可出现多少不等的滤泡样结构;②常见浆细胞样分化,瘤细胞内外可见到 Russell 小体,位于细胞内者常将细胞核挤到一边,酷似印戒样细胞;③瘤细胞(裂细胞型除外)均呈圆形或卵圆形,较一致。核膜厚,染色质粗,沿核膜分布,核仁明显,靠近核膜。

(3) T 细胞淋巴瘤的组织学特点:可分为两型。①中枢型:瘤内无分支状小血管,瘤细胞胞质淡染,核膜薄,染色质细,核仁不明显,核分裂象多见;②外周型:瘤细胞和核均有一定程度的多形性,核可呈脑回状、分叶状、麻花状等。瘤组织中有较多分支状毛细血管后微静脉穿插、分割瘤组织,其内皮细胞肿胀。常伴有较多反应性细胞成分,如组织细胞、指突状网状细胞及嗜酸性粒细胞等。

(4) 组织学分类:现分为前 B 细胞肿瘤、前 T 细胞肿瘤、成熟(外周)B 细胞肿瘤、成熟(外周)T 细胞和 NK 细胞肿瘤四大类,其中后两大类又分别包括若干相应的组织学亚型。

四、其他肿瘤

1. 畸胎瘤(teratoma) 起源于性腺或胚胎剩件中具有向体细胞分化潜能的生殖细胞,由来自两个胚层以上的多种组织成分混杂构成的肿瘤,如同一个畸形胎儿,故称畸胎瘤。女性多见。好发于卵巢和睾丸,也可见于纵隔、腹膜后、骶尾部等处。畸胎瘤有良、恶性之分。

(1) 成熟型畸胎瘤:常见于卵巢,多呈囊性,囊壁常见结节状的头节,其中含有骨、软骨组织或牙齿,囊腔内充满黄色黏稠的皮脂及毛发(图 4-19)。镜下见,最常见的成分是分化成熟的皮肤及其附件,也可见其他胚叶分化来的成熟组织。少数病程长者其中某种成分可恶变。

(2) 未成熟型畸胎瘤:常见于睾丸,多为实性。主要由分化不成熟的胚胎样组织构成,如分化不成熟的神经外胚层成分(原始神经管和菊形团)、骨或软骨组织等。分化差者易远处转移,预后差。

2. 视网膜母细胞瘤(retinoblastoma) 起源于神经外胚层的视网膜核层原始干细胞,为高度恶性肿瘤。40%的病例有家族性和遗传倾向。好发于1~7岁的婴幼儿,3岁以下最多见,成人少见。双眼受累者约占30%。肉眼观,眼内见扁平或结节状灰白色肿瘤组织,常侵入玻璃体内,并破坏眼球侵入眶内。镜下见,由大小较一致的小圆形或小梭形未分化型细胞构成,胞质少,核深染,核分裂象易见。分化型由低柱状细胞构成,瘤细胞常围绕一腔隙呈放射状排列,形成菊形团。本瘤预后差,患者常死于颅内或全身转移。

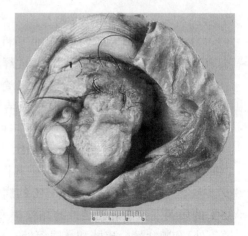

图 4-19　成熟性畸胎瘤
囊腔内头节处见皮脂、毛发及牙齿

3. 黑色素瘤(melanoma)　又称恶性黑色素瘤(malignant melanoma)。是来源于黑色素细胞的高度恶性肿瘤,部分源于黑痣恶变。患者年龄多在30岁以上,常发生于头颈部、足底、外阴及肛门周围。肉眼观,肿瘤边缘不整齐,外形不规则,粗糙,呈棕黑色,常伴有溃烂、出血。镜下见,瘤细胞大小较一致,呈圆形或梭形,胞质丰富红染,常含有不等量黑色素。核大深染,常见嗜酸性核仁,可见病理性核分裂象。瘤细胞排列成索状、巢状或腺泡状。如胞质内不见黑色素,则诊断较困难,可借助免疫组化染色或电镜观察胞质内的黑色素小体辅助诊断。易经淋巴道或血道广泛转移,预后差。

第八节　肿瘤的病因学和发病学

肿瘤病因学研究引起肿瘤的始动因素,肿瘤发病学则研究肿瘤的发病机制与肿瘤发生的条件。要治愈肿瘤和预防肿瘤的发生,关键问题是查明肿瘤的病因及其发病机制。虽经多年的综合学科的广泛研究,已确立某些因素在肿瘤发生中的肯定作用,但与肿瘤相关的绝大多数因素仍未明了,有待多方面进一步研究探讨。

近年来分子生物学的迅速发展,特别是对癌基因和肿瘤抑制基因的研究,已初步揭示了某些肿瘤的病因与发病机制。目前的研究表明,肿瘤从本质上来说是基因病。各种环境的和遗传的致癌因素可能以协同或贯序的方式引起细胞的非致死性的DNA损害,从而激活原癌基因或灭活肿瘤抑制基因,加上凋亡调节基因和(或)DNA修复基因的改变,使细胞发生转化(transformation)。转化的细胞可先呈多克隆性的增生,经过一个漫长的多阶段的演进过程,其中一个克隆相对无限制的扩增,通过附加突变,选择性地形成具有不同特点的亚克隆(异质化),从而获得浸润和转移的能力(恶性转化),形成恶性肿瘤。

一、肿瘤的病因

外界环境中的致癌因素是肿瘤发生的主要原因。近年肿瘤发病率的逐年升高,主要与环境污染、致癌因素增加有关,主要有化学、物理、生物等因素。

(一)化学致癌因素

现已确知的对动物有致癌作用的化学致癌物约有1000多种,与人类恶性肿瘤关系密切者达 30 余种,可分为直接致癌剂和间接致癌剂两类。直接致癌剂较少见,主要为烷化剂与酰化剂类,如环磷酰胺、氮芥、亚硝基脲等,可在其与机体直接接触部位引起肿瘤。间接致癌剂多见,它们以前致癌物形式进入机体,经过代谢、转化,使之成为活化的终致癌物,才对靶细胞具有致癌作用。化学致癌物大多数是致突变剂,它们以其亲电子基团与细胞大分子的亲核点形成共价结合,导致 DNA 突变。某些化学致癌物质的致癌作用,可经其他无致癌作用的物质协同作用而增大,这种能增加致癌效应的物质称为促癌剂,而其协同作用称为促癌作用。以下介绍的主要为间接致癌剂。

1. 多环芳烃 广泛存在于空气中。致癌作用强的有 3,4- 苯并芘、1,2,5,6- 双苯并蒽、3-甲基胆蒽等。主要来自煤烟、内燃机排出的废气、沥青烟雾和烟草燃烧的烟雾,与肺癌等肿瘤的发生有关。烟熏和烧烤的鱼、肉等食品中也含有 3,4- 苯并芘,可能与胃癌的发生有关。

2. 芳香胺类 如乙萘胺、联苯胺,与印染厂工人和橡胶工人的膀胱癌发生率较高有关。氨基偶氮类化合物含有氨基偶氮基团"—N═N—",如奶油黄(二甲基氨基偶氮苯)、猩红等,因有颜色,曾被用作纺织品染料和饮料、食品的着色剂。它们与肝癌、膀胱癌的发生有关。

3. 亚硝胺类 是具有强烈致癌作用的化合物,其致癌谱很广。合成亚硝胺的前体物质,如硝酸盐、亚硝酸盐普遍存在于水和食物中,在变质的蔬菜和食物中含量更高,通常也作为肉类食品的保存剂与着色剂。在胃内的酸性环境下,亚硝酸盐与来自食物的二级胺合成亚硝胺。不同结构的亚硝胺有特异的器官亲和性,如二甲基亚硝胺主要引起肝癌,不对称二甲基亚硝胺主要引起食管癌。我国河南林州市的流行病学调查表明,该地食管癌高发病率与食物中的高含量亚硝胺有关。

4. 真菌毒素 黄曲霉菌广泛存在于高温潮湿地区的霉变食品中,尤以霉变的花生、玉米及谷类含量最多。黄曲霉毒素有许多种,其中黄曲霉毒素 B1 的致癌性最强,主要诱发肝细胞癌。其致癌作用主要是使肿瘤抑制基因 *p53* 发生点突变而失去活性,HBV 感染所致的肝细胞慢性损伤为黄曲霉毒素 B1 的致突变作用提供了有利的条件。因此,HBV 感染与黄曲霉毒素 B1 的协同作用是我国肝癌高发地区的主要致癌因素。

(二)物理致癌因素

物理致癌因素主要是离子辐射,包括 X 射线、亚原子微粒的辐射以及紫外线照射。大量事实证明,长期接触 X 射线及镭、铀、氡、钴、锶等放射性核素,可引起各种癌症。例如放射工作者长期接触 X 射线而又无必要的防护措施时,可发生手部放射性皮炎以致皮肤癌,其急性和慢性粒细胞性白血病的发生率亦较一般人高 10 倍以上。日本长崎、广岛在第二次世界大战时受原子弹爆炸影响的幸存居民,经过长期观察,发现慢性粒细胞性白血病的发生率明显增高(照射后 4~8 年为发病高峰),甲状腺癌、乳腺癌、肺癌等的发生率亦较高。在婴幼儿期接受过颈部放射线照射者,甲状腺癌发生率明显增高。

电离辐射能使染色体断裂、易位和发生点突变,因而激活癌基因或者灭活肿瘤抑制基因。由于与辐射相关的肿瘤的潜伏期较长,因此最终的肿瘤可能在辐射所损伤的细胞后代又受到其他环境因素(如化学致癌剂、病毒等)所致的附加突变之后才会出现。

(三)生物致癌因素

1. 病毒 可引起人或动物肿瘤或体外能使细胞发生转化的病毒均称为肿瘤病毒,1/3 是 DNA 病毒,2/3 为 RNA 病毒。它们常通过转导或插入突变等机制,整合到宿主细胞 DNA 中,导致细胞癌基因(如 *c-ras*、*c-myc* 等)激活和异常表达,使细胞发生恶性转化和失控性增生而形成肿瘤。到目前为止,发现的与人类肿瘤关系比较密切的病毒有:人乳头状瘤病毒(human

papilloma virus，HPV）与子宫颈癌的发生有关；乙型肝炎和丙型肝炎病毒（HBV 和 HCV）与肝细胞癌的发生有关；EB 病毒（Epstein-Barr virus，EBV）与鼻咽癌和 Burkitt 淋巴瘤的发生有关；人类 T 细胞白血病 / 淋巴瘤病毒 1（human T-cell leukemia/lymphoma virus，HTLV-1）与人类 T 细胞白血病 / 淋巴瘤的发生有关。

2. 幽门螺旋杆菌（helicobacter pylori，HP） 许多研究指出，HP 感染引起的慢性胃炎与胃的低度恶性 B 细胞性淋巴瘤的发生有关。也有大量研究认为，HP 感染可能与胃癌的发生有关，尚需进一步确证。

3. 寄生虫 已知日本血吸虫病与结肠癌的发生有关；埃及血吸虫病与膀胱癌的发生有关；华支睾吸虫病与胆管细胞性肝癌的发生有关。

（四）肿瘤发生的内在因素

1. 遗传因素 大量流行病学和临床资料显示，5%~10% 的人体肿瘤的发生与遗传因素有关。但在大多数肿瘤的发生中是指对致癌因子的易感性和倾向性而言，与直接遗传有关的只有少数不常见的肿瘤。

（1）呈常染色体隐性遗传的肿瘤：如着色性干皮病，患者受紫外线照射后易患皮肤癌；共济失调性毛细血管扩张症易发生淋巴组织肿瘤；Fanconi 贫血（先天性再生不良性贫血）易发生白血病等。其发生的分子基础与从事 DNA 修复的基因突变，导致 DNA 修复缺陷有关。

（2）呈常染色体显性遗传的肿瘤：如视网膜母细胞瘤、家族性多发性结肠息肉病、Wilms 瘤、神经纤维瘤病等。其发生的分子基础与肿瘤抑制基因（如 *Rb*、*p53*、*APC* 等）的失活有关。

（3）遗传因素与环境致癌因素起协同作用的肿瘤：如鼻咽癌、食管癌、胃癌、大肠癌、肝癌、乳腺癌、黑色素瘤等，虽有家族史或遗传倾向，但环境致癌因素的作用更为重要。

2. 免疫因素 机体免疫功能状态在肿瘤的发生、发展中起着十分重要的作用。大量临床和实验证据表明，免疫功能低下易患肿瘤。如免疫（尤其是细胞免疫）缺陷或大量使用免疫抑制剂者，其肿瘤发病率明显升高；幼儿期（免疫功能不成熟）和老年期（免疫功能衰退）肿瘤发生率高于其他年龄组；临床病理观察也发现癌间质中淋巴细胞浸润较多者预后较好。机体的抗肿瘤免疫以细胞免疫反应为主：一是通过免疫监视作用清除肿瘤细胞；二是通过 T 细胞活化、释放淋巴因子或介导细胞毒活性杀伤肿瘤细胞，其杀瘤效应细胞主要有 CD8+ 的细胞毒性 T 细胞、自然杀伤（NK）细胞和巨噬细胞。

3. 激素因素 内分泌功能紊乱与某些肿瘤的发生、发展有一定关系。如乳腺癌、子宫内膜腺癌等与雌激素过多有关；腺垂体激素可促进肿瘤的发生和转移；肾上腺皮质激素则可抑制某些造血系统恶性肿瘤的生长与扩散。

问题与思考 ●●●

在众多致癌原因中，最重要的致癌因素是什么？肿瘤可以预防吗？

二、肿瘤的发生机制

原癌基因、癌基因、肿瘤抑制基因等实际上是对细胞生长、分化起正向或者反向调节的基因,在保持机体的正常功能方面起重要的作用。如果发生异常改变,则可能引起细胞的转化和肿瘤的发生。

(一) 癌基因

1. 病毒癌基因、原癌基因、癌基因(oncogene) 现代分子生物学研究发现,某些逆转录病毒能在动物体内迅速诱发肿瘤并能在体外转化细胞,其含有的能够诱发肿瘤并能转化细胞的特定 RNA 片段并不为病毒复制所必需,故称之为病毒癌基因(viral oncogene, v-onc)。后来在正常细胞的 DNA 中也发现有与病毒癌基因几乎完全相同的 DNA 序列,称为细胞癌基因(cellular oncogene, c-onc),如 c-ras, c-myc 等。由于细胞癌基因在正常细胞中以非激活的形式存在,故又称为原癌基因,其编码的产物为细胞生长增殖所必需的生长因子、受体、信号传导蛋白和转录因子等。原癌基因可因多种因素的作用而被激活成为癌基因,使细胞发生恶性转化。

2. 原癌基因的激活 原癌基因转变为癌基因的过程,称为原癌基因的激活。有以下几种方式:①点突变:如 ras 原癌基因第 1 外显子的第 12 号密码子从 GGC 突变为 GTC,相应编码的氨基酸从甘氨酸变为缬氨酸,转录产生异常蛋白;②染色体易位:如伯基特淋巴瘤的 t(8;14)使得 c-myc 基因和 IgH 基因拼接,造成 c-myc 基因的过度表达;③基因扩增:基因拷贝数增加,称为基因扩增。促进细胞生长的基因扩增,导致基因产物过量表达。如神经母细胞瘤的 N-myc 原癌基因可复制成多达几百个拷贝,在细胞遗传学上表现为染色体出现双微小体和均染区。

(二) 肿瘤抑制基因

与原癌基因的激活不同的是,肿瘤抑制基因(tumor suppressor gene)的失活多数是通过等位基因的两次突变或缺失(纯合子)的方式实现的。目前了解最多的两种肿瘤抑制基因是 Rb 基因和 p53 基因。它们的产物都是以转录调节因子的方式调节核转录和细胞周期的核蛋白。

1. Rb 基因 Rb 基因是在对视网膜母细胞瘤的研究中发现的一种肿瘤抑制基因。定位于染色体 13q14,编码一种核磷酸蛋白(pRb)。活化的 Rb 蛋白对于细胞从 G_0/G_1 期进入 S 期有抑制作用。当细胞受到刺激开始分裂时,Rb 蛋白被磷酸化失活,使细胞进入 S 期。当细胞分裂成两个子细胞时,失活的(磷酸化)Rb 蛋白通过脱磷酸化再生使得子细胞处于 G_1 期或 G_0 期的静止状态。当由于点突变或 13q14 的缺失使 Rb 基因失活,则 Rb 蛋白表达出现异常,受累细胞就无障碍地进入 S 期,而可能由此恶变。Rb 的两个等位基因必须都发生突变或缺失才能产生肿瘤,因此,Rb 基因也被称为隐性癌基因。

2. p53 基因 p53 基因定位于染色体 17p13.1。编码的正常 P53 蛋白(野生型)存在于核内,是一种核结合蛋白。正常的 P53 蛋白在 DNA 损伤或缺氧时活化,使依赖 DNA 的周期素依赖激酶(CDK)抑制剂 p21 和 DNA 修复基因上调性转录,细胞在 G_1 期出现生长停滞,进行 DNA 修复。如修复成功,细胞进入 S 期;如修复失败,则通过活化 Bax 蛋白基因使细胞进入凋亡,以保证基因组的遗传稳定。因此,正常的 P53 蛋白又称为“分子警察”。而在 p53 基因缺失或发生突变的细胞,DNA 的损伤后不能通过 p53 的介导进入 G_1 停滞和 DNA 修复,因此遗传信息受损的细胞可以进入细胞周期而增殖,最终发展为恶性肿瘤。

(三) 凋亡调节基因和 DNA 修复基因

除了原癌基因的激活与肿瘤抑制基因的失活外,近年来还发现调节细胞进入程序性细胞死亡的基因及其产物在某些肿瘤的发生上也起着重要作用。如 B 细胞淋巴瘤/白血病(B-cell lymphoma/ leukemia, bcl)家族的 Bcl-2 蛋白可以抑制凋亡,而 Bax 蛋白可以促进细胞凋亡。正常情况下,Bcl-2 和 Bax 在细胞内保持平衡。如 Bcl-2 蛋白过多,细胞则长期存活;如 Bax 蛋白过多,细胞则进入凋亡。此时,野生型 P53 蛋白可以诱导 Bax 的合成,而促进 DNA 受损的细胞进入凋亡。在85%的滤泡型恶性淋巴瘤有 Bcl-2 过度表达,使 B 淋巴细胞免予凋亡而长期存活,并可能附加其他基因的突变而发展成淋巴瘤。

在生活中,人们接触到许多致癌物,如电离辐射 / 化学物质等。这些致癌物引起的 DNA 损伤如果超过细胞能够忍受的范围,受损细胞会以凋亡形式死亡;如果引起较轻的 DNA 损伤,正常细胞内的 DNA 修复机制可及时修复。这对维持遗传基因组的稳定非常重要。

(四)端粒、端粒酶和肿瘤

正常细胞分裂一定次数后就进入老化阶段,失去了复制的能力。现在已知细胞的复制次数是由一种位于染色体末端的叫做端粒(telomeres)的 DNA 重复序列控制的。细胞复制一次,其端粒就缩短一点,细胞复制一定次数后,端粒缩短使得染色体相互融合,导致细胞死亡。肿瘤细胞几乎能够无限制地复制,与恶性肿瘤细胞都有一定程度的端粒酶活性有关。因此,端粒的缩短也可以看成是一种肿瘤抑制机制。对于肿瘤细胞的端粒酶抑制的研究可能为肿瘤的治疗开辟一个新的途径。

(五)多步癌变的分子机制

恶性肿瘤的发生是一个长期的多因素形成的分阶段的过程。正常细胞内原癌基因与肿瘤抑制基因相互平衡,相互制约,共同调节着细胞的分裂、增生、分化和凋亡,当原癌基因被激活和肿瘤抑制基因失活时,便导致细胞的增生和分化调控失常,使细胞发生失控性增生和分化障碍,最终发生恶性肿瘤。这是细胞内多种基因突变积累的结果,此过程涉及了原癌基因、肿瘤抑制基因、细胞凋亡调节基因和 DNA 修复基因等关键基因的异常。

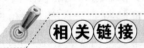 **相关链接**

时至今日,肿瘤的发生机制仍未被完全揭示,多年来经多学科的综合研究,其发生机制有以下几方面已被人们所接受:①肿瘤从遗传学的角度上讲是一种基因病;②肿瘤的形成是瘤细胞单克隆性增生的结果;③环境和遗传的致癌因素引起细胞遗传物质改变的主要靶基因是原癌基因和和肿瘤抑制基因,原癌基因激活和(或)肿瘤抑制基因失活可导致细胞的恶性转化;④肿瘤的发生不只是单个基因突变的结果,而是一个长期的、分阶段的、多种基因突变积累的过程;⑤机体的免疫监视体系在防止肿瘤发生上起重要作用,肿瘤的发生与免疫监视功能丧失有关。

学习小结

肿瘤是机体细胞在基因水平上失去对其生长的正常调控,而呈异常增生和分化所形成的新生物,有良、恶性两大类。肿瘤性增生与机体损伤时的反应性增生最关键的区别是呈单克隆性增生。

根据肿瘤的大小、形状、颜色、硬度及数目等一般外观性状,可初步判断肿瘤的良恶性质。肿瘤一般由实质和间质两部分组成,每一种肿瘤的性质和临床特点均由实质来决定。

肿瘤在组织结构和细胞形态上均与其起源组织存在着不同程度的差异,此即为肿瘤的异型性,它从形态上反映了肿瘤的成熟程度,即分化程度。分化程度的高低决定了异型性的大小,异型性是判定肿瘤性质最重要的形态学依据。

良性肿瘤呈膨胀性生长,恶性肿瘤呈浸润性生长,良恶性肿瘤均可呈外生性生长。决定肿瘤生长速度的关键因素是生长分数的高低和肿瘤细胞的生成与丢失的比例以及肿瘤内血管形成的多少,而非细胞的倍增时间长短。肿瘤生长、浸润及发生远处转移的特性与肿瘤演进过程中出现异质性有关。肿瘤通过直接浸润周围组织和脉管与体腔向全身扩散,此点为恶性肿瘤突出的生物学特性,也是导致患者死亡的最重要原因。

良性肿瘤对机体的影响主要是压迫与阻塞,恶性肿瘤除此之外,还有侵蚀破坏组织结构、出血、感染、疼痛、恶病质及分泌激素样物质导致代谢紊乱等不良影响。可依据肿瘤的形态特征、生物学特性及对机体的影响明确分为良、恶性两大类。

肿瘤的命名原则为:所有良性肿瘤是组织起源加瘤;上皮源性恶性肿瘤是组织来源加癌;间叶源性恶性肿瘤是组织来源加肉瘤。还有一些特殊的恶性肿瘤以人名、习惯及形态来命名。机体的常见肿瘤一般按组织起源可分为上皮组织、间叶组织、淋巴造血、神经组织及其他几大类,每一大类又有良恶之分。

在化学、物理、生物及遗传与免疫等致瘤因素中,研究最深入以及最重要的致瘤因素是间接化学致癌物。肿瘤的形成是一个长期的多因素分阶段积累过程,此过程牵涉到了原癌基因、肿瘤抑制基因、细胞凋亡调节基因和DNA修复基因等关键基因的异常。

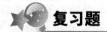 复习题

1. 肿瘤的基本概念包含了哪些内容?肿瘤性增生与机体损伤时的反应性增生有何区别?
2. 肿瘤的异型性与分化程度之间是什么关系?
3. 要想阻断肿瘤的转移发生,我们可以从哪些方面着手?
4. 肿瘤的演进与异质性之间是什么关系?

(赵卫星)

第 五 章

心血管系统疾病

学习目标 ▮▮▮

1. 掌握动脉粥样硬化的基本病变及继发性病变；冠状动脉粥样硬化症的基本病变及后果，心绞痛、心肌梗死的概念，心肌梗死的类型、病变、并发症；掌握良性高血压的各期病变，恶性高血压的病变特点；掌握风湿病的基本病变及风湿性心脏病的病变。
2. 熟悉心外各器官风湿病的病理变化；熟悉急性、亚急性感染性心内膜炎的病理变化；熟悉慢性心瓣膜病的概念，二尖瓣狭窄、二尖瓣关闭不全的血流动力学变化。
3. 了解动脉粥样硬化、高血压和风湿病病因和发病机制，心绞痛的病因和分型；了解急性感染性心内膜炎和亚急性感染性心内膜炎的病因及临床病理联系；了解各型心肌病的病变特点，急性心包炎、慢性心包炎的病变、临床联系及结局。

心血管系统疾病是目前对人类健康与生命威胁最大的一组疾病。在人类各种疾病的发病率和死亡率中，心血管系统疾病占第一位，特别是高血压、脑卒中和冠心病。本章主要介绍最常见的心脏与动脉疾病。

第一节　动脉粥样硬化

动脉粥样硬化（atherosclerosis，AS）是心血管系统中最常见的疾病之一。AS 主要累及大、中动脉，基本病变是动脉内膜的脂质沉积、内膜灶状纤维化和粥样斑块形成，使动脉壁变硬、管腔狭窄，并引起一系列继发性改变，常导致心、脑等器官缺血性病变。本病多见于老、中年人，其发病率随年龄增长而增高。在我国，AS 的发病率有明显上升的趋势。

AS 属于动脉硬化性疾病的一种。动脉硬化（arteriosclerosis）是指一组以动脉壁增厚、变硬和弹性减退为特征的动脉硬化性疾病，主要包括三种类型：① AS；②动脉中层钙化（Mönckeberg medial calcific sclerosis），较少见，好发于 50 岁以上人群的中等肌型动脉，表现为中膜的钙盐沉积，并可发生骨化；③细动脉硬化（arteriolosclerosis），常与高血压和糖尿病有关，其基本病变主要是细动脉的玻璃样变与小动脉纤维性硬化。

一、病因和发病机制

(一) 危险因素

AS 的病因至今仍不十分清楚,下列因素被视为危险因素:

1. 高脂血症(hyperlipidemia) 是指血浆总胆固醇(total cholesterol,TC)和(或)甘油三酯(triglyceride,TG)的异常增高。高胆固醇血症(hypercholesterolemia)和高甘油三酯血症(hypertriglyceridemia)是 AS 的最主要危险因素。对高脂血症没有绝对的定量标准,一般以超过所在人群总体平均值 5%~10% 为异常增高。实验证明,高脂饮食可诱发动物实验性 AS 斑块形成。流行病学研究表明,血浆胆固醇浓度与冠心病(coronary heart disease,CHD)危险程度及其死亡率呈正相关。长期控制血胆固醇在合适的水平,可预防 AS;降低血胆固醇可以减少 AS 斑块的形成。目前认为,低密度脂蛋白(low-density lipoprotein,LDL)或低密度脂蛋白胆固醇(LDL-cholesterol,LDL-C)是 AS 和 CHD 的主要致病因素。此外,极低密度脂蛋白(very low-density lipoprotein,VLDL)和乳糜微粒(chylomicron,CM)也与 AS 的发生有密切关系。近年来研究发现,LDL 被动脉壁内细胞氧化修饰(ox-LDL)后,具有促进粥样斑块形成的作用。而高密度脂蛋白(high-density lipoprotein,HDL)或高密度脂蛋白胆固醇(HDL-cholesterol,HDL-C)具有抗 AS 和 CHD 发病的作用。

2. 高血压(hypertension) 是 AS 的主要危险因素。高血压患者与同年龄、同性别的无高血压者相比,AS 发病较早,病变较重。AS 发生于大、中动脉,尤其在血管分叉开口、血管弯曲处病变出现早而且严重,因为这些部位承受的血流压力较高,高血压时,血流对血管壁的机械性压力和冲击作用较强,可引起内皮损伤和(或)功能障碍,使内膜对脂质的通透性增加。脂蛋白渗入内膜增多、血小板和单核细胞黏附、中膜平滑肌细胞(smooth muscle cells,SMCs)迁入内膜等变化,促进 AS 发生和发展。另一方面,高血压患者常有高胰岛素血症及胰岛素抗性,均可促进 AS 发生。

3. 吸烟 是 AS 的一个确定的危险因素,是心肌梗死主要的独立危险因子。大量吸烟导致内皮细胞损伤和血内一氧化碳(carbon monoxide,CO)浓度升高,碳氧血红蛋白增多。血中 CO 的升高刺激内皮细胞释放生长因子,促使中膜 SMC 向内膜迁入、增生。大量吸烟可使血中 LDL 易于氧化,氧化 LDL(oxidized LDL,ox-LDL)有更强的致 AS 的作用。吸烟可引起血管壁 SMC 增生,血小板聚集功能增强,血中儿茶酚胺浓度升高及 HDL 水平降低。这些都有助于 AS 发生。

4. 致继发性高脂血症的疾病 ①糖尿病(diabetes)患者血中 TG 和 VLDL 水平明显升高,而 HDL 水平降低。而且,高血糖可致 LDL 糖基化和高甘油三酯血症,后者易产生小颗粒致密低密度脂蛋白(small dense low-density lipoprotein,sLDL)并被氧化,促进血中单核细胞迁入内膜而转化为泡沫细胞。②高胰岛素血症(hyperinsulinemia)可促进动脉壁 SMC 增生,使血中 HDL含量降低,CHD 发病率和死亡率增高。③甲状腺功能减退症和肾病综合征均可引起高胆固醇血症,使血浆 LDL 明显增高。

5. 遗传因素 CHD 的家族聚集现象提示遗传因素是 AS 发病的危险因素。家族性高胆固醇血症、家族性脂蛋白脂酶缺乏症等患者 AS 的发病率较高。已知有 400 多种突变的等位基因与家族性高胆固醇血症有关,影响 LDL 受体蛋白的合成、运输、结合、集聚和受体的再循环,导致血浆 LDL 极度升高,年龄很小就可发病。

6. 其他因素

(1) 年龄:动脉内膜随着年龄增长而逐渐增厚。AS 检出率和病变程度的严重性随年龄增加而增高,并与动脉壁的年龄性变化有关。

(2) 性别:女性绝经前 HDL 水平高于男性,而 LDL 水平低于男性,患 CHD 概率低于同龄组男性。绝经后,两性间发病率差异消失。这可能与雌激素可使 HDL 水平增高有关。

(3) 肥胖:肥胖人群易患高脂血症、高血压和糖尿病,从而间接促进 AS 的发生。

(4) 感染:血清流行病学研究指出,病毒可能是 AS 发生的一个因素。

(二)发病机制

虽历经近一个世纪的研究,但 AS 发病机制尚未完全阐明,学说很多,目前倾向于认为 AS 是一种由动脉内皮细胞损伤启动的动脉壁的慢性炎症反应,主要表现为:①慢性内皮损伤:通常轻微,结果使内皮细胞功能丧失,通透性增强,白细胞黏附,血栓形成;②脂蛋白,主要是 LDL-C 渗入动脉壁;③病灶处的脂蛋白氧化修饰;④血液中的单核细胞(和其他白细胞)黏附于内皮,随后移入内膜,转化为巨噬细胞和泡沫细胞;⑤血小板黏附;⑥活化的血小板、巨噬细胞或者血管细胞释放因子引起中膜 SMCs 移入内膜;⑦SMCs 在内膜增生并合成细胞外基质,导致胶原和蛋白聚糖积聚;⑧脂质在巨噬细胞和 SMCs 内和外进一步积聚(图 5-1)。现将动脉粥样硬化形成过程中涉及的几个方面详细阐述一下。

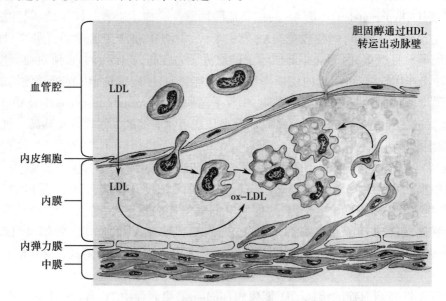

图 5-1　动脉粥样硬化发病机制模式图

内皮细胞损伤,LDL 渗入内皮下间隙并氧化修饰成 ox-LDL;单核细胞移入内膜,转化为巨噬细胞;血小板和单核细胞释放生长因子,导致中膜 SMCs 迁移入内膜与增生,产生细胞外基质;巨噬细胞通过 VLDL 受体和清道夫受体,SMCs 通过 LDL 受体,识别、摄取 ox-LDL,形成泡沫细胞。LDL:低密度脂蛋白;ox-LDL:氧化的 LDL

1. 内皮细胞损伤的作用　内皮细胞损伤是 AS 的起始病变,血流动力学紊乱和高胆固醇血症是引起内皮细胞变化的两个最重要的决定因素。在人类,非剥脱性内皮细胞功能障碍导致的内皮通透性升高、白细胞黏附增强与内皮细胞基因产物表达的变化对 AS 的发生起着关键作用。吸烟、高半胱氨酸、某些病毒和其他感染因子都可能引起内皮细胞功能障碍。

2. 脂质的作用 在血管壁局部积聚的脂质起源于血浆脂蛋白,血脂异常是 AS 发病的始动性环节。慢性高脂血症,特别是高胆固醇血症,可以刺激巨噬细胞或内皮细胞产生氧自由基使 CO 失活而直接削弱内皮细胞功能,使内皮细胞通透性增高,脂蛋白积聚在内膜并发生氧化修饰而成为 ox-LDL 等。ox-LDL 有以下几种作用:①通过清道夫受体(scavenger receptor)被巨噬细胞吞入进而形成泡沫细胞;②增加单核细胞在病灶处积聚;③刺激生长因子和细胞因子的释放;④对内皮细胞和 SMCs 具有细胞毒性;⑤导致内皮细胞功能障碍。

3. 单核 - 巨噬细胞的作用 单核细胞和巨噬细胞在 AS 中起着关键性的作用。在 AS 早期,单核细胞通过内皮细胞间隙移入并定位于内膜,转化为巨噬细胞。巨噬细胞大量吞入以 ox-LDL 为主的脂蛋白,形成泡沫细胞。巨噬细胞可增强白细胞的黏附,进一步吸引白细胞进入斑块;巨噬细胞可产生氧自由基,也可以引起病灶处的 LDL 发生氧化;巨噬细胞合成生长因子,可以促使 SMC 增生。

4. 平滑肌细胞增殖的作用 中膜 SMCs 迁移入内膜,在内膜 SMC 增生并合成细胞外基质,使脂纹转变成纤维斑块和粥样斑块,因而 SMC 增生是参与动脉粥样硬化进展期病变形成的主要环节。研究表明,许多 AS 斑块是单克隆的,即它们起源于一个或少数几个 SMCs。如前所述,渗入内膜的 ox-LDL 的刺激、活化的血小板、巨噬细胞、内皮细胞以及 SMCs 自身产生的一些生长因子均有促进 SMC 游走和(或)增生的作用。游走的 SMCs 发生增生、表型转化,即由收缩型转变为合成型,分泌细胞因子和合成细胞外基质。经其表面的 LDL 受体介导 SMCs 吞噬脂质,形成 SMC 源性泡沫细胞。

此外,修饰的脂质(如 ox-LDL 等)具有细胞毒作用,使泡沫细胞坏死、崩解,致使局部出现脂质池和降解的脂质产物(如游离胆固醇)等。这些物质与局部的载脂蛋白、分解的脂质产物共同形成粥样物,从而出现粥样斑块并诱发局部炎症反应,压迫中膜使之萎缩和促使外膜毛细血管增生、T 淋巴细胞浸润及纤维化。

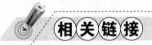 相关链接

脂蛋白在 AS 发病中的作用

血脂以脂蛋白(lipoprotein,Lp)的形式在血液循环中进行转运,因此高脂血症实际上是指高脂蛋白血症。LDL 或 LDL-C 是 AS 和 CHD 的主要致病因素,尤其是 LDL 亚型中的小颗粒致密低密度脂蛋白(small dense low-density lipoprotein,sLDL)的水平被认为是判断 CHD 的最佳指标。此外,VLDL 和 CM 也与 AS 的发生有密切关系。而 HDL 或 HDL-C 可通过胆固醇逆向转运机制清除动脉壁的胆固醇,将其转运至肝进行代谢并排出体外;同时,HDL 具有防止 LDL 氧化的作用,并可通过竞争性抑制阻抑 LDL 与内皮细胞的受体结合而减少其摄取。因此,HDL 和 HDL-C 具有抗 AS 和 CHD 发病的作用。此外,脂蛋白(a)〔lipoprotein(a),Lp(a)〕在血浆中的浓度与 AS 发病率呈正相关,它是一种变异 LDL,在尸检材料中已证实 AS 的病灶中有 Lp(a)的沉积。家族和孪生子研究证明 Lp(a)血浆水平有高度的遗传性,因此有人认为 Lp(a)的增加是 AS 病因中的一个遗传性危险因子。

不同脂蛋白在 AS 发病中的作用不同,这与其结构蛋白质——载脂蛋白(apolipoprotein,

apo)有关。CM、VLDL、LDL、中间密度脂蛋白(IDL)的主要载脂蛋白为 apoB-48 或 apoB-100,HDL 的主要载脂蛋白为 apoA-Ⅰ。目前认为 LDL、IDL、VLDL、TG 和 apoB 的异常升高与 HDL、HDL-C 及 apoA-I 的降低同时存在,是高危险性的血脂蛋白综合征,可称为致 AS 性脂蛋白表型,对 AS 发生发展具有极为重要的意义。

二、病 理 变 化

(一) 基本病变

AS 主要发生于大(如主动脉)、中动脉(如冠状动脉、脑基底动脉、肾动脉和四肢动脉),最常见于腹主动脉,其次依次为冠状动脉、降主动脉、颈动脉和脑底 Willis 环,以这些动脉的分叉、分支开口、血管弯曲凸面为好发部位。AS 的典型病变的发生发展可分为 4 个阶段。

1. 脂纹、脂斑(fatty streak) 是 AS 肉眼可见的最早病变。肉眼观,主动脉的脂纹常见于其后壁及分支开口处,为帽针头大小斑点及宽 1~2mm、长短不一的黄色条纹,平坦或稍微隆起于内膜表面,由细胞内、外的脂质积聚构成(图 5-2)。光镜下,脂纹处内皮细胞下有大量泡沫细胞(foam cell)聚集。泡沫细胞圆形,体积较大,胞质内有大量小空泡(为在制片过程中被溶解的脂质)(图 5-3)。此外,可见少量淋巴细胞、中性粒细胞等。泡沫细胞由巨噬细胞和 SMC 吞噬渗入内膜的脂质后形成。

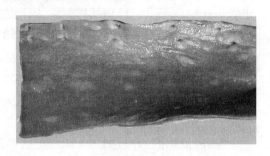

图 5-2 主动脉粥样硬化(脂纹、脂斑)
主动脉内膜见隆起的黄色斑点与条纹

脂纹与脂斑阶段的病变对机体无明显影响,而且尚未发生纤维组织增生,故当病因去除后病变可消退。这种病变十分常见,据尸检观察,9 岁以下儿童的主动脉脂纹检出率约 10%。

2. 纤维斑块(fibrous plaque) 泡沫细胞的坏死导致细胞外脂质形成,加之 SMC 大量增生,产生胶原、弹性纤维及蛋白多糖,使病变演变为纤维斑块。肉眼观,初为隆起于内膜表面的灰黄色斑块。随着斑块表层的胶原纤维不断增加及玻璃样变,斑块乃逐渐变为瓷白色,如蜡滴状。光镜下,病变表层为纤维帽,由密集的胶原纤维并玻璃样变、SMCs、巨噬细胞以及少量弹力纤维和蛋白聚糖组成。在纤维帽之下可见数量不等的泡沫细胞、细胞外脂质、SMCs 和炎细胞。

3. 粥样斑块(atheromatous plaque) 纤维斑块纤维帽之下泡沫细胞坏死崩解后,其胞质内的脂质被释放出来,成为富含胆固醇酯的脂质池,并释放出许多溶酶体酶,促进其他细胞坏死崩解,纤维斑块逐渐演变为粥样斑块,亦称粥瘤(atheroma)。肉眼观,为明显隆起于内膜表面的灰黄色斑块。切面,表层的纤维帽为瓷白色,深部为由脂质和坏死崩解物质混合而成的黄色粥糜样物质(图 5-4)。光镜下,表层纤维帽的胶原纤维玻璃样变,SMCs 被分散埋藏于细胞外基质之中。深部为大量无定

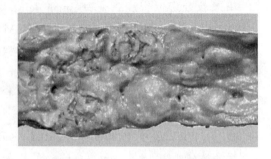

图 5-4 主动脉粥样硬化(粥样斑块)
主动脉内膜见隆起的灰黄色斑块,部分斑块破裂,深部为黄色粥糜样物质

形坏死物质,其内富含细胞外脂质、胆固醇结晶(HE 片中为针形或梭形空隙)及钙化等(图 5-5)。坏死物底部和边缘可见肉芽组织、少许泡沫细胞和淋巴细胞。病变严重者中膜平滑肌萎缩变薄。外膜可见新生毛细血管、结缔组织增生及淋巴细胞、浆细胞浸润。

4. 继发性病变(complicated lesion) 是指在纤维斑块和粥样斑块的基础上继发的病变,包括:

(1) 斑块破裂:斑块破裂常形成粥瘤性溃疡及并发血栓形成;坏死性粥样物质可排入血流而造成胆固醇栓塞(图 5-4)。斑块破裂常见于腹主动脉下端、髂动脉和股动脉。

(2) 斑块内出血:斑块内新生的毛细血管破裂或斑块纤维帽破裂可形成斑块内血肿,使斑块迅速增大并突入管腔,甚至使管径较小的动脉完全闭塞,导致急性供血中断,如冠状动脉粥样硬化伴斑块内出血可致心肌梗死(图 5-5)。

(3) 血栓形成:为最危险的并发症,表浅的或由于斑块破裂造成的较深的内膜损伤,使动脉壁胶原暴露,引起血小板聚集形成血栓,从而加重病变动脉的狭窄,甚至阻塞管腔导致梗死形成,如心和脑的梗死。如血栓脱落,可导致栓塞。

(4) 动脉瘤形成:严重的粥样斑块由于其底部中膜平滑肌受压萎缩变薄,弹性减弱,不能承受血流压力而向外局限性扩张,形成动脉瘤(aneurysm),典型的见于腹主动脉。动脉瘤破裂可致大出血。另外,血流可从粥瘤溃疡处内膜侵入主动脉中膜,或中膜内的血管破裂出血,均可造成中膜撕裂,形成夹层动脉瘤(dissecting aneurysm)。

(5) 钙化:钙盐多沉着在纤维帽及粥瘤灶内,导致动脉壁变硬变脆,易于破裂(图 5-5)。

AS 的发病机制、并发症和自然发展史总结见于图 5-6。

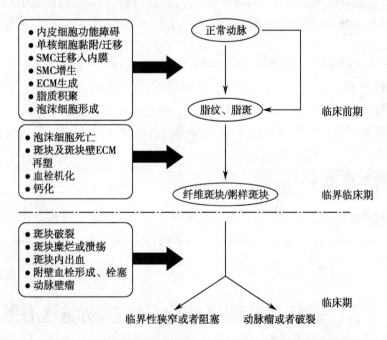

图 5-6　AS 的病变、发病机制、并发症和自然发展史总结

斑块通常起始于少年时代,缓慢和隐匿性发展许多年,或者在此后的短期内快速发展,在中年或者老年出现临床症状。病变从脂纹 / 脂斑发展到纤维斑块与粥样斑块,然后出现斑块并发症引起疾病。SMC:平滑肌细胞;ECM:细胞外基质

（二）主要的动脉粥样硬化病变及后果

在大的动脉，粥样斑块的形成一般不会影响血流，但在中等肌型动脉，如冠状动脉及脑动脉，斑块及其继发性病变可使管腔狭窄甚至闭塞，引起组织坏死，如心肌梗死、脑软化、足坏疽等，略述如下：

1. 主动脉粥样硬化　病变好发于主动脉后壁及其分支开口处，病变严重程度依次为腹主动脉、胸主动脉、主动脉弓和升主动脉。严重者主动脉内膜广泛受累，弥漫分布不同发展阶段的病变，常见溃疡、血栓形成、钙化及出血等继发性改变。由于主动脉管腔大，粥样斑块所致管腔狭窄的症状并不明显，但继发性病变常可以导致严重的后果。坏死性粥样物质和血栓脱落可引起栓塞；主动脉瘤主要见于腹主动脉，破裂可发生致命性大出血。有时可发生夹层动脉瘤。有的病例主动脉根部内膜病变严重，累及主动脉瓣，使瓣膜增厚、变硬，甚至钙化，形成主动脉瓣膜病。

2. 冠状动脉粥样硬化（详见本章第二节）。

3. 颈动脉及脑动脉粥样硬化　脑部动脉粥样硬化比冠状动脉粥样硬化发生晚，一般在40岁以后才出现。病变最常见于颈内动脉起始部、基底动脉、大脑中动脉和 Willis 环。纤维斑块和粥样斑块常导致管腔狭窄，并可因继发性病变加重狭窄甚至形成闭塞。长期供血不足可致脑实质萎缩，表现为脑回变窄，脑沟变宽、变深，脑实质变薄，重量减轻。患者记忆力和智力减退，精神变态，甚至痴呆。急速供血中断可致脑梗死（脑软化）。脑软化灶多发生在颞叶、内囊、尾状核、豆状核和丘脑等处，严重时可引起患者失语、偏瘫、甚至死亡。当血压突然升高时 Willis 环部小动脉瘤可破裂出血。

4. 肾动脉粥样硬化　病变最常累及肾动脉开口处或主干近侧端，严重者可导致肾动脉高度狭窄，甚至因并发血栓形成而完全阻塞。前者引起肾血管性高血压；后者引起受累动脉供血区域的梗死，梗死灶机化后形成较大块的凹陷瘢痕，多个瘢痕可使肾缩小，称为动脉粥样硬化性固缩肾。

5. 四肢动脉粥样硬化　下肢动脉粥样硬化较上肢为常见，且较严重。股浅动脉在内收肌腱裂孔水平处最常发生阻塞。当较大动脉管腔明显狭窄时，可因肢体缺血在行走时引起疼痛，休息后好转，再走时出现剧痛，即所谓间歇性跛行（claudication）。当动脉管腔严重狭窄，继发血栓形成而侧支循环又不能代偿时，可发生供血局部的缺血性坏死（梗死），甚至发展为坏疽。

问题与思考 ●●●

何谓动脉粥样硬化？它对人类健康有何影响？怎样预防动脉粥样硬化的发生？

第二节　冠状动脉粥样硬化及冠状动脉性心脏病

一、冠状动脉粥样硬化

冠状动脉粥样硬化（coronary atherosclerosis）是 AS 中对人类构成威胁最大的疾病，是最常见的狭窄性冠状动脉疾病。其好发部位及严重程度以左冠状动脉前降支最高,其余依次为右主干、左主干或左旋支、后降支。病变常呈节段性,多发生于血管的心壁侧,斑块多呈新月形,使管腔呈偏心性狭窄(图 5-7)。按管腔狭窄程度可分为 4 级:Ⅰ级,≤25%;Ⅱ级,26%~50%;Ⅲ级,51%~75%;Ⅳ级,>76%。冠状动脉粥样硬化常伴发冠状动脉痉挛,痉挛可使原有的管腔狭窄程度加剧,甚至导致供血的中断,引起心绞痛、心肌梗死等心肌缺血性心肌病变,并可成为心源性猝死的原因。

二、冠状动脉性心脏病

冠状动脉性心脏病(coronary heart disease,CHD),简称冠心病,是指因狭窄性冠状动脉疾病而引起的心肌供血不足所造成的缺血性心脏病。由于其最常见的病因是冠状动脉粥样硬化引起的冠状动脉管腔狭窄,因此把 CHD 视为冠状动脉粥样硬化性心脏病(coronary atherosclerotic heart disease)的同义词。CHD 时心肌缺血缺氧的原因表现在两个方面:冠状动脉供血不足和心肌需氧量增加。现将能引起冠状动脉供血不足的疾病分述如下:

1. 冠状动脉粥样硬化　严重和慢性的冠状动脉粥样硬化引起一支或一支以上的冠状动脉的狭窄是冠心病的发病基础。当受累的冠状动脉管腔狭窄≥75%,冠状动脉扩张不能满足心肌需氧量增加时,就会导致经典的心绞痛。但是,CHD 的发生与预后不仅取决于受累的冠状动脉的狭窄程度,而且与冠状动脉斑块的动态变化密切相关,它包括:斑块的急性继发性病变、冠状动脉血栓形成和冠状动脉痉挛。

2. 斑块的急性继发性病变　经常发生在狭窄程度小于临界的 75% 的冠状动脉,表现为斑块破裂、斑块增大和继发血栓形成,脱落的粥瘤碎屑可造成远端的冠状动脉血管栓塞,引起急性心肌梗死。

3. 冠状动脉血栓形成　如果血管被完全阻塞,则发生急性心肌梗死;如果血管阻塞是不完全和动态变化的,则患者发生不稳定性心绞痛或者致命的心律不齐,后者可以引起心源性猝死(sudden cardiac death)。

4. 冠状动脉痉挛　心血管造影技术证明,冠状动脉痉挛可引起心绞痛和心肌梗死。冠状动脉痉挛的机制尚不完全清楚。

5. 其他因素　其他比较少见的引起冠状动脉血流减少的因素有,主动脉瓣或者二尖瓣的赘生物脱落引起的冠状动脉的栓塞,冠状动脉血管炎症所致血管狭窄。严重的高血压也与冠状动脉血流减少和心肌缺血有关,特别是在先前已有冠状动脉粥样硬化的患者。

除了冠状动脉血流减少,心肌需氧量的增加也可引起心肌缺血的发展,通常见于左心室肥大的患者。CHD 临床上主要表现为心绞痛、心肌梗死、心肌纤维化和冠状动脉性猝死。

(一)心绞痛

心绞痛(angina pectoris,AP)是冠状动脉供血不足和(或)心肌耗氧量骤增致使心肌急性、暂时性缺血缺氧所引起的临床综合征。典型表现为阵发性胸骨后部位压榨性或紧缩性疼痛,常放射至左肩和左臂。每次发作 3~5 分钟,可数日一次,也可一日数次。可因休息或用硝酸酯剂而缓解消失,亦可因体力活动、暴饮暴食、情绪激动而诱发。

AP 的发生是由于缺血缺氧造成心肌内代谢不全的酸性产物或多肽类物质的堆积,刺激心脏局部的交感神经末梢,信号经 1~5 段胸交感神经节和相应脊髓段传至大脑,在相应脊髓段的脊神经所分布的皮肤区域产生不适感,表现为憋闷或紧缩感。

根据引起发作的病理生理基础,临床上心绞痛分为三种主要类型:

1. 稳定性心绞痛(stable angina pectoris)　又称典型心绞痛,仅在体力活动过度增加、心肌耗氧量增多时发作,病情可稳定 1~3 个月。通常伴有固定性的一支或一支以上的冠状动脉粥样硬化性狭窄(≥75%)。

2. 变异性心绞痛(prinzmetal,or variant angina pectoris)　常发生在休息时或睡梦中。主要由冠状动脉痉挛引起。此型心绞痛对血管扩张药反应良好。

3. 不稳定性心绞痛(unstable angina pectoris)　也称进行性加重性心绞痛(crescendo angina),以心绞痛疼痛频率增加为特征。在负荷或休息时均可发作,症状更强烈,持续时间长于稳定性心绞痛,是心肌梗死的前兆,也称心肌梗死前心绞痛。大多至少有一支冠状动脉大支近侧端高度狭窄,由于斑块的急性变化合并血栓形成、远端冠状动脉血栓栓塞和(或)血管痉挛而发作。镜下可见由于弥漫性心肌细胞坏死引起的弥漫性心肌纤维化,常伴有左心室扩张及心力衰竭。

(二)心肌梗死

心肌梗死(myocardial infarction,MI)是指由指冠状动脉供血中断引起的急性、持续性局部缺血缺氧引起的较大范围心肌坏死。典型的临床表现为剧烈而持久的胸骨后疼痛,休息及硝酸甘油类药物不能完全缓解,可并发心律失常、休克或心力衰竭。本病多发生于中老年人,40岁以上占 87%~96%。冬春季多发。发病时大多无明显诱因,在安静或睡眠时发病,部分患者发病前有剧烈体力劳动、精神紧张、饱餐、饮酒等诱因。急性 MI 大约一半病例在未到达医院前就死去。

【病因】

MI 大多数由冠状动脉粥样硬化引起。在此基础上并发血栓形成、斑块内出血或持续性痉挛使冠状动脉血流进一步减少或中断,或过度劳累使心脏负荷加重,导致心肌缺血。

【好发部位和范围】

MI 的部位与冠状动脉供血区域一致。MI多发生在左心室,其中约 50% 发生左冠状动脉前降支供血区的左心室前壁、心尖部及室间隔前 2/3;约 25% 发生于右冠状动脉供血区的左心室后壁、室间隔后 1/3 及右心室大部;此外,可见于左冠状动脉旋支供血的左室侧壁(图5-8)。心肌梗死极少累及心房。

【类型】

根据梗死灶的范围和累及心室壁的厚度将 MI 分为两型:

1. 心内膜下心肌梗死(subendocardial myocardial infarction)　指梗死仅累及心室壁内层 1/3 的心肌,并波及肉柱和乳头肌。常为多发性、小灶状坏死(直径 0.5~1.5cm),不规则地分布于左心室四周,严重者融合或累及整个左心室内膜下心肌引起环状梗死(circumferential infarction)。

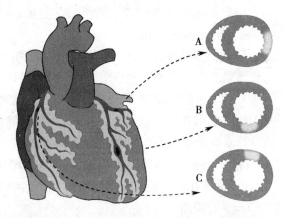

图 5-8　心肌梗死的好发部位与冠状动脉供血区域的关系

A 示因左冠状动脉旋支阻塞而引起的左室侧壁心肌梗死;B 示左冠状动脉前降支阻塞而引起的左室前壁、心尖部及室间隔前 2/3 心肌梗死;C 示右冠状动脉阻塞而引起的左室后壁、室间隔后 1/3 及右心室大部心肌梗死

2. 透壁性心肌梗死(transmural myocardial infarction) 亦称区域性心肌梗死(regional myocardial infarction),累及心室壁全层,梗死面积大小不一,多在 2.5~10cm² 之间。该型梗死远比心内膜下梗死常见。如梗死未累及全层而深达室壁 2/3 以上则称厚壁梗死。

【病理变化】

MI 的形态学表现决定于梗死的时间,多为贫血性梗死,梗死发生 6 小时后肉眼才能辨认。基本的病变过程是凝固性坏死合并炎症反应,肉芽组织形成,坏死心肌被重吸收,肉芽组织机化形成瘢痕组织。肉眼观,梗死灶形态不规则,8~72 小时颜色苍白,3~7 天时,梗死灶变软,呈淡黄色或黄褐色,梗死灶外周出现充血出血带。几周到几个月后,肉芽组织增生,机化形成地图状白色瘢痕,称为陈旧性心肌梗死。光镜下,早期表现为凝固性坏死。4~12 小时,心肌纤维出现凝固性坏死,间质水肿伴有出血,中性粒细胞开始浸润;8~24 小时,梗死边缘的心肌纤维变长呈波浪状,梗死的心肌肌浆明显红染、凝集;24~72 小时,整个心肌纤维凝固性坏死,核消失,横纹消失,肌浆变成不规则粗颗粒状,梗死区炎症反应明显,中性粒细胞浸润达高峰;3~7 天时,心肌纤维肿胀、空泡变,胞质内出现颗粒及不规则横带(收缩带)。在梗死灶周边带肉芽组织增生,开始机化梗死区;10 天时,在梗死灶边缘可见有显著的肉芽组织;几周到几个月后,肉芽组织机化形成瘢痕组织(图 5-9)。

【并发症】

1. 乳头肌功能失调(papillary muscle dysfunction) 在 MI 的患者中经常发生,多发生在 MI 后的 3 天内,主要累及二尖瓣乳头肌。梗死的乳头肌可发生破裂,结果腱索与乳头肌分离、二尖瓣关闭不全,可引起急性左心室衰竭。

2. 心力衰竭 约占 MI 的 60%。梗死的心肌收缩力显著减弱以至丧失,可引起左心、右心或全心淤血性心力衰竭,是患者死亡最常见的原因之一。

3. 心源性休克 占 MI 的 10%~20%。MI 面积 >40% 时,心肌收缩力极度减弱,心输出量显著减少,可引起心源性休克,导致患者死亡。

4. 心脏破裂 是急性透壁性 MI 的严重并发症,占致死病例 3%~13%,常发生在 MI 后前两周内,特别是 4~7 天内。好发部位:①左心室前壁的下 1/3 处破裂,血液流入心包腔,造成急性心包填塞而致患者死亡;②室间隔破裂,左心室血液流入右心室,导致急性右心衰竭;③左心室乳头肌断裂,致使急性二尖瓣关闭不全、急性左心衰竭。原因是梗死灶内中性粒细胞和单核细胞释放水解酶溶解坏死心肌,而肉芽组织和纤维化生成较弱。

5. 室壁瘤(ventricular aneurysm) 占 MI 的 10%~38%。是大的透壁性 MI 的后期并发症。由于梗死区坏死组织或瘢痕组织在室内血液压力作用下,局部组织向外膨出而成。多发生于左心室前壁近心尖处,常合并血栓、心律失常和心力衰竭。

6. 附壁血栓形成 在梗死病灶上可有附壁血栓形成,特别常见于室壁瘤形成的患者。血栓脱落可引起动脉系统栓塞,血栓机化导致内膜纤维性增厚。

7. 心律失常 占 MI 的 75%~95%。MI 累及传导系统,引起传导紊乱,有些可导致心跳急停、猝死。

8. 急性心包炎 常在透壁性 MI 后 2~4 天,发生浆液性或浆液纤维蛋白性心包炎,为非感染性无菌性炎症。约占 MI 的 15%。

【生化改变】

一般心肌缺血 30 分钟内,心肌细胞内糖原即消失。此后,肌红蛋白逸出,血和尿中肌红蛋白升高。心肌细胞坏死后,谷氨酸-草酰乙酸转氨酶(glutamic oxaloacetic transaminase, GOT)、谷氨酸-丙酮酸转氨酶(glutamic pyruvic transaminase,GPT)、肌酸磷酸激酶(creatine phosphokinase,CPK)及乳酸脱氢酶(lactate dehydrogenase,LDH)透过细胞膜释放入血,引起相应酶的血浓度升高。其中尤以CPK和LDH对MI的临床诊断有一定参考意义。近年来,又发展起来在血清中检测肌酸激酶的异构体MB(CK-MB)、心肌肌钙蛋白T和I(cTnT,cTnI)等血清心肌蛋白质作为心肌坏死的证据。

(三)心肌纤维化

心肌纤维化(myocardial fibrosis)是指由于冠状动脉有中~重度的粥样硬化,引起心肌持续性和(或)反复加重的缺血缺氧,随后逐渐发展为以心力衰竭为症状的慢性缺血性心脏病(chronic ischemic heart disease),或称缺血性心肌病(ischemic cardiomyopathy)。许多病例有心绞痛或心肌梗死的病史。肉眼观,心脏体积增大,心腔扩张;心壁有多灶性纤维化,经常可见透壁性瘢痕。光镜下,广泛心肌纤维化,伴邻近心肌纤维萎缩和(或)肥大,有时可见机化的附壁性血栓。临床上可表现为心律失常或进行性淤血性心力衰竭。

(四)冠状动脉性猝死

冠状动脉性猝死(sudden coronary death)是心源性猝死(sudden cardiac death)中最常见的一种。多见于39~49岁患者,男性比女性多3.9倍。可发生于某种诱因后,如饮酒、劳累、吸烟、运动、争吵等,患者突然昏倒、四肢抽搐、小便失禁,或突然发生呼吸困难、口吐泡沫、大汗淋漓,迅速昏迷。可迅即死亡,或在1至数小时后死亡。但有不少病例,在无人察觉的情况下,死于夜间。

病理学检查,多数病例见一支或两支以上冠状动脉有狭窄性动脉粥样硬化,有的病例有继发病变(血栓形成或斑块内出血)或者冠状动脉痉挛。主要原因是心肌缺血触发了心室纤维性颤动等心律失常,故而引起猝死。此外,冠状动脉畸形、梅毒性主动脉炎等所致的冠状动脉口狭窄或闭塞以及感染性心内膜炎时瓣膜上的血栓脱落所致冠状动脉栓塞等,均可引起猝死。

理论与实践

急性心肌梗死的临床表现及诊断

急性心肌梗死(AMI)通常突然发作,表现为严重的胸骨下或者心前区压榨样疼痛。疼痛像上腹区燃烧样或者放射到颌部或者手臂内侧。经常伴随大汗、恶心、呕吐和呼吸急促。有些急性MI发作前几天表现为不稳定性心绞痛的症状。1/4~1/2的非致死性MI发生时没有任何症状。

急性MI的诊断依赖于心电图改变和血液中某些酶和蛋白质水平增高。心电图表现为新的Q波、ST段变化和T波构象。心肌酶谱CPK、GOT、LDH升高,其中CPK的同工酶CPK-MB和LDH的同工酶LDH1的诊断特异性较高。测定血清肌红蛋白(Myoglobin,Myo)可作为AMI诊断的早期最灵敏的指标(6~7小时达高峰),但特异性差,一般可用于早期排除AMI诊断的重要指标。心肌肌钙蛋白T和I(cTnT,cTnI)具有对心肌损伤敏感性高、特异性强、发病后出现较早,并持续时间较长的特点(5~7天),是目前AMI早期诊断、预后评价最有利的标志物。

第三节　高　血　压

高血压(hypertension)是以体循环动脉血压持续升高为主要表现的疾病,一般成人收缩压 ≥140mmHg(18.6kPa)和(或)舒张压≥90 mmHg(12.0kPa),可诊断为高血压。收缩压和舒张压均随年龄的增长而升高,但舒张压升高不明显,因此舒张压升高是判断高血压的重要依据。高血压可分为原发性(essential)和继发性(secondary)两类。原发性高血压(占 90%~95%)是一种原因未明的、以体循环动脉血压持续升高为主要表现的独立性全身性疾病。继发性高血压(占5%~10%)是指患有某些疾病时出现的血压升高,如慢性肾疾病、肾动脉狭窄所引起的肾血管性高血压,肾上腺和垂体的肿瘤等所引起的内分泌性高血压。这种血压升高只是某种疾病的症状之一,因此也称为症状性高血压(symptomatic hypertension)。

原发性高血压是人类最常见的心血管疾病之一,多见于中、老年人,增高的血压对血管的功能和结构都造成影响,基本病变为细、小动脉硬化,常引起心、脑、肾及视网膜等脏器病变,并伴有相应的临床表现。多数病程漫长,症状显隐不定,常在不被重视的情况下发展至晚期。晚期发生左心室肥大、双肾弥漫性颗粒性固缩、脑内出血等严重并发症。本节仅叙述原发性高血压。

一、病因和发病机制

(一)病因

原发性高血压病因尚未完全清楚,目前比较明确的致病因素有以下几种:

1. 遗传因素　遗传是高血压发病的重要因素,约75%的高血压患者有遗传素质(genetic predisposition)。双亲均有高血压病史者与无高血压家族史者相比,高血压患病率高出 2~3 倍,单亲有高血压病史者高血压患病率高出 1.5 倍。高血压患者、有高血压家族史而血压正常者及有高血压倾向者,血清中有一种激素样物质,可抑制细胞膜的 Na^+-K^+-ATP 酶的活性,导致细胞内 Na^+、Ca^{2+} 浓度升高,肾上腺素能受体密度增加,血管反应性加强,细、小动脉壁平滑肌收缩加强,促使血压升高。尚未发现特殊的基因缺陷可引起高血压,但有三种遗传型高血压被认定是由单基因突变导致:①糖皮质激素可治性醛固酮增多症(GRA),具有常染色体显性遗传性高血压;②真性盐皮质激素过多综合征(AME),具有常染色体隐性遗传性高血压;③ Liddle 综合征(Liddle syndrome),具有常染色体显性遗传性高血压。目前认为高血压极可能是多基因遗传病。血管紧张素基因多态性与原发性高血压有关。

2. 环境因素

(1) 膳食电解质因素:摄 Na^+ 过多可引起高血压。日均摄盐量高的人群高血压患病率明显高于日均摄盐量低的人群,减少日均摄盐量或用药物增加 Na^+ 的排泄均可降低高血压的发病率。WHO 建议每人每日摄盐量应控制在 5g 以下,可起到预防高血压作用。K^+ 和 Ca^{2+} 摄入不足也易导致高血压。多食蔬菜(富含 K^+)和高钙饮食可降低高血压患病率。

(2) 职业和社会心理应激因素:精神长期或反复处于紧张状态的职业,高血压病患病率比对照组高。能引起严重心理障碍的社会应激因素,如暴怒、过度惊恐和忧伤等,可改变体内激素平衡,从而影响所有代谢过程,导致高血压的发生发展。

（3）其他因素：超重或肥胖、吸烟、年龄增长和缺乏体力活动等，也是血压升高的重要危险因素。肥胖儿童高血压的患病率是正常体重儿童的 2~3 倍，高血压患者中，约 1/3 有不同程度肥胖。阻塞性睡眠呼吸暂停综合征（obstructive sleep apnea，OSA）的患者 60%~80% 有高血压。

（二）发病机制

关于原发性高血压的发病机制曾有许多学说，如精神神经源学说、内分泌学说、肾源学说、遗传学说和摄钠过多学说，等等。但是没有哪一个学说能完全解释高血压的发病，表明高血压的发病机制是复杂的，可能该病是由彼此相互影响的多种因素共同作用的结果，这些因素包括遗传、环境、神经内分泌、体液等。

动脉血压等于心输出量和外周阻力的乘积。心输出量受心率、心收缩力及血容量的影响；外周阻力受神经、体液因素及局部自动调节因素的影响。因此，任何能引起血容量、心率、心收缩力、外周阻力增加的因素，都可能使动脉血压升高。肾在血压调解中起重要的作用，通过肾素 - 血管紧张素系统，肾脏影响外周阻力和钠平衡，从而调节血压。

肾素是一种蛋白酶，可以将血管紧张素原裂解为血管紧张素 I 。在内皮细胞表面的血管紧张素转化酶（ACE）的作用下，血管紧张素 I 转变为血管紧张素 II 。血管紧张素 II 是一种血管收缩因子，一般认为血管紧张素 II 可直接引起细、小动脉强烈收缩，引起血压升高。血管紧张素 II 也作用于中枢神经系统的中心，控制交感神经兴奋和刺激肾上腺皮质分泌醛固酮。醛固酮作用于肾小管，增加钠离子的重吸收。这些净效应能够增加全身体液容量。因此，肾素 - 血管紧张素系统（RAS）升高血压的三种主要机制包括：①增加交感神经的兴奋性；②增加肾上腺皮质激素的分泌；③引起血管收缩。细、小动脉的收缩，还可因血管平滑肌对血管收缩物质敏感性的增加而引起，如平滑肌细胞内 Ca^{2+} 增加，平滑肌收缩，使血压升高。原发性高血压的发病机制主要涉及三条相互重叠的途径：

1. 钠、水潴留 该机制的核心是各种原因引起 Na^+ 潴留，从而引起水潴留，使血浆和细胞外液容量增加，致心输出量增加，血压升高。此外，外周血管具有自动调节心输出量的机制，因为血管壁平滑肌内 Na^+、Ca^{2+} 浓度增高，使动脉壁平滑肌收缩性增强，以限制组织灌注。随着血管收缩，外周阻力增加，也可引起血压升高。遗传因素与摄钠过多的结果都是导致钠水潴留，使血压升高。丘脑 - 垂体 - 肾上腺活动增强时，肾上腺皮质分泌醛固酮增多，使肾排 Na^+ 减少，导致钠水潴留，升高血压。

2. 功能性血管收缩 该途径是指外周血管（细、小动脉）的结构无明显变化，仅平滑肌收缩使血管口径缩小，从而使外周阻力增加，导致血压升高。凡能引起血管收缩物质增多的因素，都可通过这条途径引起血压升高。如精神心理上的长期过度紧张、焦虑、烦躁等，可致大脑皮质高级中枢功能失调，对皮质下中枢调控能力减弱以致丧失，当血管舒缩中枢产生以收缩为主的冲动时，交感神经节后神经纤维则分泌多量的去甲肾上腺素，作用于细小动脉平滑肌 α 受体，引起细小动脉收缩或痉挛，致血压升高。另外，交感神经兴奋可导致肾缺血，刺激球旁装置的 ε 细胞分泌肾素。

3. 结构性血管壁增厚 该途径是指外周血管（细、小动脉）壁的增厚主要是由于血管平滑肌细胞的增生与肥大所致。遗传性的血管平滑肌生长和结构缺陷，是血管平滑肌细胞的增生与肥大的原因。血管收缩因子（如血管紧张素 II ）还可作为生长因子而起作用，引起平滑肌细胞增生、肥大和基质的沉积。

二、类型和病理变化

(一) 良性高血压

良性高血压(benign hypertension)也称缓进型高血压(chronic hypertension),约占原发性高血压的 95%。一般起病隐匿,病程长,进展缓慢,可达十数年甚至数十年,多见于中、老年人,最终常死于心、脑病变,死于肾衰者少见。根据病变进程可将本病分为三期。

1. 功能紊乱期 为高血压早期病变,表现为全身细、小动脉间歇性痉挛,血管痉挛时血压升高,当血管痉挛缓解后,血压可恢复到正常水平。血压处于波动状态,呈间歇性增高,一般舒张压常在 90~100mmHg。细、小动脉无明显结构改变,心、肾、脑、眼底均无明显器质性损害。患者可有头痛、头晕。此期如及时采取治疗措施,血压可恢复正常。

2. 动脉系统病变期 此期主要表现为细、小动脉硬化。

(1) 细动脉硬化(arteriolosclerosis):表现为细动脉玻璃样变,是良性高血压最主要的病变特征,最易累及肾小球入球动脉和视网膜动脉。细动脉是指中膜仅有 1~2 层 SMCs 的或直径 <0.3mm 的最小动脉。由于细动脉反复或持续性痉挛,管壁缺氧,加之增高血压的机械性刺激,内皮细胞和基底膜受损而使内膜通透性升高,血浆蛋白漏入内皮下间隙。同时内皮细胞及中膜 SMCs 分泌细胞外基质(ECM)增多,继而 SMCs 因缺氧而凋亡,血管壁逐渐被血浆蛋白和 ECM 所代替,发生玻璃样变性。随疾病发展,内皮下方的玻璃样物质积聚越来越多,细动脉管壁日益增厚,管腔变小,弹性减弱、变脆(图 5-10)。

(2) 小动脉硬化(arteriosclerosis):由于持续性动脉压升高,肌性小动脉内膜亦有血浆蛋白漏入,内膜胶原纤维及弹力纤维增生,内弹力膜分裂。中膜 SMCs 增生、肥大,胶原纤维和弹性纤维增多(图 5-10)。最终导致血管壁增厚,管腔缩小,管壁弹性减弱。主要累及肾弓形动脉、小叶间动脉及脑的小动脉等。

(3) 中动脉及大动脉:动脉内膜弹力纤维增生,中膜 SMCs 增生、肥大,血管壁增厚,可伴 AS 性病变。

此期患者血压进一步升高,一般舒张压持续超过 110mmHg。心电图显示左心室轻度肥大,尿中可有少许蛋白。患者常有眩晕、头痛、疲乏、心悸等症状。

3. 内脏病变期 为高血压后期病变,由于细、小动脉硬化的进一步发展,许多内脏器官均可受累,其中最主要的是心脏、肾脏、脑和视网膜。

(1) 心脏:主要病变是代偿性左心室肥大。由于细、小动脉硬化,外周阻力增加,血压持续性升高,左心室需加强收缩力以克服外周阻力,左心室发生代偿性肥大。左心室游离壁及室间隔均质性增厚,可达 1.5~2.5cm,乳头肌和肉柱增粗、变圆,但心腔不扩张,称为向心性肥大(concentric hypertrophy)。光镜下,心肌细胞变粗、变长、核大、深染、呈矩形。病变继续发展,肥大心肌纤维逐渐出现供血不足,心肌收缩力减弱,左心室失代偿,心腔扩

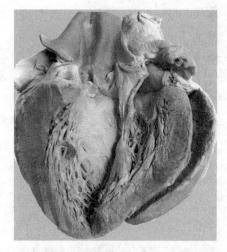

图 5-11 高血压心脏病失代偿期
左心室肥大,心腔扩张,主动脉瓣与二尖瓣无明显变化

张,称为离心性肥大(eccentric hypertrophy)(图 5-11)。心脏舒张功能障碍是最常见的由高血压引起的功能异常,它可以导致淤血性心力衰竭,是高血压患者最常见的死亡原因之一。

单独由高血压引起的心脏病称为高血压心脏病(hypertensive heart disease)。患者收缩压常在 180mmHg 以上,舒张压可达 120mmHg。叩诊左心界向左向下扩大,X 线显示左室明显肥大。

(2) 肾脏:病变表现为原发性颗粒性固缩肾,为双侧对称性、弥漫性病变,又称为细动脉性肾硬化(arteriolar nephrosclerosis)。肉眼观,肾体积缩小,质地变硬,重量减轻,一侧肾重量一般小于 100g(正常成年人一侧肾重约为 150g)。表面布满无数均匀的红色细颗粒。切面,肾皮质变薄,一般在 2mm 左右(正常厚 3~5mm)。髓质变化不明显,但肾盂和肾周围脂肪组织明显增生。光镜下,肾脏细、小动脉硬化明显。肾小球入球小动脉玻璃样变,小叶间动脉及弓形动脉内膜增厚。病变严重区域的肾小球因缺血发生萎缩、纤维化和玻璃样变,相应的肾小管因缺血而萎缩和消失。肾间质结缔组织增生及淋巴细胞浸润。肾实质萎缩,纤维化和增生的间质纤维结缔组织收缩,使肾脏表面呈现凹陷。健存的肾小球发生代偿性肥大,所属肾小管代偿性扩张,使局部肾组织向表面突起,形成肉眼所见的肾脏表面的弥漫性细小颗粒状。晚期肾小球滤过率逐渐降低,患者可发生水肿、蛋白尿及管型。严重者可出现尿毒症的临床表现。

(3) 脑:由于脑细、小动脉痉挛和硬化,患者可出现一系列脑部变化。①高血压脑病:由于脑内细、小动脉痉挛和硬化,脑组织缺血,毛细血管通透性增加,发生脑水肿和颅内高压,导致以中枢神经功能障碍为主要表现的综合征,称为高血压脑病(hypertensive encephalopathy)。患者可出现头痛、头晕、眼花等症状。有时在短期内病情显著恶化,血压急剧升高,收缩压可上升 80~100mmHg,舒张压可增高 30~50mmHg,称为高血压危象(hypertensive crisis)。患者有意识模糊、剧烈头痛、恶心、呕吐、视力障碍及癫痫等症状。②脑软化:常发生于壳核、丘脑、脑桥和小脑。由于脑的细、小动脉硬化、痉挛,导致其供血区域脑组织发生多数的小坏死灶(直径 <1.5 cm),即微梗死灶(microinfarct)。光镜下,梗死灶组织液化坏死,形成质地疏松的筛网状病灶,称之为脑软化(cerebral softening)。最终形成胶质瘢痕。③脑出血(cerebral hemorrhage):俗称脑卒中(stroke),是高血压最严重的并往往是致命性的并发症。多为大出血灶,常发生在基底节、内囊,其次为大脑白质、脑桥和小脑。出血区域脑组织完全被破坏,形成囊腔状,其内充满坏死组织和凝血块。有时,出血范围甚大,可破裂入侧脑室。患者常骤然发生昏迷、呼吸加深和脉搏加快。严重者可出现陈-施(Cheyne-Stokes)呼吸、瞳孔与角膜反射消失、肢体弛缓、腱反射消失、大小便失禁等。内囊出血者可引起对侧肢体偏瘫和感觉丧失。出血灶破入脑室时,患者发生昏迷,常导致死亡。脑出血可因血肿占位及脑水肿引起颅内高压,并发脑疝形成。多数脑出血导致患者死亡,尤其是内囊和脑桥的出血。小的血肿可被吸收,胶质瘢痕修复。中等量的出血灶可被胶质瘢痕包裹,形成血肿或液化成囊腔。

引起脑出血的原因可归纳为三种情况:①脑细、小动脉硬化、痉挛,局部脑组织缺血,细、小动脉通透性增加,引起漏出性出血;脑细、小动脉硬化,血管壁变脆,血压升高时可破裂出血。②脑血管硬化致使其管壁弹性下降,局部膨出可形成微小动脉瘤(microaneurysm),伴有 AS 的高血压患者脑内也可发生微小动脉瘤,由于血压不断升高,可致微小动脉瘤破裂出血。③脑出血多见于基底节区域,尤以豆状核最常见。因为供应该区域血液的豆纹动脉从大脑中动脉呈直角分出,受到大脑中动脉压力较高的血流冲击,易使已有病变的豆纹动脉破裂出血。

(4) 视网膜:视网膜中央动脉亦常发生硬化。眼底血管是人体内唯一能被窥视的小动脉。

高血压眼底改变包括血管和视网膜病变,按 Keith-Wagener 分类法分为四级,即 I 级为视网膜小动脉轻度狭窄和硬化,动脉变细;Ⅱ级为小动脉中度硬化和狭窄,动静脉交叉压迫现象,动脉反光增强呈银丝状;Ⅲ级为视网膜水肿、渗出和出血;Ⅳ级为视乳头水肿。因视乳头水肿,视网膜渗出和出血,患者视物模糊。

(二) 恶性高血压

恶性高血压(malignant hypertension)也称急进型高血压(accelerated hypertension),较少见,仅占原发性高血压的 5% 左右,多发生于青壮年。起病急,血压显著升高,常超过 230/130mmHg,病变进展迅速,可发生高血压脑病,或较早即出现肾功能衰竭。恶性高血压多为原发性,部分可继发于良性高血压。

恶性高血压特征性病变是坏死性细(小)动脉炎(necrotizing arteriolitis)和增生性细(小)动脉硬化(hyperplastic arteriolosclerosis)。内皮细胞完整性丧失,细动脉和小动脉通透性增高,血浆蛋白进入血管壁,纤维素沉积,形成纤维蛋白样坏死,即为坏死性细(小)动脉炎。随后,很快发生 SMCs 增生,胶原等基质增多,使血管壁呈同心层状增厚,如洋葱皮样(onion-skin),即为增生性细(小)动脉硬化。病变主要累及肾和脑血管,常致肾、脑发生缺血性坏死和出血等,严重损害肾、脑功能。患者大多死于尿毒症、脑出血或心力衰竭。

问题与思考

原发性高血压可分为几种类型? 各自具有什么病变特征?

病案5-1

病史摘要:王××,女,71岁,家庭主妇。以"头痛、恶心、呕吐,左上下肢运动失灵"为主诉,在下午一点三十分急诊入院。入院时查体:血压(Bp):250/150mmHg,脉搏(P):80次/分。CT提示右侧小脑出血。患者病情危重,很快出现脑疝,抢救无效,于下午两点十分先呼吸停止,后心跳停止死亡。患者既往有高血压病、冠心病史,平素不规律服用降压药。

尸检摘要:左心室壁增厚,乳头肌显著增粗,镜下见心肌肥大。肾脏体积缩小,质地变硬,肾表面凸凹不平,呈细颗粒状。镜下细小动脉硬化,肾小球纤维化。右侧小脑出血,破入第四脑室,小脑扁桃体疝。脾中央动脉玻璃样变。肝细胞淤血、水肿,小叶间动脉硬化。脑基底动脉、主动脉内膜不规则增厚,粥样斑块形成。

问题:1. 请说出各器官的主要病理诊断及诊断依据。

2. 请说出该患者的尸检诊断。

3. 分析致死原因。

第四节 风 湿 病

风湿病(rheumatism)是一种与 A 组乙型溶血性链球菌感染有关的多系统变态反应性炎症疾病。病变累及全身结缔组织,最常侵犯心脏、关节,其次是皮肤、滑膜、血管和脑,以心脏病变最为严重。主要病变为胶原纤维的变性和坏死。急性期称为风湿热(rheumatism fever,RF),除有心脏和关节症状外,常伴有发热、皮疹、皮下结节、小舞蹈病等症状和体征;血液检查,抗链球菌溶血素 O 抗体滴度增高,血沉加快等。风湿热常反复发作,急性期过后,可造成轻重不等的心脏病变,特别是心瓣膜的器质性病变,形成慢性心瓣膜病,可带来严重后果。

风湿病可发生于任何年龄,但多发生于 5~15 岁儿童,发病高峰为 6~9 岁。男女发病率大致相等。是不发达地区 5~25 岁人群心脏病性死亡的主要原因。心瓣膜病常出现在 20~40 岁。

一、病因和发病机制

(一)病因

风湿病的发生与咽喉部 A 组乙型溶血性链球菌感染有关。其根据是本病多发生于链球菌感染盛行的冬、春季节及咽喉部链球菌感染好发的寒冷潮湿地区。在某些链球菌性咽炎的流行区,咽炎患者的风湿热发病率高达 3%。抗生素广泛使用后,不但能预防和治疗咽峡炎、扁桃体炎,而且也明显地减少了风湿病的发生和复发。虽然在风湿病患者血液中发现了高效价的抗链球菌抗原的抗体,但在局部(心、血管、关节等处)却无这种细菌感染,炎性病变也非化脓性,说明此病不是细菌直接作用所致。

(二)发病机制

风湿病的发病机制尚不完全清楚,曾提出以下几种学说:

(1) 链球菌感染学说:认为本病是链球菌直接感染所致,但从病灶中未能检测或分离出链球菌。

(2) 链球菌毒素学说:认为病变是由链球菌毒素(如链球菌溶血素 S、链球菌溶血素 O、链球菌蛋白酶、C- 多糖等)所引起。链球菌的溶血素 O 可在咽部感染后 10~15 天诱导机体产生抗 O 抗体,与风湿病的发病时间相一致。因此,临床检测血中抗 O 抗体作为风湿病的血清学的诊断指标。

(3) 变态反应学说:认为病变是由于机体对链球菌抗原产生超敏反应(主要为Ⅲ型变态反应),常伴有血内补体减少。但两者均不见于风湿病,而且,几乎不能解释 Aschoff 小体的发生。

(4) 自身免疫学说:目前支持者最多,认为风湿性心脏炎与自身免疫相关,对抗链球菌抗原的抗体与心脏抗原有免疫交叉反应。在结构上与心脏抗原相似的链球菌抗原包括细菌外壳的透明质酸、与心瓣膜糖蛋白的碳水化合物成分相似的细菌细胞壁多聚糖C抗原、与心肌内膜(心肌纤维胞膜外被的基底膜成分)和平滑肌成分共用抗原决定簇的细菌细胞膜 M 抗原。风湿热症状在咽部感染乙型链球菌后 2~3 周出现以及在病灶中查不到细菌,均支持风湿病是机体对抗感染细菌的自身免疫反应的结果。在活动性风湿性全心炎患者,免疫荧光检查证明心肌内有弥漫的免疫球蛋白沉积;心瓣膜(主要在闭锁缘)有 IgG 沉积。总之,体液因素(Ⅲ型超敏反应、自身免疫)、细胞免疫及毒素作用都可能参与发病环节。

二、基本病理变化

风湿病的病变可累及全身结缔组织,最常侵犯心脏、关节。在浆膜、皮肤、脑、肺等部位,少数病变为非特异性炎,表现为充血、浆液或浆液纤维素渗出,胶原纤维可能发生黏液样变性和纤维蛋白样坏死,并有淋巴细胞浸润。大多数病变为肉芽肿性炎,典型的肉芽肿发生在心脏,类似的肉芽肿也可发生在动脉和皮下组织。典型病变分为三期:

(1) 变质渗出期:病变部位结缔组织基质黏液样变性和胶原纤维的纤维蛋白样坏死。同时有充血、浆液、纤维素渗出,少量淋巴细胞、浆细胞、中性粒细胞和单核细胞浸润,病灶中含少量免疫球蛋白。此期持续约 1 个月。

(2) 增生期:亦称为肉芽肿期(granulomatous phase),其特点是形成具有特征性的风湿性肉芽肿,即 Aschoff 小体,对本病具有诊断意义。

Aschoff 小体(Aschoff body)又称风湿小体,体积颇小,多发生于心肌间质、心内膜下和皮下结缔组织。在心肌间质内者多位于小血管旁,略带圆形或梭形。Aschoff 小体的中心是红色肿胀的胶原变性或纤维蛋白样坏死,周边围绕数量不等的风湿细胞、淋巴细胞、浆细胞和 Aschoff 巨细胞(图 5-12)。风湿细胞来源于心脏的巨噬细胞的集聚与增生。典型的风湿细胞称为 Anitschkow 细胞,体积较大,圆形、卵圆形,胞质丰富,略嗜碱性,核大圆形或卵圆形,核膜清晰,核染色质集中于中央,横切面呈枭眼状,纵切面呈毛虫状。Anitschkow 细胞变成多个核的巨细胞后,称作 Aschoff 巨细胞。此期病变持续 2~3 个月。

(3) 纤维化期(瘢痕期):风湿小体发生纤维化是此期的特点。纤维蛋白样坏死物质逐渐被吸收,细胞成分减少,出现成纤维细胞,产生胶原纤维,并变为纤维细胞。整个小体变为梭形小瘢痕。此期经过 2~3 个月。

上述整个病程经 4~6 个月。由于风湿病常有反复急性发作,因此受累器官或组织中有新旧病变并存。病变反复发展,纤维化和瘢痕形成,导致器官功能障碍。

三、风湿病各器官的病变

(一)风湿性心脏病

风湿性心脏病(rheumatic heart disease,RHD)包括急性期的心脏炎(carditis)和慢性风湿性心脏病(chronic rheumatic heart disease,CRHD)。风湿性心脏病若累及心脏的三层结构,则称为风湿性全心炎(rheumatic pancarditis),包括风湿性心内膜炎、风湿性心肌炎和风湿性心外膜炎。儿童风湿病患者中,65%~80% 有急性风湿性心脏炎的临床表现。

1. 风湿性心内膜炎(rheumatic endocarditis)　主要侵犯心瓣膜,也可累及腱索和左心房壁内膜。其中二尖瓣最常受累,其次为二尖瓣和主动脉瓣同时受累,三尖瓣和肺动脉瓣极少被累及。病变早期表现为浆液性心内膜炎,瓣膜肿胀、透亮。镜下,瓣膜因浆液性渗出物而变得疏松,巨噬细胞浸润,纤维肿胀,黏液样变性及纤维蛋白样坏死。其后,坏死灶周围出现 Anitschkow 细胞,严重病例可有 Aschoff 小体形成。几周后,在瓣膜闭锁缘上形成单行排列的,直径为 1~2mm 的疣状赘生物(verrucous vegetation)。此种心内膜炎又称为疣状心内膜炎(verrucous endocarditis)。这些疣赘物呈灰白色半透明,附着牢固,一般不易脱落(图 5-13)。镜下,疣赘物为由血小板和纤维素构成的白色血栓。疣赘物主要发生于二尖瓣的心房面和主动脉瓣心室面,因为此处瓣膜闭锁缘处内膜经常受到摩擦和血流冲击而容易损伤。有时,左心房内膜亦有血栓形成。病变后期,心内膜下病灶发生纤维化,疣赘物亦发生机化。心壁内膜可因机化增厚、粗糙和皱缩,尤以左心房后壁更为显著,称为 McCallum 斑(McCallum's patch)。

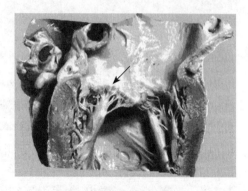

图 5-13　风湿性心内膜炎
在二尖瓣闭锁缘上心房面见粟粒样大小疣赘物呈单行排列,灰白色半透明,大小比较一致

心瓣膜由于病变反复发作和机化,大量结缔组织增生,致使瓣膜增厚、卷曲、缩短以及钙化,瓣叶之间可发生粘连和纤维性愈着,腱索增粗和缩短,形成慢性心瓣膜病,引起血流动力学改变甚至心力衰竭。

2. 风湿性心肌炎(rheumatic myocarditis)　风湿小体是风湿性心肌炎的特征性病变,在症状发作几周后形成。风湿小体主要见于心肌间质结缔组织,特别是小血管周围。心肌小动脉近旁的结缔组织发生纤维蛋白样坏死,继而形成 Aschoff 小体。小体呈弥漫性或局限性分布,大小不一,多呈梭形,最常见于左心室后壁、室间隔、左心房及左心耳等处。后期,小体发生纤维化,形成梭形小瘢痕。

有时在儿童,渗出性病变特别明显,心肌间质发生明显水肿及弥漫性炎性细胞浸润,以淋巴细胞和巨噬细胞为主。严重者胶原纤维蛋白样坏死,心肌纤维肿胀、断裂、嗜酸性粒细胞浸润,心脏扩张,常引起心功能不全导致死亡。

风湿性心肌炎常可影响心肌收缩力,临床上表现为心搏加快,第一心音低钝,严重者可导致心功能不全,心电图常见 P-R 间期延长。

3. 风湿性心外膜炎(rheumatic pericarditis)　常伴有风湿性心内膜炎和风湿性心肌炎。其病变特点是心包膜脏层和壁层浆液和(或)纤维素渗出,有时可见风湿小体形成。心外膜大量浆液渗出时,心包腔内可见大量液体潴留,形成心包积液。大量纤维素渗出时,覆盖于心外膜表面的纤维素可因心脏不停搏动和摩擦而形成无数的绒毛状物质,覆盖在心脏表面,称为绒毛心(cor villosum)。恢复期,浆液逐渐被吸收,纤维素也大部分被溶解吸收。如纤维素渗出较多未被完全吸收可发生机化而致心包膜脏层、壁层间发生纤维性粘连,少数严重病例可形成缩窄性心包炎(constrictive pericarditis)。

湿性心包炎患者主要临床表现为胸闷、心界扩大,听诊时心音遥远,干性心包炎患者表现为心前区疼痛,听诊时可闻及心包摩擦音。

(二)风湿性关节炎

约 75% 风湿热患者早期出现风湿性关节炎(rheumatic arthritis),常累及大关节,最常见于膝和踝关节,其次是肩、腕、肘等关节。各关节常先后受累,反复发作。病变特征是关节和关节周围软组织的慢性炎性浸润和水肿,出现红、肿、热、游走性关节疼痛和局部活动障碍。镜下,病变主要为浆液性炎,并有少量淋巴细胞和纤维素渗出,有时在关节周围结缔组织内可有少数 Aschoff 小体形成。愈复时,浆液性渗出物被完全吸收,一般不留后遗症。

(三)皮肤的风湿性病变

急性风湿病时,皮肤出现环形红斑和皮下结节,具有诊断意义。

1. 皮肤环形红斑(erythema annulare)　为渗出性病变,是皮肤的风湿性病变中最多见的病变,多见于躯干及四肢皮肤,为淡红色环状红晕,直径约 3cm,中央皮肤色泽正常。镜下,红斑处真皮浅层血管扩张充血,血管周围组织水肿,淋巴细胞、单核细胞及少许中性粒细胞浸润。病变常在 1~2 天内消失。

2. 皮下结节(subcutaneous nodules)　为增生性病变,多见于肘、腕、膝、踝等大关节附近的伸侧面皮下,结节直径 0.5~2cm,圆形或椭圆形,质地较硬,境界清楚,活动,压之不痛。镜下,结节中央为大片的纤维蛋白样坏死,周围可见 Anitschkow 细胞和增生的成纤维细胞呈栅栏状排列,伴有以淋巴细胞为主的炎细胞浸润。数周后,结节逐渐纤维化,形成小瘢痕。风湿热时,皮下结节并不经常出现,但有诊断意义。皮下结节的出现常与风湿性心脏病的发生有关。

(四) 风湿性动脉炎

风湿性动脉炎(rheumatic arteritis)大、小动脉均可受累,如冠状动脉、肾动脉、肠系膜动脉、脑动脉及肺动脉等,但以小动脉受累较多见。急性期血管壁发生黏液样变性、纤维蛋白样坏死和炎细胞浸润,可有 Aschoff 小体形成,并可继发血栓形成。后期,血管壁因瘢痕形成而呈不规则增厚,管腔狭窄。风湿性冠状动脉炎时,临床上可出现与冠心病相似的心肌缺血症状。

(五) 脑的风湿性病变

多见于 5~12 岁儿童,女孩多见。病变主要累及大脑皮质、基底节、丘脑及小脑皮层。主要病变为风湿性动脉炎和皮质下脑炎,可有神经细胞变性、胶质细胞增生及胶质结节形成。当锥体外系统受累较重时,患儿可出现面肌和肢体的不自主运动,称为小舞蹈症(chorea minor)。

 问题与思考 ● ● ●

风湿性心脏病病变表现如何? 后期可导致什么后果?

第五节　感染性心内膜炎

感染性心内膜炎(infective endocarditis,IE)是指由病原微生物直接侵犯心内膜而引起的炎症性疾病。病原微生物主要是细菌,故常称细菌性心内膜炎(bacterial endocarditis,BE)。本病可分为急性和亚急性两种。

一、急性感染性心内膜炎

急性感染性心内膜炎(acute infective endocarditis)主要是由毒力较强的化脓菌引起,其中大多数为金黄色葡萄球菌,其次是溶血型链球菌、肺炎球菌。因心内膜病变溃烂或脱落,又称溃疡性心内膜炎。通常病原菌先在机体局部引起化脓性炎症,如化脓性骨髓炎、痈、产褥热等,当机体抵抗力降低时,病原菌则侵入血流引起败血症、脓毒血症,并侵犯心内膜。此类心内膜炎多发生于正常心内膜上,多单独侵犯二尖瓣或者主动脉瓣,引起急性化脓性心内膜炎,瓣膜可被破坏,坏死组织脱落后形成溃疡,其底部多有血栓形成。血栓、脓性渗出物、坏死组织和大量细菌菌落混合在一起,形成赘生物。赘生物体积较大,呈灰黄或灰绿色,质地松脆,易脱落形成含菌栓子,可引起心、脑、肾、脾等器官的梗死和多发性小脓肿(败血性梗死)。严重者,可发生瓣膜破裂、穿孔或腱索断裂,导致急性心瓣膜关闭不全。

此病起病急,病程短,病情严重,患者多在数日或数周内死亡。近年来由于广泛应用抗生素,使本病的死亡率大大下降。但因瓣膜破坏严重,治愈后可形成大量瘢痕,可引起瓣膜口关闭和(或)瓣膜口开放发生障碍,导致慢性心瓣膜病。

二、亚急性感染性心内膜炎

亚急性感染性心内膜炎(subacute infective endocarditis)通常由毒力相对较弱的细菌感染所引起,最常见的是草绿色链球菌(约占75%),此外有肠球菌、肺炎球菌、淋球菌或真菌等。一般病原菌从感染病灶(牙周炎、扁桃体炎、咽喉炎、骨髓炎等)侵入血液,也可在拔牙、静脉导管及心脏等手术时细菌入血,引起败血症,并侵犯心内膜。此病常发生于已有病变的瓣膜(如风湿性心内膜炎)或并发于先天性心脏病(如室间隔缺损、Fallot四联症等)。此型心内膜炎最常侵犯二尖瓣和主动脉瓣,并可累及其他部位心内膜。病程经过6周以上,可迁延数月乃至1~2年。

【病理变化与临床病理联系】

1. 心脏　肉眼观,病变特点是常在原有病变的瓣膜上形成赘生物。赘生物大小不一,单个或多个,呈息肉状或鸡冠状,灰黄色或灰绿色,干燥质脆,易破碎和脱落。受累瓣膜增厚、变形,常发生溃疡和穿孔,腱索可断裂。镜下,赘生物由血小板、纤维素、坏死组织、炎细胞、细菌菌落构成。细菌菌落常被包裹在血栓内部。瓣膜溃疡底部可见不同程度的肉芽组织增生和淋巴细胞、单核细胞及少量中性粒细胞浸润。有时还可见到原有的风湿性心内膜炎病变。

瓣膜的损害可造成瓣口狭窄和(或)关闭不全。少数病例可由于瓣膜穿孔或腱索断离而导致致命性急性瓣膜功能不全。临床上可听到相应部位杂音,但杂音的性质和强弱常发生变化,这与赘生物的多变有关。严重者,可出现心力衰竭。

2. 血管　由于赘生物破碎脱落和细菌毒素作用,引起动脉性栓塞和血管炎。栓塞最多见于脑动脉,其次为肾动脉、脾动脉和心脏,并可引起相应部位的梗死。由于栓子来自赘生物的最外层,不含或极少含细菌,加之细菌毒力弱,因此一般不引起感染性梗死和脓肿形成。由于细菌毒素和(或)免疫复合物的作用,微小血管壁受损,发生漏出性出血,表现为皮肤、黏膜和眼底部有出血点。部分患者,由于皮下小动脉炎,于指、趾末节腹面、足底或大、小鱼际处,出现红紫色、微隆起、有压痛的小结,称Osler小结。

3. 肾　可因微栓塞发生局灶性肾小球肾炎,或因免疫复合物的形成而导致弥漫性肾小球肾炎。

4. 败血症　由于细菌和毒素的持续作用,患者有长期发热、皮肤、黏膜出血点、脾肿大、白细胞增多、贫血和血培养阳性等表现。

？ 问题与思考 ••▸

急性感染性心内膜炎与亚急性感染性心内膜炎的病变有何不同?试分析造成不同的原因在哪里。

第六节　心瓣膜病

心瓣膜病（heart valve diseases）是指心瓣膜受各种致病因素作用损伤后或先天性发育异常所造成的器质性病变，表现为瓣膜口狭窄和（或）关闭不全，最后常导致心功能不全，引起全身血液循环障碍。为常见的慢性心脏病之一。

瓣膜口狭窄（valvular stenosis）是指瓣膜口在开放时不能充分张开，造成血流通过障碍。主要是由于瓣膜炎症修复过程中相邻瓣膜之间（近瓣联合处）互相粘连、瓣膜纤维性增厚、弹性减弱或丧失、瓣膜环硬化和缩窄等引起。

瓣膜关闭不全（valvular insufficiency）是指心瓣膜关闭时不能完全闭合，使一部分血液反流。主要是由于瓣膜增厚、变硬、卷曲、缩短，或由于瓣膜破裂和穿孔，亦可因腱索增粗、缩短和与瓣膜粘连而引起。

心瓣膜病大多为风湿性心内膜炎、感染性心内膜炎的结局，其次是主动脉粥样硬化和主动脉梅毒累及主动脉瓣，少数病例发生于瓣膜的钙化或先天发育异常。瓣膜狭窄和瓣膜关闭不全可单独发生，但通常为二者合并存在。病变可累及一个瓣膜，但也可累及两个以上瓣膜或先后受累，称为联合瓣膜病。

心瓣膜病可引起血流动力学变化，早期，由于心肌代偿肥大，收缩力增强，可克服瓣膜病带来的血流异常，一般不出现明显血液循环障碍症状，称为代偿期。后期，瓣膜病逐渐加重，最后出现心功能不全，发生全身血液循环障碍，称为失代偿期，此时心脏发生肌原性扩张，心腔扩大，肉柱扁平，心尖变钝，心肌收缩力降低。

一、二尖瓣狭窄

二尖瓣狭窄（mitral stenosis）大多数由风湿性心内膜炎反复发作所致，少数由亚急性细菌性心内膜炎（SBE）引起。正常成人二尖瓣口开大时，其面积大约 5cm²，可通过两个手指。瓣膜口狭窄时，可缩小到 1~2cm²，甚至 0.5cm²，或仅能通过医用探针。腱索和乳头肌明显粘连缩短时，常合并关闭不全。

二尖瓣狭窄的程度可分 3 种类型：①隔膜型，病变最轻，瓣膜轻度增厚，仍有弹性，瓣叶轻度粘连，瓣膜轻度狭窄；②增厚型，病变较重，瓣膜增厚显著，弹性明显减弱，瓣叶间显著粘连，瓣膜口狭窄明显；③漏斗型，病变最严重，瓣膜极度增厚、变硬，瓣叶间严重纤维性粘连，失去活动性，瓣膜口缩小，且固定呈鱼口状。

【血液动力学和心脏变化】

早期，左心房发生代偿性扩张和肥大。由于二尖瓣狭窄，舒张期左心房血液流入左心室受阻，以致舒张末期仍有部分血液滞留于左心房内，加上肺静脉来的血液，致左心房血液量比正常增多，左心房发生代偿性扩张和肥大。后期，左心房收缩力减弱而呈高度扩张（肌原性扩张），致左心房失代偿，引起左心房严重淤血，肺静脉回流受阻，从而导致肺静脉压升高，随即引起肺淤血、肺水肿或漏出性出血。由于肺静脉压升高及肺淤血，可通过神经反射引起肺内小动脉收缩，使肺动脉压升高（正常 15mmHg，可升高到 40~50mmHg）。长期肺动脉压升高致使右心室代偿性扩张、肥大。以后,右心室发生肌原性劳损,出现肌原性扩张。继而出现右心室淤血。右心室高度扩张时,右心室瓣膜环随之扩大,出现三尖瓣相对关闭不全,收缩期,右心室部分血液反流入右心房,加重了右心房负担,可致右心功能不全,引起体循环淤血。

二尖瓣口狭窄时,左心室内流入血量减少,心室腔一般无明显变化。当狭窄非常严重时,左心室可出现轻度缩小(图5-14)。

【临床病理联系】

二尖瓣狭窄,听诊时在心尖区可闻及舒张期隆隆样杂音。这主要是由于左心房发生代偿性扩张和肥大,使血液在加压情况下快速通过狭窄的二尖瓣口,引起涡流与震动所致。X线检查,显示左心房增大,左心室无变化或轻度缩小,呈梨形心。左心房高度扩张时,可引起心房纤维性颤动。左心房血液出现涡

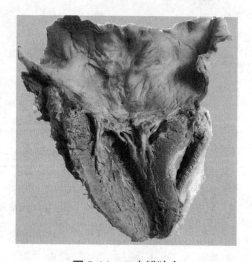

图 5-14　二尖瓣狭窄

二尖瓣瓣膜明显增厚、缩短,瓣叶间显著粘连,瓣膜口狭窄明显,腱索增粗、缩短,左心房扩张、左心室轻度缩小

流,易于继发附壁血栓,多见于左心房后壁及左心耳内。血栓脱落后可引起栓塞。由于肺淤血、水肿及漏出性出血,肺内气体交换受到影响,患者出现带血的泡沫痰,呼吸困难、发绀及面颊潮红(二尖瓣面容)。右心衰竭时,体循环淤血,出现颈静脉怒张,肝淤血肿大,下肢水肿,浆膜腔积液等。

二、二尖瓣关闭不全

二尖瓣关闭不全(mitral insufficiency)也是风湿性心内膜炎的常见后果,也可由亚急性感染性心内膜炎等引起。

二尖瓣关闭不全时,收缩期左心室一部分血液反流到左心房内,加上肺静脉输入的血液,左心房血容量较正常增加,压力升高。久之,左心房代偿性肥大。在心舒张期,大量的血液涌入左心室,使左心室因收缩加强而发生代偿性肥大。以后,左心室和左心房均可发生代偿失调(左心衰竭),从而依次出现肺淤血、肺动脉高压、右心室和右心房代偿性肥大、右心衰竭及体循环淤血。

二尖瓣关闭不全与二尖瓣口狭窄相比,除瓣膜的变化不同外,还有左心室代偿性肥大和失代偿后出现的肌源性扩张。X线检查,左心室肥大,心脏呈球形。听诊时心尖区可闻及吹风样收缩期杂音,因为左心室的部分血液通过未关闭的瓣膜口反流到左心房所致。后期,瓣膜口狭窄和关闭不全常合并发生。

三、主动脉瓣狭窄

主动脉瓣狭窄(aortic stenosis)主要是慢性风湿性主动脉瓣病变的后果,常与风湿性二尖瓣病变合并发生。少数由于先天性发育异常,或动脉粥样硬化引起主动脉瓣钙化所致。

主动脉瓣狭窄时,收缩期左心室血液排出受阻,久之,左心室出现代偿性肥大,左心室壁肥

厚,但心腔不扩张(向心性肥大)。后期,左心室代偿失调而出现肌原性扩张,左心室血量增加,继之出现左心房淤血。依次出现左心房衰竭、肺淤血、肺动脉高压及右心衰竭和体循环淤血。

X线检查,由于其主要病变为左心室肥大,故心脏呈靴形。听诊时,主动脉瓣听诊区可闻吹风样收缩期杂音。严重狭窄者,心输出量极度减少,血压降低,内脏,特别是冠状动脉供血不足,出现心绞痛,严重时可引起猝死。也可因脑缺血而发生头晕和晕厥。

四、主动脉瓣关闭不全

主动脉瓣关闭不全(aortic insufficiency)主要由风湿性主动脉炎引起,也可由感染性心内膜炎、主动脉粥样硬化和梅毒性主动脉炎等引起。此外,类风湿性主动脉炎及 Marfan 综合征均可引起瓣膜环扩大而造成相对性主动脉瓣关闭不全。

由于瓣膜口关闭不全,在左心室舒张期,主动脉部分血液反流至左心室,使左心室血容量增加而逐渐发生代偿性肥大。久之,左心室发生失代偿性肌原性扩张,导致二尖瓣相对关闭不全,加重左心房的负荷,依次引起肺淤血、肺动脉高压、右心肥大、右心衰竭、体循环淤血。

听诊主动脉瓣区可闻舒张期叹气样杂音。由于左心室血容量增多,心排血量也增多,收缩压升高,但舒张期由于部分血液迅速反流入左心室,致使舒张压急剧下降,脉压差增大。患者可出现颈静脉搏动、水冲脉、股动脉枪击音及毛细血管搏动现象。由于舒张压降低,冠状动脉供血不足,有时可出现心绞痛。

第七节 心 肌 病

心肌病(cardiomyopathy)为一类原因不明而又非继发于全身或其他器官系统疾病的心肌原发性损害,与高血压、冠心病、风湿性心脏病等无关。原发性心肌病主要分为三种类型:扩张性、肥厚性和限制性,主要表现为心肌变性、部分心肌细胞肥大、纤维组织增生的非炎症性病变。通常将我国的一种地方性心肌病——克山病也列入心肌病叙述。

一、扩张性心肌病

扩张性心肌病(dilated cardiomyopathy,DCM)是以进行性心脏肥大、心腔扩张和收缩能力下降为特征的一型心肌病,有时也称充血性心肌病(congestive cardiomyopathy)。约占心肌病的90%,发病年龄在 20~60 岁,男性多于女性。

【病因及发病机制】

本病的病因及发病机制尚不清楚,可能与病毒感染、大量酗酒、毒物损害、遗传等因素有关。病毒感染提示一部分扩张性心肌病表现为心肌炎晚期病变。大量酗酒可引起乙醛中毒或者继发营养紊乱,从而引起心肌损害。毒物损害主要由钴和阿霉素等化学治疗药物引起。近几年来,已经明确 20%~30% 扩张性心肌病病例是由遗传性基因异常引起。许多遗传性扩张性心肌病病例发生编码细胞骨架蛋白的基因突变。

【病理变化】

肉眼观,心脏体积增大而松弛,重量增加,常超过正常人50%~100%以上。各心腔均明显扩张,心肌肥大,心尖部肌壁变薄呈钝圆形,状如牛心(图5-15)。因心腔扩张,可致二尖瓣和三尖瓣相对性关闭不全。镜下部分心肌细胞肥大,间质纤维化和波状纤维改变。波状纤维改变表现为心肌纤维不同程度的伸长,核大、浓染,核型不整;肌浆发生空泡变性、嗜碱性变及小灶状液化性肌溶解,失去收缩成分。病变以左室为重,肉柱间隐窝内可见附壁血栓。有些病例可见单核性炎细胞浸润。

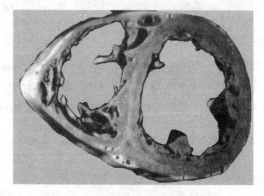

图5-15　扩张性心肌病
左、右心室均明显扩张,心肌肥大

【临床病理联系】

扩张性心肌病的心肌收缩无力,临床上特发性病例通常是致死性的,死于严重和难处理的进行性充血性心力衰竭、栓塞或者心室的心律不齐。心脏移植可以挽救扩张性心肌病患者的生命。

二、肥厚性心肌病

肥厚性心肌病(hypertrophic cardiomyopathy)是以左心室显著肥大、室间隔不对称性肥厚、舒张期充盈受损及左心室流出道受阻为特征的一型心肌病。与扩张性心肌病患者无力收缩的心脏不同,肥厚性心肌病以有力的、运动功能亢奋的收缩为特征,可以快速排出心室腔的血液。以流出道受阻明显与否分为梗阻性和非梗阻性两型。本病大约50%呈常染色体显性是遗传性特性。编码肌小节收缩蛋白的基因异常在肥厚性心肌病的形成中起关键作用。

【病理变化】

肉眼观,肥厚性心肌病最基本的特征是心肌肥大,以左心室和室间隔最为显著。心脏重量增加常超过800g。在大多数病例中室间隔厚度超过左心室游离壁(两者之比 >1.3,正常为0.95),通常以主动脉下区最为显著,凸向左心室腔。肥厚的室间隔与二尖瓣前叶接触可以引起左心室流出道受阻(图5-16)。因为增厚变硬的左心室在心舒张期充盈损害,所以可见左心房扩张。二尖瓣和主动脉瓣下方之心内膜纤维化增厚。镜下,肥厚性心肌病的特征是肥大的、分支异常的心肌细胞排列紊乱,周围结缔组织增生,尤以室间隔最为显著。病变后期,可以发生显著的心肌纤维化。

【临床病理联系】

肥厚性心肌病最基本的功能异常是肥大的左心室在心舒张期不能充盈,导致左心室血容量显著减少,射血虽然有力但是无效。此外,肥厚的室间隔与二尖瓣前叶接触可以引起左心室流出道受阻。心输出量减少和继发性肺动脉压增高可致用力时呼吸

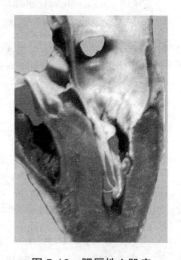

图5-16　肥厚性心肌病
左心室和室间隔显著增厚,室间隔厚度超过左心室游离壁。肥厚的室间隔凸向左心室腔,与二尖瓣前叶接触。左心房扩张

困难。也可见心绞痛、心室性心律失常和猝死。肥厚性心肌病猝死是年轻运动员不能解释的猝死的最常见原因之一。在疾病晚期，进行性心肌纤维化可引起充血性心力衰竭。

三、限制性心肌病

限制性心肌病（restrictive cardiomyopathy）是以心肌顺应性原发性降低导致心脏舒张期心室充盈受限为特征的心肌病。比扩张性心肌病和肥厚性心肌病少见。最常见的病因是心内膜心肌纤维化，其次是心脏淀粉样变、心内膜纤维弹性组织增生症、血色沉着病和心脏放射性损伤。典型病变为心室内膜和内膜下心肌进行性纤维化，导致心肌顺应性降低，心腔狭窄。

【病理变化】

心脏的病变因病因不同而变化。典型病变为心内膜心肌纤维化。肉眼观，心房扩张。心内膜纤维性增厚，可达 2~3mm，呈灰白色，左心室病变显著。常以心尖部为重，向上蔓延累及心瓣膜增厚（可引起关闭不全），可见附壁和瓣膜血栓，心室容积顺应性因而下降。镜下，心内膜致密纤维化并延伸进心肌、玻璃样变，可见钙化及附壁血栓。内膜下心肌常萎缩、变性。

【临床病理联系】

限制性心肌病的功能异常是心室僵硬与失去弹性，心脏收缩无力。临床症状有疲乏、用力时呼吸困难及胸痛。病变后期，发生充血性心力衰竭。限制性心肌病的血液动力学障碍与缩窄性心包炎的非常相似，因为原发性心包疾病适合外科手术治疗，所以鉴别这两类疾病非常重要。

四、克　山　病

克山病（Keshan disease）是一种以心肌损伤为主的地方性心肌病（endemic cardiomyopathy），因 1935 年在我国黑龙江省克山县的一次大流行而得名。本病主要流行于我国东北、西北、华北及西南一带的山区或丘陵地带。病理学上以心肌的变性、坏死及修复后瘢痕形成为特点。临床上常有急性或慢性心功能不全表现。

【病因及发病机制】

本病有多种病因假说，但至今尚无定论。有人认为本病是一种地区流行性病毒性心肌炎，可能与柯萨奇 B 族（Coxsakie B）病毒感染有关，但病毒分离和血清学检测未获规律性阳性结果。一些学者倾向于把病毒感染作为一个参与发病的附加因子。在非生物性病因方面，发现本病主要分布于低硒地区，病区人群头发、血液及病区粮食、土壤中的硒含量明显低于非病区，服用亚硒酸钠可控制一部分克山病的发作。多数学者认为，低硒可能是本病的基本致病因素。

【病理变化】

根据起病急缓、病程长短及心肌代偿情况，临床上把本病分 4 型：急性型、亚急性型、慢性型（或称痨型）和潜在型。但其病变均主要累及心肌。心肌的发病为成批出现的变性、坏死和瘢痕形成。通常急性型以变性、坏死为主，亚急性型以变性、坏死和瘢痕相混合为多见，慢性型以机化、瘢痕为主，潜在型各种病变均较轻微。

肉眼观，除潜在型和少数急性型外，心脏均有不同程度的增大和增重。大者可达正常心脏的 2~3 倍以上,左、右室均呈肌源性扩张,心室壁不增厚,心尖部反而变薄,使心脏略呈球形。慢性型病例心脏可超过 500g。心室切面可见多数散在分布的变性、坏死及瘢痕病灶。病灶在分布上,通常是心室重于心房,左室及室间隔重于右室,心室壁内侧重于外侧。另外,在心室肉柱或心耳内可见附壁血栓或血栓机化后形成的附壁瘢痕。心瓣膜及冠状血管常无明显变化。镜下,主要表现为心肌细胞成片灶状变性和坏死。变性主要为细胞水肿和脂肪变;坏死主要为凝固性坏死和液化性肌溶解。坏死灶常围绕冠状动脉呈袖套状分布。坏死灶最终被机化而形成瘢痕。

 问题与思考 •••

在你学过的疾病中,可能有哪些疾病会造成患者左心室肥大,各自病变特征如何?

第八节 心肌炎和心包炎

一、心 肌 炎

心肌炎(myocarditis)是指各种原发性心肌局限性或弥漫性炎症,但不包括继发于梗死等的炎症反应。心肌炎可由病毒、细菌、真菌、寄生虫、免疫反应以及物理、化学因素等引起,最常见者为病毒性及细菌性心肌炎,孤立性心肌炎因易漏诊而更应加以注意。

(一) 病毒性心肌炎

病毒性心肌炎(viral myocarditis)是由嗜心肌病毒引起的原发性心肌炎症,常累及心包,引起心包心肌炎。引起心肌炎的最常见病毒是柯萨奇病毒(Coxsackie viruses)A 组和 B 组、埃可病毒(echo virus)和流行性感冒病毒(influenza virus)。病毒可直接损伤心肌或启动与心肌细胞起交叉反应的免疫反应。最近证据表明肠道病毒感染可以引起心肌细胞骨架蛋白异常。

【病理变化】

按 Dallas 标准,心肌炎应同时具备心肌间质内炎细胞浸润和心肌细胞变性坏死两个特征。本病病变依患者年龄不同而有所不同。初生儿的病毒性心肌炎,初期可见心肌细胞变性、坏死及间质内中性粒细胞浸润。其后,代之以淋巴细胞、巨噬细胞、浆细胞浸润及肉芽组织形成。在成人,多累及心房后壁、室间隔及心尖区,有时可累及传导系统。镜下,主要病变为坏死性心肌炎。晚期,可见到明显的心肌间质纤维化,伴有代偿性心肌肥大及心腔扩张。

(二) 细菌性心肌炎

细菌性心肌炎(bacterial myocarditis)是由细菌引起的心肌炎症。可由细菌直接感染、细菌毒素或细菌产物所致的变态反应而引起。

【病理变化】

1. 心肌脓肿 常由化脓菌引起,如葡萄球菌、链球菌、肺炎球菌、脑膜炎球菌等。化脓菌来源于脓毒败血症时的转移性细菌菌落,或来自细菌性心内膜炎时的化脓性血栓栓子。肉眼观,心脏表面及切面可见多发性黄色小脓肿,周围有充血带。镜下,脓肿内心肌细胞坏死液化,脓腔内有大量脓细胞及数量不等的细菌集落。脓肿周围心肌有不同程度的变性、坏死,间质内有中性粒细胞及单核细胞浸润。

2. 白喉性心肌炎　白喉杆菌可产生外毒素,一方面可阻断心肌细胞核蛋白体的蛋白质合成,另一方面可阻断肉碱介导的长链脂肪酸运入线粒体,导致心肌细胞脂肪变性和坏死。镜下,可见灶状心肌变性坏死,心肌细胞出现嗜酸性变、肌浆凝聚、脂肪变性及肌浆溶解。病灶内可见淋巴细胞、单核细胞及少数中性粒细胞浸润。病灶多见于右心室壁,愈复后形成细网状小瘢痕。有的病例出现弥漫性心肌坏死,可导致心性猝死。

3. 非特异性心肌炎　在上呼吸道链球菌感染(急性咽峡炎、扁桃体炎)及猩红热时,可并发急性非风湿性心肌炎。其发病机制尚未明了,可能是由链球菌毒素引起。病变是间质性心肌炎。镜下,心肌间质结缔组织内及小血管周围有淋巴细胞、单核细胞浸润,心肌细胞有程度不等的变性、坏死。

(三) 孤立性心肌炎

孤立性心肌炎(isolated myocarditis)亦称特发性心肌炎(idiopathic myocarditis),至今原因不明,又称 Fiedler 心肌炎。多见于 20~50 岁的青、中年人。急性型常导致心脏扩张,可突然发生心力衰竭致死。

【病理变化】

组织学变化分为两型:

1. 弥漫性间质性心肌炎(diffuse interstitial myocarditis)　镜下,心肌间质和小血管周围有多量淋巴细胞、浆细胞和巨噬细胞浸润。可伴有多少不一的嗜酸性粒细胞和中性粒细胞浸润。心肌细胞较少发生变性、坏死。

2. 特发性巨细胞性心肌炎(idiopathic giant cell myocarditis)　病变特点是心肌内有局灶性坏死及肉芽肿形成。病灶中心部可见红染、无结构的坏死物,周围有淋巴细胞、浆细胞、单核细胞和嗜酸性粒细胞浸润,混有许多多核巨细胞。巨细胞的形态、大小各异,可为异物型或Langhans 型多核巨细胞。

二、心　包　炎

心包炎(pericarditis)是指心外膜脏、壁层发生的炎症反应,故又称心外膜炎。心外膜炎原发性很少见,可由病毒,也可由化脓菌、分枝杆菌、真菌感染引起。绝大多数继发于尿毒症、急性心肌梗死、心脏手术或者胸膜放射术后以及风湿热、系统性红斑狼疮和转移的恶性肿瘤等。按临床病理过程,心包炎可分为急性和慢性两类。上述发病因素中,大多数引起急性心包炎,仅少数如结核和真菌等可引起慢性心包炎。

(一) 急性心包炎

急性心包炎(acute pericarditis)的病变因为病因不同而表现不同,通常为急性渗出性炎症,按渗出的主要成分可分为以下几类。

1. 浆液性心包炎(serous pericarditis)　是指以浆液渗出为主的急性心外膜炎症。主要由非感染性疾病如风湿热、系统性红斑狼疮、硬皮病、恶性肿瘤和尿毒症等引起,也见于病毒感染。心外膜脏壁两层小血管扩张、充血,有少量中性粒细胞、淋巴细胞和单核细胞浸润。心包腔内可见中等量(如50~200ml)淡黄色浆液性渗出物。

临床上,浆液性心包炎也称湿性心包炎,可表现为胸闷不适。体检可有心浊音界扩大,听诊心音弱而遥远。X线检查心影增大,立位时状如烧瓶,平卧后形状及大小发生变化。

2. 纤维蛋白性及浆液纤维蛋白性心包炎(fibrinous and serofibrinous pericarditis)　是指纤维蛋白性或浆液与纤维蛋白渗出为主的急性心外膜炎症,是最多见的一种急性类型。可由风湿热、系统性红斑狼疮、尿毒症、结核、心肌梗死后综合征、胸腔放射、心脏手术和创伤等累及心包而引起。纤维蛋白性心包炎在心外膜可见多量纤维蛋白性渗出物,其间夹杂少量的炎性细胞和变性坏死的间皮细胞。心外膜大量渗出的纤维素在心脏搏动的影响下被牵拉成无数绒毛状物,覆盖于心脏表面,称为"绒毛心"。浆液纤维蛋白性心包炎,除有绒毛心改变外,心包腔内还可有多少不等黄白色(含纤维素及白细胞)或带血色(混有红细胞)的浓稠渗出液。在结核性纤维蛋白性心包炎中,在心外膜可见结核结节或干酪样坏死。

临床上急性发病,有发热、胸骨后疼痛,听诊可闻及心包摩擦音和典型的心电图改变。心包脏壁两层粘连,可形成缩窄性心包炎。

3. 化脓性心包炎(purulent pericarditis)　是指以大量中性粒细胞渗出为主的心外膜表面化脓性炎症。是由化脓菌,特别是链球菌、葡萄球菌和肺炎球菌等侵袭心包所致。由于在细菌感染的早期大量应用抗生素,其发病率明显降低,约占所有心包炎的0.5%。

肉眼观,可见整个心外膜表面被一层厚的纤维蛋白性脓性渗出物覆盖,常呈灰绿色、浑浊而黏稠的泥膏状。当脓性渗出物较多且稀薄时,积聚于心包腔内,称心包积脓(pyopericardium)。镜下,心外膜充血、水肿,大量的中性粒细胞浸润;表面有大量红染的片状或网状纤维蛋白渗出。当纤维素量较多时,可称为纤维蛋白性脓性心包炎(fibrinopurulent pericarditis)。

临床上,化脓性心包炎除表现出感染症状以外,还可出现前述的浆液性心包炎或纤维蛋白性心包炎的症状和体征。

4. 出血性心包炎(hemorrhage pericarditis)　是指纤维蛋白性和(或)脓性渗出物中,混有多量红细胞的心包炎。多见于结核或恶性肿瘤累及心包,也可见于细菌感染和有出血素质的心包炎。另外,心脏手术可致出血性心包炎,出血量大时可致心包填塞(tamponade)。

(二) 慢性心包炎

慢性心包炎(chronic pericarditis)是指持续3个月以上的心包炎症,此前多有急性心包炎,特别是心包积液病史。可分为非特殊类型和特殊类型两类。非特殊类型慢性心包炎是泛指心包炎症性病变较轻或发展缓慢,仅限于心包本身,对心脏活动影响轻微,故临床上亦无明显表现。其常见的病因有结核病、尿毒症、胶原病和真菌病等。病变可表现为持续性心包积液或心包脏、壁两层表面局灶性纤维化或弥漫性纤细而菲薄的纤维化粘连。特殊类型慢性心包炎常继发于化脓性或干酪样心包炎、心脏手术等。其特点是由于渗出物机化和瘢痕形成而导致心包压力持续性升高。根据病变是否累及纵隔而分为两种类型。

1. 缩窄性心包炎(constrictive pericarditis)　病变主要局限于心包本身。由于心包腔内渗出物的机化和瘢痕形成、玻璃样变、钙化等,使心包腔完全闭锁,形成一个硬而厚(常达0.5~1.0cm)的灰白色、半透明的纤维组织囊包绕住心脏,使心脏舒张严重受限,与前述的限制性心肌病临床表现相似。

2. 粘连性纵隔心包炎(adhesive mediastinopericarditis)　在上述病因较重或纵隔放射情况下发生,主要病变为心包慢性炎症病变和纤维化引起心包腔粘连、闭锁,并与纵隔及周围脏器粘连,形成巨大肿块。这给心脏活动造成很大负担,每次收缩都要拉动这一团块甚而肋骨,久之将引起心脏肥大、扩张,与前述的扩张性心肌病临床表现相似。

学习小结

　　动脉粥样硬化(AS)主要发生在大、中动脉,基本病变是动脉内膜的脂质沉积、内膜灶状纤维化和粥样斑块形成,可发生继发性改变,常导致心、脑等器官缺血性病变。冠心病最常见病因是冠状动脉粥样硬化引起的冠状动脉管腔狭窄,最常发生于左冠状动脉的前降支,引起心绞痛、心肌梗死等,并可成为心源性猝死的原因。高血压的主要表现是体循环动脉血压持续升高。原发性良性高血压基本病分为功能紊乱期、动脉系统病变期和内脏病变期,病变特征是细动脉玻璃样变和小动脉纤维性硬化,后期病变表现为左心室肥大,原发性颗粒性固缩肾,高血压脑病,脑软化和脑出血和视网膜中央动脉硬化。最常见的死亡原因是淤血性心力衰竭和脑出血。风湿病是一种变态反应性炎症,累及全身结缔组织,最常侵犯心脏,主要病变为胶原纤维的变性和坏死。急性期称为风湿热,除有心脏和关节症状外,常伴有发热、皮疹、皮下结节、小舞蹈病等症状和体征。晚期形成慢性心瓣膜病。基本病理变化为变质渗出期、增生期(肉芽肿期)、纤维化期(愈合期)。特征性病变是风湿性肉芽肿。感染性心内膜炎分为急性和亚急性。急性感染性心内膜炎主要由毒力较强的化脓菌引起,引起败血症、脓毒血症、急性化脓性心内膜炎,瓣膜可被破坏,坏死组织脱落后形成溃疡,易脱落形成含菌栓子,可引起心、脑、肾、脾等器官的梗死和多发性小脓肿(败血性梗死)。瓣膜破裂、穿孔或腱索断裂,导致急性心瓣膜关闭不全。亚急性感染性心内膜炎通常由毒力相对较弱的细菌感染引起,引起败血症,并侵犯已有病变的瓣膜,形成赘生物,瓣膜的损害可造成瓣口狭窄和(或)关闭不全,动脉性栓塞和血管炎,皮下小动脉炎(Osler 小结)、弥漫性肾小球肾炎和败血症。二尖瓣口狭窄时,左心室腔一般无明显变化,其余三个心腔均扩张;二尖瓣关闭不全时四个心腔全扩张。心肌病为一类原因不明的心肌原发性损害。扩张性心肌病是以进行性心脏肥大、心腔扩张和收缩能力下降为特征的一型心肌病,各心腔均明显扩张;肥厚性心肌病最基本的特征是心肌肥大,以左心室和室间隔最为显著;限制性心肌病是以心肌顺应性原发性降低导致心脏舒张期心室充盈受限为特征的心肌病,典型病变为心室内膜和内膜下心肌进行性纤维化,导致心肌顺应性降低,心腔狭窄。克山病以心肌的变性、坏死及修复后瘢痕形成为特点。临床上常有急性或慢性心功能不全表现。心肌炎最常见者为病毒性及细菌性心肌炎,孤立性心肌炎因易漏诊而更应加以注意。心包炎是指心外膜脏、壁层发生的炎症反应,可分为急性和慢性两类。

复习题

　　1. 动脉粥样硬化有哪些基本病理变化? 可发生哪些继发性病变? 继发性病变会导致什么后果?

　　2. 引起心肌梗死的常见病因是什么? 心肌梗死好发于哪些部位? 心肌梗死可见哪些病理变化? 心肌梗死可导致哪些合并症?

3. 原发性高血压晚期心、脑、肾会发生什么病变？简述其病变特点。

4. 简述风湿病的基本病变。

5. 试述二尖瓣狭窄的心脏血流动力学改变及临床表现。

（张宏颖）

第 六 章

呼吸系统疾病

学习目标 ▸▸▸

1. 掌握大叶性、小叶性肺炎的病因、发病机制、病理变化、并发症;肺癌病理分型、各型病变特点及扩散。
2. 熟悉慢性支气管炎、肺气肿的病变特点;硅肺的病因、各期病变及并发症;鼻咽癌病理分型、各型病变特点及扩散。
3. 了解慢性支气管炎、肺气肿的病因及发病机制。

  呼吸系统包括鼻、咽、喉、气管、支气管和肺,以喉环状软骨为界将呼吸道分为上、下两部分,气管分叉后成左右主支气管,入肺前再分成叶支气管(左 2 个,右 3 个),其分布的肺组织即肺大叶;第一次分支成段支气管,之后不断在肺内分支 9~12 次至内径 <1mm,软骨和腺体消失的终末细支气管,至此为导气部;终末细支气管以下为肺小叶,支气管再分支 2~3 次,称呼吸性细支气管。呼吸性细支气管、肺泡管、肺泡囊和肺泡构成的末梢肺组织,称为肺腺泡(acinus),是肺部的基本功能单位,气体交换的场所。

  呼吸系统的主要功能是进行机体与外界的气体交换,在人体的各个系统中与外环境接触最频繁。呼吸道具有很强的自净和防御功能,除由气管、支气管黏膜上皮细胞、杯状细胞和腺体构成的纤毛 - 黏液排送系统外,分泌的黏液中含溶菌酶、补体、干扰素和分泌型的 IgA 等免疫活性物质,与支气管黏膜和肺巨噬细胞共同构成强有力的防御系统。所以正常人的肺泡内是无菌的。只有当呼吸道的自净和防御功能削弱或侵入的致病物质(病原生物、有害粉尘)数量过多和毒力过强或肺处于高敏状态时,将导致呼吸系统疾病的发生。

第一节　慢性阻塞性肺疾病

  慢性阻塞性肺疾病(chronic obstructive pulmonary disease,COPD)是各种原因引起的,以肺实质和小气道受损,导致慢性气道阻塞、呼吸阻力增加和肺功能不全为特点的一组慢性气道阻塞性疾病的统称,主要包括慢性支气管炎、肺气肿和支气管扩张症等疾病。

一、慢性支气管炎

慢性支气管炎(chronic bronchitis)是发生于气管黏膜及其周围组织的慢性非特异性炎症,是一种常见病,中老年多见。临床特征为反复发作的咳嗽、咳痰或伴有喘息症状,且症状每年至少持续约3个月,连续两年以上。病情持续多年者,常并发严重影响健康的肺气肿及慢性肺源性心脏病。

【病因和发病机制】

慢性支气管炎是多种因素长期综合作用所致,主要包括:①病毒和细菌感染:慢性支气管炎的发病与感冒密切相关,多发于冬春季,凡能引起感冒的病毒和细菌在慢性支气管炎的发病和复发中都起重要作用。鼻病毒、腺病毒和呼吸道合胞病毒是致病的主要病毒,而上呼吸道常驻菌中,肺炎球菌、肺炎克雷伯杆菌、流感嗜血杆菌等则可能是导致本病急性发作的主要病原菌。②吸烟:据统计,吸烟者患病率较不吸烟者高2~8倍,香烟烟雾中含有焦油、尼古丁、镉等有害物质能损伤呼吸道黏膜,削弱呼吸道的自净和免疫功能,烟雾又可刺激小气道痉挛而使气道阻力增加。③空气污染:工业烟雾、粉尘等造成的大气污染与慢性支气管炎有明显的因果关系。④过敏因素:喘息型慢性支气管炎患者往往有过敏史,以脱敏为主的综合治疗,可取得较好的治疗效果,说明过敏性因素与慢性支气管炎也有一定关系。⑤其他因素:机体内在因素如机体抵抗力降低、呼吸系统防御功能受损及内分泌功能失调等也与本病的发生发展密切相关。

【病理变化】

病变早期常局限于较大的支气管,之后可累及较小的支气管和细支气管。主要病变为:①呼吸道黏液-纤毛排送系统受损:炎性渗出和黏液分泌增多,使纤毛粘连、倒伏甚至脱落,纤毛柱状上皮变性、坏死脱落,再生的上皮杯状细胞增多,上皮反复损伤修复,可发生鳞状上皮化生;②黏膜下腺体增生、肥大,浆液性上皮发生退变和黏液化生:病变早、中期,上述各种病因刺激均可引起气管、支气管腺体的变化,引发黏液分泌亢进,是引起患者咳痰症状的病理学基础。病变后期,受损黏膜细胞逐渐退变,表现为黏膜变薄、腺泡萎缩、消失,黏液分泌逐渐减少;③气管壁及周围炎:气管壁充血水肿,淋巴细胞、浆细胞浸润,病变严重时,炎症可波及周围肺组织;④气管壁结构破坏:晚期支气管壁平滑肌萎缩(喘息型者,平滑肌束增生、肥大)、断裂,软骨可变性、萎缩或骨化(图6-1)。

【临床病理联系】

慢性支气管炎患者因支气管黏膜的炎症刺激和黏液分泌增多而出现咳嗽、咳痰的症状。痰液多呈白色黏液泡沫状,不易咳出。急性发作时,痰量增多,并可出现黏液脓性痰,肺部可闻及干、湿性啰音。支气管的痉挛狭窄及黏液和渗出物阻塞管腔常致喘息。喘息型患者发作期间,呼吸困难不能平卧,双肺满布哮鸣音。某些患者可因支气管黏膜和腺体萎缩,分泌物减少而痰量减少或无痰。长期小气道狭窄和阻塞可引起阻塞性通气功能障碍,呼气阻力增加,可并发阻塞性肺气肿和慢性肺源性心脏病。又因患者多年老体弱、机体抵抗力低下,易并发支气管肺炎,严重者可危及生命。

二、肺 气 肿

肺气肿(pulmonary emphysema)是末梢肺组织(呼吸性细支气管、肺泡管、肺泡囊和肺泡)因含气量过多而呈持久性扩张并伴有肺泡间隔破坏的一种病理改变,是支气管和肺疾病最常见的并发症。

【病因和发病机制】

肺气肿多继发于慢性支气管炎、频繁发作的支气管哮喘等疾病。吸烟、空气污染和肺尘埃沉着症等可引起肺气肿。另外,α_1-抗胰蛋白酶(α_1-AT)缺乏也与肺气肿发生关系密切。肺气肿的发生有两个基本环节:

1. 阻塞性通气障碍 慢性支气管炎时,慢性炎症使细小支气管壁结构遭受破坏及以纤维化为主的增生性改变导致气管壁增厚、变硬、管腔狭窄;管腔内的炎性渗出物及黏液形成的黏液栓使气道发生不完全阻塞。两者均导致小气道的通气障碍,久之则肺组织残气量增多,形成肺气肿。因通气障碍而引起的肺气肿又称为阻塞性肺气肿。

2. 呼吸性细支气管和肺泡壁弹性降低 细支气管壁和肺泡壁的弹力纤维具有支撑作用,并通过其回缩力排出末梢肺组织内的残余气体。长期慢性炎症损伤了大量弹力纤维时,细支气管因失去支撑,致使管腔塌陷,引起阻塞性通气障碍,而阻塞性通气障碍又使细支气管和肺泡长期处于高张力状态,肺组织弹性逐渐下降,肺内残气量增多而形成肺气肿。

【类型及病理变化】

肺气肿的分类方法很多,一般按解剖组织学部位将肺气肿主要分为肺泡性肺气肿与间质性肺气肿两种类型。

1. 肺泡性肺气肿 病变发生于肺腺泡内,常合并有小气道的阻塞性通气障碍,故也称为阻塞性肺气肿(obstructive emphysema)。

肉眼观,肺气肿呈弥漫性,肺显著膨大,边缘钝圆,颜色苍白,肺组织柔软而缺少弹性,指压后遗留压痕,触之捻发音增强(图 6-2)。

镜下见,末梢肺组织膨胀,肺泡间隔变窄、断裂,互相融合成大小不一的气囊腔。细小支气管可有慢性炎症性改变。肺泡壁毛细血管床减少,肺小动脉内膜因纤维组织增生而增厚。

2. 间质性肺气肿 肋骨骨折、胸壁穿透伤或剧烈咳嗽等引起肺内压突然升高,可造成肺泡过度扩张、破裂,空气进入肺间质从而引起间质性肺气肿。气体出现在肺膜下、肺小叶间隔,

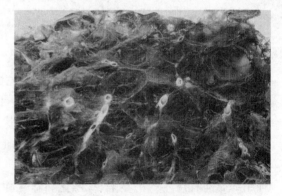

图 6-2 肺气肿
肺泡扩张呈囊状,见直径超过 1cm 的大囊泡

也可扩散至肺门、纵隔。本型肺气肿呈别针头至豌豆大的小泡状,沿肺的间隔呈串珠状排列。

3. 其他类型肺气肿 ①代偿性肺气肿:是指肺萎陷、肺叶切除后剩余肺组织或肺实变病灶周围肺组织的肺泡代偿性过度充气,通常不伴气道和肺泡壁破坏;②老年性肺气肿:是由于老年人肺组织弹性回缩力逐渐减小,呼吸时肺泡不能充分扩展和回缩,终因储气过多而引起的肺膨胀。

【临床病理联系】

本病进展缓慢。除原发病症状外,常因阻塞性通气障碍而出现呼气性呼吸困难、胸闷、气促、发绀等缺氧症状。当合并呼吸道感染时,症状加重,并可出现酸中毒,这是由于大量肺泡间隔的变窄、断裂,使呼吸膜面积和肺泡壁毛细血管床大为减少,造成通气和换气的严重障碍,出

现缺氧和二氧化碳潴留所致。重度肺气肿患者,长期处于过度吸气状态使肺容积增大,肋骨上抬,肋间隙增宽,横膈下降,胸廓前后径增大,形成肺气肿患者特有的体征——"桶状胸"。听诊时呼吸音减弱,呼气延长。X线检查示两侧肺野透明度增加。病变后期,肺泡间隔毛细血管床越来越少,肺循环阻力越来越大,长期肺动脉高压,最终导致慢性肺源性心脏病。

三、支气管扩张症

支气管扩张症(bronchiectasis)是以肺内支气管受炎性破坏而发生持久性不可复性扩张伴管壁纤维性增厚为特征的慢性呼吸道疾病。临床表现有咳嗽、大量脓痰和反复咯血等症状。本病多见于中老年人,但起病多在儿童和青少年期。

【病因及发病机制】

支气管扩张症多继发于慢性支气管炎、麻疹和百日咳后的支气管肺炎及肺结核病等。支气管壁的炎症破坏和支气管腔阻塞是本病的发病基础。因反复感染,特别是化脓性炎症常导致管壁平滑肌、弹力纤维和软骨等支撑结构破坏,削弱了支气管的回缩能力;同时受支气管壁外周肺组织慢性炎症所形成的纤维瘢痕组织的牵拉,以及咳嗽时支气管腔内压增加的影响,最终导致支气管壁持久性扩张。当肿瘤或异物压迫或阻塞支气管时,肺切面见多数显著扩张的支气管,阻塞远端的支气管腔内因有分泌物潴留,常继发感染,使支气管壁进一步遭受炎性破坏而继发扩张。

支气管扩张症还可见于先天性支气管发育不良者,因支气管的平滑肌、弹力纤维和软骨薄弱或缺失,管壁弹力降低易致支气管扩张。

【病理变化】

肉眼观,病变支气管呈管状及囊状扩张(图6-3)。

常累及段以下的中、小支气管,可单发或多发,可累及一侧或双侧肺,以下叶背部多见,左肺多于右肺。严重者可累及肺内各段支气管,使肺呈蜂窝状。扩张的支气管腔内常含有黏液脓性分泌物,偶见血性渗出物,如继发腐败菌感染可散发臭味。扩张支气管周围肺组织常有程度不等的萎陷、纤维化和肺气肿。囊状扩张常发展为肺脓肿。炎症如波及胸膜,可引起纤维蛋白性胸膜炎或化脓性胸膜炎。

镜下,病变处显示损伤及急、慢性炎症特点。支气管壁明显增厚,黏膜上皮增生伴鳞状上皮化生,可有糜烂和小溃疡形成。黏膜下充血水肿、淋巴细胞、浆细胞或中性粒细胞浸润,支气管壁腺体、平滑肌、弹性纤维和软骨不同程度萎缩或消失,由肉芽组织或纤维组织取代。邻近肺组织常发生纤维化及淋巴组织增生。

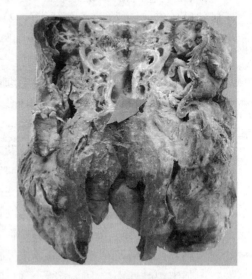

图6-3　支气管扩张

支气管呈柱状或囊状扩张,管壁增厚,病变延伸至肺膜下

【临床病理联系】

因支气管长期扩张或合并感染,炎性渗出物和黏液分泌均增多,患者表现为频发咳嗽、咳大量脓痰。如支气管壁血管遭破坏可咯血,大量咯血可致失血过多或血凝块阻塞气道,严重者危及

生命。患者常因支气管引流不畅而感胸闷、憋气，炎症累及胸膜者可出现胸痛。肺部化脓可引起发热、盗汗、食欲缺乏、消瘦等全身症状。慢性重症患者常伴严重的肺功能障碍，出现气促、发绀和杵状指等，晚期可并发肺动脉高压和慢性肺源性心脏病。多数患者最终死于肺炎的反复发作。

第二节 肺 炎

肺炎(pneumonia)是肺部急性渗出性炎症的统称，是呼吸系统的常见疾病。病因繁多，分类方法亦多。①病因分类：感染性肺炎包括细菌性、病毒性、支原体性、真菌性肺炎等，理化性肺炎包括放射性、类脂性、吸入性和过敏性肺炎等；②发生部位分类：肺泡性和间质性肺炎；③累及范围分类：大叶性、小叶性和节段性肺炎；④炎症性质分类：浆液性、纤维素性、化脓性、出血性、干酪性及肉芽肿性肺炎等。临床通常选用能反映肺炎特性和本质的名称。本节主要介绍较为常见的细菌性肺炎、病毒性肺炎和支原体性肺炎。

一、细菌性肺炎

（一）大叶性肺炎

大叶性肺炎(lobar pneumonia)是主要由肺炎链球菌引起的以肺泡内纤维蛋白弥漫渗出为主要病变特征的急性炎症。病变始于局部肺泡，迅速扩展到一个肺段甚至整个大叶。起病急骤，以寒战、高热开始，继而胸痛、咳嗽、呼吸困难和咳铁锈色痰，可有肺实变体征，病程5~10天，多见于青壮年，男女之比为(3~4)：1。近年来由于抗生素的广泛应用，发生率大幅下降，典型病变亦少见。

【病因及发病机制】

大叶性肺炎90%以上是由肺炎链球菌引起，溶血性链球菌、肺炎杆菌、金黄色葡萄球菌偶尔也可引起。肺炎链球菌寄生于正常人的鼻咽部，当过度疲劳、受寒、胸廓外伤、麻醉、酗酒等诱因存在时，呼吸道防御功能骤然减弱，寄生的细菌易侵入肺泡引起发病。侵入肺泡的细菌迅速繁殖并引发肺组织的急性变态反应，肺泡间隔毛细血管扩张、通透性增强，浆液和纤维蛋白大量渗出，并与细菌一起通过肺泡间孔或呼吸性细支气管向邻近肺组织蔓延，细菌还可以随渗出液经肺叶支气管播散，引起数个肺大叶的病变。

【病理变化及临床病理联系】

大叶性肺炎主要病理变化为肺泡内纤维蛋白性炎，渗出物集中于肺泡腔内，肺组织结构少有破坏。病变多见于左肺下叶，典型发展过程为以下四期：

1. 充血水肿期 发病第1~2天，此期主要表现为浆液性炎症。病变肺叶肿胀，呈暗红色。镜下见肺泡壁毛细血管弥漫充血，肺泡腔内多量的浆液性渗出物，并有少量的红细胞、中性粒细胞和巨噬细胞。渗出液中常可检出细菌。

此期患者可有寒战、高热、咳嗽、咳痰症状，由于肺泡内充满浆液性渗出物，故患者咳稀薄样痰。临床检查可闻及湿性啰音，白细胞计数升高和胸部X线显示片状模糊阴影。

2. 红色肝样变期(实变早期) 发病后3~4天，此期病变逐渐发展为纤维素性炎症。病变肺叶肿胀、暗红，质地变实，切面粗糙呈颗粒状，似肝脏，故称之为"红色肝样变期"。镜下见肺泡壁毛细血管进一步扩张充血,肺泡腔内充满大量的红细胞和纤维素,少量的中性粒细胞、巨噬细胞。纤维素交织成网,并穿过肺泡间孔与相邻肺泡内的纤维蛋白网相连接。渗出物中仍可检出多量细菌。

此期病变广泛者,因肺泡通气换气功能明显下降而使动脉血氧分压降低,可出现呼吸困难和发绀等缺氧症状。肺泡腔内的红细胞被巨噬细胞吞噬崩解后,形成含铁血黄素随痰液咳出,故患者常咳铁锈色痰。病变累及胸膜时,患者可出现胸痛及胸膜摩擦音,并随呼吸和咳嗽而加重。X线检查,病变肺叶呈现大片致密阴影。

3. 灰色肝样变期(实变晚期) 发病后 5~6 天,病变肺叶仍明显肿胀,充血消退,颜色由暗红逐渐变为灰白,质实如肝脏(图6-4)。镜下见肺泡壁内毛细血管因受到纤维素性渗出物的压迫而呈贫血状,肺泡腔内纤维蛋白渗出进一步增多,相邻肺泡内的纤维素互相连接现象更为明显(图 6-5)。纤维素网中有大量中性粒细胞,红细胞则已大多溶解消失。渗出液中不易检出细菌。

此期患者肺内气血发生重分布,故缺氧情况有所改善,但肺实变体征仍基本同红色肝样变期,毒血症症状有所缓解,患者其他症状也开始减轻。

4. 溶解消散期 发病后一周左右进入此期。随着特异性抗体形成和白细胞、巨噬细胞吞噬作用的增强,机体防御功能逐步加强,病原菌被消灭。中性粒细胞变性坏死,释放出大量蛋白溶解酶将渗出的纤维素溶解,坏死物由气道咳出或经淋巴管吸收。实变病灶逐渐消失,肺质地逐渐变软,肺组织逐渐恢复正常结构和功能。胸膜渗出物被机化或吸收。

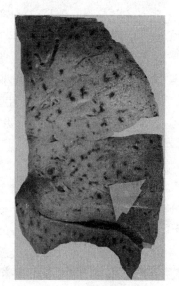

图 6-4 大叶性肺炎
病变肺叶灰白色,质实如肝

大叶性肺炎各期病变之间无绝对界限,同一肺叶不同部位可见不同病变,由于抗生素的广泛应用,典型病变已不多见,病变往往只局限于肺段。

【并发症】

由于多数患者能得到及时治疗,目前大叶性肺炎并发症已少见。

1. 肺肉质变(carnification) 少数患者由于机体反应性较差,中性粒细胞渗出过少而致蛋白溶解酶生成不足时,肺泡内渗出的纤维素不能被完全溶解,而由肉芽组织取代、机化,使肺组织实变,又称为机化性肺炎。因病变肺组织呈褐色肉样,故称肺肉质变。肺组织的功能将永久性丧失。

2. 胸膜肥厚粘连 大叶性肺炎累及胸膜且渗出较多纤维素时,如不能完全溶解吸收可发生纤维化,最后导致胸膜增厚或粘连。

3. 肺脓肿及脓胸 当患者抵抗力低下,毒力较强的肺炎球菌或伴有金黄色葡萄球菌感染而引起,受累的肺组织易形成肺脓肿,甚至伴有脓胸。

4. 中毒性休克 由严重的毒血症所致,是大叶性肺炎严重的并发症,表现为全身中毒症状和微循环衰竭,又称中毒性肺炎。如不及时有效的抢救,可以致命。

(二) 小叶性肺炎

小叶性肺炎(lobular pneumonia)是主要由化脓菌引起的,以肺小叶为病变单位的急性化脓性炎症,病变常起始于细支气管,故又称支气管肺炎。多见于小儿、年老体弱及久病卧床者。

【病因及发病机制】

许多引起支气管炎的细菌均能导致本病发生,最常见的病原菌为肺炎球菌,还有葡萄球菌、链球菌、嗜血流感杆菌和大肠杆菌等。病原菌大多数是经呼吸道侵入肺组织,极少数经血道感染引起本病。这些病原菌通常是口腔或上呼吸道内致病力较弱的常驻菌,在某些诱因作用下可致肺炎的发生,如传染病(麻疹、百日咳、白喉、流感等)或营养不良、恶病质、受寒、麻醉和手术后等因素使机体抵抗力下降,呼吸道的防御功能受损,这些常驻菌侵入细支气管远端及末梢肺组织生长繁殖,引起肺炎的发生。小叶性肺炎常以某些疾病的并发症出现,如麻疹后肺炎、手术后肺炎、吸入性肺炎、坠积性肺炎等。

【病理变化】

小叶性肺炎的病理特征是以细支气管为中心的肺组织化脓性炎症。肉眼见肺表面和切面散在的实变病灶,通常两肺同时受累,以下叶及背侧较重,病灶中央常可见病变细支气管的横断面,病灶大小不一,直径在 0.5~1cm 左右(相当于肺小叶范围),形状不规则,色暗红或带黄色。严重病例可见若干病灶相互融合,形成融合性支气管肺炎,有时甚至累及整个肺段或肺大叶,但一般不累及胸膜(图 6-6)。

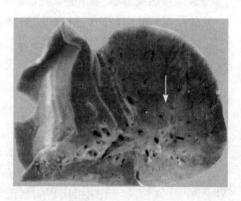

图 6-6 小叶性肺炎

病灶大小不一,直径在 0.5~1cm 左右(相当于肺小叶范围),形状不规则,色暗红或带黄色。严重病例可见若干病灶相互融合,形成融合性支气管肺炎(←)

镜下见不同发展阶段、严重程度不同的病变。早期,细支气管黏膜充血、水肿并附有黏液性渗出物,周围肺泡间隔轻度充血。随病变发展出现典型化脓性支气管炎病变:①支气管、细支气管管腔及其周围肺泡内出现较多量的中性粒细胞、脱落的上皮细胞及浆液,可见少量红细胞和纤维素;②支气管管壁充血水肿,中性粒细胞弥漫浸润;③病灶外围肺组织充血、浆液渗出,部分肺泡扩张呈代偿性肺气肿(图 6-7)。严重时,支气管和肺组织均遭破坏,呈无明显结构的化脓改变。

【临床病理联系】

虽然小叶性肺炎常为一些疾病的并发症,其临床症状常被原发疾病掩盖,但发热、咳嗽和咳痰仍是通常最常见的症状。气管黏膜受炎症及渗出物刺激而咳嗽,痰液常为黏液脓性。因病灶较小且散在分布,除融合性小叶性肺炎病例外,一般无肺实变体征。因病变细支气管及其所属肺泡内含有渗出物,故听诊可闻及湿性啰音。X 线检查可见散在的、不规则斑点状或片状阴影。

【结局和并发症】

如得到及时有效治疗,本病大多能痊愈。但在幼儿和年老体弱者,特别是并发于其他严重疾病时,预后不良。

小叶性肺炎的并发症较大叶性肺炎多且危险性大,较常见的有呼吸衰竭、心力衰竭、脓毒血症、肺脓肿和脓胸等。

二、病毒性肺炎

病毒性肺炎(viral pneumonia)是上呼吸道病毒感染向下蔓延所致的以肺间质受累为主的

急性非化脓性炎。常见的病毒主要为流感病毒、腺病毒、副流感病毒、呼吸道合胞病毒、麻疹病毒、巨细胞病毒及单纯疱疹病毒等,除流感病毒、副流感病毒外,其余病毒性肺炎多见于儿童。单一病毒可引起发病,多种病毒混合感染或继发细菌感染引起肺炎者也不少见,病毒性肺炎的病变严重程度及临床表现常有很大差别。

【病理变化】

因炎症一般从支气管、细支气管开始,沿肺间质发展蔓延,故病毒性肺炎主要表现为肺间质的炎症。肉眼除因间质充血水肿而致肺轻度肿大外,无明显其他改变。镜下可见肺泡间质明显增宽,间质(支气管管壁、小叶间隔和肺泡壁)水肿充血、淋巴细胞、单核细胞浸润,肺泡腔内一般无渗出物或仅有少量浆液。严重病例,肺泡腔内出现非化脓性渗出物,由一定量浆液和少量的巨噬细胞、纤维素及红细胞组成,甚至出现肺组织的坏死。

由流感病毒、麻疹病毒和腺病毒引起的肺炎,肺泡腔内浆液性渗出物常在腔面形成一层红染的膜状物,即透明膜形成。一些肺炎类型尤其是麻疹病毒性肺炎,细支气管及肺泡上皮细胞常明显增生、肥大并融合形成多核巨细胞,因而又有巨细胞性肺炎之称。在增生的上皮细胞和巨噬细胞内还可见病毒包涵体,包涵体可见于细胞的胞核和胞质,圆形或椭圆形,周围常有一清晰的透明晕(图6-8)。检见包涵体是病理组织学诊断病毒性肺炎的重要依据。流感病毒性肺炎不易检出病毒包涵体。

混合病毒感染或继发细菌感染时,病变更为严重和复杂,病变可呈小灶性、节段性或大叶性分布,支气管及肺组织可出现明显的坏死、出血,或混杂有化脓性病变。

【临床病理联系】

由于病毒血症,可引起发热及全身中毒症状。因炎症刺激支气管壁可出现剧烈咳嗽。由于呼吸膜增厚影响气体交换导致缺氧,可出现呼吸困难及发绀等症状。严重病例,肺部可出现实变体征,甚至导致心力衰竭和中毒性脑病。

表 6-1　大叶性肺炎与小叶性肺炎比较

	大叶性肺炎	小叶性肺炎
病因	肺炎链球菌	混合感染
好发人群	青壮年	小儿、年老体弱者
病变范围	波及部分或整个大叶	以肺小叶为单位散在分布,严重者病灶可相互融合
病变性质	纤维蛋白性炎	化脓性炎
大体特征	受累局部肺组织实变,肿胀	双肺背部及下部散在灰黄色边界较清的小病灶
镜下特征	肺泡内大量纤维素、中性粒细胞渗出	细支气管及其周围肺组织中大量中性粒细胞渗出
临床表现	咳嗽、胸痛、毒血症表现、咳铁锈色痰、肺局部实变	咳嗽、咳黏液脓痰、发热、肺实变体征不明显
X 线表现	大片致密阴影	散在小片状模糊阴影
并发症	肺肉质变、胸膜增厚或粘连、肺脓肿及脓胸、败血症及脓毒败血症、感染性休克	呼吸衰竭、心力衰竭、脓毒败血症、肺脓肿及脓胸

相关链接

严重急性呼吸综合征(severe acute respiratory syndrome,SARS)

该病于 2002~2003 年冬春之交首次暴发,是一种严重的病毒性肺炎,传染性极强,以近距离空气飞沫传播为主,直接接触感染者的粪便、尿液和血液等也可引起感染,发病有家庭和医院聚集现象。发病机制尚未明了,可能与病毒直接损害呼吸系统和免疫器官有关。

肺和免疫系统病变最为突出。肺病变:肉眼观双肺呈斑块状实变,重者双肺完全实变,表面暗红色,切面可见肺出血灶及出血梗死灶。镜下以弥漫性肺损伤为主。肺组织重度充血、水肿及出血,肺泡腔充满大量脱落和增生的肺泡上皮细胞及渗出的单核细胞、淋巴细胞和浆细胞。部分肺泡上皮胞质内见到典型的病毒包涵体。肺泡腔内广泛透明膜形成,部分病例肺泡腔内渗出物机化呈肾小球样。肺小血管壁可见纤维蛋白样坏死伴血栓形成,微血管内可见透明血栓。

脾和淋巴结病变:脾体积略缩小且质软。镜下见脾小体高度萎缩,脾动脉周围淋巴鞘内淋巴细胞减少,红髓内淋巴细胞稀疏。白髓和被膜下淋巴组织大片出血坏死。肺门及腹腔淋巴结固有结构消失,皮髓质分界不清,皮质区淋巴细胞数量明显减少,淋巴组织灶状坏死多见。心、肝、肾、肾上腺等实质器官除有小血管炎症病变外,均呈现不同程度的变性、坏死和出血。

主要临床表现:起病急骤,多以发热为首发症状,体温高于 38℃,可伴有头痛、肌肉和关节酸痛。干咳少痰,严重者表现为呼吸窘迫。外周血白细胞计数多降低或不升高,常有淋巴细胞计数减少。X 线肺部可见不规则的片状浸润阴影。

本病如能及时发现并有效治疗多数可治愈,约 5% 的严重病例主要因呼吸衰竭而死亡。

三、支原体性肺炎

支原体性肺炎(mycoplasmal pneumonia)是由肺炎支原体感染引起的一种间质性肺炎。儿童和青少年发病率高,主要经飞沫传播,常为散发,以发热、顽固而剧烈咳嗽但痰少为主要症状。

【病理变化】

肺炎支原体侵犯呼吸道可引起上呼吸道、气管及支气管炎和肺的炎症。肺内病变常累及一个肺叶,呈灶状分布,下叶多见。肉眼常呈暗红色,切面可有少量红色泡沫状液体流出,气管、支气管内有少量黏液性渗出物,一般不累及胸膜。镜下见病灶内肺泡间隔、细支气管壁及周围间质明显增宽,血管充血,间质水肿伴大量淋巴细胞、单核细胞和少量浆细胞浸润。肺泡腔内无渗出或仅见少量混有单核细胞的浆液。细支气管黏膜上皮常保持完好。严重病例,支气管上皮和肺组织可明显坏死、出血,此时往往伴有中性粒细胞浸润。

【临床病理联系】

患者起病较急,多有发热、头痛、咽喉痛等症状。突出的表现是支气管和细支气管的急性炎症引起的剧烈咳嗽、气促和胸痛，痰量不多。听诊可闻及干、湿性啰音，胸部 X 线显示阶段性纹理增强及网状、斑片状阴影。本病临床不易与病毒性肺炎鉴别，可由分泌物培养出支原体而确诊。本病预后良好，死亡率 0.1%~1%。

第三节 肺硅沉着症

肺硅沉着症（silicosis）简称硅肺，是长期吸入含游离二氧化硅（SiO_2）粉尘所引起的一种常见职业病。从事开矿、采石及在石英粉厂、玻璃厂、耐火材料厂生产作业的工人易患本病。患者多在接触硅尘 10 年后发病，病变进展缓慢，脱离硅尘环境后，肺部病变仍继续发展。

【病因及发病机制】

空气中游离二氧化硅粉尘是本病病原，发病与否与二氧化硅数量、颗粒大小及形状密切相关。当吸入量超过肺的清除能力时，粉尘便沉于肺内。硅尘微粒的大小是致病的又一重要因素，微粒愈小，在空气中的沉降速度愈慢，被吸入的机会就愈多，小于 5μm 的硅尘才能被吸入肺泡而引起硅肺病变，其中尤以 1~2μm 的硅尘粒子致病力最强。还有研究表明虽然不同形状的二氧化硅结晶都可致病，但以四面体的石英结晶作用最强。

硅肺的发生机制目前认为主要与 SiO_2 的化学性质以及巨噬细胞有关。硅尘微粒吸入到肺泡，被聚集于肺泡间隔或支气管周围间质的巨噬细胞吞噬后，SiO_2 与水聚合成硅酸，硅酸是一种强的成氢键化合物，其羟基与吞噬溶酶体膜上的磷脂或脂蛋白上的氢原子形成氢键，使溶酶体膜的通透性升高或膜的稳定性遭破坏，溶酶体破裂后释出硅尘和细胞崩解产物，这些释出物一方面引起肺组织的炎症反应、成纤维细胞增生和肺纤维化；另一方面又吸引更多的巨噬细胞聚集，巨噬细胞进行再吞噬并形成结节。这种过程不断重复，使病变不断发展、加重。此外，免疫因素在硅肺发病中也可能起作用，有证据表明玻璃样变的硅结节内含有较多的免疫球蛋白，患者血清也有 IgG、IgM 及抗核抗体等的异常。

【病理变化】

硅肺的基本病变是硅结节形成和肺组织弥漫性纤维化（图 6-9）。硅结节一般直径 2~5mm，圆形或类圆形且边界清楚，灰白色，触之有砂粒感。随着病变的发展，硅结节可逐渐增大或互相融合成团块状，其中央常因缺血发生坏死、液化，形成硅肺性空洞。

镜下早期为由吞噬硅尘的巨噬细胞局灶性聚集而形成的细胞性结节。随病变进展，成纤维细胞增生逐渐形成纤维性结节，结节内胶原纤维呈同心圆或漩涡状排列，结节内部分胶原纤维发生玻璃样变（图 6-10）。结节中央有时可见管壁增厚、管腔狭窄的小血管。

除硅结节形成外，肺组织内可见不同程度的弥漫纤维化，晚期患者纤维化范围可累及 2/3 以上的肺组织，胸膜也因纤维组织增生而增厚，严重时胸膜的厚度可达 1~2cm。

【分期和病变特征】

根据肺硅沉着病的肺部病变程度和范围，可将本病分为三期（表 6-2，图 6-11）。

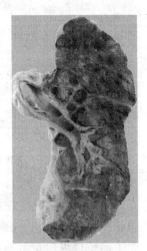

图 6-9 硅肺

肺门淋巴结硅结节形成及肿大，肺硬度增加，硅结节密集并融合成团块状

表 6-2 硅肺 3 期病变比较

分期	肺门淋巴结	肺内病变	胸膜
一期	局限性肿大	近肺门处见少许硅结节	轻度增厚
二期	肿大	硅结节散布全肺 近肺门处尤多见	明显增厚
三期	明显肿大	结节融合成硅肺团块 中央空洞形成	显著增厚

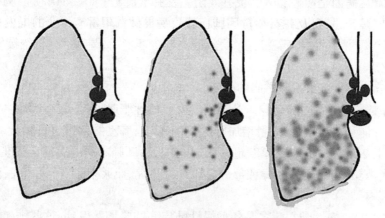

图 6-11 硅肺三期病变进展示意图

根据病变的范围和程度分三期,分别示Ⅰ期、Ⅱ期及Ⅲ期硅肺

Ⅰ期硅肺:主要是肺门淋巴结内硅结节形成和纤维化改变。肺组织结节数量少,直径一般在1~3mm,且主要分布在两肺中、下叶近肺门处。X线检查肺门阴影增大,密度增加,肺野内可见少量硅结节阴影。胸膜可有硅结节形成,但增厚不明显。

Ⅱ期硅肺:硅结节数量多并伴有明显肺纤维化。结节弥散于双肺,但仍以中、下肺叶靠近肺门附近比较集中,病变范围不超过全肺1/3。X线检查,肺野中硅结节阴影密集,直径多小于1cm。肺重量、体积、硬度均有增加,胸膜有增厚。

Ⅲ期硅肺:硅结节密集与纤维化融合成瘤样团块,病灶周围常有肺气肿和肺不张,大块病灶中可见硅肺空洞。X线检查肺内可见直径超过2cm的大阴影,肺门淋巴结肿大且密度高,可出现蛋壳样钙化。肺的重量和硬度明显增加。

【并发症】

硅肺晚期较易合并以下疾病:

1. 肺结核病 硅肺患者最易并发肺结核病,称硅肺结核病,Ⅲ期硅肺患者病发率可高达70%以上。此种结核病变的发展速度和累及范围均比单纯肺结核病者更快、更广,也更易形成空洞,可因大出血而致死亡。

2. 慢性肺源性心脏病 晚期硅肺患者并发肺源性心脏病者占60%~75%。主要由于弥漫性肺间质纤维化等病变引起的肺动脉高压所致,严重者可因右心衰竭而死亡。

第四节　慢性肺源性心脏病

慢性肺源性心脏病(chronic cor pulmonale)是因慢性肺疾病、肺血管及胸廓病变引起肺循环阻力增加而致以肺动脉压力升高和右心室肥厚、扩张为特征的心脏病,简称肺心病。

【病因】

肺心病最常见病因是慢性支气管炎并发阻塞性肺气肿(占80%~90%),因胸廓运动受限引起的限制性通气障碍也可以引起,少数因肺血管疾病导致。但都有一个共同的病理过程即肺动脉高压。

【病理变化】

肺心病的病变包括肺组织和右心的改变。

1. 心脏病变　右心室因肺动脉压升高而发生代偿性肥厚,这是肺心病最主要的病理形态改变。肉眼见心体积明显增大,重量增加可达800g以上,肺动脉圆锥显著膨隆,心尖钝圆。通常以肺动脉瓣下2cm处右心室壁厚度超过0.5cm作为诊断肺心病的病理学标准。镜下见心肌细胞肥大,核大浓染,还可见缺氧导致部分心肌纤维萎缩、肌浆溶解、横纹消失,间质水肿和胶原纤维增生等。

2. 肺组织病变　慢性肺心病多是各种慢性肺疾病的晚期并发症,这些肺疾病均以弥漫性肺纤维化或肺气肿为共同结局,除此之外是肺小动脉的变化,尤其是肺小血管重建,包括无肌型细动脉肌化及肌型小动脉中膜增生、肥厚,内膜下出现纵形平滑肌束等。还可见肺小动脉炎、腔内血栓形成及肺泡间隔毛细血管床减少。

【临床病理联系】

临床发展缓慢,除原有肺疾病的临床表现外,逐渐出现呼吸衰竭和右心功能衰竭的临床表现。主要有心悸、气急、发绀、肝脾大、下肢水肿等。病情严重尤其继发肺感染者,由于缺氧和二氧化碳潴留、呼吸性酸中毒等可引起脑水肿或并发肺性脑病,可出现头痛、烦躁不安、抽搐、嗜睡甚至昏迷等症状。

第五节　呼吸系统常见肿瘤

一、鼻　咽　癌

鼻咽癌(nasopharyngeal carcinoma)是起源于鼻咽黏膜和腺体的恶性肿瘤。我国以广东、广西、福建等地发病率较高,亦被称为"广东癌"。发病年龄多在40~50岁之间,男性多于女性。主要症状有鼻塞、鼻出血以及耳鸣、复视和颈部淋巴结肿大等。鼻咽癌对放射治疗较敏感,其中以泡状核细胞癌最为敏感。

【病因】

鼻咽癌的病因尚未完全清楚,可能与病毒、遗传等方面因素有关。

1. EB病毒感染　目前已知EB病毒与鼻咽癌关系密切。已发现癌细胞内有EBV-DNA和核抗原。90%以上的患者血清中可检出EB病毒核抗原、膜抗原和壳抗原等多种成分的相应抗体。但EB病毒引起癌变的机制还不清楚。

2. 遗传因素　流行病学调查表明鼻咽癌不仅有明显的地域性,一些病例还有明显的家族性。高发区居民移居外地或国外,其后裔发病率也远远高于当地居民。

3. 化学致癌物质　有些化学物质如多环芳烃类、亚硝胺类、微量元素镍等与鼻咽癌发病有一定关系。

【病理变化】

鼻咽癌最多见于鼻咽顶部,其次为外侧壁和咽隐窝,前壁最少见。早期表现为局部黏膜粗糙或微隆起,或呈颗粒状小结节。癌组织继续发展可形成结节型、菜花型、黏膜下浸润型及溃疡型肿块,结节型最多见。黏膜下浸润型者往往黏膜尚完好时癌组织早已浸润和转移,常以颈部淋巴结肿大为最早出现的临床症状。

多数鼻咽癌起自鼻咽黏膜柱状上皮,少数发生于鳞状上皮。主要组织学类型为鳞状细胞癌和腺癌。

1. 鳞状细胞癌

(1) 分化型鳞状细胞癌:分为角化型(高分化鳞癌)和非角化型(低分化鳞癌),后者为最常见类型,且与EB病毒感染关系密切。

(2) 未分化型鳞状细胞癌:有两种形态学表现,一种为大细胞(泡状核细胞癌)型,较多见,癌巢不规则,癌细胞胞质丰富,境界不清楚,往往呈合体状,胞核大,圆或卵圆形且呈空泡状,染色质少,有1~2个肥大核仁,核分裂象不多见,在癌细胞间多见淋巴细胞浸润(图6-12)。另一种为小细胞型,细胞小、圆或短梭形,胞质少,无明显巢状结构,易与恶性淋巴瘤及其他小细胞性肿瘤混淆。

2. 腺癌　高、低分化两型腺癌均较少见。

【蔓延和转移】

1. 直接蔓延　肿瘤向上蔓延可破坏颅底骨侵入颅内,易使第Ⅱ~Ⅵ对脑神经受损。肿瘤向外侧蔓延,可侵犯咽鼓管而进入中耳。亦可向前进入鼻腔,甚至侵入眼眶。

2. 淋巴道转移　癌细胞早期经淋巴道转移,先经咽后淋巴结至颈上深淋巴结。颈淋巴结转移多在同侧,后期可双侧都受累,只转移到对侧者极少。患者常在颈上部胸锁乳突肌上端出现无痛结节,一半以上患者以此为首发症状。肿大的淋巴结可互相粘连,形成颈部大而硬的肿块,可压迫Ⅳ~Ⅵ对脑神经和颈交感神经而引起相应症状。

3. 血道转移　以肝、肺、骨转移常见,亦可转移至肾、肾上腺和胰腺等处。

二、肺　癌

肺癌(lung cancer)是起源于支气管和肺泡上皮细胞的常见恶性肿瘤。半个世纪以来我国肺癌的发病率和死亡率一直呈明显上升趋势。90%以上发病年龄在40岁以后,女性肺癌的患病率呈较快的上升趋势。

【病因】

目前认为吸烟、某些环境致癌因素与肺癌的发生关系密切。

1. 吸烟　国际上公认吸烟是引起肺癌的最重要危险因素。许多研究证实吸烟者肺癌发病率比普通人高 20~25 倍,吸烟量及烟龄与肺癌发病率呈正相关。烟雾中含多种有害的化学物质,尤其 3,4- 苯并芘、尼古丁、焦油是确定的致癌物质。降低焦油含量或加用过滤嘴改变烟草中致癌成分,则肺癌的组织学类型也发生变化,证明吸烟与肺癌的发生密切相关。

2. 环境致癌因素　由于工业排放废气、粉尘及家庭排烟等使空气中 3、4 苯并芘、二乙基亚硝胺和砷等致癌物质的含量较高,故大城市和工业区肺癌的发生率和死亡率均较高。长期接触放射性物质(铀)或吸入含有石棉、铬、镍等化学致癌粉尘的工人,肺癌发生率明显增高。目前还有资料显示,吸入家居装饰材料散发的氡等物质也是肺癌发病的危险因素。

【病理变化】

绝大多数肺癌起源于支气管黏膜上皮,源于肺泡上皮细胞者极少。

1. 大体类型　根据肿瘤在肺内分布特点,将其分为中央型、周围型和弥漫型三种主要类型。

(1) 中央型:癌组织位于肺门部,发生于主支气管或肺叶支气管,约占肺癌总数的 60%~70%。癌组织常破坏支气管向周围浸润,以致在肺门或其附近逐渐形成与肺门淋巴结融合的形态不规则的灰白色巨大肿块(图 6-13)。

(2) 周围型:癌组织发生于肺段及段以下支气管,占肺癌总数的 30%~40%。在靠近胸膜的肺周边部形成单发的境界不甚清楚的球形结节,直径常在 2~8cm 之间(图 6-14)。

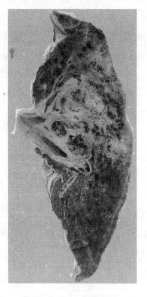

图 6-13　中央型肺癌

肺门部巨大癌肿压迫、阻塞支气管

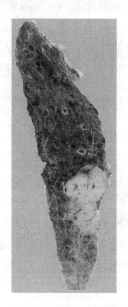

图 6-14　周围型肺癌

肺周边部单发的球形或分叶状结节

(3) 弥漫型:此型仅占全部肺癌的 2%~5%,癌组织起源于末梢肺组织,沿肺泡管及肺泡呈弥漫浸润生长,侵犯肺大叶的一部分或整个肺大叶,也可在多个肺叶形成多发结节,易与肺转移癌混淆。

2. 组织学类型　肺癌组织学表现复杂,目前多采用 1999 年由世界卫生组织(WHO)提出的肺癌的 6 个基本类型分类法。实际上,部分肺癌并非表现单一的组织学形态,而是多种组织学形态混合存在,此类病例常以其主要组织学表现归类,近年来由于分子生物学和肺癌个体化治疗的高速发展,对肺癌病理学分类也提出了更高的要求。

(1) 鳞状细胞癌:最常见,约占肺癌手术切除标本的 60% 以上,其中 80% 以上为中央型肺癌。中老年患者居多且多有吸烟史。因该型多发生于段以上大支气管,纤维支气管镜检查易被发现。依据癌组织的分化程度可分为高、中和低分化鳞癌三型。高分化鳞癌的癌巢中有角化珠形成;中分化时可见细胞角化现象,但无角化珠形成;低分化鳞癌癌巢界限不明显,细胞异型性大,无细胞角化及角化珠形成。

(2) 腺癌:此型发生率仅次于鳞癌,近年发生率有明显上升趋势,女性患者多见。约 65% 为周围型,肿块常累及胸膜。分化程度亦可表现为高、中和低分化三种形式。分化最好者为细支气管肺泡癌,此型肉眼形态多为弥漫型或多结节型,镜下可见癌细胞沿肺泡管壁、肺泡壁或细支气管壁单层或多层柱状生长,形成腺样结构并常有乳头形成,大部分肺泡间隔仍保存;中分化腺癌特点是有腺管或乳头形成及黏液分泌;低分化腺癌常无腺腔结构,呈实心条索状且很少见分泌现象,细胞异型明显。

(3) 小细胞癌(小细胞神经内分泌癌):过去称为小细胞未分化癌,本型占肺癌的 10%~20%,是肺癌中恶性程度最高的一型,生长迅速并易早期转移,存活期大多不超过一年,手术效果差,癌细胞呈小圆形或梭形,胞质少,似裸核,深染,弥漫分布或呈巢状、条索状。但对放疗及化疗敏感。小细胞癌多为中央型肺癌,迅速向肺实质浸润形成巨块。镜下,癌细胞呈较小的圆形或卵圆形,也可呈梭形或燕麦形,细胞弥漫分布或呈巢状、条索状或菊花形排列,胞质少,似裸核,核深染,核分裂象多见,燕麦形、短梭形细胞较多时称之为燕麦细胞癌。

(4) 大细胞癌:又称大细胞未分化癌,约占肺癌总数的 10%。本型恶性程度高,转移早且广泛,生存期多在一年以内。大细胞癌半数以上为中央型,肿块常较大。镜下主要特点为癌细胞体积大,胞质丰富,均质淡染,癌细胞具有高度异型性。

(5) 腺鳞癌:占肺癌总数的 10% 以下。癌组织内含有腺癌和鳞癌大致相等的两种成分。此型肺癌的发生一般认为是源于支气管上皮具有多种分化潜能的干细胞,可分化形成不同类型的癌组织。

(6) 肉瘤样癌:为近年 WHO 新列出的一种少见、高恶性肺癌类型。癌组织分化差,根据细胞形态和成分又可将其分为多形性癌、梭形细胞癌、巨细胞癌等多种亚型。

【扩散途径】
①直接蔓延:中央型肺癌常直接侵入纵隔、心包及周围血管,或沿支气管蔓延。周围型肺癌可直接侵犯胸膜并侵入胸壁。②转移:肺癌常较早、较快地发生淋巴道转移,一般首先转移至支气管旁、肺门淋巴结,再扩散至纵隔、锁骨上及颈淋巴结。周围型肺癌癌细胞还可进入胸膜下淋巴丛,形成胸膜下转移灶并引起血性胸腔积液。血道转移常见于脑、肾上腺、骨等器官和组织,也可转移至肝、肾、胰、甲状腺和皮肤等处。

【临床病理联系】
多数患者早期无明显临床症状。部分患者出现咳嗽、痰中带血、胸痛及咯血等症状,而此时多已进入晚期。患者的症状和体征与肿瘤的部位及扩散范围有关,肺癌可刺激、破坏气管壁引起呛咳及痰中带血甚至咯血等症状;癌组织压迫支气管可引起远端肺组织局限性肺不张或肺气肿;癌组织侵犯胸膜可引起胸痛及血性胸水;侵入纵隔压迫上腔静脉可导致面、颈部水肿;位于肺尖的癌组织常侵犯交感神经,引起病侧眼睑下垂、瞳孔缩小和胸壁皮肤无汗等交感神经麻痹症状,称 Horner 综合征;侵犯臂丛神经可出现上肢疼痛和肌肉萎缩等;侵犯喉返神经可引起声音嘶哑。

　　神经内分泌癌可有异位内分泌症状。尤其是小细胞肺癌可因分泌 5- 羟色胺过多而引起类癌综合征,表现为由支气管痉挛引起的哮鸣样喘息,伴有阵发性心动过速、水样腹泻、皮肤潮红等。

 学习小结

　　呼吸系统疾病是临床的常见病,多发病。主要包括感染性疾病和肿瘤性疾病。

　　肺炎是病原微生物引起的肺组织急性炎症,因病原体的不同导致出现不同的好发人群、病理和临床表现等。大叶性肺炎与小叶性肺炎两者既有区别也有联系。

　　慢性阻塞性肺病是一组以气道部分或完全阻塞为特征的疾病。各种原因导致气道的功能和结构改变,最终引起呼吸功能障碍,甚至心功能障碍。

　　肺癌是肺组织的原发性恶性肿瘤,早期肺癌和隐性肺癌的概念需要掌握,早期肺癌是指癌灶局限于支气管管壁内,无管壁外侵袭,或癌灶直径在 2cm 以内,均无转移者。隐性肺癌是指痰液检查找到癌细胞,X 线胸片未发现癌灶,手术切除经病理证实为原位癌或早期浸润癌无转移者。中晚期肺癌的大体分型与病理分型有联系,扩散主要通过局部浸润和淋巴道转移,可并发血道转移。

复习题

1. 请用大叶性肺炎各期病变特点解释其临床表现。
2. 硅肺患者为何在脱离了致病粉尘工作环境后病变仍继续发展?
3. 试述中晚期肺癌的大体分型与病理分型及其之间的关系。

（徐若冰）

第 七 章

消化系统疾病

学习目标 ▮▮▮

1. 掌握慢性胃炎的类型及其病理特点,溃疡病的病理变化、结局及并发症;病毒性肝炎的基本病理变化、各型病毒性肝炎的病理变化特点及临床与病理联系;肝硬化及假小叶概念,肝硬化的病理变化及临床与病理联系;消化管常见恶性肿瘤病变的共同特点,各器官早期癌的诊断标准及扩散方式。
2. 熟悉胃炎的类型、溃疡病的病因;病毒性肝炎的病因和传染途径、肝硬化的病因;消化管常见恶性肿瘤组织学类型。
3. 了解慢性溃疡病、病毒性肝炎、肝硬化的发病机制;Crohn 病、慢性溃疡性结肠炎的概念、病变特点及临床病理联系;消化系统常见恶性肿瘤病变的病因及发病机制、类型及临床病理联系。

　　消化系统是由与外界直接相通的消化管(口腔、食管、胃、肠及肛门)和相对封闭的消化腺(涎腺、肝、胆、胰及消化管的黏膜腺体)组成,其主要功能是从外界摄取、消化食物,吸收营养物质并排泄食物残渣,同时还有合成及分泌等功能。消化系统是机体各系统中最易患病的部位,尤以炎症性与肿瘤性疾病居多。本章将着重介绍消化系统的一些常见病、多发病。

第一节　胃　　炎

　　胃炎(gastritis)是指各种原因引起的胃黏膜的炎症,是消化道最常见的疾病之一,可分为急性胃炎和慢性胃炎。

一、急　性　胃　炎

　　急性胃炎(acute gastritis)是指胃黏膜的急性炎症。主要因理化因素引起,其次是生物因素所致。常见的有以下四类。

(一) 急性单纯性胃炎

　　又称急性卡他性胃炎、刺激性胃炎。多因暴饮暴食、食用过热或刺激性食品以及烈性酒所致。胃镜可见黏膜充血、水肿,黏膜表面附有黏液,有时可见黏膜糜烂。

(二)急性出血性胃炎

主要与服药不当(阿司匹林、大量肾上腺皮质激素等)、过量饮酒及应激反应(出现在败血症、大手术、严重创伤、大面积烧伤时)有关。病变表现为胃黏膜出血合并轻度糜烂,或见多灶浅表性应激性溃疡(stress ulcer)。

(三)急性腐蚀性胃炎

主要因吞服强酸、强碱或其他腐蚀性化学剂所致。病变表现为胃黏膜坏死、脱落,病情多较严重者出现穿孔。

(四)急性感染性胃炎

比较少见,可由金黄色葡萄球菌、链球菌或大肠杆菌等化脓菌经血道(败血症或脓毒血症)或胃外伤直接感染所致,可引起急性蜂窝织炎性胃炎。

二、慢 性 胃 炎

慢性胃炎(chronic gastritis)是各种致病因素引起的胃黏膜的慢性非特异性炎症,其发病率高,并随年龄的增长而增加。其病因和发病机制目前尚未完全明了,可由急性胃炎反复发作迁延而来,也可由其他因素所致(如幽门螺旋杆菌感染、自身免疫损伤及十二指肠液反流等)。根据病理变化可分为浅表性、萎缩性、肥厚性和疣状胃炎四种类型。

(一)慢性浅表性胃炎

慢性浅表性胃炎又称慢性单纯性胃炎,是最常见的胃黏膜炎症性病变。国内纤维胃镜检出率高达 20%~40%,以胃窦部为常见。

胃镜见,病变呈灶性或弥漫性,病变胃黏膜充血、水肿,表面覆盖灰白色或灰黄色黏液性渗出物,有时伴有点状出血或糜烂。镜下见,炎症主要位于黏膜浅层,表现为黏膜浅层充血、水肿和上皮坏死脱落,固有层有淋巴细胞、浆细胞浸润。

(二)慢性萎缩性胃炎(chronic atrophic gastritis)

多发生于中老年人,胃窦部最常见。主要病变为胃黏膜的萎缩性变化和化生。临床可有胃酸减少或缺乏、消化不良、上腹不适或触痛、贫血等症状。

胃镜见:①病变部黏膜色泽由橘红色变为灰色;②胃黏膜变薄,皱襞变平甚至消失,表面呈细颗粒状;③黏膜下血管清晰可见。镜下见:①病变区胃黏膜全层淋巴细胞、浆细胞浸润,可伴有淋巴滤泡形成。②胃黏膜变薄,固有层内腺体变小,数目减少,部分腺体囊性扩张。③肠上皮化生和假幽门腺化生。胃窦部腺上皮中出现分泌黏液的杯状细胞、有刷状缘的吸收细胞及潘氏细胞,形态结构与肠黏膜相似,故称肠上皮化生。在胃体和胃底部壁细胞和主细胞消失,代之以黏液分泌细胞,称为假幽门腺化生。目前认为肠上皮化生与胃癌发生关系密切(图 7-1)。

萎缩性胃炎可分为 A、B 两型。A 型我国少见,发病与自身免疫有关,故又称自身免疫性胃炎,多见于胃体部,患者血中可检出抗壁细胞自身抗体和抗内因子自身抗体,并有维生素 B_{12} 吸收障碍,常合并恶性贫血;B 型我国多见,好发于胃窦,与幽门螺旋杆菌感染关系密切;A、B 两型萎缩性胃炎的病理变化基本相同。

(三)肥厚性胃炎

又称 Menetrier 病。此型胃炎的病因和发病机制尚不清楚,病变主要发生在胃底及胃体部。

胃镜见,黏膜肥厚,皱襞加深、变宽,呈脑回状。镜下见,黏膜表面黏液分泌细胞增多,腺体肥大增生,腺管延长;壁细胞和主细胞可减少;炎性细胞浸润不明显。

因胃酸分泌减少、黏液形成增多,因而临床上多数患者有消化不良的表现,并且因大量蛋白从胃液丢失而出现低蛋白血症。

(四)疣状胃炎

原因不明,病变多见于胃窦部。

胃镜见,胃黏膜表面见多数结节状、痘疹样突起。突起呈圆形或不规则形,直径0.5~1.0cm,高约0.2cm,中心有凹陷,形似"痘疹"。镜下见,在活动期,病变表现为"痘疹"中央上皮变性、坏死,继而脱落发生糜烂、凹陷,表面被急性炎性渗出物覆盖。在修复期,病变可表现为上皮再生修复或伴非典型增生。

第二节 消化性溃疡

消化性溃疡(peptic ulcer)是指胃或十二指肠黏膜形成慢性溃疡,溃疡处黏膜的缺损超过黏膜肌层,是一种常见病,因溃疡的发生与胃液的消化作用有关,故称消化性溃疡。据统计,十二指肠溃疡(duodenal ulcer,DU)约占溃疡病的70%,胃溃疡(gastric ulcer,GU)约占25%,两者并存的复合性溃疡约占5%。多见于成人(20~50岁之间),男性多于女性。临床主要表现为周期性上腹部疼痛、反酸、嗳气等。本病常反复发作,呈慢性经过。

【病因及发病机制】

消化性溃疡的病因及发病机制尚未完全阐明,目前认为其发生与以下因素有关。

1. **胃及十二指肠黏膜屏障受损** 胃及十二指肠黏膜屏障受损是消化性溃疡形成的重要原因。正常的胃及十二指肠黏膜屏障包括:①黏液屏障,黏液覆盖于黏膜表面,避免胃酸及胃蛋白酶与黏膜的直接接触,且黏液为碱性,具有中和胃酸的作用;②黏膜上皮屏障,由黏膜自身的完整性、较强的再生能力及黏膜上皮细胞的脂蛋白构成,可阻止胃酸中氢离子发生逆向弥散进入黏膜内;③黏膜充足的血液供应可清除损伤因子,提供再生的营养物质。当胃及十二指肠黏膜屏障因某些原因(如幽门螺旋杆菌感染、长期服用非固醇类抗炎药、吸烟、精神过度紧张、受寒和不良饮食习惯等)使其受损时,胃液中的氢离子可发生逆向弥散进入黏膜,不仅可以直接损伤血管内皮细胞,促使黏膜中的肥大细胞释放组胺,导致微循环障碍,还可触发胆碱能反射,促进胃蛋白酶原分泌,加强胃液的消化作用,导致溃疡形成。氢离子由胃腔进入胃黏膜的弥散能力在胃窦部为胃底部的15倍,而十二指肠又为胃窦部的2~3倍,溃疡好发于十二指肠及胃窦部可能与此有关。

2. **胃液的消化作用** 研究证明,消化性溃疡的最终形成是由于胃液对胃壁的自我消化所致,在黏膜防御能力削弱的基础上,胃液对胃壁的自我消化作用得以充分发挥。十二指肠溃疡时可见分泌胃酸的壁细胞总数明显增多,使胃酸分泌增多。空肠和回肠为碱性环境,极少发生溃疡。可是做过胃肠吻合术后,吻合处的空肠则可因胃液的消化作用而形成溃疡。这些均说明胃液对胃壁的自我消化过程是溃疡病形成的原因。

3. **神经、内分泌功能的失调** 神经、内分泌功能的失调可导致胃酸分泌增多。如前所述,十二指肠溃疡患者的胃酸分泌明显高于正常人,这与迷走神经功能亢进有关;而胃溃疡患者胃酸分泌增多,是由于迷走神经兴奋性降低,胃蠕动减弱,食物潴留,刺激胃窦部,促胃液素分泌增加所致。各种原因使肾上腺皮质激素释放增多,也可使胃酸分泌增加、黏液分泌减少。

4. 遗传因素　部分溃疡病患者有家族性高发倾向,O型血者发病率较其他血型者高1.5~2倍以上,提示溃疡病的发生可能与遗传有关。

相关链接

研究表明,幽门螺旋杆菌(HP)在消化性溃疡病的发病机制中具有重要作用。实验证明,幽门螺旋杆菌(HP)感染能破坏胃黏膜屏障,其机制如下:

1. HP可分泌能催化游离氨生成尿素酶和裂解胃黏膜糖蛋白的蛋白酶,还可产生能破坏黏膜表面上皮细胞脂质膜的磷酸酯酶,以及有生物活性的白三烯和二十烷等,有利于胃酸直接接触上皮并进入黏膜内。

2. HP能促进胃黏膜G细胞增生,导致胃酸分泌增加。

3. HP能趋化中性粒细胞,后者释放出髓过氧化物酶而产生次氯酸,此时在氨的存在下就会合成一氯化氨,次氯酸、一氯化氨均能破坏黏膜上皮细胞。

4. HP可释放一种细菌型血小板激活因子,促进表面毛细血管内血栓形成而导致血管阻塞、黏膜缺血等,从而破坏胃及十二指肠黏膜屏障,诱发消化性溃疡。

5. 体外实验发现HP易于黏附到表达O型血抗原的细胞上,这是否与上述O型血人群胃溃疡发病率较高有关尚待进一步确认。

【病理变化】

肉眼观,胃溃疡多位于胃小弯近幽门处,尤其多见于胃窦部。常单发,溃疡呈圆形或椭圆形,直径多在2cm以内。溃疡的边缘整齐,状如刀切,底部平坦,多深达肌层甚至浆膜层,溃疡周围黏膜皱襞因受溃疡底部瘢痕组织的牵拉而呈放射状向溃疡的中央集中(图7-2)。因胃的蠕动,一般溃疡的贲门侧较深,呈潜掘状,幽门侧较浅,呈阶梯状。十二指肠溃疡多发生于球部的前、后壁,溃疡一般较胃溃疡小而浅,直径多在1cm以内。

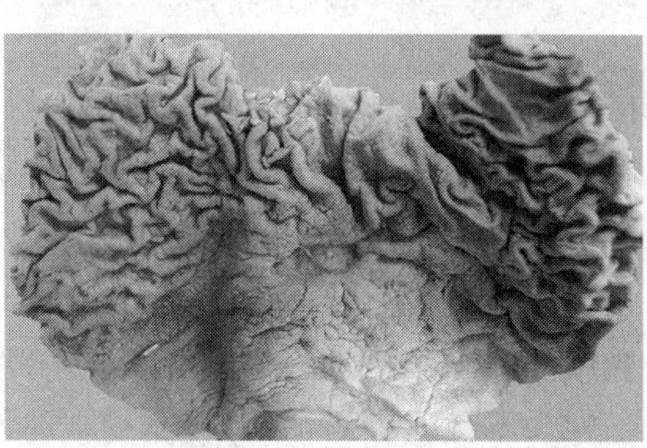

图7-2　慢性胃溃疡
溃疡呈卵圆形,直径小于2cm,边缘整齐,黏膜皱襞向周围放射状排列

镜下见,溃疡底部由内向外分四层:①渗出层,此层可见白细胞、纤维素等少量炎性渗出物;②坏死层,位于渗出层的下方,可见坏死组织的细胞碎片;③肉芽组织层,位于坏死组织层的下方,可见新生的毛细血管、增生的成纤维细胞和少量的炎性细胞;④瘢痕层,位于溃疡底部的最下层,由肉芽组织移行为瘢痕组织(图7-3)。

其他改变:①溃疡边缘常可见黏膜肌层和肌层粘连、愈着的现象。②增殖性动脉内膜炎(proliferative endarteritis),位于瘢痕组织内的小动脉因受炎性刺激而发生,其管壁增厚、管腔狭窄或有血栓形成,导致局部血供不足,妨碍再生,从而使溃疡不易愈合;但这种病变又可防止血管破溃、出血。③溃疡底部的神经节细胞及神经纤维常发生变性和断裂,有的神经纤维断端呈小球状增生,这可能是引起疼痛的原因之一。

【临床病理联系】

1. 腹痛 溃疡病患者的主要临床表现是周期性上腹部疼痛,这种疼痛与进食有较明显的关系。胃溃疡与十二指肠溃疡患者的疼痛规律性不同。胃溃疡的疼痛多出现在餐后半小时至一小时内,下一餐前消失。这是由于进食后促胃液素分泌亢进,使壁细胞分泌胃酸增多,刺激溃疡创面和局部神经末梢,以及胃壁平滑肌收缩或痉挛而引起疼痛。待胃排空后,疼痛即缓解。十二指肠溃疡疼痛则出现在午夜或饥饿时,进餐后减轻或完全消失。这是由于十二指肠溃疡患者迷走神经功能亢进,在空腹时也有胃酸分泌增多,刺激溃疡面及神经末梢,引起疼痛。进食后,食物中和稀释了胃酸,疼痛即缓解。

2. 反酸、呕吐 这是由于胃酸刺激引起幽门痉挛及胃逆蠕动,使酸性内容物向上反流或幽门部梗阻所致。

3. 嗳气及上腹部饱胀感 这是由于消化不良,胃排空时间延长,使内容物滞留而发酵等原因引起。

【结局及并发症】

1. 愈合 溃疡表层渗出物及坏死组织被吸收、排除后,由底部肉芽组织填充及瘢痕形成,周围黏膜上皮再生覆盖溃疡面而愈合。

2. 并发症 ①出血,是消化性溃疡最常见的并发症,发生率可达 10%~35%。如溃疡底部毛细血管破裂则引少量出血,临床表现为患者大便潜血试验阳性。如溃疡底部较大血管被侵蚀破裂则可发生大出血,临床表现为呕血及便血。呕出的血多呈咖啡色,这是因血液在胃内与胃酸作用所致;便血表现为大便呈柏油样,这是因血液中的血红蛋白分解出铁离子与肠内食物发酵中所产生的硫化氢结合生成硫化铁所致。出血严重者可发生失血性休克。②穿孔,约见于 5% 的患者。当溃疡病灶向深部发展穿透浆膜层时则引起穿孔,十二指肠前壁溃疡更易发生(图 7-4)。急性穿孔时,胃或十二指肠内容物漏入腹腔,引起急性弥漫性腹膜炎,临床表现为剧烈的、难以忍受的、持续的腹痛,腹肌紧张、压痛及反跳痛。慢性穿孔时,因穿透前已与相邻器官和组织粘连、包裹,故引起局限性腹膜炎或脓肿。③幽门梗阻,约见于 3% 的患者。溃疡周围组织充血、水肿或反射性痉挛可引起功能性梗阻,而因溃疡愈合、瘢痕形成和组织收缩则引起器质性梗阻,即狭窄。临床可出现胃内容物潴留、呕吐,长期可致水、电解质失衡和代谢性碱中毒。④癌变。约有 1% 胃溃疡发生癌变,多发生在病程较长、经久不愈的患者。十二指肠溃疡癌变则罕见。

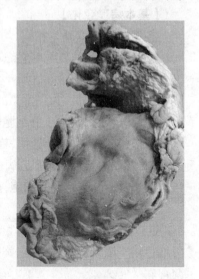

图 7-4 十二指肠前壁溃疡穿孔

第三节 病毒性肝炎

病毒性肝炎(viral hepatitis)是由肝炎病毒引起的以肝细胞变性坏死为主要病变的传染病,是我国常见的传染病。本病在世界各地都有发病和流行,男女发病率相差不大,各年龄均可发生,严重危害人类健康。

【病因和传染途径】

病毒性肝炎是由各型肝炎病毒引起,目前已证实引起病毒性肝炎的肝炎病毒有甲、乙、丙、丁、戊及庚六型。各型肝炎病毒的病毒类型、传染途径及临床情况方面不尽相同,有各自的特点(表7-1)。

表 7-1　各型肝炎病毒及其相应肝炎的特点

病毒名称	病毒类型	主要传染途径	发生肝癌	临床情况
甲型(HAV)	RNA	肠道(易暴发流行)	无	儿童、青少年多见,潜伏期2~6周,多为急性病程,愈后有较持久的免疫力
乙型(HBV)	DNA	输血、注射、密切接触	有	青壮年多见,潜伏期4~26周,起病较缓,5%~10%转为慢性
丙型(HCV)	RNA	同上	有	潜伏期2~26周,可急性起病,约1/3以上患者转为慢性
丁型(HDV)	RNA 陷缺病毒	同上(只感染HBsAg阳性者)	有	与HBV重叠感染,潜伏期4~7周,使病变加重或转为慢性
戊型(HEV)	RNA	肠道(易暴发流行)	无	潜伏期2~8周,发病类似甲型肝炎,极少转为慢性,对老年人和孕妇危害较大
庚型(HGV)	RNA	输血、注射	无	多为急性病程,少数可能转为慢性肝炎

【基本病理变化】

各型肝炎病变基本相同,均以肝细胞的变性、坏死为主,同时伴有不同程度的炎性细胞浸润、肝细胞再生和间质纤维组织增生。

1. 肝细胞变性

(1) 肝细胞水肿:为最常见的病变。光镜下,见肝细胞体积增大,胞质疏松呈网状、半透明,称为胞质疏松化,是由于肝细胞受损后细胞内水分增多所致。如水分进一步增多,细胞高度肿胀呈球形,胞质几乎完全透明,称为气球样变(ballooning degeneration)。

(2) 嗜酸性变:光镜下见病变的肝细胞胞质因水分脱失而浓缩,体积缩小,嗜酸性染色增强。多累及单个或几个肝细胞,散在于肝小叶内。

2. 肝细胞坏死

(1) 嗜酸性坏死:由嗜酸性变性发展而来,胞质进一步浓缩,核也浓缩以至消失,最终形成深红色均一浓染的圆形小体,称嗜酸性小体(acidophilic body),为单个肝细胞的死亡,属于细胞凋亡。

(2) 溶解性坏死:由严重的细胞水肿发展而来,根据肝细胞坏死的范围、分布特点不同,可分为:①点状坏死(spotty necrosis):点状坏死是指单个或数个相邻肝细胞的坏死,同时该处伴以炎性细胞浸润;②碎片状坏死(piecemeal necrosis):碎片状坏死是指肝小叶周边界板肝细胞的灶性坏死和崩解;③桥接坏死(bridging necrosis):桥接坏死是指中央静脉与汇管区之间、两个中央静脉之间或两个汇管区之间出现的相互连接的肝细胞坏死带;④大片坏死(massive necrosis):大片坏死是指几乎累及整个肝小叶的大范围的肝细胞坏死。

3. 炎性细胞浸润　病毒性肝炎时,浸润的炎性细胞主要为淋巴细胞和单核细胞,也可见少量中性粒细胞和浆细胞,这些数量不等的炎性细胞浸润在汇管区和肝小叶内的坏死区。

4. 肝细胞再生及间质反应性增生

(1) 肝细胞再生:在坏死的肝细胞周围常出现肝细胞直接或间接分裂而进行再生性修复。再生肝细胞的特点是体积较大,核大,深染,可有双核。再生的肝细胞沿原有的网状支架排列。如坏死严重,网状支架塌陷,则再生的肝细胞因失去支架不能排列成索状,而呈团块状,称为结节状再生。

(2) 间质反应性增生:间质反应性增生包括有库普弗细胞增生和间叶细胞及成纤维细胞增生。①库普弗(Kupffer)细胞增生,这是肝内单核-巨噬细胞系统的反应,表现为库普弗细胞增生、肥大,胞质丰富,并突出于窦壁或脱落于肝窦内,变为游走的吞噬细胞,吞噬坏死组织碎片或色素颗粒等,参与炎性细胞浸润;②间叶细胞及成纤维细胞增生,在肝炎早期肝间质内的具有多向分化潜能的间叶细胞可增生分化为组织细胞,参与炎症反应。在肝炎后期成纤维细胞可增生并参与修复。如纤维组织大量增生,可发展成肝纤维化及肝硬化。

【临床病理类型】

病毒性肝炎除按病原学将其分为甲、乙、丙、丁、戊及庚六型肝炎之外,还可以根据病程、病变程度以及临床表现的不同进行临床病理分类,分为普通型和重型两大类。在普通型中又分为急性和慢性两大类,急性有急性无黄疸型及黄疸型,慢性有轻度、中度和重度肝炎。重型中又分为急性和亚急性重型肝炎。

1. 急性(普通型)肝炎 本型是病毒性肝炎中最常见的类型。临床上可分为黄疸型和无黄疸型。我国以无黄疸型肝炎居多,且多属于乙型肝炎。黄疸型与无黄疸型肝炎病变基本相同,故一并叙述。

(1) 病理变化:肉眼观,肝脏体积增大,质地较软,被膜紧张。镜下见,肝细胞广泛变性,且以细胞水肿为主,表现为胞质疏松化和气球样变,肝窦受压变窄(图 7-5)。坏死轻微,主要为点状坏死,嗜酸性小体并不常见。少量炎性细胞在汇管区及肝小叶内坏死区浸润。黄疸型者坏死灶稍多、稍重,毛细胆管腔内有胆栓形成。

(2) 临床病理联系:①肝大,由于肝细胞弥漫性肿胀、炎性细胞浸润、肝细胞再生造成肝体积增大;②肝区疼痛,肝体积增大,使肝被膜紧张,牵拉被膜上神经末梢引起肝区疼痛及叩击痛;③食欲减退,肝细胞损伤,胆汁排泌受阻造成食欲下降、厌油腻、呕吐;④黄疸,肝细胞变性坏死影响胆红素代谢,出现黄疸,血清胆红素升高或尿胆红素阳性;⑤血清谷丙转氨酶升高,肝细胞坏死后细胞内酶释放入血,引起血清谷丙转氨酶升高;⑥病原学检测可检出特异性抗原或抗体。

(3) 结局:急性(普通型)肝炎结局较好,多数患者在半年内可治愈,特别是甲型肝炎预后最好,99% 可痊愈。但乙型、丙型肝炎恢复较慢,其中乙型肝炎 5%~10% 转为慢性,丙型肝炎约70% 转为慢性。

2. 慢性(普通型)肝炎 病毒性肝炎病程持续在 6 个月以上者,即为慢性肝炎。其中乙型肝炎占的比例最多(80%)。

(1) 病理变化:根据炎症、坏死、纤维化程度将慢性肝炎分为轻、中、重度三型:①轻度慢性肝炎,其病变特点为点状坏死,偶见轻度碎片状坏死,汇管区见慢性炎性细胞浸润,周围有少量纤维组织增生,而肝小叶结构完整。②中度慢性肝炎,其病变特点为肝细胞变性、坏死较明显,出现中度碎片状坏死及特征性的桥接坏死。小叶内有纤维间隔形成,但小叶结构大部分保存。③重度慢性肝炎,其病变特点为肝细胞坏死严重,出现重度碎片状坏死及大范围桥接坏死。坏死区可见肝细胞的不规则再生,纤维间隔分割肝小叶结构。

毛玻璃样肝细胞:该细胞多见于 HBsAg 携带者及慢性肝炎患者的肝组织中。HE 染色光镜下见,肝细胞体积稍大,胞质内充满嗜酸性细颗粒状物质,胞质不透明似毛玻璃样,故称毛玻璃样肝细胞。免疫组化检查 HBsAg 呈阳性反应,证实肝细胞质内有 HBsAg 存在。电镜显示,滑面内质网内有大量呈线状或小管状的 HBsAg。

(2) 临床病理联系:慢性病毒性肝炎患者除有肝大、疼痛及黄疸等临床表现外,还可伴有脾大。实验室检查结果是诊断的重要依据,如谷丙转氨酶、胆红素、丙种球蛋白可有不同程度升高,清蛋白减低或 A/G 比例异常,凝血酶原活动度下降等,产生这样的结果是因肝细胞损伤所致。

(3) 结局:轻度的慢性肝炎可以痊愈或病变相对静止。晚期逐步转变为肝硬化。如在慢性肝炎的基础上,发生新鲜的大片坏死,即转变为重型肝炎。

3. 重型病毒性肝炎 重型病毒性肝炎较少见,但肝实质损害严重,临床经过凶险,死亡率较高。以 HBV 引起者为多,当合并 HDV 感染时更易发生。根据起病急缓及病变程度分为急性重型肝炎和亚急性重型肝炎两型。

(1) 急性重型肝炎(fulminant hepatitis):少见,起病急,病情重,进展迅速,病程短,多数患者在 10 天左右死亡,故临床上又称为暴发型、电击型或恶性肝炎。

1) 病理变化:肉眼观,肝体积显著缩小,尤以左叶为重,重量可减轻至 600~800g(正常成人 1300~1500g),质地柔软,被膜皱缩,切面呈黄色或红褐色,故有急性黄色或红色肝萎缩之称(图 7-6)。镜下见,肝组织弥漫性大片坏死,坏死面积超过肝实质的 2/3。肝索离散,肝细胞溶解。坏死多从肝小叶中央向四周迅速发展,仅在小叶周边部残留少数变性肝细胞。肝窦明显扩张充血甚至出血,坏死区和汇管区内有大量淋巴细胞和巨噬细胞浸润,库普弗细胞肥大增生,吞噬活跃,残留的肝细胞再生现象不明显。

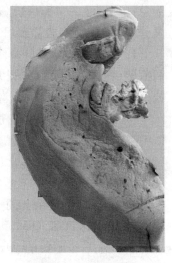

图 7-6 急性重型肝炎
肝脏体积缩小,被膜皱缩,切面呈黄色

2) 临床病理联系:①黄疸,由于大量肝细胞迅速溶解坏死,使胆红素代谢障碍,因而出现黄疸,血清胆红素升高或尿胆红素阳性。②出血,因大量肝细胞迅速溶解坏死,使凝血因子合成障碍导致出血倾向,如皮肤或黏膜瘀点、瘀斑、呕血、便血等。③肝性脑病,因大量肝细胞迅速溶解坏死,导致肝功能不全,使肝脏对各种代谢产物的解毒功能障碍导致毒性物质经血液循环直接到达脑部而致肝性脑病。④肝肾综合征(急性肾功能衰竭),当大量肝细胞迅速溶解坏死,导致急性肝功能不全时,由于胆红素代谢障碍及血液循环障碍等因素,使肾血管强烈持续收缩,肾血流量减少,滤过率降低,导致肾功能衰竭。患者可出现少尿、氮质血症和尿毒症等表现。

3) 结局:本型肝炎预后极差,死亡率高,死亡原因主要为肝功能衰竭(肝昏迷),其次为消化道大出血、急性肾衰竭、DIC 等。少数幸存者可演变为亚急性重型肝炎。

(2) 亚急性重型肝炎(subfulminant hepatitis):多数由急性重型肝炎转变而来,或一开始病变就较缓呈亚急性经过,少数病例由急性普通型肝炎恶化而致。病程可长达一至数月。

1) 病理变化:肉眼观,肝体积缩小,重量减轻,被膜皱缩,呈黄绿色(亚急性黄色肝萎缩),病程较长者可见大小不一的结节,质地略硬。切面可见交错存在的坏死区(土黄色或褐红色)和小岛屿状结节。镜下见,既可见肝细胞较大范围的坏死,又可见肝细胞结节状再生。由于坏死区内网状纤维支架塌陷并胶原化,致使再生的肝细胞因失去原有的依托而呈不规则结节状再生。坏死区有大量炎性细胞浸润及纤维组织增生。肝小叶周边部小胆管增生,可有胆汁淤积形成胆栓。

2) 临床病理联系及结局:因肝实质有较大范围的坏死,故在临床上有较重的肝功能不全表现,实验室检查多项指标异常。如治疗得当且及时,病变可停止进展并有治愈的可能。多数常继续发展而演变为坏死后性肝硬化,患者可死于肝功能衰竭。

【发病机制】

肝炎病毒引起肝损害的机制尚未完全阐明,不同的肝炎病毒所引起的肝损害的机制不尽相同。HAV 引起细胞损伤的发病机制不是 HAV 直接损伤肝细胞,而是通过特异的细胞免疫应答导致肝细胞坏死;HBV 主要是通过细胞免疫、体液免疫和自身免疫引起,主要是 T 细胞介导的细胞免疫的作用。HBV 在肝细胞内复制后释放入血,其中一部分与肝细胞膜结合,使肝细胞表面的抗原性发生改变。进入血液的病毒使淋巴细胞致敏,致敏的淋巴细胞释放淋巴毒素或经抗体依赖性细胞毒作用杀伤病毒,同时也损害了含有病毒抗原信息的肝细胞;HCV 可直接损伤肝细胞,免疫因素也是 HCV 细胞损伤的主要原因。

肝细胞的损伤程度和临床病理类型与机体的免疫反应、侵入的病毒数量及毒力有关:①免疫功能正常,感染的病毒数量较少、毒力较弱时,发生急性(普通型)肝炎;②免疫功能缺陷或耐受,受染肝细胞未遭受免疫性损伤,病毒未能清除,则表现为无症状的病毒携带者;③机体免疫功能不足,不能充分清除循环中以及受感染肝细胞内的病毒,病毒持续在肝细胞内复制,使肝细胞不断受到免疫损伤,则表现为慢性肝炎;④免疫功能过强,感染的病毒数量多、毒力强时,发生急性重型肝炎。

第四节　肝　硬　化

肝硬化(liver cirrhosis)是由多种原因引起肝细胞弥漫性变性、坏死,继发肝细胞结节状再生以及纤维组织增生,这三种改变反复交错进行,使肝脏变形、质地变硬及肝内血液循环发生改建而形成肝硬化,是一种常见的慢性肝病。本病早期可无明显症状,晚期则出现不同程度的门脉高压和肝功能障碍。

由于引起肝硬化的病因及发病机制较为复杂,至今尚无统一的分类方法。按病因不同,可分为肝炎后性、酒精性、胆汁性、寄生虫性、淤血性肝硬化等。按形态不同,可分为粗结节型、细结节型、粗细结节混合型肝硬化。我国常采用的是结合病因、病变特点以及临床表现的综合分类方法,分为:门脉性、坏死后性、胆汁性、淤血性、寄生虫性和色素性肝硬化等。以上除坏死后性相当于粗结节及粗细结节混合型外,其余均相当于细结节型。其中门脉性肝硬化最常见,其次为坏死后性肝硬化。其他类型较少见。本节仅介绍这两种。

一、门脉性肝硬化

门脉性肝硬化是一种常见的肝硬化,相当于国际形态学分类中的小结节型肝硬化。

【病因及发病机制】

肝硬化的病因较多,演变机制亦不相同。

1. **病毒性肝炎** 是引起我国肝硬化的主要原因,慢性病毒性肝炎是我国肝硬化最常见的原因,其次是亚急性重症肝炎。病原学分类主要为乙型和丙型病毒性肝炎。肝硬化患者的肝细胞 HBsAg 常为阳性,其阳性率高达 76.7%。

2. **慢性酒精中毒** 是欧美国家肝硬化的主要原因,因酒精性肝病引起的肝硬化可占总数的 60%~70%。

3. **营养缺乏** 动物实验研究发现,饲喂不含胆碱或蛋氨酸等营养物质的食物,可复制出经脂肪肝发展成肝硬化的模型。

4. **毒性物质中毒** 许多毒性物质(如四氯化碳、二甲基氨基偶氮苯、二乙基亚硝胺、磷、砷等)和一些药物对肝脏有破坏作用,长期作用可引起肝硬化。

肝硬化的主要发病机制是进行性纤维化。上述各种因素均可以造成肝细胞变性、坏死及炎症反应,如长期作用,反复发作,则可引起肝内纤维组织增生。增生的纤维来源于成纤维细胞、贮脂细胞和肝细胞坏死后塌陷融合的网状纤维。增生的纤维组织形成间隔,逐渐穿插分割肝小叶,再加上因肝细胞坏死,肝小叶内网状支架塌陷使肝细胞呈不规则的结节状再生,最终形成假小叶和肝内血液循环改建,肝脏变形、质地变硬而导致肝硬化。

【病理变化】

肉眼观,在肝硬化早期,肝脏的体积和重量正常或稍增大,质地正常或稍硬,表面光滑。后期肝脏的体积明显缩小,重量减轻,可减轻至 1000g 以下,硬度增加,表面呈颗粒状或小结节状,结节大小较为一致,直径多在 0.1~0.5cm 之间。切面见无数圆形或类圆形岛屿状小结节,大小与表面者一致,结节呈黄褐色(脂肪变)或黄绿色(淤胆)弥漫分布于全肝。结节周围由灰白色的纤维组织条索包绕,纤维间隔较窄,厚薄比较均匀(图 7-7)。

镜下见,正常肝小叶结构被破坏,由广泛增生的纤维组织分割包绕肝小叶及再生肝细胞结节而形成大小不等圆形或类圆形的肝细胞团所取代,该肝细胞团称为假小叶(pseudolobule),这是肝硬化重要的形态学标志(图 7-8)。假小叶内肝细胞排列紊乱,可有变性、坏死及再生现象,再生的肝细胞体积较大,核大、染色较深,常出现双核肝细胞;假小叶中央静脉缺如、偏位或多个,有时汇管区也被包绕在内。假小叶外围增生的纤维间隔一般较薄,而且比较均匀,其中有少量淋巴细胞及单核细胞等浸润;增生的纤维组织常压迫、破坏细小胆管,引起小胆管内

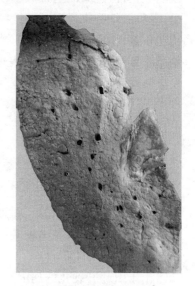

图 7-7 门脉性肝硬化
肝脏缩小,切面见结节大小相仿,周围为较窄的纤维组织条索包绕

(肝细胞间)淤胆;同时也可见到新生的细小胆管和无管腔的假胆管。

【临床病理联系】

1. **门脉高压症** 主要是因为肝脏的正常结构被破坏,肝内血液循环被改建引起,其发生机制主要为:①窦性阻塞,由于肝内广泛的结缔组织增生,使肝血窦闭塞或窦周纤维化,导致门静脉循环受阻;②窦后性阻塞,假小叶及纤维结缔组织压迫小叶下静脉,使肝窦内血液流出受阻,继而阻碍门静脉血液流入肝血窦;③窦前性阻塞,肝动脉小分支与门静脉小分支在汇入肝窦前形成异常吻合支,使压力高的动脉血流入门静脉,导致门静脉压力增高;④肝内各种血管的破坏、减少。

门静脉高压使门静脉所属器官的静脉血回流受阻,患者常出现一系列的症状和体征,主要表现如下:

(1) 慢性淤血性脾肿大:由于门静脉高压时使脾静脉回流受阻,致脾慢性淤血及结缔组织增生而肿大。脾脏重量一般可增加到 400~500g(正常 140~180g),少数可达 1000g。脾肿大可伴有脾功能亢进,血细胞破坏增多,患者表现有贫血及出血倾向。

(2) 胃肠道淤血、水肿:因门静脉压升高使胃肠静脉回流受阻,致胃肠壁发生淤血、水肿,患者临床表现为食欲缺乏、腹胀、消化不良。

(3) 腹水:腹水形成的原因主要有:①门静脉压升高,使肠及肠系膜等处淤血水肿,使毛细血管内流体静压升高和管壁通透性增加,致水、电解质及血浆蛋白漏入腹腔;②肝细胞受损后,合成清蛋白功能降低,导致低蛋白血症,使血浆胶体渗透压下降;③假小叶压迫小叶下静脉或小叶中央静脉纤维化,导致肝窦内压升高、淋巴液生成增多,部分从肝被膜及肝门淋巴管漏出;④肝脏灭活醛固酮和抗利尿激素能力减弱,造成钠水潴留,促使腹水形成。腹水多发生于肝硬化晚期,为淡黄色、透明的漏出液。

(4) 侧支循环形成:因门静脉压升高,使部分门静脉血经门 - 体静脉吻合支绕过肝脏直接通过上、下腔静脉回到右心房(图 7-9)。主要侧支循环和并发症有:①食管下段静脉丛曲张:途径是门静脉→胃冠状静脉→食管静脉丛→奇静脉→上腔静脉→右心房。如食管下段静脉丛曲张发生破裂可引起大呕血,是肝硬化患者常见的死因之一。②直肠静脉丛(痔静脉)曲张:途径是门静脉血→肠系膜下静脉→痔静脉→髂内静脉→下腔静脉→右心房。如果该静脉丛破裂常发生便血,长期便血可引起贫血。③脐周及腹壁静脉曲张:途径是门静脉血→脐静脉→脐周静脉网→腹壁上、下静脉→上、下腔静脉→右心。脐周静脉网高度扩张,可出现"海蛇头"现象。

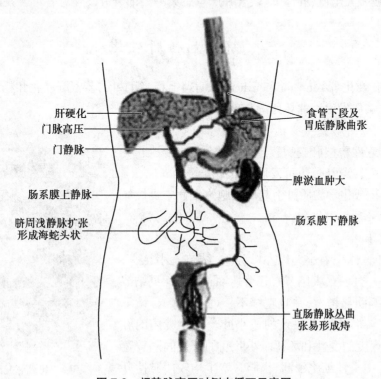

图 7-9　门静脉高压时侧支循环示意图

2. 肝功能不全　因在肝硬化发生过程中,肝细胞长期反复受破坏,导致肝功能障碍。其主要表现有:

(1) 黄疸:因肝硬化时一方面使胆红素代谢障碍,另一方面使胆汁淤积,故患者在临床上常有黄疸表现。

(2) 血浆蛋白变化:肝硬化时一方面因肝细胞受损使蛋白质合成减少,另一方面因从胃肠道吸收的一些抗原性物质不经肝细胞处理,直接经侧支循环进入体循环,刺激免疫系统合成球蛋白增多,因而出现清蛋白和球蛋白比值下降甚至倒置现象。

(3) 对激素的灭活作用减弱:肝硬化因肝细胞受损使肝对雌激素灭活作用减弱,导致雌激素水平升高,从而使体表的小动脉末梢扩张形成蜘蛛状血管痣(常出现于面、颈、胸、前臂及手背等处)和肝掌(患者手掌大、小鱼际处常发红,加压后褪色)。此外,男性患者可出现睾丸萎缩、乳腺发育症。女性患者出现月经不调,不孕等。

(4) 出血倾向:因肝合成凝血物质减少,以及脾功能亢进破坏血小板,使血小板数量减少,故患者有鼻出血、牙龈出血、黏膜和浆膜出血及皮下瘀斑等临床表现。

(5) 肝性脑病(肝昏迷):是肝功能不全导致中枢神经系统功能障碍的一种并发症。由于肠内含氮物质不能在肝内解毒而引起氨中毒,以及有毒物质经侧支循环直接到达脑部所致。常为肝硬化患者死因之一。

【结局】

肝硬化早期,如能及时消除病因,病变可相对静止甚至减轻,肝功能有所改善;即使病变发展到相当程度,虽然肝组织结构难以恢复到正常,但由于肝有巨大的代偿能力,合适的治疗仍可使病变处于相对稳定或停止发展的状态。肝硬化晚期则预后不良,造成死亡的主要原因有食管静脉曲张破裂大出血、肝性脑病、合并严重感染等。部分肝硬化患者可合并肝癌。

二、坏死后性肝硬化

坏死后性肝硬化(postnecrotic cirrhosis),病理上相当于粗结节型肝硬化和粗细结节混合型肝硬化,是在肝实质发生大片坏死的基础上形成的。

【病因】

1. 多由亚急性重型肝炎病程迁延而来;少数慢性肝炎反复发作并且坏死严重时,也可发展为本型肝硬化。

2. 某些药物或化学物质可引起肝细胞弥漫性中毒性坏死,也可形成坏死后性肝硬化。

【病理变化】

肉眼观,肝脏体积缩小尤以左叶为重,结节大小悬殊,直径在0.5~1cm之间,最大结节直径可达6cm。切面见结节周围的纤维间隔明显增宽,并且宽窄不一(图7-10)。镜下见,有大小不等、形状极不一致的假小叶。假小叶内的肝细胞常有不同程度的变性和坏死。小叶间的纤维间隔较宽且厚薄不均,其中炎性细胞浸润、小胆管增生均较门脉性肝硬化明显。

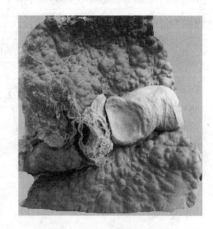

图7-10　坏死后性肝硬化
肝脏缩小,表面可见大小不一的结节

【结局】

坏死后性肝硬化因肝细胞坏死较严重,病程较短,故肝功能障碍较门脉性肝硬化重而且出现较早,而门脉高压症状较轻且出现较晚。此外,其癌变率较高,预后较差。

第五节 肠 道 炎 症

一、Crohn 病

Crohn 病即克罗恩病,又称局限性肠炎(regional enteritis),是一种原因不明、主要累及回肠末端、也可侵犯全消化道并伴有免疫异常的全身性疾病。多见于青壮年。临床主要表现为腹痛、腹泻、腹部肿块、肠穿孔、肠瘘形成及肠梗阻。还可出现肠外免疫性疾病,如游走性关节炎、强直性脊髓炎等。本病呈慢性经过,反复发作,不易根治。

【病因及发病机制】

至今原因不明。近年来发现 Crohn 病常伴有免疫异常。在患者的血液中可测到抗结肠的抗体。在病变部位用免疫荧光和酶标的方法证明有免疫复合物沉积。

【病理变化】

好发于回肠末端,其次为结肠、回肠及空肠。

肉眼观,病灶呈节段性分布,病变间由正常黏膜分隔。病变处肠壁充血水肿、隆起、增厚变硬,肠腔狭窄。黏膜呈铺路鹅卵石样改变,其中可见纵行的裂隙状溃疡,重者可引起肠穿孔及瘘管形成。病变肠管常因纤维化而狭窄,易与邻近肠壁粘连,肠祥因粘连扭曲而形成"肿块",易误诊为肿瘤。

镜下见:①裂隙状溃疡,其表面覆以坏死组织,溃疡可深达肌层甚至浆膜层,常并发肠瘘;②肠壁水肿,以黏膜下层最为明显,并见多数扩张的淋巴管;③肠壁各层有大量淋巴细胞、浆细胞和中性粒细胞浸润,有时黏膜下层可形成淋巴滤泡;④肉芽肿形成,由类上皮细胞、多核巨细胞及炎性细胞构成,但无干酪样坏死,据此可与结核性肉芽肿鉴别。

二、慢性溃疡性结肠炎

慢性溃疡性结肠炎(chronic ulcerative colitis,CUC)是一种原因不明的结肠慢性炎症。发病年龄在 20~30 岁,男多于女。现多数学者认为是一种自身免疫性疾病,约半数的患者血中可查出抗自身结肠细胞抗体。临床主要表现为腹痛、腹泻、黏液血便和发热等症状,病程迁延数年。患者也多伴有肠外免疫性疾病,如游走性多关节炎、原发性硬化性胆管炎等。

【病理变化】

好发部位为乙状结肠和直肠,偶见累及回肠末端。肉眼观,早期结肠黏膜充血及点状出血,黏膜隐窝小脓肿形成。脓肿逐渐扩大使局部肠黏膜表层坏死、脱落,形成许多糜烂及浅表小溃疡病灶。溃疡可互相融合扩大或互相穿通,形成窦道。有时黏膜出现大片坏死而形成较大的溃疡。残存的肠黏膜充血水肿并增生形成息肉样外观,称假息肉。假息肉细长,其蒂与体无明显区别。

镜下见,病变早期可见肠黏膜隐窝处形成隐窝小脓肿。黏膜及黏膜下层充血、水肿,大量的中性粒细胞、淋巴细胞和浆细胞弥漫浸润。坏死组织脱落形成溃疡,溃疡边缘可有假息肉形成并伴有肠黏膜上皮及不典型增生,提示有癌变的可能性。溃疡底部血管壁可见纤维蛋白样坏死。晚期病变区肠壁有大量纤维组织增生。

【并发症】

溃疡如穿透肠壁可引起腹膜炎、肠周脓肿及肠瘘等并发症。假息肉可发生癌变,发病年龄越小,病程越长者,癌变危险性越大。此外,在暴发型病例,结肠可因中毒而丧失蠕动功能,发生麻痹性扩张,故有急性中毒性巨结肠之称。

第六节　消化系统常见恶性肿瘤

一、食　管　癌

食管癌(carcinoma of esophagus)是由食管黏膜上皮或腺体发生的恶性肿瘤。

食管癌的发病有明显的地区性,在我国,华北地区特别是在太行山区附近和河南省林州是主要高发区。男性多于女性,发病年龄多在 40 岁以上,尤以 60~70 岁者居多。早期常缺乏明显症状,中、晚期以进行性吞咽困难为主要临床表现。故祖国医学称本病为"噎嗝"。

【病因和发病机制】

病因目前尚未完全明了,饮食、环境和遗传等因素与本病相关。

1. 饮食习惯　食用过热、过硬或粗糙食物以及过量饮酒等易刺激和损伤食管黏膜,可能与食管癌发生有关。长期食用含亚硝酸盐(此类物质可诱发食管癌)较多的食品,可诱发食管癌。

2. 环境因素　我国食管癌高发地区土壤中缺乏钼等微量元素,钼是硝酸盐还原酶的成分,维生素则是重要的抗氧化剂,这些物质的缺乏可使植物中硝酸盐含量增高。

3. 其他因素　有人认为与遗传因素、吸烟及真菌感染有关。

【病理变化】

食管癌好发于三个生理狭窄部,以食管中段最为多见(约占 50%),下段次之,上段最少,根据食管癌的发展过程,可分为早期和中晚期食管癌。

1. 早期癌　早期食管癌,病变局限,仅累及黏膜层或黏膜下层,未侵犯肌层,且无淋巴结转移,称为早期癌。

肉眼观,癌变处黏膜呈轻度糜烂或黏膜表面呈颗粒状。X 线钡餐检查见食管黏膜基本正常或局部轻度僵硬。

镜下观,绝大多数为鳞状细胞癌。

早期食管癌及时诊断及治疗预后较好,五年生存率达 90% 以上。但由于早期食管癌临床表现轻微,易被忽视,发现率较低。

2. 中晚期癌　指已侵及肌层或肌层以外的食管癌。

肉眼观,中晚期食管癌根据肉眼形态特点有以下四型。

(1) 髓质型:最多见,癌组织在食管壁内浸润性生长,累及管壁大部分或全周,使管壁均匀增厚,管腔狭窄。表面常有深浅不一的溃疡形成。切面癌组织呈灰白色,质地较软,似脑髓。

(2) 溃疡型:肿瘤表面形成较深的溃疡,溃疡形状不整、边缘隆起、底部凹凸不平、出血、坏死及转移多见。

(3) 缩窄型:癌组织在管壁内浸润生长,常累及食管全周,间质纤维组织增生,使癌组织质地较硬。因纤维组织的收缩,使局部形成环状狭窄,狭窄上端食管管腔扩张。

(4) 蕈伞型:癌组织呈卵圆形扁平肿块,并突向食管管腔,状似蘑菇(图 7-11)。浸润深度一般较浅。

镜下,中晚期食管癌组织学类型以鳞状细胞癌最为多见,约占 90% 以上,其次为腺癌,少数为未分化癌和腺棘皮癌等。

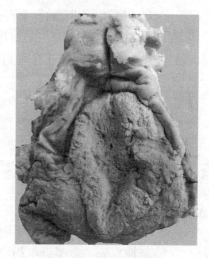

图 7-11 蕈伞型食管癌
可见一灰白色蘑菇状肿物

【扩散】

1. 直接蔓延 癌组织向食管壁内扩散,可向表面扩散,也可沿组织间隙向深部浸润。当癌组织穿透食管壁时可直接浸润邻近组织或器官,一般认为食管上段癌可侵入喉、气管和颈部软组织;中段癌可侵入支气管、肺、脊椎等处;下段癌常蔓延到心包、贲门、膈肌等处。

2. 淋巴道转移 为食管癌常见的转移方式,转移部位与淋巴引流方向一致,如上段癌可转移到颈及上纵隔淋巴结;中段癌可转移到食管旁或肺门淋巴结,下段癌可转移到食管旁、贲门旁或腹腔上部淋巴结。食管癌晚期,发生在各段的癌组织均可转移到锁骨上淋巴结。

3. 血道转移 主要见于晚期患者,以肝、肺转移最为常见,也可转移到肾、骨或肾上腺等处。

【临床病理联系】

早期食管癌,因无明显浸润及肿块形成,故临床症状不明显,部分患者因食管痉挛或肿瘤浸润黏膜可表现为胸骨后疼痛、烧灼感、噎梗感。中晚期癌,因癌组织不断浸润生长,使食管管腔越来越窄,临床表现为进行性的吞咽困难,这是中晚期患者的典型症状。晚期患者由于进食严重受阻,加上癌组织侵蚀消耗,逐渐出现恶病质,最后机体因严重消耗和衰竭而死亡。

二、胃 癌

胃癌(carcinoma of stomach)是由胃黏膜上皮或腺上皮发生的恶性肿瘤。是我国最常见的恶性肿瘤之一。好发年龄为 40~60 岁,男性多于女性,两者之比为(3~2)∶1。好发于胃窦部小弯侧。

【病因及发病机制】

胃癌的病因或致病因素至今尚未彻底阐明,目前认为可能与以下因素有关。

1. 饮食因素 在胃癌的病因中饮食因素是最受重视的因素。如盐腌制食品、鱼和肉类熏制食品、用滑石粉处理大米、饮食过热及发霉的粮食(含有黄曲霉菌毒素)等因素与胃癌发生有关。

2. 幽门螺旋杆菌感染 流行病学揭示,幽门螺旋杆菌的感染被认为与胃癌发生可能有关。

3. 环境因素　胃癌的发生有一定的地理分布特点,如日本、智利等国家是胃癌的高发区,在我国,西北地区、东北地区是胃癌的高发区。这提示胃癌的发生与环境因素有关。

4. 遗传因素　研究还发现胃癌的发生有家族倾向,且与 A 型血型关系较密切,提示了遗传因素的作用。

5. 其他因素　腺瘤、慢性萎缩性胃炎和胃溃疡病伴有肠上皮化生,特别是胃黏膜大肠型化生、腺体异型增生等病变均与胃癌发病关系密切。

目前多数学者认为胃癌起源于胃腺颈部和胃小凹底部的干细胞。干细胞具有多向分化的增殖潜能,可分化为胃型上皮和肠型上皮。在致癌因子的长期作用下,干细胞异常增生癌变,并分化为多种组织学类型。

【病理变化】

按胃癌的发展过程,分为早期和中晚期胃癌。

1. 早期胃癌　指癌组织局限于黏膜层或黏膜下层内者,而不管是否有引流区淋巴结转移。早期胃癌中,局限于黏膜固有层内者称黏膜内癌,浸润至黏膜下层者称黏膜下癌,病变直径 <0.5cm 者称微小癌,病变直径 0.6~1.0cm 者称小胃癌。需指出的是,诊断早期胃癌的依据是癌组织的浸润深度,而不是面积。早期胃癌主要由胃镜活检发现,若及时治疗预后良好,五年生存率可达 80%~90%。

肉眼观,分为三种类型,即隆起型（Ⅰ型）、表浅型（Ⅱ型）及凹陷型（Ⅲ型）。

镜下见,以原位癌及高分化管状腺癌最多见,其次为乳头状腺癌,未分化癌少见。

2. 中晚期(进展期)胃癌　指癌组织浸润深度超过黏膜下层达肌层或更深层者(浆膜层或浆膜层下),常有局部蔓延或转移。癌组织浸润越深,预后越差。

肉眼观,分为三型:

(1) 蕈伞型或息肉型:癌组织向胃黏膜面隆起,呈息肉状、蕈伞状或菜花状。

(2) 溃疡型:癌组织部分坏死脱落形成溃疡,其特点为溃疡边缘隆起似火山口状,直径多超过 2cm,溃疡底部污秽且凹凸不平(图 7-12)。此型胃癌需与良性胃溃疡鉴别(表 7-2)。

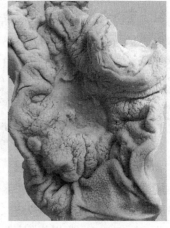

图 7-12　溃疡型胃癌

溃疡边缘隆起似火山口状,直径多超过 2cm,底部凹凸不平

表 7-2　良、恶性溃疡的肉眼形态鉴别

	良性溃疡(胃溃疡)	恶性溃疡(溃疡性胃癌)
外形	圆形或椭圆形	不整形、皿状或火山口状
大小	溃疡直径一般 <2cm	溃疡直径一般 >2cm
深度	较深	较浅
边缘	整齐不隆起	不整齐,隆起
底部	较平坦	凹凸不平,有坏死、出血
周围黏膜	黏膜皱襞向溃疡集中	皱襞中断,呈结节状肥厚

（3）浸润型：癌组织向胃壁内呈局限性或弥漫性浸润，但隆起不明显，与周围正常组织无明显边界。当癌组织弥漫性浸润伴大量纤维组织增生时，胃壁增厚变硬、胃腔缩小，皱襞消失，似皮革制成的囊袋，称革囊胃（linitis plastica）。（图7-13）

以上三型中的任何一种类型如因癌组织产生大量黏液而呈现胶冻状外观时，称为胶样癌。

镜下，组织学类型主要为腺癌，常见类型有管状腺癌、乳头状腺癌、黏液腺癌和未分化癌等。少见类型有鳞癌、腺鳞癌、壁细胞癌及神经内分泌癌等。

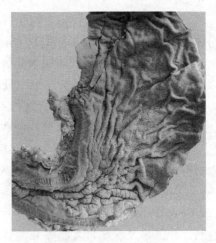

图7-13　浸润型胃癌
胃壁增厚，皱襞消失，胃壁层次消失，与周围正常组织无明显边界

【扩散】

1. 直接蔓延　癌组织在胃壁内直接浸润是胃癌的主要扩散方式。癌组织可向胃壁各层浸润，当到穿透浆膜层后可直接扩散至邻近器官和组织，如肝、胰腺、大网膜等处。

2. 淋巴道转移　这是胃癌的主要转移途径。一般首先转移到局部淋巴结，最常见于胃幽门下和胃小弯侧局部淋巴结，进一步转移到主动脉旁、肝门、肠系膜根部等处的淋巴结。晚期可经胸导管转移到左锁骨上淋巴结。

3. 血道转移　多发生在胃癌的晚期。癌组织常经门静脉系统转移到肝，也可转移到远处的肺、骨、脑等器官。

4. 种植转移　当癌组织向深部浸润突破胃壁浆膜面时，癌细胞可脱落到腹腔，种植于腹腔及盆腔器官上。如种植于女性双侧卵巢形成的转移性黏液癌，称 Krukenberg 瘤。

【临床病理联系】

早期胃癌患者临床表现多不明显，进展期胃癌可出现上腹部不适、疼痛、食欲缺乏、消瘦、无力、贫血等。癌组织侵犯血管可导致出血、呕血或便血，甚至大出血。贲门癌可导致吞咽困难；幽门癌可引起幽门梗阻；癌细胞种植于腹壁时可出现血性腹水；晚期出现恶病质。

三、大肠癌

大肠癌（carcinoma of Large intestine）是大肠黏膜上皮和腺体发生的恶性肿瘤。大肠癌是全世界第三大常见的恶性肿瘤，在我国是第五位常见的恶性肿瘤。在消化道恶性肿瘤中，仅次于胃癌和食管癌，居第三位。近年来大肠癌的发病率有逐年增加的趋势。在我国大肠癌发病年龄多在40~60岁，且趋向年轻化，城市高于农村，男性多于女性。临床上可有贫血、消瘦、大便次数增多、变形，并有黏液血便。有时出现腹部肿块与肠梗阻症状。大肠癌的预后相对较好，如能早期发现并及时治疗，其术后五年生存率可达90%。

【病因及发病机制】

大肠癌的病因目前尚未完全清楚，根据流行病学调查及动物实验研究结果，认为大肠癌发生可能与以下因素有关：

1. 饮食因素　高脂肪、高蛋白和低纤维饮食与大肠癌发生有关，这可能是因为这些食物缺少消化残渣而不利于有规律的排便，易导致便秘，再加上肠道内较易生长的厌氧菌分解胆汁酸、中性类固醇,使之转化为致癌物质,这样一方面使粪便中所含的致癌物质浓度增加,另一方面延长了肠黏膜与食物中可能含有致癌物质的接触时间。

2. 遗传因素　研究表明大肠癌具有家族性高发现象。现已证明在遗传性家族性多发性大肠息肉病患者中大肠癌的发生率极高,在家族性腺瘤性息肉病的癌变过程中,已检测到肿瘤抑制基因 APC 出现缺失或突变,遗传性非息肉病性结直肠癌的发生与错配修复基因如 hMSH2、hMLH1 等的突变有关。这些均说明大肠癌的发生与遗传有关。

3. 某些伴有肠黏膜增生的慢性肠疾病　例如慢性溃疡型结肠炎、大肠腺瘤、慢性血吸虫病等,由于黏膜上皮过度增生而发展为癌。

【病理变化】

大肠癌好发部位以直肠最多见(50%),其余依次为乙状结肠、盲肠和升结肠、横结肠、降结肠。根据累及深度将大肠癌分为早期和中晚期癌(进展期),癌限于黏膜或黏膜下层,且无淋巴结转移者为早期大肠癌,癌侵犯肌层者则为中晚期大肠癌。

肉眼观,大体形态可分为以下四型。

1. 隆起型　以肿瘤主体向肠腔突出为其特点,肿瘤呈结节状、息肉状或菜花状向肠腔内突起,常继发感染、出血、坏死和溃疡形成(图 7-14)。主要发生在右半结肠。

2. 溃疡型　肿瘤表面形成较深的溃疡,可深达肌层,外形如火山口状,中央坏死。此型多见。

3. 浸润型　癌组织向肠壁呈弥漫性浸润,常累及肠壁全周,并伴有明显的纤维组织增生,使肠管增厚、变硬,周径明显缩小,形成环状狭窄,亦称环状狭窄型。多发生在左半结肠。

4. 胶样型　肿瘤表面及切面均呈半透明胶冻状。此型少见,患者多为青年人,预后差。

镜下,组织学类型以高分化管状腺癌和乳头状腺癌多见,其次为低分化腺癌、黏液癌和印戒细胞癌,未分化癌和鳞癌少见。

【分期与预后】

大肠癌的分期对预后判断有一定意义。目前国际上应用最广泛的是修改后的 Dukes 分期(表 7-3),该分期的依据是癌组织浸润肠壁的深度,有否局部淋巴结及远处脏器转移而定。

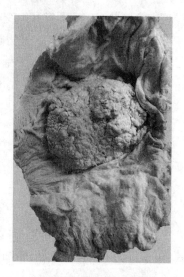

图 7-14　隆起型大肠癌

距离肛缘 5cm 处可见一肿物呈菜花状向肠腔内突起

表 7-3　修改的 Dukes 分期及预后

分期	肿瘤范围	五年生存率(%)
A	肿瘤限于黏膜层或黏膜下层(早期癌)	100
B1	肿瘤侵及肌层,但未穿透,无淋巴结转移	67
B2	肿瘤穿透肌层,但无淋巴结转移	54
C1	肿瘤未穿透肌层,但有淋巴结转移	43
C2	肿瘤穿透肌层,并有淋巴结转移	22
D	有远隔脏器转移	极低

【扩散方式】

1. **直接蔓延**　癌组织可向大肠壁的各层浸润,当到穿透浆膜层后可直接扩散至相邻组织和器官,如前列腺、膀胱、子宫及腹膜等处。

2. **淋巴道转移**　淋巴道转移通常首先转移至病变附近淋巴结,再转移至肠系膜根部及腹股沟等处淋巴结,甚至经胸导管转移至左锁骨上淋巴结。但有时也可发生跳跃式转移及逆向转移。

3. **血道转移**　多发生在大肠癌晚期。可沿门静脉转移至肝,也可经体循环转移至肺、脑、骨骼等处。肝为大肠癌血道转移最常见的部位。

4. **种植性转移**　当癌组织向深部浸润突破肠壁浆膜面时,癌细胞可脱落到腹腔,形成种植性转移,常见部位为膀胱直肠凹和子宫直肠凹。

【临床病理联系】

大肠癌的临床表现可因发生部位和累及范围不同而异。

1. **右侧大肠癌**　因右侧大肠肠腔较宽,癌组织较少引起肠梗阻,但肿块一般体积较大,故常可在右下腹部触及肿块。因癌组织质脆,易破溃、出血及继发感染,患者常有贫血和由感染及毒素吸收引起的中毒表现。

2. **左侧大肠癌**　左侧大肠肠腔较小,且癌组织多为环状生长,故易发生肠狭窄,引起急性或慢性肠梗阻,出现腹痛、腹胀、便秘和肠蠕动等表现,肿瘤破溃出血时,大便可带鲜血。

3. **癌胚抗原**　大肠癌细胞可产生癌胚抗原(carcino-embryonic antigen,CEA),并可在患者血清中检出。因此,检测患者血清 CEA 水平可作为大肠癌术后肿瘤是否复发或转移的指标。

问题与思考

引起肠道溃疡的疾病有哪些,它们有何区别?

四、原发性肝癌

原发性肝癌(primary carcinoma of liver)是指由肝细胞或肝内胆管上皮细胞发生的恶性肿瘤,属于常见的恶性肿瘤之一。我国为肝癌的高发国家,高发地区集中在东南沿海一带。发病年龄多在中年以上,男多于女。肝癌发病隐匿,早期无临床症状,发现时大多已为晚期,死亡率较高。近年来,由于临床上广泛应用血甲胎蛋白(AFP)测定和影像学检查,因而使早期肝癌的检出率大为提高,从而使早期癌能及时得以治疗。

【病因】

目前尚不十分清楚,研究认为肝癌的发生与下列因素有关。

1. **肝炎病毒**　病毒性肝炎 HBV 感染是肝癌发生的重要因素,研究表明肝癌患者 HBsAg 阳性率高达 80% 以上,在 HBV 阳性的肝癌患者可见 HBV 基因整合到肝癌细胞的 DNA 中。近年来 HCV 感染也被认为是肝癌的病因之一,在日本已发现有 70% 的肝癌患者 HCV 抗体阳性。

2. **肝硬化**　肝硬化与肝癌之间有密切关系。在我国尤为明显,据统计,一般需经 7 年左右肝硬化可发展为肝癌。其中以坏死后性肝硬化为最多。

3. 真菌及其毒素 黄曲霉菌、青霉菌、杂色曲霉菌等都可引起实验性肝癌。其中以黄曲霉菌(aspergillus flavus)最为重要。在我国肝癌高发地区食物被黄曲霉菌污染的情况往往也较为严重。

4. 亚硝胺类化合物 研究发现在我国肝癌高发区的土壤中硝酸盐和亚硝酸盐的含量显著高于低发区,用从当地居民食用的咸菜中提取的亚硝胺饲喂大鼠,肝癌诱发率高。

【病理变化】

肉眼观,主要根据肝癌肿块的大小及数目将原发性肝癌分为早期和晚期肝癌。

1. 早期肝癌 早期肝癌也称小肝癌,是指单个癌结节直径在3cm以下或结节数目不超过两个,其直径的总和在3cm以下的原发性肝癌。形态上多呈球形或分叶状,与周围组织分界较清楚,切面均匀一致,无出血坏死。

2. 晚期肝癌 肝体积明显增大,可达2000g以上。癌组织可局限于肝的一叶(多为右叶),也可弥漫分布于全肝,大多合并肝硬化。大体可分三型。

(1)结节型:此型最多见,常合并有肝硬化。癌结节呈圆形或椭圆形,大小不等,直径由数毫米至数厘米,有的相互融合形成较大的结节,结节为多个散在分布。

(2)巨块型:肿瘤的体积巨大,直径在10cm以上,多位于肝右叶,圆形,中心部常有出血、坏死。瘤体周边常有卫星状癌结节。此型较少合并肝硬化。

(3)弥漫型:此型少见,癌组织在肝内呈弥漫分布,结节不明显,形态上与肝硬化易混淆。常发生在肝硬化基础上。

镜下,按组织起源可将肝癌分为三型:

1. 肝细胞癌 此型最多见,由肝细胞起源。分化较高者癌细胞与肝细胞相似,异型性小,癌细胞呈梁索状或巢状排列,周围血管多(似肝血窦),间质较少,部分癌细胞能分泌胆汁。分化低者癌细胞异型性明显,细胞大小不一,形态各异。

2. 胆管细胞癌 此型较为少见,由肝内胆管上皮起源,癌细胞与胆管上皮细胞相似,常呈腺管样排列,间质较多。一般不合并肝硬化。

3. 混合性肝癌 此型最少见,具有肝细胞癌和胆管细胞癌两种成分。

【扩散】

1. 局部蔓延 原发性肝癌首先在肝内直接蔓延,使癌组织范围不断扩展,近肝被膜的肝癌结节可浸润穿透肝被膜扩散至相邻组织和器官,如横膈、胃、结肠等。

2. 转移

(1)淋巴道转移:常转移至肝门、上腹部及腹膜后淋巴结。

(2)血道转移:①肝内转移,沿门静脉分支在肝内形成多处转移性癌结节,还可逆行至肝外门静脉主干,形成癌栓,阻塞管腔,导致门静脉高压。②肝外转移,经肝静脉转移至肺、脑、骨等处,其中以肺转移最为多见。

(3)种植转移:癌细胞从肝表面脱落可直接种植在腹膜及卵巢表面形成转移癌。

【临床病理联系】

原发性肝癌发病隐匿,早期肝癌可无明显症状,但多数患者甲胎蛋白(AFP)增高。随着病情发展,可表现肝进行性增大,肝区疼痛。有时由于肝表面癌结节自发性破裂或侵破大血管,引起腹腔内大出血。由于肿瘤压迫肝内外胆管使胆道梗阻及肝细胞广泛损伤使胆红素代谢障碍,而引起黄疸。肝癌伴有肝硬化并引起门静脉高压时,可有门脉高压症的临床表现即脾肿大、腹水、静脉侧支循环形成等表现。全身性表现为进行性消瘦、发热、乏力、营养不良和恶病质等。

病案7-1

患者，男，50岁。因持续性腹胀、消化不良、恶心、今日不进饮食并出血黄疸入院。曾有便血、呕血史，肝功能异常。HBsAg（++）。

检查：体弱，消瘦，巩膜及皮肤黄染，腹部膨隆，腹水（+），肝大，脾大，下肢水肿。黄疸指数25单位，白蛋白/球蛋白=3.3/3.44，非蛋白氮109mg%，甲胎蛋白（+）。B超：肝脏体积增大，形态异常，以肝右叶增大为主，右叶中部可见一5cm×4cm大小杂乱光团，脾增大，门静脉、脾静脉增粗，腹水（+++）。

入院五天，饭后引起呕血约200ml，后来出现牙龈多次出血，鼻出血等，第九天则出现神志不清、昏迷，经抢救无效死亡。

试问：

1. 患者可能患有什么病？如何演变发展的？
2. 解释死者生前出现的临床症状和体征？
3. 死亡原因是什么？

？ 问题与思考 ···

引起肝大的疾病有哪些，它们有何区别？

学习小结

消化性溃疡是指胃或十二指肠黏膜形成慢性溃疡，溃疡处黏膜的缺损超过黏膜肌层。胃溃疡多位于胃小弯近幽门处，十二指肠溃疡多发生于球部的前、后壁，直径多在1cm以内。镜下溃疡底部由内向外分四层，即渗出层、坏死层、肉芽组织层和瘢痕层。其并发症有出血、穿孔、幽门梗阻、癌变。

病毒性肝炎是由肝炎病毒引起的以变质为主的传染病。急性（普通型）肝炎是病毒性肝炎中最常见的类型，主要的病理变化是肝细胞广泛变性。急性重型肝炎主要的病理变化是肝细胞广泛坏死。

肝硬化是由多种原因引起肝细胞弥漫性变性、坏死，继发肝细胞结节状再生以及纤维组织增生，这三种改变反复交错进行，使肝脏变形、质地变硬及肝内血液循环发生改建而形成肝硬化。假小叶是肝硬化重要的形态学标志。临床上可有门脉高压症和肝功能不全的表现。

Crohn病是一种原因不明、主要累及回肠末端、也可侵犯全消化道并伴有免疫异常的全身性疾病。病理变化中可见纵行的裂隙状溃疡。

　　慢性溃疡性结肠炎是一种原因不明的结肠慢性炎症。好发部位为乙状结肠和直肠。病理变化隐窝小脓肿、溃疡、假息肉形成、黏膜及黏膜下层充血、水肿及大量的中性粒细胞、淋巴细胞和浆细胞弥漫浸润。

　　食管癌是由食管黏膜上皮或腺体发生的恶性肿瘤。食管癌最好发于食管中段。早期食管癌是指病变仅累及黏膜层或黏膜下层，未侵犯肌层，且无淋巴结转移。中晚期癌指已侵及肌层或肌层以外的食管癌。组织学类型绝大多数为鳞状细胞癌。淋巴道转移为食管癌常见的转移方式。

　　胃癌是由胃黏膜上皮或腺上皮发生的恶性肿瘤。早期胃癌是指癌组织局限于黏膜层或黏膜下层者，而不管是否有引流区淋巴结转移。中晚期胃癌是指癌组织侵及胃壁肌层或更深层者，常有局部蔓延或转移。组织学类型主要为腺癌。淋巴道转移是胃癌的主要转移途径。

　　大肠癌是大肠黏膜上皮和腺体发生的恶性肿瘤。癌限于黏膜或黏膜下层，且无淋巴结转移者为早期大肠癌，癌侵犯肌层者则为中晚期大肠癌。

　　原发性肝癌是指由肝细胞或肝内胆管上皮细胞发生的恶性肿瘤。早期肝癌是指单个癌结节直径在 3cm 以下或结节数目不超过两个，其直径的总和在 3cm 以下的原发性肝癌。早期肝癌可无明显症状，但多数患者 AFP 增高。

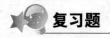 复习题

1. 胃溃疡病的病理变化、并发症和临床表现是什么？良、恶性胃溃疡在肉眼上有何区别？
2. 病毒性肝炎的基本病理变化有哪些？
3. 简述门脉高压症的形成机制及其临床表现。

（杨秀兰）

第 八 章

泌尿系统疾病

学习目标 ▮▮▮

1. 掌握各型肾小球肾炎的病变特点及临床表现；急、慢性肾盂肾炎的病变特点。
2. 熟悉肾细胞癌、肾母细胞瘤和膀胱尿路上皮癌的病变特点。

泌尿系统由肾、输尿管、膀胱和尿道组成。其功能主要是将体内代谢产物排出体外。肾脏除参与排泄代谢产物外，还具有维持机体水电解质和酸碱平衡及内分泌功能，可分泌肾素和促红细胞生成素等生物活性物质。

每个肾约有130万个肾单位。肾单位由肾小球和肾小管组成。肾小球主要执行滤过功能，肾小管完成重吸收和浓缩功能。

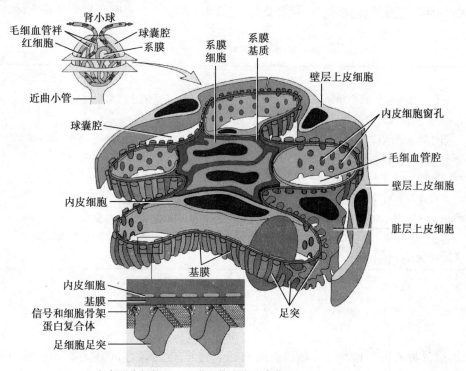

图 8-1　正常肾小球结构示意图

肾小球由毛细血管球和肾球囊组成。毛细血管球由入球动脉分为 5~8 支,每支再分支形成数个网状盘曲的毛细血管袢,毛细血管袢由系膜(系膜细胞和基质)连接(图 8-1)。肾球囊脏层上皮细胞(足细胞)的胞质伸出许多分枝状突起(足突)附着于毛细血管袢外侧。

肾小球滤过膜由毛细血管内皮细胞、基底膜和脏层上皮细胞构成(图 8-2)。滤过膜内侧为毛细血管内皮细胞,其胞质很薄,布满许多小孔;中间为基底膜;外侧为脏层上皮细胞,其足突之间有一层薄膜称为滤过隙膜。

肾小球滤过膜的形态结构和所带电荷(滤过膜各层均带负电荷)直接影响尿液的滤过。

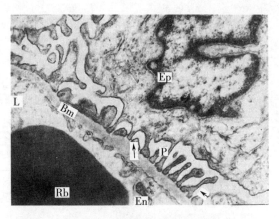

图 8-2 正常肾小球滤过膜

Bm:基膜;En:内皮细胞;Ep:上皮细胞;L:毛细血管腔;P:上皮细胞足突;Rb:红细胞;短箭头为滤过隙;长箭头为滤过隙膜

第一节 肾小球肾炎

肾小球肾炎(glomerulonephritis,GN)简称肾炎,是一组以肾小球损伤为主的变态反应性疾病。肾小球肾炎分原发性和继发性两大类,前者是原发于肾脏的独立性疾病,病变主要累及肾;后者的肾病变由其他疾病引起或仅是全身性疾病的一部分,如过敏性紫癜性肾炎、狼疮性肾炎、糖尿病肾病、乙型肝炎病毒相关性肾炎等,见表 8-1。本节主要讲述原发性肾小球肾炎。

表 8-1 肾小球疾病

原发性肾小球肾炎	引起继发性肾小球疾病的系统性疾病
急性弥漫增生性肾小球肾炎	系统性红斑狼疮
快速进行性(新月体性)肾小球肾炎	糖尿病
膜性肾病	过敏性紫癜
轻微病变性肾小球肾炎	淀粉样变性病
局灶节段性肾小球硬化症	混合性结缔组织病的肾损害
系膜增生性肾小球肾炎	感染后肾小球肾炎
膜增生性肾小球肾炎	异常球蛋白血症肾病
IgA 肾病	干燥综合征的肾损害
慢性硬化性肾小球肾炎	

一、病因和发病机制

肾小球肾炎的病因和发病机制目前尚未完全明了,但已确定抗原抗体反应介导的免疫损伤是引起肾小球病变的主要机制。细胞介导的免疫损伤也有一定的作用。与肾小球肾炎有关的抗原可分为内源性和外源性两大类,见表 8-2。

表 8-2 引起肾小球肾炎的抗原

内源性抗原		外源性抗原
肾小球本身抗原	非肾小球抗原	
基底膜抗原、足突抗原、内皮细胞膜抗原、系膜细胞膜抗原等	核抗原、DNA、免疫复合物、肿瘤抗原、甲状腺球蛋白抗原等	(1) 感染的产物：细菌如链球菌、葡萄球菌、肺炎球菌、脑膜炎球菌、伤寒杆菌等；病毒如乙型肝炎病毒、麻疹病毒、EB 病毒等；真菌、寄生虫等。 (2) 药物如青霉胺、金和汞制剂等 (3) 异种血清、类毒素等

抗原、抗体在血液循环中形成循环免疫复合物后沉积于肾小球，或抗体与肾小球内抗原形成原位免疫复合物，是肾小球肾炎的两种基本发病机制。

透射电子显微镜和免疫荧光染色检查是观察免疫复合物沉积的常用方法。电子显微镜下免疫复合物为电子致密物，可沉积于内皮细胞下、基底膜内、上皮细胞下或系膜区。免疫荧光可观察到免疫球蛋白（主要为 IgG，还有 IgA 和 IgM）和补体等在肾小球内沉积，呈颗粒状、团块状或线状荧光。

（一）循环免疫复合物沉积

非肾小球性抗原刺激机体产生相应抗体，并在血液循环中形成免疫复合物，随血液流经肾脏时沉积于肾小球而引起病变（图 8-3）。免疫荧光染色显示免疫球蛋白或补体在肾小球内颗粒状或团块状沉积（图 8-4）。

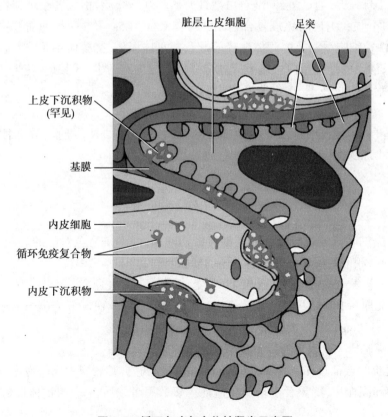

图 8-3 循环免疫复合物性肾炎示意图

（二）原位免疫复合物形成

抗体直接与肾小球本身的抗原或经血循环植入肾小球的抗原结合，形成原位免疫复合物导致肾小球损伤。主要有以下三种类型：

1. 肾小球基底膜抗原 ①感染等因素使肾小球基底膜结构发生改变成为自身抗原，刺激机体产生抗体；②某些细菌、病毒等物质与肾小球基底膜有共同抗原性，这些抗原刺激机体产生的抗体可与肾小球基底膜起交叉反应。免疫荧光染色显示连续的线性荧光（图8-5，8-6）。

2. 其他肾小球抗原 肾小管上皮细胞Heymann抗原、系膜细胞膜抗原Thy-1等也可引起肾小球原位复合物形成。

3. 植入性抗原 非肾小球抗原与肾小球成分结合，形成植入性抗原，刺激机体产生相应抗体，在肾小球形成原位免疫复合物而引起肾小球肾炎。

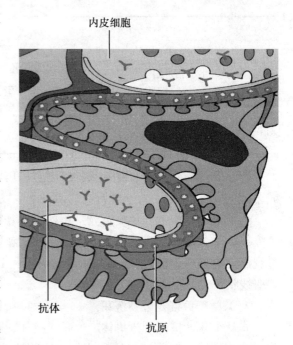

图 8-5 抗基底膜抗体引起的肾炎示意图

无论是循环免疫复合物还是原位免疫复合物沉积于肾小球，均可通过多种介质（可溶性介质和细胞介质）引起肾小球损伤。

（1）可溶性介质：①补体：免疫复合物激活补体C3a、C5a、C567等使血管壁通透性增高，C5a等促进中性粒细胞浸润及溶酶体酶释放导致肾小球损伤；②凝血系统：凝血系统活化可促进微血栓形成，渗出的纤维蛋白可刺激肾球囊壁层上皮细胞增生；③其他：花生四烯酸衍生物、氧自由基、一氧化氮、内皮素、白细胞介素-1（IL-1）、肿瘤坏死因子（TNF）和生长因子等可引起肾小球损伤。

（2）细胞介质：中性粒细胞、单核-巨噬细胞、T淋巴细胞、NK细胞、系膜细胞和血小板等也参与导致肾小球的损伤。

二、临 床 表 现

肾小球肾炎的临床表现与肾炎的类型有密切联系，但不是完全对应的。相似的症状可由不同的病变引起，相似的病变也可引起不同的症状。

患者的临床表现为尿量和尿性状改变、水肿和高血压等。尿量的改变分为少尿（<400ml/24h）、无尿（<100ml/24h）、多尿（>2500ml/24h）或夜尿。血尿分为肉眼血尿和镜下血尿；尿中蛋白含量>150mg/24h为蛋白尿，>3.5g/24h为大量蛋白尿。

肾小球肾炎临床主要表现为以下类型：

1. 急性肾炎综合征（acute nephritic syndrome） 起病急，常表现为肉眼血尿、轻至中度蛋白尿、少尿、水肿和高血压，严重者出现氮质血症。多数患者预后良好。常见于急性弥漫增生性肾小球肾炎。

2. 急进性肾炎综合征（rapidly progressive nephritic syndrome） 患者起病急，进展快，在出

现血尿和蛋白尿后,迅速出现少尿、无尿及氮质血症,并发生急性肾功能衰竭,预后差。主要见于快速进行性肾小球肾炎。

3. 肾病综合征(nephrotic syndrome)　临床表现为大量蛋白尿、明显水肿、高脂血症和低蛋白血症("三高一低")。轻微病变性肾小球肾炎、膜性肾病、系膜增生性肾小球肾炎等均可出现肾病综合征。

4. 无症状性血尿或蛋白尿　患者出现持续或反复发作的镜下或肉眼血尿,或蛋白尿,也可两者同时发生。主要见于 IgA 肾病。

5. 慢性肾炎综合征(chronic nephritic syndrome)　主要表现为多尿、夜尿、低比重尿、高血压、贫血、氮质血症和尿毒症。见于各型肾小球肾炎的终末阶段。

三、肾小球肾炎的病理类型

肾小球疾病的肾穿刺病理活检组织除采用苏木素伊红染色(HE)外,常采用过碘雪夫染色(periodic acid-Schiff reaction,PAS)、六胺银染色(periodic acid-silver methenamine,PASM)和马松三色染色(Masson's trichrome stains)以更好地显示基底膜、系膜基质和胶原等。

常用于描述肾小球肾炎病变分布范围的术语:①弥漫性,指 >50% 的肾小球受累;②局灶性,指< 50% 的肾小球受累;③球性,指病变累及整个肾小球;④节段性,指肾小球部分小叶或毛细血管袢受累。

(一)急性弥漫增生性肾小球肾炎

急性弥漫增生性肾小球肾炎(acute diffuse proliferative glomerulonephritis,GN)的病变特点是弥漫性毛细血管内皮细胞和系膜细胞增生。多发生于儿童和青年,患者常在发病前有上呼吸道感染史。此型肾炎与 A 族乙型溶血性链球菌感染有关,故又称链球菌感染后肾小球肾炎。

此型肾炎的发病机制为循环免疫复合物沉积所致的肾小球损伤。

【病理变化】

肉眼观,两肾肿胀,表面光滑,颜色较红,有时可见散在的出血点,故又称为"大红肾"、"蚤咬肾"(图 8-7)。

镜下见,双侧肾脏多数肾小球受累,肾小球体积增大,细胞数目显著增多。肾小球毛细血管内皮细胞和系膜细胞明显增生、内皮肿胀,可有中性粒细胞和单核细胞浸润,使毛细血管腔狭窄甚至阻塞(图 8-8)。严重病例,毛细血管壁发生纤维蛋白样坏死及微血栓形成,可伴有明显出血。肾小

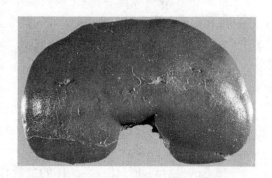

图 8-7　急性弥漫增生性肾小球肾炎(大体)

管上皮细胞变性,管腔内出现红细胞管型、蛋白管型及颗粒管型。肾间质充血、水肿和炎性细胞浸润。

电镜观察,基底膜外侧上皮细胞下有驼峰状电子致密物沉积。

免疫荧光见,肾小球内有 IgG 和 C3 沉积,呈颗粒状荧光。

【临床病理联系】

此型肾炎主要表现为急性肾炎综合征。

(1) 尿的改变:毛细血管受损导致血尿(镜下血尿或肉眼血尿)。肾小球内皮细胞和系膜细胞增生肿胀使毛细血管腔变狭窄,肾小球滤过率降低而出现少尿,严重者因代谢产物潴留引起氮质血症。蛋白尿一般不严重。尿中可出现各种管型。

(2) 水肿:肾小球滤过率下降致钠水潴留,或变态反应使毛细血管通透性增高致患者出现轻到中度水肿,尤眼睑等疏松部位较明显。

(3) 高血压:钠水潴留使血容量增加致高血压。

【转归】多数儿童患者预后好,可在数周或数月内痊愈。极少数严重患儿,可发展为快速进行性肾小球肾炎。少数成人患者病变可迁延不愈,逐渐发展为慢性硬化性肾小球肾炎。

(二)快速进行性肾小球肾炎

快速进行性肾小球肾炎(rapidly progressive glomerulonephritis,RPGN)的病变特点为肾球囊壁层上皮细胞增生形成新月体,故又称新月体性肾小球肾炎。此型肾小球肾炎多数为原发性,也可继发或伴发于其他肾小球疾病。

【分类和发病机制】

此型肾炎多由免疫损伤引起肾小球毛细血管壁严重破坏,纤维素渗出刺激新月体形成。根据免疫学检查结果可分为 3 型,Ⅰ 型为抗基底膜型 RPGN,Ⅱ 型为免疫复合物型 RPGN,Ⅲ 型为免疫反应不明显型 RPGN。

【病理变化】

肉眼观,两肾弥漫性增大,颜色苍白。表面常见散在出血点,切面皮质增厚。

光镜见,大部分肾球囊内有特征性的新月体(crescent)或环状体形成。新月体主要是增生的肾球囊壁层上皮细胞,在毛细血管球周围形成新月形小体(图 8-9)。当增生的上皮细胞环状包绕毛细血管球时,称为环状体。新月体或环状体内还含有渗出的单核细胞、中性粒细胞、纤维蛋白等成分。早期新月体以细胞成分为主,称为细胞性新月体。以后纤维增多,转变为纤维细胞性新月体,最终成为纤维性新月体。新月体或环状体使肾球囊腔狭窄或闭塞,并压迫肾小球毛细血管丛,使其萎缩、纤维化及玻璃样变。病变严重处血管壁发生节段性纤维蛋白样坏死,可伴血栓形成。肾小管上皮变性,部分肾小管萎缩消失。

电镜观察,肾小球基底膜断裂或缺损,新月体形成。有时可见电子致密物沉积。

免疫荧光见,肾小球内有线状荧光(Ⅰ型)、颗粒状荧光(Ⅱ型)或阴性结果(Ⅲ型)。

【临床病理联系】

患者发病急、进展快,表现为急进性肾炎综合征。由于大量新月体阻塞肾球囊腔,患者迅速出现少尿、无尿。代谢物潴留导致氮质血症并快速发展为尿毒症。当毛细血管纤维蛋白样坏死时出现明显血尿。

患者的预后与新月体或环状体的数量有关,多于 80% 者预后极差,常死于尿毒症。

(三)膜性肾病

膜性肾病(membranous nephropathy)以肾小球毛细血管基底膜增厚为特点,又称为膜性肾小球肾炎,是成人肾病综合征最常见的原因。该病多见于中老年人,男性多于女性。

此型肾病是免疫复合物缓慢沉积于肾小球,通过补体介导基底膜损伤所致。

【病理变化】

肉眼观,早期表现为双肾肿大,颜色苍白,称"大白肾",切面皮质明显增厚。

光镜见,肾小球早期改变不明显,以后毛细血管壁弥漫性增厚。Ⅱ期膜性肾病时六胺银

（PASM）染色将基底膜染成黑色,显示增厚的基底膜和与之垂直的钉突,形如梳齿(图 8-10)。病变晚期,毛细血管壁明显增厚,管腔逐渐狭窄以至闭塞,肾小球发生硬化及玻璃样变,多无细胞增生和炎性细胞浸润等反应。

电镜观察,上皮细胞肿胀,足突消失,基底膜与上皮细胞间大量电子致密物沉积。以后沉积物间基底膜样物质增多,形成钉状突起。钉突逐渐向沉积物表面延伸将其覆盖,使基底膜明显增厚,当沉积物被溶解吸收后,形成虫蚀状空隙。

根据基底膜病变的严重程度,分为四期:Ⅰ期:基底膜表面小丘状沉积物;Ⅱ期:基底膜表面形成钉状突起插入沉积物之间;Ⅲ期:沉积物被增生的基底膜包埋于其中;Ⅳ期:基底膜极度增厚,部分沉积物溶解呈虫蚀状(图 8-11)。

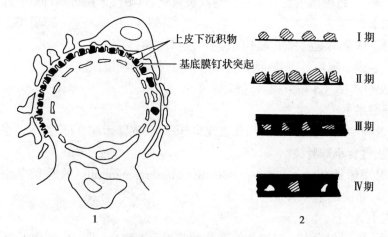

图 8-11 膜性肾病示意图
①膜性肾小球肾炎,病变物点;②膜性肾小球肾炎病变发展过程

免疫荧光见,IgG 和补体 C3 沿肾小球基底膜外侧沉积,呈颗粒状荧光。

【临床病理联系】

临床主要表现为肾病综合征。由于肾小球毛细血管基底膜严重损伤,滤过膜通透性明显增高,常表现为持续性、非选择性蛋白尿。

膜性肾病临床呈慢性进行性经过,约 40% 患者最终发展为肾功能衰竭。

(四) 轻微病变性肾小球肾炎

轻微病变性肾小球肾炎(minimal change glomerulonephritis)在光镜下肾小球改变不明显。因部分肾小管上皮细胞内可见大量脂质沉积,又称为脂性肾病。本病是引起儿童肾病综合征的最常见原因。

病因和发病机制不明,但研究表明与 T 淋巴细胞功能异常有关。

【病理变化】

肉眼观,两肾体积增大,颜色苍白或发黄,切面可见黄色条纹。

镜下见,肾小球无明显变化,肾小管上皮细胞因重吸收从肾小球滤出的大量脂蛋白而出现大量玻璃样小体和脂质空泡。肾小管腔内见蛋白管型(图 8-12)。

电镜观察,多数肾小球脏层上皮细胞足突广泛融合消失,故有"足突病"(foot process disease)之称。

免疫荧光检查无免疫球蛋白或补体沉积。

【临床病理联系】

临床表现为肾病综合征,出现大量选择性蛋白尿,尿中主要为小分子蛋白。激素治疗效果好。病变在数周内可以完全恢复正常,预后好。

（五）系膜增生性肾小球肾炎

系膜增生性肾小球肾炎(mesangial proliferative glomerulonephritis)的病变特点是弥漫性肾小球系膜细胞和系膜基质增生。

【病因和发病机制】

目前不明确,可能与循环免疫复合物或原位免疫复合物形成有关。免疫复合物通过介质刺激系膜细胞增生。系膜增生也可为系统性红斑狼疮、过敏性紫癜等病的继发性肾小球病变。

【病理变化】

光镜见,肾小球系膜细胞和基质不同程度增生(图 8-13)。

电镜观察,系膜细胞和系膜基质增生,系膜区电子致密物沉积。

免疫荧光见,IgG 及 C3 在系膜区沉积。

【临床病理联系】

此型肾炎发病年龄无明显特点,临床表现多样,可表现肾病综合征、血尿或蛋白尿等。

（六）膜增生性肾小球肾炎

膜增生性肾小球肾炎(membrano-proliferative glomerulonephritis)的病变特点是肾小球毛细血管基底膜增厚,系膜细胞和基质增生。

【病理变化】

光镜见,肾小球体积增大。系膜细胞和系膜基质重度增生,沿内皮细胞下向毛细血管壁广泛插入,PASM 染色时基底膜呈双轨或多轨状;基底膜弥漫增厚,管腔狭窄;毛细血管丛呈分叶状(图 8-14)。

电镜观察,系膜细胞和基质重度增生并向内皮下间隙插入,电子致密物沉积于系膜区及毛细血管壁。本病可分为三型,Ⅰ 型为基底膜与内皮细胞之间电子致密物沉积,Ⅱ 型为基底膜内条带状电子致密物沉积,Ⅲ 型为内皮细胞下、上皮细胞下及基底膜两侧电子致密物沉积。

免疫荧光见,IgG 和补体 C3 在系膜区、毛细血管壁或基底膜内侧呈颗粒状、花瓣样沉积。

【临床病理联系】

好发于青壮年,临床呈慢性经过,多表现为肾病综合征,常伴有镜下血尿。约 20% 患者肾功能下降乃至肾衰竭。

（七）局灶节段性肾小球硬化

局灶节段性肾小球硬化(focal segmental glomerulosclerosis,FSGS)的病变特点为部分肾小球的部分小叶发生硬化。临床主要表现为大量蛋白尿或肾病综合征。

FSGS 分为原发性和继发性两类。近年来原发性 FSGS 发病率呈上升趋势。

【病理变化】

光镜见,病变呈局灶性分布,早期仅累及皮髓质交界处的肾小球,以后波及皮质全层。病变肾小球部分毛细血管袢内系膜基质增多,毛细血管基底膜塌陷、管腔闭塞,球囊粘连(图 8-15)。

电镜观察,病变肾小球硬化节段的基底膜皱缩,毛细血管腔闭塞,系膜基质增生。肾小球上皮细胞足突广泛融合。

免疫荧光见,病变部位 IgM 和补体 C3 沉积。

【临床病理联系】

大部分患者表现为肾病综合征,少数仅表现为蛋白尿。病变缓慢进展,50% 患者在发病十年内发展为终末期肾小球肾炎。小儿患者预后相对较好。

(八) IgA 肾病

IgA 肾病(IgA nephropathy)的特点是免疫荧光显示系膜区 IgA 沉积。该病又称 Berger 病。本病在我国较常见。该病发病机制未明。

【病理变化】

光镜见,病变多样,病变程度轻重不一。以系膜增生最为常见,也可表现为其他类型肾小球肾炎的病变。

电镜观察,较多病例见肾小球系膜细胞增生和系膜基质明显增多,系膜区有大块的致密物沉积。

免疫荧光见,系膜区 IgA 和补体 C3 沉积(图 8-16)。

【临床病理联系】

主要表现为无症状血尿或蛋白尿,少数患者表现为急性肾炎综合征。临床呈慢性经过。预后与病变类型有关。

(九) 慢性硬化性肾小球肾炎

慢性硬化性肾小球肾炎(chronic sclerosing glomerulonephritis)为各型肾小球肾炎发展的终末阶段。病变特点是大量肾小球发生玻璃样变和硬化。多数患者有肾炎病史,但部分患者起病隐匿,出现症状时病变已进入晚期。

【病理变化】

肉眼观,两肾体积缩小,质地变硬,表面呈较弥漫的细颗粒状,切面见肾皮质变薄,皮髓质界限不清,称为颗粒性固缩肾(图 8-17)。肾盂周围脂肪增多。

镜下见,肾小球弥漫纤维化及玻璃样变,所属肾小管萎缩;残存的肾小球代偿性肥大,所属肾小管扩张,腔内可见各种管型。肾间质纤维组织大量增生,有多量淋巴细胞、浆细胞浸润;肾内的细动脉和小动脉发生硬化,管腔狭窄(图 8-18)。

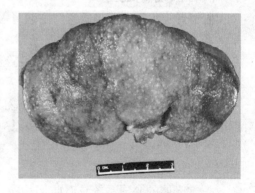

图 8-17　慢性肾小球肾炎(大体)

【临床病理联系】

临床表现为慢性肾炎综合征。

(1) 多尿,夜尿和低比重尿:多数肾单位破坏,大量血液快速通过残存的肾小球,滤过率显著增加,但肾小管重吸收功能有限,导致尿浓缩功能降低。

(2) 高血压:肾小球硬化和严重缺血,肾素分泌增加,导致血压增高。

(3) 贫血:大量肾单位破坏、促红细胞生成素形成减少。此外,体内代谢产物堆积,抑制了骨髓造血。

(4) 氮质血症、尿毒症及水、电解质和酸碱平衡紊乱:患者体内代谢产物大量堆积,造成血中非蛋白氮含量增高,称为氮质血症;严重者出现尿毒症。此外,还可出现酸中毒和钠、钾、钙、磷等电解质紊乱的表现。

【转归】

慢性硬化性肾小球肾炎病变发展缓慢,晚期预后极差。患者如不能及时进行肾透析或肾移植,多死于尿毒症或高血压引起的心力衰竭或脑出血。

病案8-1

患者男性,14岁。颜面水肿、少尿、浓茶色尿1天。半月前感冒咳嗽,扁桃体肿大,经服用抗生素后逐渐好转。患者入院后体检体温、脉搏正常,血压130/75mmHg。血常规检查无异常,尿常规检查显示尿蛋白+,红细胞+++。肾功能检查尿素氮5.0mmol/L,肌酐60.5μmol/L。经药物治疗两周后,水肿逐渐消失,血压115/75mmHg,尿量1500ml/24h,尿中红细胞消失。康复出院。

问题:1. 患者患什么疾病?

2. 试从病理学角度解释患者出现的临床症状和实验室检查结果。

第二节　肾盂肾炎

肾盂肾炎(pyelonephritis)是累及肾盂和肾间质的化脓性炎症,可发生于任何年龄,患者以女性居多。

【病因及发病机制】

肾盂肾炎由细菌感染所致。引起肾盂肾炎的细菌种类很多,以大肠杆菌最为常见,其次为副大肠杆菌、变形杆菌、产气杆菌、肠球菌、葡萄球菌等,少数为铜绿假单胞菌,偶见真菌感染。急性肾盂肾炎多为单一细菌感染,慢性肾盂肾炎多为两种以上细菌的混合感染。

肾盂肾炎的感染途径主要有两条:

1. 上行性感染　是本病最常见的感染途径。病原菌自尿道或膀胱经输尿管或沿输尿管周围的淋巴管上行至肾盂和肾间质。病原菌多为大肠杆菌,上行性感染是女性感染的主要途径。

2. 血源性感染　病原菌由身体某处的感染灶入血,随血流到达肾脏引起肾盂肾炎。病原菌多为葡萄球菌。

正常人体的泌尿系统具有防御功能,包括尿液的冲洗作用、膀胱黏膜产生局部抗体(分泌型IgA)的抗菌作用、膀胱壁内的白细胞的吞噬和杀菌作用等。当这些防御功能削弱时,病原菌容易侵入而引起肾盂肾炎。常见的诱因有:

(1) 尿路阻塞:泌尿道结石、瘢痕性狭窄、前列腺肥大、妊娠子宫或肿瘤压迫、先天畸形等均可阻塞尿路,造成尿液潴留,既影响了尿液的冲洗作用,又利于细菌生长繁殖,导致感染。

(2) 医源性因素:膀胱镜检查、导尿术、泌尿道手术等可损伤尿路黏膜,或带入病原菌导致感染,诱发肾盂肾炎。长期留置导尿管是诱发本病的重要因素。

(3) 尿液反流:当膀胱三角区发育不良或输尿管畸形、下尿道梗阻时,尿液可反流引起感染。

按病变特点和病程,肾盂肾炎可分为急性和慢性两种类型。

一、急性肾盂肾炎

急性肾盂肾炎(acute pyelonephritis)是由细菌感染引起的肾盂和肾间质的急性化脓性炎症,常由上行性感染引起。

【病理变化】

肉眼观,肾体积增大、充血,表面散在大小不等的黄白色脓肿,脓肿周围有充血或出血带。切面见髓质内的黄色条纹延伸至皮质,病灶融合可形成大小不等的脓肿。肾盂黏膜充血、水肿,可见散在的小出血点,黏膜表面覆盖脓性渗出物,病变严重者肾盂肾盏内可有积脓。

镜下见,上行性感染所致的炎症始发于肾盂,黏膜充血、水肿,大量中性粒细胞浸润。炎症沿肾小管及其周围组织扩散,引起肾间质化脓性炎及脓肿形成,脓肿破入肾小管使管腔内充满脓细胞和细菌菌落。上行性感染时肾小球通常很少受累。血源性感染所致的化脓性病变首先累及肾皮质内的肾小球、肾小管及其周围的肾间质,并向肾盂蔓延,肾组织内形成多数散在的小脓肿。

【合并症】

(1) 肾盂积脓:当患者尿路阻塞,特别是高位完全性阻塞时,脓性渗出物不能排出而积聚在肾盂肾盏中。严重者肾组织受压萎缩变薄,整个肾变为充满脓液的囊。

(2) 肾周围脓肿:由肾组织内的化脓性炎症穿透肾被膜扩展到周围组织所致。

(3) 急性坏死性肾乳头炎:常见于有尿路阻塞或糖尿病的患者,肾乳头因缺血和化脓而发生坏死。肾乳头部缺血性凝固性坏死,坏死灶周围充血和白细胞浸润。

【临床病理联系】

(1) 全身表现:患者出现发热、寒战,血中白细胞数增多等。

(2) 局部表现:炎症累及肾周围组织和肾体积增大使被膜紧张导致患者腰痛及肾区叩痛。

(3) 尿和肾功能的变化:患者出现尿频、尿急和尿痛等尿道刺激症状。肾盂和肾实质的化脓性炎可引起脓尿、菌尿、蛋白尿、管型尿,也可出现血尿。出现白细胞管型尿具有临床诊断意义。

由于急性肾盂肾炎的病变呈不规则灶性分布,且肾小球很少受累,故一般无高血压及肾功能改变。合并肾乳头坏死时可导致急性肾功能衰竭。

【结局】

急性肾盂肾炎如能及时正确治疗,大多数病例可痊愈。如尿路阻塞不能缓解或伴糖尿病,则预后不佳或转为慢性。

二、慢性肾盂肾炎

慢性肾盂肾炎(chronic pyelonephritis)的病变特征为肾间质炎症和瘢痕形成,并伴有明显的肾盂、肾盏纤维化和变形。可由急性肾盂肾炎演变而来或开始即呈慢性经过,是慢性肾功能衰竭的常见原因之一。

慢性肾盂肾炎根据发病机制可分为慢性阻塞性肾盂肾炎和反流性肾盂肾炎。

【病理变化】

肉眼观,病变累及单侧或双侧肾。肾体积缩小、变硬,表面有不规则凹陷性瘢痕。两肾因病变分布不均匀而不对称。切面见肾皮、髓质界限不清，肾乳头萎缩，肾盂、肾盏因瘢痕收缩而变形；肾盂黏膜粗糙、增厚（图8-19）。

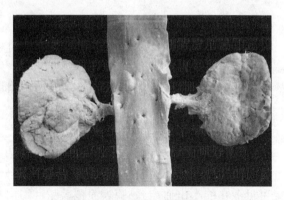

图8-19　慢性肾盂肾炎（大体）

镜下见，肾盂黏膜大量慢性炎性细胞浸润和纤维组织增生，黏膜增厚。肾间质病变呈灶状分布，出现纤维化及淋巴细胞、浆细胞浸润。部分肾小管萎缩消失，部分扩张的肾小管内见均质红染的管型，上皮细胞因受压呈扁平状，似甲状腺滤泡。部分肾小球囊壁增厚纤维化，后期部分肾小球发生玻璃样变和硬化（图8-20）。小血管内膜增厚、管腔狭窄。

慢性肾盂肾炎急性发作时出现大量中性粒细胞浸润，可有小脓肿形成。

【临床病理联系】

慢性肾盂肾炎较早累及肾小管且病变较重，临床上可首先出现较明显的肾小管功能障碍。肾小管浓缩功能降低时，临床表现为多尿、夜尿；肾小管重吸收功能降低时，钠、钾和碳酸氢盐流失过多，可致低钠血症、低钾血症和代谢性酸中毒。随着肾组织发生纤维化和血管硬化，肾组织缺血使肾素-血管紧张素系统活性增强而引起高血压。病变晚期，肾单位大量破坏，导致慢性肾衰竭。

肾盂X线造影可见肾盂、肾盏因瘢痕收缩而变形，有助于临床诊断。

【结局】

慢性肾盂肾炎病变可迁延多年，如能及时去除诱因，尽早彻底治疗，肾功能可长期处于代偿期。但病变广泛累及两肾，肾组织大量被破坏时，终致慢性肾衰竭。

第三节　泌尿系统常见肿瘤

一、肾细胞癌

肾细胞癌（renal cell carcinoma）又称肾癌，起源于肾小管上皮细胞，是肾脏最常见的恶性肿瘤。60岁以上老年人多发，男性多于女性。

【病因】

长期接触化学性致癌物质和吸烟是引起肾癌的重要原因。其他危险因素包括肥胖（特别是女性）、高血压、长期接触石棉、石油产物和重金属等。遗传因素特别是染色体畸变与肾癌的发生密切相关。

【病理变化】

肉眼观，肾细胞癌多发生于肾的两极，尤以肾上极更为多见。一般呈单发圆形，直径3~10cm，周围常有假包膜。肿瘤常伴有出血、坏死和钙化等继发性改变，因此切面可呈多彩状外观（图8-21）。晚期肿瘤可侵犯肾盂及输尿管，并常侵犯肾静脉，在肾静脉内形成瘤栓。

镜下见，肾细胞癌主要由透明细胞、颗粒细胞和梭形细胞等形态的癌细胞排列成巢状、梁索状、乳头状、腺管状等多种方式，因此可将肾细胞癌分为透明细胞癌、乳头状癌、嫌色细胞癌等多种类型。多数病例常有几种类型混合存在，以一种类型为主。透明细胞癌最为常见，镜下见多数癌细胞体积较大，呈圆形或多角形，轮廓清楚；胞质丰富，因富含糖原和脂质在 HE 染色时呈清亮透明状；胞核小而圆，位于细胞中央或边缘。肾细胞癌的纤维间质少，但血管丰富，常有坏死和出血等继发改变（图 8-22）。

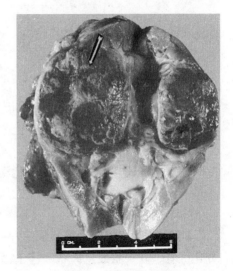

图 8-21　肾细胞癌

【扩散方式】

肾癌早期即可经血道转移，最常转移到肺和骨，也可转移至肝、肾上腺、脑等处。此外，癌组织也可直接蔓延侵犯周围组织器官或发生淋巴道转移。

【临床病理联系】

肾细胞癌早期常无症状，随病变进展出现血尿、肾区疼痛和肿块等典型症状。无痛性血尿是肾癌的常见症状，多因癌组织侵蚀血管或侵入肾盏、肾盂而引起。肿瘤体积大或侵犯肾被膜时引起肾区疼痛，并可触及肿块。有时患者以骨或其他部位转移癌为始发表现。

肾癌可产生多种激素和激素样物质而引起相应症状，如产生甲状旁腺样激素引起血钙增高等。

二、肾母细胞瘤

肾母细胞瘤（nephroblastoma）又称 Wilms 瘤，起源于肾内残留的后肾胚芽组织。主要发生于 7 岁以下儿童，偶可见于成人。肾母细胞瘤的发生与染色体的畸变有关。

【病理变化】

肉眼观，肿瘤通常发生在单侧肾，少数双侧肾同时发生。瘤体多为单个实性肿块，体积较大，边界清楚，可形成假包膜。切面呈鱼肉状、灰白或灰红色，可有灶状出血、坏死及囊性变。随病变进展，肿瘤可破坏肾组织全部，并可穿破肾被膜侵入肾周围组织。

镜下见，肾母细胞瘤的细胞成分和组织结构较为复杂，主要有三种：①由上皮细胞组成的肾小球样和肾小管样结构；②小圆形或卵圆形的原始细胞，胞质少；③间叶组织来源的梭形细胞和黏液细胞，可出现横纹肌、软骨、骨和脂肪等分化（图 8-23）。

【扩散方式】

肾母细胞瘤早期即可发生扩散。肿瘤可直接蔓延至邻近组织及器官；沿血道转移到肺、肝等器官；经淋巴道转移到肾门淋巴结和主动脉旁淋巴结。

【临床病理联系】

腹部包块是肾母细胞瘤最常见的症状，有些患儿表现为血尿、腹痛、肠梗阻等症状。肾母细胞瘤恶性程度高，早期即可转移到肺等处。

手术切除、化疗和放疗的综合应用具有较好的效果。

三、膀　胱　癌

膀胱癌多起源于膀胱尿路上皮,故世界卫生组织 WHO 分类为尿路上皮癌(urothelial carcinoma of bladder),也称为移行细胞癌,是泌尿系统中最常见的恶性肿瘤,60 岁左右多发,男性多于女性。

【病因】

膀胱癌的发生与苯胺染料等化学致癌物质、病毒感染、吸烟、慢性膀胱炎及结石等的长期不良刺激有关。

【病理变化】

肉眼观,肿瘤好发于膀胱侧壁和三角区近输尿管开口处。瘤体可为单个或多个,大小不等,分化好者呈乳头状或息肉状突起于膀胱黏膜表面;分化差者常呈扁平状斑块,基底宽并向膀胱壁深层浸润。

镜下见,膀胱癌以尿路上皮癌最为多见,约占总数的 90%,其余为鳞状细胞癌、腺癌及未分化癌。

尿路上皮癌(transitional cell carcinoma)根据分化程度分为低级别和高级别,肿瘤呈非浸润性或浸润性生长。

低级别尿路上皮癌呈乳头状结构,癌细胞层次增多,排列保持极性。细胞分化较好,轻到中度异型,核分裂象少见(多见于基底部),少数病例可发生浸润(图 8-24)。

高级别尿路上皮癌无乳头状结构,呈紊乱的巢状或团块状排列。癌细胞分化低,异型明显,核分裂象多见;癌组织常浸润到肌层深部,并可侵及膀胱周围组织和器官。

【扩散方式】

膀胱癌主要通过淋巴道转移,晚期可经血道转移到肝、肺、骨、肾及肾上腺等处。

【临床病理联系】

无痛性血尿是膀胱癌最常见、最突出的临床表现,可因乳头状癌的乳头断裂、癌组织坏死、溃疡形成等引起。癌组织侵犯膀胱壁、刺激膀胱黏膜及并发感染可引起尿频、尿急和尿痛。肿瘤阻塞输尿管开口可引起肾盂肾炎、肾盂积水甚至积脓。

膀胱尿路上皮癌手术切除后易复发。

膀胱癌的预后与肿瘤的分化程度和浸润范围密切相关。患者常死于肿瘤广泛转移和严重感染。

📖 **学习小结**

原发性肾小球肾炎主要由循环免疫复合物或原位免疫复合物沉积于肾小球引起。急性增生性肾小球肾炎的病变特点是弥漫性毛细血管内皮细胞和系膜细胞增生,临床表现为急性肾炎综合征。快速进行性肾小球肾炎的病变特点是新月体形成,临床表现为急进性肾炎综合征。轻微病变性肾小球肾炎和膜性肾病是引起肾病综合征常见的原因。IgA 肾病的特点是免疫荧光染色显示系膜区 IgA 沉积,临床常表现为无症状血尿或蛋白尿。慢性肾小球肾炎为各型肾小球肾炎发展的终末阶段,病变特点是大量肾小球发生纤维化和玻璃样变,临床表现为慢性肾炎综合征。

肾盂肾炎主要由上行性感染引起,急性肾盂肾炎是累及肾盂、肾间质和肾小管的化脓性炎症,主要由细菌感染引起。慢性肾盂肾炎常因反流性肾病或慢性尿路阻塞引起,病变特点为慢性间质炎症、纤维化和瘢痕形成,常累及肾盂和肾盏,可引起慢性肾功能衰竭。

肾透明细胞癌和肾母细胞瘤分别是成人和儿童肾脏最常见的恶性肿瘤。

尿路上皮癌(移行细胞癌)是膀胱常见的恶性肿瘤,可分为低级别和高级别,肿瘤呈非浸润性或浸润性生长。

复习题

1. 肾小球肾炎的发病机制是怎样的?
2. 常见的肾小球肾炎有哪些类型,各类型的病变特点怎样?
3. 以急性弥漫增生性肾小球肾炎为例,说明临床患者出现少尿、水肿、高血压及血尿、蛋白尿的病理学基础。
4. 比较急性和慢性肾盂肾炎的发病机制和病变特点。

(徐　曼)

第 九 章

生殖系统和乳腺疾病

学习目标

1. 掌握宫颈上皮内瘤变（CIN）的分级标准，宫颈原位癌和原位癌累及腺体的概念、宫颈早期浸润癌、浸润癌的病变特点；葡萄胎、侵蚀性葡萄胎、绒毛膜癌的病变特点；乳腺癌的组织类型及常见类型的病变特点。
2. 熟悉宫颈癌、乳腺癌的临床病理联系及扩散。
3. 了解乳腺癌的特殊类型及卵巢肿瘤的分类。

女性生殖系统由卵巢、输卵管、子宫、阴道和外生殖器组成，男性生殖系统由睾丸、生殖管道、附属腺及外生殖器组成。生殖系统疾病繁多，本章包括男、女性生殖系统和乳腺的常见疾病。女性生殖系统肿瘤和乳腺肿瘤是本章学习重点。

第一节 子 宫 疾 病

一、慢性子宫颈炎

慢性子宫颈炎（chronic cervicitis）为育龄期妇女最常见的疾病。临床上多数患者无症状，主要表现为白带增多，时有白带带血或伴有腹坠、腰酸等。

【病因】

常由链球菌、肠球菌、大肠杆菌和葡萄球菌引起，特殊的病原微生物包括沙眼衣原体、淋病奈瑟菌、单纯疱疹病毒（Herpes simplex）和人类乳头状瘤病毒（Human papillary virus HPV）。分娩、机械损伤是慢性子宫颈炎的诱发因素。

【病理变化及类型】

肉眼观，宫颈黏膜充血、水肿。镜下观，子宫颈黏膜充血水肿，间质内有淋巴细胞、浆细胞和单核细胞等慢性炎细胞浸润。子宫颈腺上皮可伴有增生及鳞状上皮化生。

根据临床病理特点可分以下常见类型：

1. 子宫颈糜烂（cervical erosion） 糜烂是指宫颈阴道部鳞状上皮坏死脱落，形成浅表的缺

160

损称为子宫颈真性糜烂,较少见。临床上常见的子宫颈糜烂实际上是子宫颈损伤的鳞状上皮被子宫颈管黏膜柱状上皮增生下移取代。由于柱状上皮较薄,上皮下血管较易显露而呈鲜红色,边界清楚的糜烂样区,不是真性糜烂,而是成年女性正常的生理现象,目前宫颈糜烂的病名已被取消,而用宫颈柱状上皮异位取代。

2. 子宫颈腺体囊肿(Naboth's cysts) 增生的鳞状上皮覆盖阻塞子宫颈腺体开口或子宫颈腺体被增生的纤维组织压迫,使黏液潴留,腺体扩大成囊状,形成大小不等的囊性肿物,称子宫颈腺体囊肿,又称纳博特囊肿,简称纳囊。

3. 子宫颈息肉(cervical polyp) 慢性子宫颈炎时,子宫颈黏膜上皮、腺体及间质呈局限性增生形成突出于黏膜表面的带蒂肿块,称子宫颈息肉。息肉常为单个,也可多发,数毫米至数厘米,质软,易出血,呈红色。镜下息肉表面被覆柱状上皮或鳞状上皮,实质部由增生的腺体、纤维组织和扩张充血的毛细血管构成,并伴有以淋巴细胞为主的炎性细胞浸润。一般呈良性,极少癌变。

二、子宫颈上皮非典型增生与原位癌

子宫颈上皮非典型增生(cervical epithelial dysplasia)是指子宫颈鳞状上皮呈不同程度的异型性,细胞大小不等,形态不一,核大深染,核浆比增大,核分裂象增多,细胞极性紊乱。根据细胞异型程度及病变累及上皮层的范围,将其分为轻、中及重度非典型增生(Ⅰ、Ⅱ、Ⅲ级)。病变由基底层自下而上逐渐向表层发展,异型细胞占上皮下 1/3 者Ⅰ级(轻度),占 1/3~2/3 者称Ⅱ级(中度),超过全层的 2/3 以上,但还未累及上皮全层者称Ⅲ级(重度)。

宫颈原位癌(cervical carcinoma in situ)指宫颈上皮全层均被异型增生的癌细胞占据而尚未突破基底膜时,称原位癌。新近的分类将子宫颈上皮非典型增生至原位癌这一逐渐演变过程称为子宫颈上皮内瘤变(cervical intraepithelial neoplasia,CIN)。CIN 也分为三级。CINⅠ和Ⅱ级分别相当于轻、中度非典型增生,CIN Ⅲ级则包括重度非典型增生及原位癌(图 9-1)。

子宫颈上皮非典型增生多无自觉症状,肉眼观无特殊改变,子宫颈鳞状上皮和柱状上皮交界处是发病的高危部位。对可疑部位用碘液实验或醋酸涂抹鉴别,正常宫颈上皮对碘着色,而CIN 病变处对碘不着色,且醋酸涂抹时呈白色斑片状,脱落细胞学有助于 CIN 的筛查,确诊靠宫颈活检。未加治疗的 CIN 转归:可多年保持原来病变无变化;恢复正常;可继续发展为原位癌或浸润性癌。Ⅰ级及Ⅱ级病变,如及时正确治疗,绝大多数可以治愈,而 CIN Ⅲ则至少有 20%在 10 年内发展为浸润癌。

三、子 宫 颈 癌

子宫颈癌(cervical carcinoma)是女性生殖系统最常见的恶性肿瘤。仅次于乳腺癌,居第二位,发病年龄以 40~60 岁最多。近年来,由于子宫颈癌的普查防治工作广泛开展,使宫颈癌的早期发现、早期诊断率大有提高,其预后也极大改善,五年生存率和治愈率明显提高。

【病因】

病因尚未完全阐明,性行为不当和性传播疾病是宫颈癌的高危因素,发病与以下因素有关:

1. 婚姻与生育　早婚、早育、多产、性生活紊乱、宫颈撕裂伤等。

2. 配偶的包皮垢及雌激素刺激等。

3. 病毒　人乳头状瘤病毒（HPV16、18、31、33 型）和单纯疱疹病毒Ⅱ型（HVS-Ⅱ）的感染与宫颈癌的发病有关。

【病理变化】

子宫颈癌多发生于宫颈鳞状上皮和柱状上皮交界处。其演变过程经历了上皮非典型增生 - 原位癌 - 浸润癌。

1. 肉眼观　分为四型：

（1）糜烂型：黏膜潮红，粗糙或呈细颗粒状，质较脆，触之易出血。组织学上多属原位癌和早期浸润癌，临床上往往通过脱落细胞学或活体组织检查，才能明确诊断。

（2）外生菜花型：癌组织突出于宫颈表面和阴道部，呈乳头状或菜花状，质脆易出血。常伴有继发感染和组织坏死，可见溃疡形成（图 9-2）。

（3）内生浸润型：癌组织主要向宫颈管壁浸润生长，使宫颈前后唇增厚变硬，表面较光滑，临床容易漏诊，此型预后较差。

（4）溃疡型：癌组织除向深部浸润外，表面有大块组织坏死脱落，形成溃疡，似火山口状。

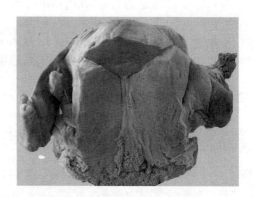

图 9-2　子宫颈癌（外生菜花型）

见癌组织灰白色，呈菜花状突起，并向子宫颈管内浸润性生长

2. 病理组织学　分为两大类。

（1）鳞状细胞癌：在子宫颈癌中最为常见。约占 95%。根据其发生及进展过程，可分为以下几种：①原位癌和原位癌累及腺体：原位癌指癌细胞局限于上皮层内，现归入 CINⅢ级。原位癌累及腺体是原位癌的癌细胞由表面沿基底膜通过宫颈腺口蔓延进入宫颈腺体，使腺上皮部分或全部被癌细胞取代，但未突破腺体基底膜，属于原位癌范畴（图 9-3）。②早期浸润癌：癌细胞突破基底膜向固有膜间质内浸润，但浸润深度不超过基底膜下 5mm 者。肉眼检查见不到明显病变或仅见糜烂而易被漏诊，只有在显微镜下才能确诊。早期浸润癌很少有淋巴道转移。③浸润癌：指癌组织浸润深度已超过基底膜下 5mm 者，按分化程度可分为高、中、低分化三型。

（2）腺癌：少见，约占宫颈癌的 5%。年轻患者的宫颈癌大多数为腺癌。腺癌的肉眼形态与鳞癌基本相同。镜下见为一般腺癌结构，可表现为乳头状腺癌、黏液腺癌、管状腺癌。宫颈腺癌对放射线治疗不敏感，易早期发生转移。预后较鳞癌差。

相关链接

人类乳头状瘤病毒（Human papillomavirus, 简称为 HPV）是一种嗜上皮性 DNA 病毒，目前已鉴定有 118 型，约 35 种型别可感染妇女生殖道。依据不同型别 HPV 与肿瘤发生的危险性高低分为低危型和高危型 HPV，低危型 HPV 包括 HPV6、11、42、43、44 等，常引起外生殖器湿疣等良性病变，包括宫颈上皮内低度病变（CINⅠ），高危型 HPV 包括 HPV16、18、

31、33、35、39、45、51、52、56、58、59、68 等，与宫颈癌及宫颈上皮内高度病变（CIN Ⅱ/Ⅲ）的发生相关，尤其是 HPV16 和 18 型，约 85% 的子宫颈癌及 CIN Ⅲ病例中发现 HPV16 和 18 型的 DNA 序列，其编码的 E6、E7 蛋白能使抑癌基因 *p53* 和 *Rb* 失活及细胞周期素 E 激活，导致宫颈上皮恶性转化。德国科学家 HamldzurHausen 因发现人乳头瘤病毒（HPV）导致子宫颈癌，2008 年获得诺贝尔生理学或医学奖。HPV 疫苗的问世，具有里程碑式的意义。美国加拿大等西方国家的女性已开始接种 HPV 疫苗预防人乳头瘤病毒感染。

【扩散】

1. 直接蔓延　癌组织向下侵犯阴道，向上破坏整段子宫颈，向两侧可侵及宫颈旁及盆壁组织，可侵犯或压迫输尿管引起尿路感染或肾盂积水。晚期癌组织向前蔓延到膀胱，向后蔓延到直肠，可引起膀胱阴道瘘或直肠阴道瘘。最终因广泛癌性粘连导致整个子宫与骨盆固定形成所谓的"冰冻骨盆"。

2. 淋巴道转移　是子宫颈癌最常见和最重要的转移途径，一般通过宫旁淋巴管转移至宫旁淋巴结、髂内、髂外、闭孔淋巴结等。以后累及骶前淋巴结及腹股沟淋巴结，晚期可转移至锁骨上淋巴结。

3. 血道转移　多见于晚期癌患者。最常见的转移部位是肺、骨、肝、脑等处。

四、子宫内膜增生症

子宫内膜增生症（endometrial hyperplasia），也称子宫内膜增生过长。临床上称为功能性子宫出血，主要表现为不规则阴道出血和月经量过多。多见于青春期或更年期妇女。主要与卵巢功能紊乱导致雌激素分泌过多而孕激素缺乏有关。

【病理变化】

肉眼观，子宫内膜弥漫性增厚，厚度多大于 0.5cm，可达 1cm 以上（正常 0.1~0.8cm，随月经周期变化而变化），表面光滑，有时可伴质地柔软的息肉形成。镜下根据细胞形态和腺体结构增生和分化程度，分为以下三种类型：

1. 单纯性增生　腺体增多、密集、腺体大小较一致，呈小圆形，部分腺体扩张成小囊状，腺上皮细胞增生呈单层或假复层，细胞无异型性，内膜间质细胞增生(图9-4)。约 1% 可能发展为腺癌。

2. 复杂性增生　腺体大小形态极不一致，腺体明显增生，密集靠拢，出现背靠背现象，增生的腺上皮可形成乳头状向腺腔内突起或向间质呈指状突入，上皮细胞无异型性。内膜间质明显减少，排列紧密。约 3% 发展为腺癌。

3. 非典型增生　在复杂性增生的基础上伴有腺上皮细胞异型性，细胞排列呈复层，极向紊乱，核大，核仁明显，核分裂象多少不等，腺体间仍可有少量间质分隔。重度非典型增生有时与子宫内膜癌较难鉴别，若有间质浸润则诊断为癌。本型约 1/3 的患者可发展为腺癌。

五、子宫肿瘤

(一) 子宫平滑肌瘤

子宫平滑肌瘤（leiomyoma of the uterus）是女性生殖系统最常见的肿瘤，30 岁以上妇女的发病率高达 70%,不孕妇女更多见。可能与过度的雌激素长期刺激有关。临床上肿瘤较小时,多数患者无症状。部分患者可出现月经量过多,下腹部不适及局部肿块,肿块较大时可有局部压迫症状,多数肿瘤在绝经期后可逐渐萎缩。

【病理变化】

肉眼观,肿瘤可发生于子宫的任何部位。常位于子宫肌壁间、黏膜下和浆膜下。肿瘤可单发,也可多发,多者可达数十个,称多发性子宫平滑肌瘤。肿瘤大小不等,小者如米粒或仅见于镜下,大者可达成人拳头或更大,与周围组织界限清楚,无包膜。切面呈灰白色、编织状,当肿瘤生长较快或供血不足时,可发生各种继发性改变,如黏液样变、囊性变及出血、坏死等(图 9-5)。镜下,瘤细胞与正常子宫平滑肌细胞相似,但瘤细胞比较密集,排列成编织状或旋涡状。瘤细胞呈梭形,核呈长杆状,两端钝圆,核分裂象少见。

平滑肌瘤极少恶变,如肿瘤组织出现坏死,边界不清,细胞异型,核分裂增多,每 10 个高倍视野核分裂象≥10 个,应诊断为平滑肌肉瘤。

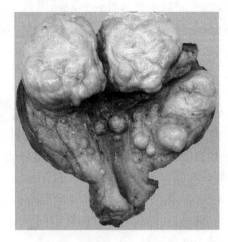

图 9-5　多发性子宫平滑肌瘤
切面见多个肌瘤结节,位于黏膜下、肌壁间和浆膜下,灰白色、编织状,边界清楚

【临床病理联系】

子宫平滑肌瘤最主要的症状是因黏膜下肌瘤引起的出血,或压迫膀胱引起的尿频。血流阻断可引起突发性疼痛和不孕。其次,平滑肌瘤可导致自然流产,胎儿先露异常和绝经后流血。

(二) 子宫体癌

子宫体癌,又称子宫内膜癌(endometrial carcinoma),是由子宫内膜上皮细胞发生的恶性肿瘤,多见于绝经期和绝经后妇女,以 55~65 岁为发病高峰。病因未完全清楚,可能与过量雌激素的长期刺激有关。临床上主要表现为阴道不规则出血。

【病理变化】

肉眼观,肿瘤分为两种类型:①弥漫型:癌组织遍及子宫内膜大部分或整个子宫内膜,使内膜明显增厚或形成不规则的乳头状突起。癌组织灰白色、质松脆、易坏死脱落,并向肌层浸润,致子宫呈不同程度的增大。②局限型:肿瘤多局限于子宫底及子宫角部,肿瘤呈菜花状或息肉状向宫腔内生长,但也可侵及子宫肌层。如肿瘤小而表浅时,可能在诊断性刮宫时已被清除,故子宫切除时无法找见癌组织。

镜下子宫体癌大多数为高分化腺癌,部分呈乳头状腺癌。腺体密集、紊乱,腺体间质较少,呈“背靠背”或“共壁”现象。根据癌组织的分化程度,分为高、中、低三级。有时宫内膜腺癌伴有良性化生的鳞状上皮,称为腺棘皮癌,如果其化生的鳞状上皮呈恶性时,称为腺鳞癌。后者预后较差。

【扩散】

子宫内膜癌生长缓慢,可局限于宫腔内多年,扩散途径以直接蔓延和淋巴道转移为主,晚期可经血道转移至肺、肝及骨。

【临床表现及预后】

最常见的临床表现为阴道不规则出血,部分患者可有阴道分泌物增多,淡红色,如继发感染则呈脓性,有腥臭味。晚期可侵犯盆腔神经,引起下腹部及腰骶部疼痛等症状。由于子宫体癌生长缓慢,癌组织向肌层浸润程度是预后的重要指标,如局限于内膜者,五年生存率为80%,晚期患者则低于20%。

第二节　滋养层细胞肿瘤

滋养层细胞肿瘤包括葡萄胎、侵袭性葡萄胎及绒毛膜癌。其共同特征为滋养层细胞的异常增生。患者血清及尿中人类绒毛膜促性腺激素(HCG)含量高于正常妊娠时,检测血或尿中的 HCG 水平,可作为临床诊断、随访观察及判断疗效和预后的辅助指标。

一、葡　萄　胎

葡萄胎(hydatidiform mole)又称水泡状胎块,是胎盘绒毛的一种良性病变,以绒毛间质高度水肿、滋养叶细胞不同程度增生为特征,形成许多串状水泡,状似葡萄而得名。20 岁以下和 40 岁以上女性多见,与妊娠有关,在我国的发病率约为 1/150 次妊娠。

【病理变化】

葡萄胎分为完全性和部分性两种。如所有的绒毛均呈葡萄状,称之为完全性葡萄胎;部分绒毛呈葡萄状,部分绒毛正常,伴有或不伴有胎儿或其附属器者,称为不完全或部分性葡萄胎。

肉眼观,病变局限在宫腔内,不侵入肌层,绒毛肿大呈半透明薄壁的水泡,大小不等,小者如粟粒,大者直径可达 1cm 左右,水泡之间有蒂相连成串,内有清亮的液体,状似葡萄(图 9-6)。镜下有三个特征:①绒毛间质高度水肿;②绒毛间质内血管消失或明显减少;③滋养层细胞(含细胞滋养层细胞、合体滋养层细胞及中间滋养层细胞)不同程度增生。

【临床病理联系】

由于胎盘绒毛的过度增生和水肿,导致子宫异常增大,远超过同月份正常妊娠子宫的大小。因胚胎早期死亡,故听不到胎心音,无胎动感。由于增生的滋养层细

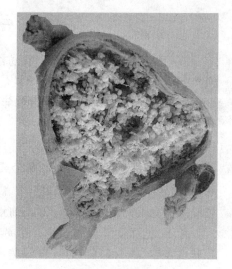

图 9-6　葡萄胎
绒毛肿大呈半透明大小不等的水泡,有细蒂相连成串,状似葡萄

胞有较强的侵袭血管能力,故 97% 的患者在妊娠早期(2~4 个月)就可有阴道不规则少量出血。因增生的滋养层细胞分泌绒毛膜促性腺激素(HCG)增多,患者血、尿中 HCG 水平常超出正常妊娠的水平数倍至数十倍,尿妊娠试验 HCG 呈强阳性。

葡萄胎经彻底刮宫手术可完全治愈,约有 10% 的完全性葡萄胎因水泡侵袭子宫肌层而转变为侵袭性葡萄胎,约 2.5% 发展为绒毛膜癌。部分性葡萄胎一般预后较好,极少发展为绒毛膜癌。葡萄胎患者刮宫后需连续检测血液及尿中 HCG 水平,HCG 水平持续升高者提示恶变倾向。

二、侵袭性葡萄胎

侵袭性葡萄胎(invasive mole)又称恶性葡萄胎,指水泡状绒毛侵入子宫壁肌层,引起子宫肌层出血坏死,甚至累及远隔器官,是界于葡萄胎和绒毛膜癌之间的交界性肿瘤。多继发于葡萄胎之后,但也有一开始即为侵袭性葡萄胎者。

【病理变化】

肉眼观,子宫肌层内有大小不等的水泡状绒毛侵袭,可破坏肌层静脉,形成暗红色结节,也可穿透子宫壁累及宫旁周围组织。镜下见,子宫壁肌层破坏伴出血,其中见高度水肿的绒毛结构,滋养层上皮细胞增生明显,有一定异型性。有绒毛结构是本病与绒毛膜上皮癌的主要区别,水泡状绒毛侵入子宫壁肌层内是本病与葡萄胎的主要区别。

【临床病理联系】

患者血、尿妊娠试验 HCG 持续阳性;阴道持续性或间断性不规则出血,常见症状和体征与葡萄胎相似。由于其侵袭力强并破坏局部子宫肌壁大血管而发生大出血或子宫穿孔,水肿的绒毛可经静脉转移到肺,也可逆行性血道转移至阴道壁,形成紫蓝色的出血结节。多数侵袭性葡萄胎患者经化疗可以治愈。

三、绒毛膜癌

绒毛膜癌(choriocarcinoma)简称绒癌,是绒毛滋养层细胞异常增生形成的高度恶性肿瘤。绝大多数与妊娠有关。约半数继发葡萄胎之后,25% 发生于自然流产,20% 发生于正常妊娠,少数发生于早产或异位妊娠。发病年龄以 20 岁以下和 40 岁以上高发。其生物学特征是侵袭性强,血道转移早。

【病理变化】

肉眼观,癌组织呈结节状,单个或多个,大小不一,常突出于宫腔内,呈紫蓝色或暗红色血肿状,质较脆。子宫体不规则增大,癌组织常浸润深肌层并可穿破子宫壁而突出于浆膜外,也可侵入盆腔或子宫旁组织,形成出血性肿块。

镜下,见高度异型的细胞滋养层细胞和合体滋养层细胞两种癌细胞,癌细胞排列紊乱,成片状或条索,核分裂象多见,常侵袭子宫肌层和血管;无绒毛结构,据此与侵袭性葡萄胎相鉴别;肿瘤无间质无血管,癌细胞主要依靠侵犯邻近血管而得到营养,血管常被侵蚀,故癌组织出血、坏死明显(图 9-7)。

【扩散】

由于绒毛膜癌侵袭破坏血管的能力强,除局部破坏蔓延外,癌组织早期即可沿子宫肌层静脉经血道发生远处转移,最常转移至肺及阴道壁,其次为脑、肾、肝等。阴道壁转移常形成血肿样紫红色结节。少数病例在原发灶切除后,转移灶可自行消失。

【临床病理联系】

多数患者在葡萄胎刮宫术后或足月产后数天至数月发生持续性阴道不规则出血,子宫增大质软。血和尿中 HCG 水平持续升高,患者可因长期阴道出血发生贫血,血道转移引起相应症状,如转移到肺可有咯血,转移到脑可出现头痛、抽搐、瘫痪等神经症状,转移至肾可出现血尿等。

虽然绒癌恶性程度很高，但化疗效果较好，应用化疗后，绒癌的死亡率明显下降，治愈率已接近 100%。

葡萄胎、侵袭性葡萄胎及绒毛膜癌均好发于生育期妇女，异常增生的肿瘤细胞包括合体滋养层细胞和细胞滋养层细胞，血和尿中 HCG 明显升高，三者的区别见表 9-1。

表 9-1 比较葡萄胎、侵袭性葡萄胎、绒毛膜癌

比较	葡萄胎	侵袭性葡萄胎	绒毛膜癌
肿瘤性质	良性	恶性	恶性
镜下特点	① 滋养叶细胞增生	同葡萄胎，	① 滋养叶细胞异常增生
	② 绒毛间质高度水肿	但侵袭肌层	② 无绒毛结构、无间质和血管
	③ 绒毛间质血管消失		③ 癌组织坏死、出血严重
肉眼病变	绒毛水肿呈成串水泡，	水泡状绒毛侵入	暗红色结节状肿块，
	透明似葡萄	子宫壁为特征	似血肿
蔓延转移	无	侵袭子宫肌壁为主，少数血道转移	直接蔓延及血道转移为主
临床表现	子宫增大超过妊娠月份	同葡萄胎 + 侵袭	出血、血道转移表现，
	无胎心胎动，HCG ↑	或转移表现	HCG ↑
预后	良好	好，化疗可治愈	较差，对化疗敏感

 问题与思考 ●●●

阴道不规则流血可见于哪些疾病，如何鉴别？

第三节 卵巢常见肿瘤

卵巢肿瘤种类繁多，依其组织发生可分为三类：上皮性肿瘤、性索 - 间质肿瘤及生殖细胞肿瘤。上皮性肿瘤最为常见，占所有卵巢肿瘤的 90%、可分为良性、恶性和交界性，交界性卵巢上皮性肿瘤是指形态和生物学行为介于良性和恶性之间，具有低度恶性潜能的肿瘤。根据上皮的类型主要分为浆液性肿瘤和黏液性肿瘤。

一、浆液性肿瘤

(一)浆液性囊腺瘤

浆液性囊腺瘤(serous cystadenoma)是浆液性肿瘤中最常见的一种良性肿瘤，约占 60%，以单侧居多，也可双侧发生。

【病理变化】

肉眼观,肿物呈圆形囊性,直径一般为 5~10cm 或更大,表面光滑,囊壁较薄。切面多为单房性,囊内为清亮透明液体,囊壁内面光滑(图 9-8)。有乳头形成者,称浆液性乳头状囊腺瘤。镜下见,囊壁内衬单层立方或柱状上皮,上皮细胞排列整齐,乳头间质由纤维脉管束构成,乳头间质内常可见砂粒体,但无良恶性鉴别意义。

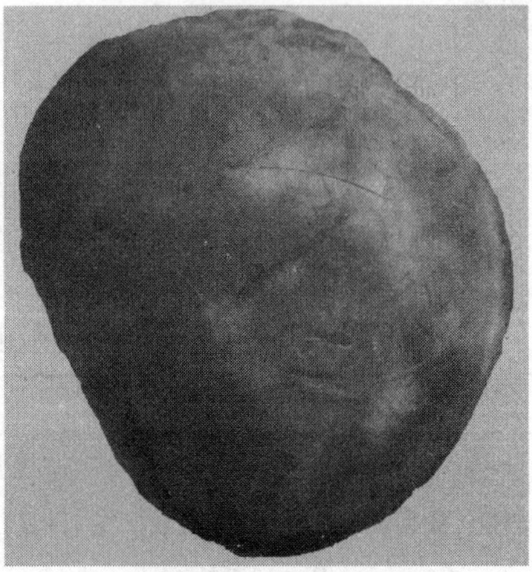

(二)交界性浆液性囊腺瘤

肉眼观,与浆液性乳头状囊腺瘤相似,但乳头状突起比良性者丰富而广泛,常布满整个囊壁内面。镜下见,乳头增多,乳头上皮呈 2~3 层,核异型和核分裂象易见,但无间质的破坏和浸润。本瘤预后较好,需长期随访。

(三)浆液性囊腺癌

少见,约占浆液性肿瘤的 30%,半数为双侧性。

图 9-8 卵巢浆液性囊腺瘤
肿瘤类圆形囊状,囊壁薄而光滑,囊内为清亮的浆液

【病理变化】

肉眼观,肿瘤表面光滑或有乳头,多数为囊性,多房,囊内多含混浊液体,大部分囊壁有乳头状突起,有时见乳头状物由囊内穿出表面。肿瘤大小不一,直径一般 5~15cm。镜下最主要的特征是癌细胞破坏性间质浸润,根据乳头状结构的分化程度分为高分化、中分化和低分化三型:①高分化型:乳头分枝多,纤细,癌细胞排列成复层,间质少,癌细胞大小形态不一,核分裂象易见;②中分化型:乳头结构仍存在,部分癌细胞排列成实体状,细胞异型明显,核分裂象增多;③低分化型:乳头状结构很少见,癌细胞多呈实性巢状或条索状排列,有显著异型性。以上三型中均常见癌组织侵犯包膜和间质,并形成砂粒体。

【转移】

卵巢浆液性囊腺癌多为种植性转移,转移至腹腔、盆腔浆膜层,引起癌性腹水。部分经淋巴道可转移到腹股沟淋巴结、纵隔淋巴结和锁骨上淋巴结。少数晚期患者常转移到肝、胰、肺、骨等处。

【临床病理联系】

早期患者可无明显症状,因其癌组织生长较快,短期内下腹部可触及肿块,癌组织种植到腹膜时,可产生血性腹水。当癌组织蔓延到阔韧带、输卵管或子宫时,肿块固定并与子宫粘连,并可侵及直肠和膀胱。

二、黏液性肿瘤

(一)黏液性囊腺瘤

黏液性囊腺瘤(mucinous cystadenoma)主要来源于卵巢表面上皮,与子宫颈内膜和结肠黏液上皮相似,占卵巢肿瘤的 25%。发病年龄多为 30~50 岁妇女,单侧为多,双侧少见。

【病理变化】

肉眼观,肿瘤大小不一,平均直径为 15~30cm。肿物呈圆形囊性,表面光滑,少见乳头形成,囊内为灰白色半透明黏液。镜下见,囊壁内衬单层高柱状黏液上皮,胞质含黏液,核位于基底

部,瘤细胞排列成腺样或乳头状结构。间质为纤维结缔组织。

【临床病理联系】

早期无明显症状,当瘤体较大时,下腹部可触及肿块。较大肿瘤常有蒂,易发生扭转而出血坏死。当肿瘤破裂时,内容物流出,瘤细胞可种植在腹膜,形成腹腔内继发性黏液瘤,组织学上肿瘤虽为良性,但手术不易切除,预后较差。多数黏液性囊腺瘤手术切除即可治愈。极少数可恶变为黏液性囊腺癌。

（二）交界性黏液性囊腺瘤

肉眼观,与黏液性囊腺瘤无明显区别,约半数病例囊内壁可见乳头状突起。镜下见,上皮细胞高柱状,排列成2~3层,失去极向,细胞异型,见核分裂象,但不浸润间质,预后较好。偶尔肿瘤可自行穿破,使黏液上皮种植在腹膜继续生长并分泌黏液,形成腹膜假黏液瘤(peritoneal pseudomyxoma)。

（三）黏液性囊腺癌

黏液性囊腺癌(mucinous cystadenocarcinoma)多见于40~60岁。肿瘤多为单侧,双侧少见。

【病理变化】

肉眼观,肿瘤体积较大,表面光滑,切面呈囊性或实性,囊性部分呈蜂巢状,内含黏液,实性区为灰白色乳头状,常伴出血、坏死(图9-9)。镜下见,上皮细胞明显异型,形成复杂的腺体结构和乳头,可有出芽、搭桥及实性巢状区,间质浸润明显。如间质浸润不能确定,上皮细胞超过3层亦应诊断为癌。

【扩散】

癌组织还可直接蔓延至阔韧带、输卵管和子宫等,当卵巢黏液性囊腺癌的癌细胞破坏包膜时,可向腹腔种植或经淋巴道转移至盆腔、腹腔及各器官浆膜层。

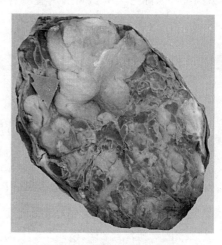

图9-9 卵巢黏液性囊腺癌
切面见含黏液的囊性区与灰白色实性区域

第四节 乳腺疾病

一、乳腺增生性病变

乳腺增生性病变是乳腺最常见的疾患,可发生于青春期后任何年龄,发病高峰为30~40岁。一般认为其发病与卵巢内分泌功能失调有关,主要是由于黄体酮减少而雌激素分泌过多,刺激乳腺组织不同程度增生。临床上表现为单发或双侧的乳腺肿块、与月经周期和情绪变化有关的乳房疼痛及乳头溢液。

（一）乳腺腺病

乳腺腺病以乳腺小叶腺泡、末梢导管和结缔组织增生为特征,小叶结构基本保存。根据组织学改变可分为三型:①小叶增生型:表现为小叶数目及小叶内腺泡数目增多,致小叶增大,上皮细胞呈双层或多层；②纤维腺病型：也称硬化性腺病，小叶继续增生，小叶中央或小叶间的纤维结缔组织增生使小叶腺泡受压而扭曲变形呈条索状，容易误诊为癌；③纤维化型：是腺病的晚期表现，由于间质结缔组织大量增生，腺泡受压而萎缩、消失，仅见残留部分萎缩的小导管。

(二) 乳腺纤维囊性变

乳腺纤维囊性变是一组非肿瘤性病变，以小叶末梢导管和腺泡高度扩张成囊，间质纤维组织和上皮不同程度增生为特征。肉眼观，囊肿常呈多发性，囊腔大小不等，多少不一。镜下见中、小导管或腺泡扩张成囊，囊壁上皮萎缩或增生，病理类型有非增生型纤维囊性变和增生型纤维囊性变两种，非增生型纤维囊性变囊肿被覆扁平、立方或柱状上皮，亦可无上皮仅见纤维性囊壁，囊肿上皮常见大汗腺化生。增生型纤维囊性变除囊肿形成和纤维增生外，常有末梢导管和腺泡上皮的增生，可呈乳头状增生突入囊内，当多数扩张的导管和囊肿内均有乳头状增生时，则称为乳头状瘤病。囊肿伴有上皮增生，特别是伴非典型增生时，易癌变，被视为癌前病变。

二、乳 腺 肿 瘤

(一) 乳腺纤维腺瘤

乳腺纤维腺瘤是乳腺最常见的良性肿瘤，多为单发，单侧或双侧发生，边界清楚。发病年龄多为 20~30 岁女性。本病发生在卵巢功能活跃时期，故认为与雌激素的刺激有密切关系。

肉眼观，为圆形或卵圆形结节，与周围组织界限清楚，有完整包膜，切面灰白色，质韧，有时可见散在的细小裂隙。镜下，肿瘤主要由增生的纤维间质和腺体组成，腺体圆形或卵圆形，或被周围的纤维结缔组织挤压呈裂隙状，间质疏松，富于黏多糖，或玻璃样变、钙化。

(二) 乳腺癌

乳腺癌 (carcinoma of breast) 是来自乳腺终末导管小叶单元上皮的恶性肿瘤，很常见，居女性恶性肿瘤的第一位。常发生于 50 岁左右的妇女，男性乳腺癌罕见，仅占 1% 左右。其发生原因尚未完全阐明，一般认为可能与雌激素水平过高、遗传及环境因素、病毒(乳汁因子)作用等有关。

【病理变化及分类】　乳腺癌多数发生于乳腺外上象限，占 50%，其次为乳腺中央区。其形态结构较复杂，类型较多，主要类型有：

1. 非浸润性癌(原位癌)

(1) 导管原位癌：是指癌细胞局限于各级导管内生长，未突破导管基底膜的导管内癌。发生于乳腺小叶的终末导管，多位于乳腺中央。包括粉刺癌和非粉刺型导管内癌。肉眼观，肿瘤体积小，边界较清，中等硬度。切面癌组织呈灰白色或灰黄色，粉刺癌挤压时可挤出黄色粉刺样物。镜下见，癌细胞局限于扩张的导管内，癌细胞大小不一，核仁明显，核分裂象多见，非粉刺性癌的癌细胞及核较粉刺癌小，癌细胞在导管内的排列常呈实性细胞团、乳头状、筛状或小管状。癌巢中央无坏死。粉刺癌 (comedocarcinoma) 癌细胞体积较大，胞质丰富，分化程度不等，腔内或癌巢中央有片状凝固性坏死，这是诊断此型癌的依据，常伴钙化(图 9-10)。

（2）小叶原位癌：发生于乳腺小叶的末梢导管和腺泡，临床上一般无明显肿块，常因其他乳腺疾病切除标本时发现。镜下见：癌组织局限于小叶内的腺泡或终末导管内，癌细胞大小一致，核圆形或卵圆形，核分裂象罕见。如能及时治疗，预后良好。

2. 浸润性癌

（1）浸润性导管癌：由导管内癌发展而来，癌细胞突破导管基底膜向间质浸润，是乳腺癌最常见的类型，占乳腺癌的 50%~80%，以 40~60 岁妇女为多见。肉眼观，肿块呈单个结节状，质硬，与周围组织分界不清。切面呈灰白色，蟹足状，乳头下陷（图 9-11）。

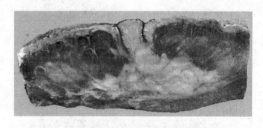

图 9-11　乳腺浸润性导管癌（硬癌）
癌组织呈灰白色树根状，界限不清，乳头下陷

镜下见，癌细胞排列成不规则条索、团块状，偶见腺样结构。肿瘤间质有致密的纤维结缔组织增生。根据癌实质与间质纤维结缔组织比例的不同，又将其分为三型：硬癌的癌细胞少而间质多；单纯癌的癌实质与间质比例大致相等；不典型髓样癌的癌实质多而间质少，癌细胞较大，异型性明显，核分裂象常见，间质内一般无淋巴细胞浸润，预后较差（图 9-12）。

（2）浸润性小叶癌：是由小叶原位癌穿透基底膜发展而来。临床上可触及边界不清的肿块，常为多中心性，30% 累及双侧乳腺。肉眼观，肿块边界不整齐，呈单个结节状，镜下见：癌细胞小，大小一致，核分裂象少，呈单行串珠状或列兵样排列，有时癌细胞分散于结缔组织内，亦有沿腺管周围结缔组织呈同心圆状排列。周围常见到小叶原位癌成分。此型肿瘤生长较缓慢，预后较好。

3. 特殊类型癌　主要有髓样癌、小管癌、黏液癌及佩吉特病等。其中髓样癌约占乳腺癌的5%，以 50 岁以下妇女多见。肉眼观：肿瘤体积较大，直径 4~6cm 或更大，多位于乳腺中央较深处，边界较清，质软，灰白色脑髓样，常有出血、坏死。镜下见：肿瘤由明显异型的大细胞组成，相互融合成片，癌实质多，间质少。坏死较多，常有大量淋巴细胞、浆细胞浸润。

佩吉特病（Paget disease）为导管内癌或浸润性导管癌的癌细胞沿乳腺导管向上蔓延至乳头和乳晕，在表皮内可见大而异型，胞质透亮的肿瘤细胞（Paget 细胞）。乳头和乳晕呈湿疹样改变，又称为湿疹样癌。

【扩散与转移】

1. 直接蔓延　癌组织可沿乳腺导管蔓延累及乳腺小叶腺泡、乳头等，也可直接侵袭皮肤、筋膜、胸肌及胸壁等。

2. 淋巴道转移　是乳腺癌最常见且较早发生的转移途径。最早转移至同侧腋窝淋巴结，晚期可转移至锁骨上、下淋巴结，乳内淋巴结和纵隔淋巴结。偶尔可通过胸壁深筋膜淋巴管转移至对侧腋窝淋巴结。

3. 血道转移　晚期乳腺癌可发生血道转移，首先发生肺转移，继而转移到肝、脑、骨等处。

【临床病理联系】

乳腺癌患者首发症状多为乳腺无痛性包块，若肿瘤侵犯悬韧带及乳头又伴大量纤维组织增生，可引起乳头下陷；如肿瘤侵袭并阻塞皮肤真皮淋巴管时，可致皮肤水肿，而毛囊汗腺处皮肤相对下陷，呈橘皮样外观；少数患者可有乳头溢液。

理论与实践

化疗、内分泌治疗和分子靶向治疗是乳腺癌治疗中有效的全身治疗手段。乳腺癌的癌细胞雌激素受体(ER)和孕激素受体(PR)阳性者转移率低,无瘤存活时间长,用内分泌治疗效果显著。目前基因水平的靶向治疗方法有:赫赛汀(herceptin)、血管表皮生成因子抑制剂等。

Her-2基因表达的蛋白产物为人表皮生长因子受体-2(human epidermal growth factor receptor-2),也称为neu、C-erbB-2、Her-2/neu。Her-2基因过表达的癌细胞DNA合成增加,生长加快,转移能力增强,Her-2过表达是乳腺癌预后差的指标之一,也是分子水平抗肿瘤药物设计的主要靶点。赫赛汀(Herceptin)是针对肿瘤细胞Her-2基因靶点的第一个分子靶向药物,为乳腺癌临床治疗带来了新的突破。

案例9-1

张××,女,46岁。无意中发现右乳房无痛性肿块,以往有结核病史。查右乳房较对侧为高,外上象限皮肤凹陷(酒窝征),乳头下陷,局部可触及约3cm大小肿块,肿块单个,质硬,边界不清,活动度差,右腋下可触及1cm×1cm大小淋巴结2个,质稍硬、活动,X线检查:肺部正常。

问题:1. 患者乳腺包块,你考虑可能有哪些疾病?

2. 最可能的诊断是什么?

3. 你对病案9-1患者的治疗及预后评估怎样考虑?

第五节 前列腺疾病

一、前列腺增生症

前列腺增生症(hyperplasia of prostate)又称结节状前列腺增生或前列腺肥大,以前列腺上皮和间质增生为特征,多发生于50岁以上的老年人。其发病率依年龄增长而增加。一般认为和体内雄激素及雌激素平衡失调有关,主要临床表现为尿道梗阻或尿流不畅。

【病理变化】

肉眼观,前列腺增大呈结节状,一般有核桃或鸡蛋大,灰白色,表面光滑、质韧、有弹性。切面小结节主要为纤维肌性,有的结节呈蜂窝状或囊性结构,用手指压迫时可有较多白色混浊的分泌物溢出。镜下,可见前列腺的腺体、平滑肌和纤维结缔组织呈不同程度增生。腺体上皮由2层细胞组成,有完整的基底膜,腺腔多呈囊性扩张,腔内常有淀粉样小体或钙化。

前列腺增生常引起排尿障碍和继发感染,约有半数患者需要进行手术治疗才能解除痛苦。多数学者认为良性前列腺增生与前列腺癌无直接关系。

二、前 列 腺 癌

前列腺癌（carcinoma of prostate）是前列腺上皮发生的恶性肿瘤。多发生于 60 岁以上的老年人，在我国远较欧美国家少见。前列腺癌的病因尚不十分清楚，一般认为激素特别是雄激素可能起重要作用。

【病理变化】

肉眼观，前列腺癌初期为单个或多个硬结节，多位于被膜下的周边部位，后叶多见。前列腺可以增大，也可为正常大小。切面灰白色，夹杂以多少不等的纤维性条纹或间隔，也可呈均质性，杂以不规则的黄色区域，偶见出血坏死，与周围前列腺组织分界不清。

镜下，97% 的前列腺癌均为腺癌，少数为尿路上皮癌和鳞状细胞癌。依其分化程度可分为高分化、中分化和低分化三型，以高分化腺癌最多见，高分化前列腺癌最可靠的恶性证据是包膜、脉管和周围神经的浸润。

【扩散】

前列腺癌早期可侵袭被膜，晚期可侵犯膀胱底部、尿道等。淋巴道转移较常见，首先至闭孔淋巴结，可转移至髂、骶及主动脉旁淋巴结。血道转移可到骨、肺、肾上腺等处，其中骨转移特别是脊椎骨最常见，男性肿瘤骨转移应首先想到前列腺癌的可能。

【临床病理联系】

前列腺癌早期一般无症状，常在前列腺增生切除的标本中或死后尸检中偶然发现。如血中前列腺特异性抗原（PSA）水平过高（超过正常前列腺分泌量的 10 倍以上），应高度疑癌，并进一步行前列腺穿刺活检来确诊。

学习小结

女性生殖系统疾病主要是感染和肿瘤。

女性生殖道感染可由多种病原体引起，包括微生物和寄生虫，其中一些感染是经性传播的，在疾病的诊断和治疗中，病原学诊断是必需的。

滋养层细胞肿瘤包括葡萄胎、侵袭性葡萄胎和绒毛膜癌。侵袭性葡萄胎与葡萄胎的区别是水泡状绒毛侵入子宫肌壁内。绒毛膜癌是由异型性明显的两种滋养层细胞构成的高度恶性肿瘤，肿瘤无绒毛结构、无血管、无间质，出血坏死明显，无绒毛结构是与恶性葡萄胎的主要区别。分泌过高的绒毛膜促性腺激素 HCG、阴道出血是滋养层细胞肿瘤共同的临床特征。

乳腺癌常以无痛性肿块为症状，肿物边界不清，呈浸润性生长，可导致皮肤橘皮样外观、乳头下陷。遗传因素、内分泌因素和环境因素是乳腺癌发生的三大因素，乳腺癌分为乳腺原位癌（导管原位癌和小叶原位癌）和浸润性乳腺癌（浸润性导管癌、浸润性小叶癌、胶样癌、小管癌和乳头状癌），以浸润性导管癌最多见。乳腺癌最常转移至同侧腋窝淋巴结。乳腺 X 线检查可发现触诊不到的肿瘤，与细针穿刺结合，可以提高早期乳腺癌诊断水平。

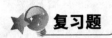 **复习题**

1. 什么是上皮内肿瘤？如何划分子宫颈上皮内肿瘤的级别？

2. 子宫颈癌和子宫体癌在组织病理改变上有何异同？

3. 一名 35 岁青年女性,停经四个月后出现阴道不规则流血,实验室检查发现尿 HCG 明显升高。可能发生的疾病有哪些？各有何病理特点？

（阮永华）

第 十 章

内分泌系统疾病

学习目标

1. 掌握非毒性甲状腺肿和毒性甲状腺肿的病理变化和临床病理联系。
2. 熟悉糖尿病的分类和病理变化。
3. 了解甲状腺炎的类型和病理变化,甲状腺肿瘤的组织类型和病变。

内分泌系统与神经系统共同调节机体的生长发育和代谢,维持体内的平衡和稳定。内分泌系统包括内分泌腺、内分泌组织及弥散分布的神经内分泌细胞(即 APUD 细胞),其所分泌的高效能的生物活性物质称为激素(hormone)。按激素化学性质可分为含氮激素和类固醇激素两大类,前者主要在粗面内质网和高尔基复合体内合成,其分泌颗粒有膜包绕;后者在滑面内质网内合成,不形成有膜包绕的分泌颗粒。

内分泌系统的组织或细胞发生增生、肿瘤、炎症、血液循环障碍、遗传性及其他病变均可引起激素分泌增多或减少,导致功能的亢进或减退,使相应靶组织或器官增生、肥大或萎缩。内分泌系统疾病很多,本章主要介绍:①甲状腺肿、甲状腺炎和甲状腺肿瘤;②糖尿病。

相关链接

APUD 细胞系统:来源于神经嵴的一系列内分泌细胞,弥散在许多器官及内分泌腺体内,能够从细胞外摄取胺(amine)的前体(precursor),经脱羧(decarboxylation)反应而合成胺和多肽激素,故称为 APUD(amine precursor uptake and decarboxylation)细胞;因其银染色阳性,又称嗜银细胞;这种细胞发生的肿瘤称为 APUD 瘤。目前由于免疫组化和免疫细胞化学技术的进步,已能加以鉴别并起用各自的名称,如 ACTH 瘤、胃泌素瘤、血管活性肠肽瘤等。

第一节 甲状腺疾病

一、弥漫性非毒性甲状腺肿

弥漫性非毒性甲状腺肿(diffuse nontoxic goiter)又称单纯性甲状腺肿,一般不伴有甲状腺功能异常。本病常呈地方性分布,因饮食中缺碘引起,在我国多见于远离海岸的内陆山区和半山区,也可为散发性。女性多于男性。

【病因及发病机制】

1. 缺碘 机体缺碘可使甲状腺素合成和分泌减少,反馈作用于腺垂体致促甲状腺激素(TSH)分泌增多,从而导致甲状腺滤泡上皮细胞增生肥大,滤泡腔内胶质堆积,致使甲状腺肿大,是多数地方性甲状腺肿的原因。此外生理状态下如青春期、妊娠期或者哺乳期对甲状腺素需求量的增加,导致相对缺碘,也会引起甲状腺肿大。

2. 致甲状腺肿因子的作用 有些物质可使甲状腺合成过程的某个环节发生障碍,从而引起甲状腺素缺乏,导致甲状腺肿大。如水中的氟、钙,某些食物(卷心菜、甘蓝等),某些药物(硫脲、磺胺类等),通过影响碘的吸收、浓聚、运送或碘的有机化等环节致使甲状腺肿大。

3. 高碘 高浓度的碘使过氧化物酶的功能基过多地被占用,影响酪氨酸氧化,造成碘的有机化障碍,甲状腺代偿性肿大。

4. 遗传与免疫 主要是激素合成中酶的遗传性缺乏,或者与自身免疫机制的参与有关。

【病理变化】

根据非毒性甲状腺肿的发生、发展过程和病变特点,可分为三个时期。

1. 增生期 又称弥漫性增生性甲状腺肿(diffuse hyperplastic goiter)。

肉眼观,甲状腺弥漫性对称性中度肿大,表面光滑。

镜下观,滤泡增生,以小型滤泡为主,腔小,胶质少。滤泡上皮增生立方状或低柱状,间质充血。

2. 胶质贮积期 又称弥漫性胶样甲状腺肿(diffuse colloid goiter)。

肉眼观,甲状腺弥漫性对称性显著肿大,可达 200~300g(正常 20~40g),表面光滑,切面呈淡褐色胶冻样。

镜下观,部分滤泡上皮增生,可有小滤泡或假乳头形成,大部分滤泡扩张,上皮扁平,腔内充满胶质(图 10-1)。

3. 结节期 又称结节性胶样甲状腺肿(nodular colloid goiter)。

本病后期,滤泡上皮的增生与复旧反复交替,逐渐形成不规则的结节。

肉眼观,甲状腺肿大,表面有大小不等的不规则结节,周围无包膜或包膜不完整,切面可有继发性出血、坏死、囊性变、钙化及纤维化(图 10-2)。

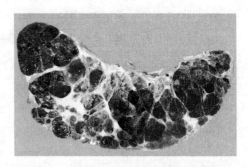

图 10-2 弥漫性非毒性甲状腺肿(结节期)
结节数量、大小不一,境界清楚。其内可有出血、坏死、囊性变

镜下观,部分滤泡上皮呈柱状或乳头状增生,小滤泡形成;部分上皮复旧或萎缩,胶质贮积。间质纤维组织增生、间隔包绕形成大小不一的结节状病灶。

【临床病理联系】

1. 仅有甲状腺肿大。

2. 由甲状腺肿大引起的局部压迫症状,如压迫气管、食管及喉返神经等。

3. 癌变,占 1%~2%。

4 常可以引起甲状腺功能低下。

案例10-1

何 ×,女,37 岁。颈前不适偶有呼吸困难,最近 1 个月颈前结节迅速增大,呼吸困难加重并伴有疼痛就诊。查体:甲状腺弥漫性肿大,腺体两侧可扪及多个结节,无粘连,可随吞咽上下移动。术中病理显示:结节境界清楚,无完整包膜,切面可见出血、坏死及囊性变。镜下可见部分滤泡上皮增生,部分萎缩,滤泡大小不等,大滤泡内有胶质贮积,间质纤维组织增生,形成大小不一的结节。

问题:1. 患者可能的诊断是什么?

2. 试述疾病发生的原因及病理变化?

二、弥漫性毒性甲状腺肿

弥漫性毒性甲状腺肿(diffuse toxic goiter)指甲状腺肿大并伴有甲状腺功能亢进(简称"甲亢",hyperthyroidism),甲亢是因甲状腺素分泌过多引起的内分泌疾病。本病多见于 20~40 岁女性,男女之比为 1∶(4~6)。主要表现为甲状腺肿大,因 T_3、T_4 分泌过多而引起心悸、脉搏快、多汗、烦热、多食、消瘦、手震颤等症状。约 1/3 患者伴有突眼症,是因眼球外肌水肿、球后纤维脂肪组织增生、淋巴细胞浸润及黏液水肿所致。故又称为突眼性甲状腺肿。

【病因及发病机制】

本病病因尚未完全阐明,一般认为与自身免疫有关。

1. 血中球蛋白增高 患者血液中有多种抗甲状腺的自身抗体,且常与其他自身免疫性疾病并存。

2. 血中存在与 TSH 受体结合的抗体 具有类似 TSII 的作用,如甲状腺刺激免疫球蛋白(TSI)和甲状腺生长免疫球蛋白(TGI),TSI 通过激活腺苷环化酶和磷脂酰肌醇通路而引起甲状腺素过多分泌,TGI 则刺激甲状腺滤泡上皮增生,两者共同作用引起毒性甲状腺肿。

3. 与遗传有关 发现某些患者亲属中也患有此病或其他自身免疫性疾病。

4. 精神创伤 因精神创伤可能干扰了免疫系统而促进自身免疫疾病的发生。

【病理变化】

肉眼观,甲状腺弥漫性对称性肿大,为正常的 2~4 倍,质较软,切面红褐色,分叶状,胶质含量少(图 10-3)。

镜下观,滤泡增生,大小不等,以新生的小滤泡为主;滤泡上皮细胞呈柱状或乳头状增生,突入腔内;滤泡腔内胶质少而稀薄,靠近滤泡上皮处出现许多大小不等的吸收空泡。间质血管丰富、充血、淋巴细胞浸润并可有淋巴滤泡形成(图 10-4,10-5)。

除甲状腺病变外,因循环加快,可使心脏肥大扩张,心肌发生灶性坏死和纤维化,少数可因心功能衰竭而致死。全身淋巴组织可有增生,胸腺、脾脏可增大,肝细胞脂肪变性,甚至坏死和纤维化。部分病例伴有不同程度的眼球突出。

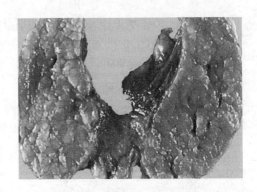

图 10-3 弥漫性毒性甲状腺肿
甲状腺肿大,呈棕红色

【临床病理联系】

1. 血中 T_3、T_4 分泌增多,基础代谢率增高,产热增多,怕热多汗。

2. 交感神经兴奋的症状 心悸、心跳加速、多虑、易激动、手震颤。

3. 球后软组织的病变使眼球突出。

三、甲 状 腺 炎

甲状腺炎(thyroiditis)主要有急性、亚急性和慢性三种。急性甲状腺炎是由细菌感染引起的化脓性炎症,因甲状腺有较强抵抗力而较少见。亚急性及慢性甲状腺炎是与病毒感染或自身免疫有关的具有特征性的病变,较为常见。

(一)亚急性甲状腺炎

亚急性甲状腺炎(subacute thyroiditis)又称巨细胞性或肉芽肿性甲状腺炎。目前多认为因病毒感染或病毒感染后自身免疫所致。此病多发于中年女性。起病急,发热不适、颈部肿大、压痛,伴短暂甲状腺功能减退,病程短,常在数月内恢复正常。

肉眼观,甲状腺呈不均匀性轻、中度肿大,质硬。切面灰白色或淡黄色,常与周围组织粘连。

镜下观,病灶处部分滤泡破坏,胶质溢出,引起巨噬细胞性肉芽肿形成,类似结核,并有多量的中性粒细胞及不等量的嗜酸性粒细胞、淋巴细胞和浆细胞浸润,可形成微小脓肿,但无干酪样坏死。晚期滤泡上皮细胞再生,间质纤维化、瘢痕形成。

(二)慢性甲状腺炎

1. 慢性淋巴细胞性甲状腺炎(chronic lymphocytic thyroiditis) 又称桥本病(Hashimoto disease),为一种自身免疫性疾病,患者血中可检出抗甲状腺抗体。本病中年女性多发。临床特点包括甲状腺无痛性肿大,功能减退。

肉眼观,甲状腺弥漫性对称性肿大,质硬韧,切面呈分叶状,边界清楚,表面光滑。可随吞咽运动活动。晚期有局部压迫。

镜下观,甲状腺实质广泛破坏、萎缩,不等量的嗜酸性细胞、淋巴细胞浸润,并形成淋巴滤泡。病变晚期纤维组织明显增生(图 10-6)。

2. 纤维性甲状腺炎(fibrous thyroiditis) 又称 Riedel 甲状腺肿或慢性木样甲状腺炎(chronic woody thyroiditis),原因不明,罕见。中年妇女为多,临床上早期症状不明显,晚期甲状腺功能低下,增生的纤维瘢痕组织压迫可产生声音嘶哑、呼吸及吞咽困难,本病与淋巴细胞性甲状腺炎的主要区别见表 10-1。

表 10-1　淋巴细胞性甲状腺炎及纤维性甲状腺炎的比较表

	淋巴细胞性甲状腺炎	纤维性甲状腺炎
病变别名	桥本病	慢性木样甲状腺炎
病因	自身免疫病	原因不明
肉眼病变	病变仅限于甲状腺内	病变向周围组织侵犯
镜下病变	淋巴细胞浸润并形成滤泡	淋巴细胞浸润不形成淋巴滤泡
	晚期纤维组织增生	有显著的纤维化及玻璃样变
临床表现	甲功可正常、亢进或者低下	常有甲功低下的表现

肉眼观,甲状腺呈结节状轻度肿大,质硬似木样,与周围组织紧密粘连,切面灰白色。

镜下观,甲状腺组织广泛纤维化、玻璃样变,滤泡萎缩、消失,有少量淋巴细胞浸润(图 10-7)。

四、甲状腺肿瘤

(一)甲状腺腺瘤

甲状腺腺瘤(thyroid adenoma)是最常见的甲状腺良性肿瘤,来自于滤泡上皮。多发生于青年或中年女性,肿瘤生长缓慢,病程长。少数患者伴有甲状腺功能亢进。

肿瘤多单发,边界清楚,有完整包膜,圆或椭圆形,直径一般 1~4cm,切面多为实性,灰白或棕黄,可继发出血、坏死、囊性变、纤维化及钙化等。甲状腺腺瘤易与结节性甲状腺肿的单发结节混淆,两者区别见表 10-2。

表 10-2　甲状腺腺瘤与结节性甲状腺肿的鉴别

	甲状腺腺瘤	结节性甲状腺肿
结节	多为单发,有包膜	多发,少有包膜
镜下病变	组织结构比较一致	滤泡大小不一致
临床表现	压迫周围组织	无周围甲状腺组织压迫症状

根据组织形态学特点,甲状腺腺瘤可分为滤泡状和乳头状腺瘤两种。滤泡状腺瘤:是最常见的一种甲状腺腺瘤,其中包括单纯性腺瘤和嗜酸性腺瘤,后者可变为嗜酸细胞腺癌,恶性度较高,但很少见。乳头状腺瘤:相对少见一些,可呈囊实性,故又称乳头状囊腺瘤。甲状腺腺瘤中,具有乳头状结构者有较大的恶性倾向。

(二)甲状腺癌

甲状腺癌(thyroid carcinoma)是由甲状腺滤泡上皮或滤泡旁细胞发生的恶性肿瘤,女性明显多于男性,病程相对较长。组织学上主要有以下四种类型:

1. 乳头状癌(papillary adenocarcinoma)为甲状腺癌中最常见类型,占甲状腺癌的 40%~60%,40~50 岁女性多见。肉眼观,肿物呈圆形,常为单个,直径 2~3cm,无完整包膜,与周围组织界限不清,切面灰白色或灰棕色,质硬。镜下观,癌细胞排列成乳头状结构,癌细胞呈立方形或柱状(图 10-8),核呈透明或毛玻璃样,无核仁,可见核沟或核内包涵体。间质中常见有呈同心层状结构的钙化小体,称砂粒体(psammoma body),有助于诊断。

乳头状癌生长缓慢,但淋巴结转移率高,发生早,有时转移灶先于原发灶发现。此癌恶性度低,预后好,五年生存率达80%。

2. 滤泡型癌(follicular adenocarcinoma)占甲状腺癌的15%~20%,多见于40岁以上的女性。肉眼观,结节状,无或有不完整包膜,切面灰白色。镜下观,癌组织由不同分化程度的滤泡构成,高分化者难与腺瘤区别,需根据癌细胞是否侵犯被膜、血管和神经来确定诊断。低分化者,滤泡结构少而小,形态不整,有的呈实性巢片状,细胞异型性明显。如滤泡由嗜酸性细胞构成,则称为嗜酸性细胞癌。滤泡癌比乳头状癌恶性程度高,早期易血道转移,多转移到肺、骨和肝。

3. 髓样癌(medullary carcinoma)是滤泡旁细胞发生的恶性肿瘤,恶性程度高,属APUD瘤。占甲状腺癌的5%~10%,多发于50岁以上女性。90%肿瘤产生降钙素,导致严重腹泻和低血钙,有的还同时分泌多种其他激素,引起异位激素综合征。肉眼观,肿物为单发或多发结节,质实而软,切面灰白色,呈浸润性生长。镜下观,瘤细胞呈圆形、多边形或梭形,排列成簇状、条索状或巢状,偶见小滤泡形成。间质常见本癌的特征性病变即大量淀粉样物质沉积。

4. 未分化癌(undifferentiated carcinoma)约占甲状腺癌的15%。多发于50岁以上女性。肉眼观,肿瘤较大,无包膜,与周围组织界限不清。镜下观,瘤细胞形态多样,可分为小细胞型、梭形细胞型、巨细胞型及混合型。核分裂象多见(图10-9),转移早、预后差。

第二节　糖　尿　病

糖尿病(diabetes mellitus)是由于体内胰岛素相对或绝对不足及靶细胞对胰岛素敏感性降低,或胰岛素本身存在结构上的缺陷而引起的碳水化合物、脂肪和蛋白质代谢紊乱的一种慢性疾病,主要特点是高血糖、糖尿。临床上主要表现为多食、多饮、多尿、消瘦(三多一少)及并发症。多见于中老年。部分患者有家族史。

【病因及发病机制】

糖尿病一般分为原发性和继发性两大类。继发性糖尿病由胰腺病变或其他内分泌腺疾病引起;原发性糖尿病最常见,根据其遗传特征及是否依赖胰岛素又分为以下两型:

1. 胰岛素依赖型糖尿病　多见于青少年,又称I型糖尿病或幼年型糖尿病。三多一少症状明显,起病急重,进展快,胰岛B细胞严重受损,血中胰岛素降低,易出现酮症,治疗依赖胰岛素。目前认为此型是在遗传易感性的基础上,病毒感染或化学毒物使胰岛B细胞损伤,进而引起的自身免疫性疾病。

2. 非胰岛素依赖型糖尿病　多见于成年,又称II型糖尿病。起病缓,病情轻,病程长。胰岛数目正常或轻度减少,血中胰岛素正常、增多或降低,肥胖者多见,不易出现酮症,可不依赖胰岛素治疗。本型病因、发病机制不清楚,一般认为与肥胖有关的胰岛素相对不足及组织对胰岛素不敏感所致。

【病理变化】

1. 胰岛病变　主要为胰岛的退行性病变,不同类型、不同时期病变不同。I型糖尿病早期为非特异性胰岛炎,继而胰岛B细胞颗粒脱失、空泡变性、坏死、消失,胰岛变小、数目减少,纤维组织增生、玻璃样变性;II型糖尿病早期病变不明显,后期B细胞减少,常见胰岛淀粉样变性。

2. 血管病变　血管的病变最具有特征性,病变可累及大、中、小动脉。大中动脉常发生动脉粥样硬化,较非糖尿病患者出现较早且较严重;细、小动脉内皮细胞增生、血管壁增厚、玻璃样变性;毛细血管基底膜增厚,通透性增加。

3. 肾脏病变　常表现为:①肾小球硬化;②肾动脉及细动脉硬化;③肾小管 - 肾间质损坏;④急、慢性肾盂肾炎或伴有肾乳头坏死。

4. 视网膜病变　视网膜毛细血管基底膜增厚、玻璃样变,管腔内可有血栓形成,常伴有微小动脉瘤,可致渗出、出血及纤维化,甚至视网膜剥离导致失明。另外,糖尿病易合并白内障。有效控制血糖水平可以显著降低眼部的并发症。

5. 神经系统病变　病变以外周神经为主,因血管病变而引起缺血性损伤,引起感觉或运动障碍,如肢体疼痛、麻木、感觉丧失、肌肉麻痹等。

【临床病理联系】

糖尿病患者典型症状为多饮、多食、多尿和消瘦。多尿是因血糖过高引起渗透性利尿;多饮是因多尿造成的水分丧失,血液渗透压增高,刺激下丘脑口渴中枢引起;多食是因机体不能充分利用糖,加之血糖过高刺激胰岛素分泌,使患者产生饥饿感和食欲亢进;由于糖代谢障碍使 ATP 减少及蛋白质分解亢进致负氮平衡、脂库减少导致消瘦。此外,因抗体生成减少,抵抗力降低,易发生感染性疾病。

胰岛素严重缺乏时,蛋白质、脂肪分解代谢增强而生成氨基酸和脂肪酸,脂肪酸在肝内氧化生成酮体,出现酮血症和酮尿症,导致酸中毒,发生糖尿病性昏迷。晚期患者常因心肌梗死、肾衰竭、脑血管病变及合并感染而死亡。

学习小结

内分泌系统疾病主要包括甲状腺疾病和糖尿病。

甲状腺疾病常见有甲状腺肿、甲状腺炎及甲状腺肿瘤。甲状腺肿分为地方性甲状腺肿和散发性甲状腺肿,主要由于主动性或者被动性缺碘引起。

糖尿病是由于胰岛素绝对不足或者相对不足及靶细胞对胰岛素敏感性降低引起的代谢性疾病,以持续性血糖升高和糖尿为特征。

复习题

1. 弥漫性非毒性甲状腺肿的病因及病理变化?
2. 试述弥漫性非毒性甲状腺肿与弥漫性毒性甲状腺肿的异同?
3. 糖尿病肾病有何病理变化?
4. 比较I型糖尿病与II型糖尿病的特点?

（王　丹）

第十一章

传 染 病

学习目标 ▮▮

1. 掌握结核病的基本病理变化,原发性肺结核与继发性肺结核的病变特点,伤寒、细菌性痢疾、流行性脑脊髓膜炎、流行性乙型脑炎的病理变化及临床病理联系。
2. 熟悉结核病的转归规律,肺外结核病的病变特点,肾综合征出血热、血吸虫病的病理变化及临床病理联系。
3. 了解本章各种传染病的病因和发病机制。

传染病(infection disease)是由各种病原微生物经一定的传播途径进入易感机体所引起的具有传染性的一类疾病,在一定条件下可引起局部或广泛流行。传染病在人群中发生或流行必须具备传染源、传播途径和易感人群三个基本环节。病原微生物通过一定的传播途径和方式侵入机体,并往往定位于一定的部位,引起炎症性病变。近年来随着人类社会的发展,社会教育水平的提高,卫生条件、生活习惯的改变,以及病原微生物检测技术的进展和有效抗生素的应用,传染病的病谱发生了重要的改变。有的传染病已经被消灭如天花,有些接近消灭如麻风、脊髓灰质炎等。但同时又有许多传染病死灰复燃,其发生率上升或有上升趋势,如梅毒、淋病、结核病等,而且又出现一些新的传染病如艾滋病、艾波拉出血热(Ebola hemorrhagic fever,EHF)、禽流感和严重急性呼吸道综合征(severe acute respiratory syndrome,SARS)等。

本章主要介绍结核病、伤寒、细菌性痢疾、肾综合征出血热、流行性脑脊髓膜炎、流行性乙型脑炎、血吸虫病。

第一节　结　核　病

结核病(tuberculosis)是由结核杆菌(tubercle bacillus)引起的一种常见的慢性传染病。典型病变常表现为结核结节形成并伴有不同程度的干酪样坏死。全身各组织、器官均可发生,但以肺结核最为多见。近年来随着艾滋病的流行和耐药菌株的出现,结核病的发病率有逐渐上升的趋势。

【病因及发病机制】

结核病的病原菌是结核分枝杆菌(简称结核杆菌),对人体有致病作用的菌型主要是人型和牛型。结核杆菌无侵袭性酶,也不产生内、外毒素,其致病因素与菌体所含的成分有关。菌体中的脂质与结核菌的毒力和形成特征性病变有关;菌体中的蛋白质具有抗原性,可使机体产生变态反应;菌体中的多糖作为半抗原参与免疫反应。脂质与糖、蛋白质结合成为糖脂(索状因子)和糖肽脂(蜡质 D)。索状因子对组织和细胞有强烈的损伤作用;蜡质 D 能引起宿主对结核杆菌产生剧烈的变态反应,还能抑制吞噬细胞的吞噬体与溶酶体融合,使结核杆菌能在吞噬细胞中长期生存;糖脂及糖肽脂类物质还可刺激 T 淋巴细胞和巨噬细胞增殖,形成典型的结核性肉芽肿病变。

结核病主要经呼吸道传播,空洞型肺结核患者是主要传染源,患者从呼吸道排出大量带菌微滴(尤其是直径 $<5\mu m$ 的微滴易达肺泡,其致病性最强),健康人吸入这些带菌微滴即可造成感染。本病还可因食入带菌的食物(包括含菌牛奶)经消化道感染,少数经皮肤伤口感染。

结核杆菌数量和毒力的大小以及机体的反应性(主要是免疫力和变态反应)在本病的发病机制中起重要作用。人对结核杆菌的自然免疫力较弱,在初次感染结核杆菌后的两周,如感染的菌量大、毒力强,则细菌往往在局部繁殖,并可扩散到全身,甚至引起死亡。人对结核杆菌的免疫力主要是感染后的获得性免疫,这种免疫是以细胞免疫为主,即机体受到结核杆菌抗原刺激后,T 淋巴细胞转化为致敏淋巴细胞。当再次接受抗原刺激时,可很快分裂、增殖,并释放各种淋巴因子,如巨噬细胞趋化因子、巨噬细胞集聚因子、巨噬细胞移动抑制因子和巨噬细胞激活因子等。在这些淋巴因子的作用下,巨噬细胞向感染部位聚集并演变形成结核性肉芽肿。它既可杀灭结核杆菌,又可使病变局限。机体在形成抗结核杆菌的细胞免疫同时,也形成了对结核杆菌的迟发型变态反应,在感染的菌量多,毒力强的情况下,可引起剧烈的变态反应,造成广泛的组织损伤,发生干酪样坏死和全身中毒症状,具体过程如图 11-1。

总之,免疫反应与变态反应贯穿于结核病始终,两者的彼此消长取决于结核杆菌的数量、毒力的大小及机体抵抗力等因素。当菌量少、毒力弱、机体抵抗力强时,以免疫反应占优势,病变局限,疾病向好转、痊愈方向发展;反之,则以变态反应为主,病变扩散,疾病向恶化方向进展。结核病的基本病变与机体免疫状态之间的关系见表 11-1。

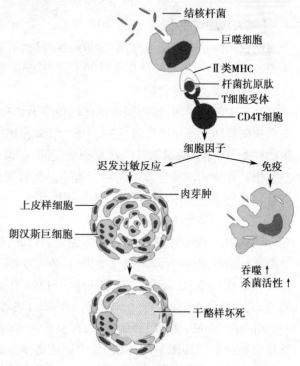

图 11-1 结核杆菌引起的免疫反应和变态反应

表 11-1 结核病的基本病变与机体的免疫状态

病理变化	机体状态		结核杆菌		病变特征
	免疫力	变态反应	菌量	毒力	
渗出为主	低	较强	多	强	浆液或浆液纤维蛋白性炎
增生为主	较强	较弱	少	较低	结核结节
坏死为主	低	强	多	强	干酪样坏死

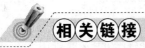

相关链接

结核菌素试验（tuberculin test）又称为芒图试验或 PPD 试验,是基于Ⅳ型超敏反应原理的一种皮肤试验,用来检测机体有无感染过结核杆菌,对诊断活动性结核病和测定机体细胞免疫功能有参考意义。

阳性反应表明机体对结核杆菌有变态反应,过去曾感染过结核,但不表示有病,因接种过卡介苗的人也呈阳性反应。强阳性反应（注射部位反应较强烈或硬节直径超过 1.5cm 以上）则表明可能有活动性感染,应进一步检查是否有结核病。阴性反应表明无结核菌感染,但应考虑以下情况:如受试者处于原发感染早期,尚未产生变态反应,或正患严重结核病,机体已丧失反应能力,或受试者正患其他传染病,在此类情况下,均可暂时出现阴性反应。结核菌素试验可为接种卡介苗及测定免疫效果提供依据。

【基本病理变化】

结核病的基本病变为炎症,常呈慢性经过,可形成具有特征性的肉芽肿性病变。由于侵入体内的菌量、毒力以及机体反应性的不同,其病变复杂,可呈现不同的病变类型。

（一）以渗出为主的病变

当感染的菌量多、毒力强及机体的免疫力低和变态反应明显时,常出现渗出性病变。多发生在疾病早期或恶化进展时,好发于肺、浆膜、滑膜、脑膜等处。主要表现为浆液性或浆液纤维蛋白性炎,病变早期局部有中性粒细胞浸润,但很快被巨噬细胞所取代,严重时可有大量红细胞漏出。在渗出液和巨噬细胞中可查见结核杆菌。渗出性病变可完全吸收,或转变为增生性病变;当变态反应强烈时,可转变为坏死性病变。

（二）以增生为主的病变

当感染的菌量少、毒力低或机体免疫力强时,病变则以增生为主。表现为活化的巨噬细胞对结核杆菌有很强的吞噬、消化能力,在杀灭细菌的过程中,由于结核杆菌的作用,巨噬细胞转变为梭形或多角形、胞质丰富、呈淡染伊红色、境界不清、连接成片的上皮样细胞,其核呈圆或卵圆形,染色质少,甚至可呈空泡状,核内有 1~2 个核仁。上皮样细胞可转变为朗格汉斯巨细胞（langhans giant cell）,后者体积大,直径可达 300μm,胞质丰富,细胞核十几个到几十个不等,常排列在细胞质周围呈花环状、马蹄形或密集在胞体一端。核的形态与上皮样细胞核相似。朗格汉斯巨细胞可由多个上皮样细胞互相融合或一个细胞核分裂而胞质不分裂而成。在结核病时,这种由上皮样细胞、朗格汉斯巨细胞以及外周致敏的 T 淋巴细胞和成纤维细胞等常聚集成结节状,构成结核性肉芽肿（tuberculous granuloma）,又称结核结节（tubercle）,为结核病的特征性病变,具有诊断价值(图 11-2)。当有较强的变态反应时,结核结节中央可发生干酪样坏死,形成典型的结核结节。单个结核结节非常小,直径约 0.1mm,肉眼和 X 线片不易看到,几个结节融合成较大结节时,肉眼才能见到。这种融合结节为灰白色、粟粒大小、境界清楚的病灶,有干酪样坏死时略显微黄,可微隆起于器官表面。

增生性病变如进一步好转,则上皮样细胞可转变为成纤维细胞,病灶周围结缔组织增生,结核结节纤维化。

(三)以坏死为主的病变

当感染的菌量多、毒力强、机体免疫力低下或变态反应强烈时,上述增生、渗出性病变均可发生干酪样坏死(caseous necrosis)。干酪样坏死镜下显示为红染无结构的颗粒状物。这是由于结核杆菌菌体成分所形成的索状因子和蜡质 D 等对组织和细胞的损伤作用或变态反应,导致组织坏死;这些物质还可抑制溶酶体酶的活性,使坏死组织不被溶解,因而使结核病灶中的干酪样坏死表现出特有的凝固状态。结核坏死灶由于含脂质较多肉眼多呈淡黄色、均匀细腻,质地较实,状似奶酪,故称干酪样坏死。干酪样坏死对结核病病理诊断具有一定的意义。新鲜的干酪样坏死灶内含有结核杆菌,一旦液化,则菌量大量增加。坏死物液化有利于坏死物排出而病变消除,但却成为结核杆菌播散的来源,也是造成结核病恶化进展的原因。

结核病上述渗出、坏死和增生三种病变往往同时存在而以某一种病变为主,并且三种病变可以互相转化。

【结核病的转归】

结核病的发展和结局取决于机体抵抗力和结核杆菌致病力之间的矛盾关系。在机体抵抗力增强时,结核杆菌被抑制、杀灭,病变转向愈合;反之,则转向恶化。

(一)转向愈合

1. 吸收消散 是渗出性病变的主要愈合方式。渗出物可通过淋巴管、微静脉吸收而使病灶缩小或消散。微小的干酪样坏死灶及小范围的增生性病变也有吸收消散或缩小的可能。

2. 纤维化、纤维包裹及钙化 较大的结核性肉芽肿病灶、未被完全吸收的渗出性病变及较小的干酪样坏死灶等均可通过机化、纤维化而愈合;较大的干酪样坏死灶难以全部纤维化,则在病灶周围发生纤维性包裹,继而中央的干酪样坏死物逐渐干燥,并有钙盐沉积而发生钙化。被包裹或发生钙化的干酪样坏死灶中,尚可有少量结核杆菌残留,当机体免疫力降低时,病变可复发进展。

(二)转向恶化

1. 浸润进展 疾病恶化时,在原有病灶的周围发生渗出性病变和干酪样坏死,病灶范围日渐扩大。X 线检查显示原有病灶周围出现模糊的絮状阴影,如有干酪样坏死出现,则阴影密度增高。临床上称为浸润进展期。

2. 溶解播散 当病变恶化时,干酪样坏死物可发生液化,液化的坏死物可通过自然管道(如支气管、输尿管等)排出,一方面在局部形成空洞;另一方面内有大量结核杆菌的排出物可通过自然管道播散到其他部位,形成新的结核病灶。此外,液化灶内的结核杆菌还可通过淋巴管和血道播散到全身,引起多处结核病灶。

一、肺 结 核 病

结核杆菌大多通过呼吸道播散,因此结核病中以肺结核病最为常见,占全身各器官结核病的 90% 左右。由于机体对初次感染和再次感染结核杆菌的反应性不同,因而肺部病变的发生、发展也不相同,通常将其分为原发性肺结核病和继发性肺结核病两大类。

(一)原发性肺结核病

原发性肺结核病(primary pulmonary tuberculosis)是指机体第一次感染结核杆菌所引起的肺结核病。多见于儿童,也可见于未感染过结核杆菌的青少年和成人。免疫功能严重受抑制的成年人由于丧失对结核杆菌的免疫力,可多次发生原发性肺结核病。

【病理变化】

原发性肺结核病的病理特征是形成原发综合征(primary complex)。结核杆菌随空气吸入而到达通气良好的支气管系统的末端,所以病变常最先出现于肺叶的边缘区,即靠近胸膜处,通常只有一个,偶见两个或两个以上,以右肺上叶下部或下叶上部为多见,称原发病灶。病灶开始为渗出性,继之中央部位发生干酪样坏死。原发病灶呈圆形或椭圆形炎性实变灶,直径多在 1~1.5cm,色灰黄。由于是初次感染,机体缺乏对结核杆菌的特异性免疫力,病变很快由渗出转为变质,细菌得以繁殖,并迅速侵入局部引流淋巴管,到达所属肺门或纵隔淋巴结,引起结核性淋巴管炎和淋巴结炎,后者表现为淋巴结肿大和干酪样坏死。肺的原发病灶、结核性淋巴管炎

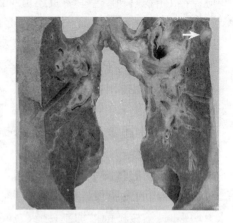

图 11-3 肺结核病原发综合征
箭头所指为原发病灶

和肺门淋巴结结核三者合称为原发综合征,为原发性肺结核病的特征性病变(图 11-3)。X 线呈哑铃状阴影。原发性肺结核病临床症状和体征多不明显。

【病变的转归】

(1) 愈合:绝大多数的原发性肺结核病随着机体对结核杆菌的特异性免疫逐渐增强而自然痊愈,病灶可完全吸收或纤维化,较大的坏死灶则纤维包裹或钙化。

(2) 恶化:少数患儿由于营养不良或同时患有其他疾病(如百日咳、麻疹、肺炎等)使机体免疫力低下,病情可恶化,表现为局部病灶扩大并通过淋巴道、血道或支气管播散。此时临床上出现较明显的中毒症状如发热、盗汗、食欲减退、消瘦等。

1) 淋巴道播散:肺门淋巴结的结核杆菌,可沿淋巴管蔓延到气管、支气管及颈、纵隔等淋巴结,也可逆流至腹膜后及肠系膜淋巴结。初期淋巴结肿大,结核性肉芽肿形成,随后发生干酪样坏死,肿大淋巴结互相粘连成肿块。病变经适当治疗可痊愈。严重者干酪样坏死灶液化,并穿破局部皮肤,形成经久不愈的窦道。

2) 血道播散:肺部或淋巴结的干酪样坏死可侵蚀邻近血管壁,结核杆菌侵入血流;或由淋巴道经胸导管入血。血道播散可引起以下两型结核病:①全身粟粒性结核病,当机体免疫力很差,短期内大量结核杆菌侵入肺静脉及其分支,可出现急性全身粟粒性结核病,其病理特点是全身多器官如肺、肝、肾、脾和脑膜、腹膜等密布大小一致、灰白色、粟粒大小的结核病灶

（图 11-4）。由于同时有结核性败血症，所以患儿病情危重，有明显的中毒症状，如高热、寒战、烦躁、衰竭、神志不清等。②肺粟粒性结核病，有时结核病变播散仅局限于肺内，是由于淋巴结中的干酪样坏死灶液化后破入附近的静脉系统（如无名静脉、颈内静脉等），结核杆菌则由右心经肺动脉播散至两肺，其播散病灶的形态与全身粟粒性结核病相同。

3）支气管播散：原发综合征病灶的干酪样坏死扩大和液化后可侵入附近支气管，结核杆菌经支气管播散于肺内，可形成大叶性或小叶性的干酪性肺炎。支气管播散在原发性肺结核病较少见。

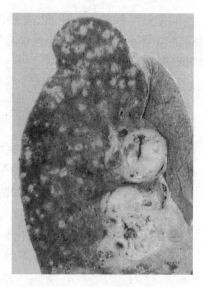

图 11-4　急性粟粒性肺结核病
图中白色点状病灶为粟粒性结核病灶

（二）继发性肺结核病

继发性肺结核病（secondary pulmonary tuberculosis）是指机体再次感染结核杆菌所引起的肺结核病。多见于成年人，其感染分为内源性再感染和外源性感染，一般以内源性再感染为主，当机体抵抗力降低时，体内原有病灶中的结核杆菌再次活化而引起新的结核病变。

由于继发性肺结核是再次感染，发生在已有一定免疫力的个体，故有以下病变特点：①病变多开始于肺尖，这是由于机体直立位时该处动脉压低，局部肺组织缺血，抵抗力较低，结核杆菌易于在该处繁殖而发病；②由于患者免疫力较强，病变往往以增生为主，形成结核性肉芽肿；③病变在肺内主要通过支气管播散；④病程较长，随着机体免疫力和变态反应的消长，病情时好时坏；⑤病变复杂多样，呈增生、渗出、坏死交织及新旧病变混杂。

继发性肺结核病根据其病理变化特点及病程经过，分为以下几个类型：

1. 局灶型肺结核（focal pulmonary tuberculosis）　为继发性肺结核的早期相对静止的病变。多位于右肺尖，大小为 0.5~1cm，境界清楚，有纤维包裹（图 11-5）。镜下病变以增生为主，中央可有干酪样坏死。病灶最后大多形成纤维化、纤维包裹或钙化。局灶型肺结核属非活动性结核病，患者多无自觉症状，往往在体检时经 X 线检查发现肺尖部单个或多个境界清楚的结节状阴影。极少数患者可因免疫力下降而发展为浸润型肺结核。

2. 浸润型肺结核（infiltrative pulmonary tuberculosis）是继发性肺结核病中最常见的类型，可由局灶型肺结核发展而来，少数病例也可一开始即为本型结核。病变多位于肺尖或锁骨下区，最初以渗出为主，病灶中央有不同程度的干酪样坏死（图 11-6）。X 线显示病变部有边缘模糊的云絮状阴影。如患者免疫力下降或治疗不及时则恶化，表现为病灶扩大、干酪样坏死大量出现。液化的干酪样坏死可侵蚀邻近的支气管并排出，在局部形成急性空洞。X 线显示在锁骨下区边缘模糊的不规则阴影中出现透亮区。浸润型肺结核属活动性结核病，患者常有低热、乏力、盗汗、咳嗽和咯血等症状。

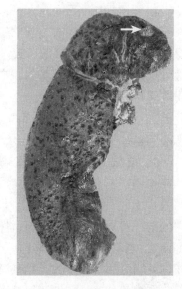

图 11-5　局灶型肺结核
箭头所示肺尖处一境界清楚、结节状病灶

浸润型肺结核如及早发现,合理治疗,渗出性病变可部分或完全吸收;增生、坏死性病变则可通过纤维化、包裹和钙化而痊愈。急性空洞经过适当治疗后,洞壁肉芽组织增生,填满洞腔而愈合;也可通过洞腔塌陷,最后形成瘢痕而愈合。空洞如经久不愈,则可发展为慢性纤维空洞型肺结核。

3. 慢性纤维空洞型肺结核(chronic fibro-cavernous pulmonary tuberculosis) 此型多在浸润型肺结核急性空洞的基础上经久不愈发展而来,为成人慢性肺结核常见的类型。病理改变有两个明显特征:一是厚壁空洞形成;二是空洞内的干酪样坏死液化物不断通过支气管在肺内播散,形成新旧不一、大小不等、病变类型不同的病灶(病灶越往下越新鲜),广泛破坏肺组织,最终使肺组织发生纤维化。厚壁空洞可为一个或多个,多位于肺上叶,腔大、壁厚,外形不规则,厚度可达 1.0cm。镜下洞壁分

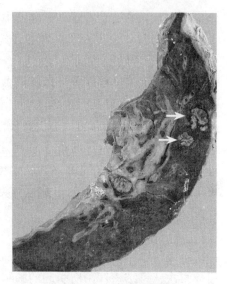

图 11-6　浸润型肺结核
中央常有干酪样坏死,病灶周围有炎症渗出(箭头所示)

三层:内层为干酪样坏死物,其中有大量结核杆菌;中层为结核性肉芽组织;外层为纤维结缔组织。如洞内壁有较大血管被侵蚀,可引起大咯血,患者可因吸入大量血液而窒息死亡。由于慢性空洞长期与支气管相通,不断排菌,故此型属开放性肺结核,是结核病重要的传染源。患者可因自身咳出含菌痰液发生喉结核,咽下含菌痰液可引起肠结核。严重的慢性纤维空洞型肺结核由于肺组织大量破坏,纤维组织广泛增生,后期由于肺动脉高压而引起肺源性心脏病。

较小的厚壁空洞经适当治疗后可通过纤维组织增生、瘢痕形成而愈合(闭合性愈合)。如空洞较大,内壁坏死物质脱落净化,洞壁结核性肉芽组织逐渐变成纤维瘢痕组织,由邻近的支气管上皮增生覆盖洞壁内面,此时空洞虽仍然存在,但已无菌,称开放性愈合。

4. 干酪性肺炎(caseous pneumonia) 较少见,或因浸润型肺结核患者抵抗力降低,对结核杆菌的变态反应过强时,病灶急剧恶化、进展,出现大片干酪样坏死所致;或由急、慢性空洞内的结核杆菌经支气管播散所致。肉眼可见整个肺叶或肺叶大部肿大实变,切面呈黄色干酪样,常可见急性空洞。镜下肺组织广泛干酪样坏死,肺泡腔内有大量浆液纤维素性渗出物。按病变范围可分为小叶性和大叶性干酪性肺炎。本型病情危重,中毒症状明显,病死率高,故有"百日痨"或"奔马痨"之称。

5. 结核球 又称结核瘤(tuberculoma),是直径2~5cm、有纤维包裹的孤立的境界清楚的干酪样坏死灶(图 11-7)。结核球多位于肺上叶靠胸膜处,一般为单个。它的形成可由单个或多个干酪样坏死灶融合经纤维包裹而成;也可因结核空洞引流支气管阻塞,其内的干酪样坏死物无法排出所致。结核球是相对静止的病灶,常无临床症状,X 线片上有时与肺癌鉴别较困难。结核球的纤维包膜虽然可以防止结核杆菌的进一步播散,但也

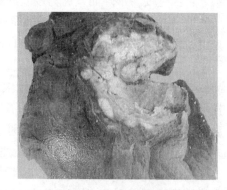

图 11-7　结核球
灰白色干酪样坏死灶由纤维包裹,境界清楚

同时阻止了抗结核药的作用。当机体免疫力下降时,病灶还可恶化,干酪样坏死灶液化、扩大,纤维包膜破溃,造成播散。临床上多采取手术切除。

6. 结核性胸膜炎(tuberculous pleuritis) 是结核杆菌累及胸膜所致,多见于儿童或青年人。病变的严重程度和范围与感染的菌量、机体的变态反应程度有关。按病变性质可分干性和湿性两种,以湿性结核性胸膜炎为常见。

(1) 湿性结核性胸膜炎:又称渗出性结核性胸膜炎,多由肺内的原发病灶或肺门淋巴结病灶中的结核杆菌播散至胸膜引发机体变态反应所致,常形成渗出性病变。一般累及病变肺的同侧胸膜,渗出物主要为浆液,并有少量纤维素,形成胸腔积液。如纤维素渗出过多,未被溶解吸收的纤维素可被机化,造成胸膜壁、脏两层粘连和增厚,严重时可致胸腔闭锁。

(2) 干性结核性胸膜炎:又称增生性结核性胸膜炎,多为胸膜下结核病灶直接蔓延到胸膜所致。病变以增生为主,很少有胸腔积液。病变往往呈局限性,常位于肺尖或肺内病灶邻近的胸膜。当呼吸活动时,患处有针刺样痛。在深呼吸或咳嗽时疼痛加重。一般可通过纤维化而痊愈,常使局部胸膜增厚、粘连。

原发性肺结核与继发性肺结核在许多方面有不同的特征,其主要区别见表11-2。

表 11-2 原发性和继发性肺结核病比较表

	原发性肺结核病	继发性肺结核病
结核杆菌感染	初次	再次
好发人群	儿童	成人
对结核杆菌的免疫力或过敏性	先无,病程中发生	有
病理特征	原发综合征	病变多样,新旧病灶并存,较局限于肺尖部
起始病灶	上叶下部、下叶上部近胸膜处	肺尖部
病变性质	以渗出和坏死为主	以增生和坏死为主
主要播散途径	多为淋巴道或血道	多为支气管
病程	短、大多自愈	长,波动性,需治疗

二、肺外器官结核病

肺外器官的结核病除消化道及皮肤结核可源于直接感染外,其余多为原发性肺结核病经血道或淋巴道播散所致,以淋巴结、骨、关节、肾、肾上腺、脑膜、生殖系统器官为常见。

(一)肠结核病

肠结核病(intestinal tuberculosis)可分原发性和继发性两型。原发性者很少见,常发生于小儿。一般由饮用带有结核杆菌的牛奶或乳制品所致。可形成与肺原发综合征相似的肠原发综合征(肠的原发性结核性溃疡、结核性淋巴管炎和肠系膜淋巴结结核)。绝大多数肠结核病继发于活动性空洞型肺结核病,因反复咽下含结核杆菌的痰液所引起。病变多发生在回盲部。依其病变特点不同分两型。

1. 溃疡型 此型多见。结核杆菌侵入肠壁淋巴组织并通过淋巴管蔓延,形成结核结节,随后发生干酪样坏死并融合、破溃形成黏膜溃疡。由于肠壁淋巴管分布呈环形,因而溃疡长径多与肠纵轴垂直（图 11-8）。溃疡常有多个，一般较浅，边缘不整齐，溃疡底部为干酪样坏死及结核性肉芽组织，可达肌层。溃疡愈合后由于瘢痕形成和纤维收缩而致肠腔狭窄。临床上表现有腹痛、腹泻与便秘交替及营养不良等。

2. 增生型 较少见。以肠壁大量结核性肉芽组织形成和纤维组织显著增生为主要病变特征。肠壁高度肥厚，肠腔狭窄。黏膜面可有浅溃疡或息肉形成。临床上表现为慢性不完全低位肠梗阻。右下腹可触及肿块，故需与肠癌相鉴别。

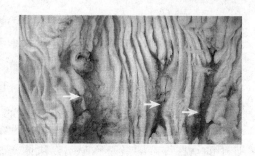

图 11-8 溃疡型肠结核
溃疡呈横带状半环形，其长径与肠轴垂直

（二）结核性脑膜炎

结核性脑膜炎（tuberculosis meningitis）多见于儿童，由原发性肺结核病经血道播散而来。在成人，除肺结核血道播散外，也见于肺外结核病（泌尿生殖道、骨关节结核病）血道播散至脑膜而发病。部分病例也可为脑实质结核的干酪样坏死液化、破溃至脑膜的结果。

病变以脑底部（如脑桥、脚间池、视神经交叉等处）的软脑膜、蛛网膜以及蛛网膜下腔最为严重。可见蛛网膜混浊、增厚，偶见细小的灰白色结核结节，蛛网膜下腔积聚大量炎性渗出物，呈灰黄色，混浊而黏稠（图 11-9）。镜下见，渗出物内主要有纤维素、巨噬细胞、淋巴细胞，而中性粒细胞一般少见，常有干酪样坏死，典型结核结节少见。病变严重者可累及脑皮质而引起脑膜脑炎。病程较长者则可发生闭塞性血管内膜炎，从而引起多发性脑软化。当渗出物压迫、损害颅底脑神经（视神经、动眼神经等）时，则引起相应的颅神经损害症状。渗出物机化后可使蛛网膜下腔阻塞，影响脑脊液循环，尤其是第四脑室正中孔和外侧孔阻塞，可引起脑积水。

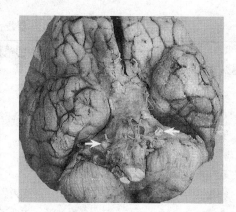

图 11-9 结核性脑膜炎
脑底部有大量灰黄色混浊的胶冻样渗出物

（三）结核性腹膜炎

结核性腹膜炎（tuberculosis peritonitis）多见于青少年。多由腹腔内结核病灶（尤其是溃疡型肠结核病、肠系膜淋巴结结核或结核性输卵管炎）直接蔓延所致，而由腹膜外结核病灶经血道播散至腹膜者少见。根据病理特征可分干性和湿性两型。共同的特点为腹膜上密布无数灰黄色或灰白色结核结节。湿性结核性腹膜炎以大量结核性渗出引起腹水为特征，腹水呈草黄色或血性。干性结核性腹膜炎可因大量纤维素性渗出物机化而引起腹腔脏器的广泛粘连，有时因肠管粘连可出现肠梗阻症状，腹部触诊时常可扪及柔韧感的肿块。

（四）肾结核病

泌尿系统结核多由肾结核病（tuberculosis of the kidney）开始，常为单侧性，结核杆菌主要由原发性肺结核病经血道播散而来。病变大多起始于皮质和髓质交界处或肾乳头内，最初为局灶性结核病变，继而病灶扩大且发展为干酪样坏死，一方面向皮质扩展，另一方面坏死物破入肾盂，液化排出，形成空洞。随着干酪样坏死扩大，肾组织广泛破坏，肾内可有多个空洞形成，最后可使肾仅剩一空壳,肾功能丧失(图11-10)。由于干酪样坏死物随尿排出,尿液中含有大量结核杆菌,致使输尿管、膀胱相继受累。也可逆行至对侧输尿管和肾。由于输尿管黏膜破坏,纤维组织增生,可致管腔狭窄,甚至阻塞。肾实质血管破坏时可有血尿;大量干酪样坏死物液化排出时可形成"脓尿",并常伴有尿频、尿急和尿痛等膀胱刺激征。

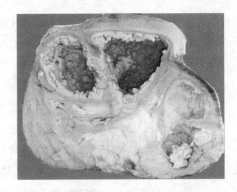

图 11-10　肾结核
肾内有多个结核性空洞形成

(五) 骨与关节结核病

骨关节结核多由血源播散所致,多见于儿童和青少年。骨结核(tuberculosis of the bone)病变常始于松质骨及红骨髓,然后上下扩展。按病变性质分为两型:①干酪样坏死型,以骨质破坏形成干酪样坏死及死骨形成为特征,坏死液化后可在骨旁出现结核性脓肿,由于这种"脓肿"实际上是干酪样坏死,局部并无红、痛、热,故称为"冷脓肿";②增生型,以形成结核性肉芽组织为主要特征,较上型少见。脊椎结核在骨结核中最常见,多见于第10胸椎至第2腰椎。病变起自椎体,常发生干酪样坏死,随后破坏椎间盘和邻近椎体。由于病变椎体不能负重而发生塌陷,引起脊椎后突畸形(驼背),严重者可压迫脊髓引起截瘫。

关节结核(tuberculosis of joint)多继发于骨结核,以髋、膝、踝、肘等关节受累为多见。病变通常开始于骨骺或干骺端,后累及附近关节软骨和滑膜。病变处软骨破坏,肉芽组织增生,骨膜增厚,结核结节形成,纤维素渗出,有时可有关节鼠(为渗出的纤维素长期相互撞击形成的圆形或卵圆形白色瓜子样小体)形成。炎症波及周围软组织可使关节明显肿胀。病变愈复后,由于关节腔内纤维组织增生,致使关节强直。

(六) 淋巴结结核病

淋巴结结核病(tuberculosis of the lymph node)多见于儿童和青年,以颈部、支气管、肠系膜淋巴结多见。颈部淋巴结结核的结核杆菌多来自肺结核原发病灶中的肺门淋巴结,也可来自口腔、咽喉的结核病灶。病变淋巴结内有结核结节形成和干酪样坏死。淋巴结逐渐肿大,当炎症累及淋巴结周围组织时,则淋巴结彼此粘连,形成较大的包块。

第二节　伤　寒

伤寒(typhoid fever)是由伤寒杆菌引起的一种急性传染病。病变特点为全身单核 - 巨噬细胞系统增生,尤以回肠末段集合淋巴小结和孤立淋巴小结、肠系膜淋巴结处最为明显。临床上以持续高热,相对缓脉,脾肿大,中性粒细胞减少和皮肤玫瑰疹为主要表现。

【病因及传播途径】

伤寒杆菌为革兰阴性杆菌,所产生的强烈内毒素是致病的重要因素。伤寒杆菌含有菌体"O"抗原、鞭毛"H"抗原和表面"Vi"抗原,其中以"O"和"H"抗原性较强,能刺激机体产生相应的抗体。故可用于血清凝集试验(肥达反应)来测定血清中的抗体,以辅助临床诊断。

伤寒患者和带菌者为本病的传染源。病菌随粪便和尿排出体外,污染食物、水源,经消化道感染。苍蝇在本病传播上起媒介作用。本病全年均可发生,以夏秋两季最多。人体对伤寒杆菌易感性强,患者多为青壮年,近年来幼儿及儿童的发病率呈相对增加趋势。病后可获得比较稳固的免疫力,很少再被感染。

相关链接

　　肥达反应,又称伤寒杆菌凝集试验,是用已知伤寒杆菌的H(鞭毛)和O(菌体)以及甲型(A)与乙型(B)副伤寒沙门菌的标准液与患者血清做凝集试验,测定患者血清中各种相应抗体的凝集效价,用于伤寒、副伤寒的辅助诊断或用于流行病学调查的免疫凝集实验。

【发病机制】

　　伤寒杆菌随食物和饮水进入消化道后,如菌量较少,一般可被胃酸杀灭;在机体抵抗力低下或消化功能失调时,未被杀灭的细菌进入肠腔,通过小肠黏膜上皮细胞侵入肠壁淋巴组织,然后沿淋巴管到达肠系膜淋巴结,并在其中生长繁殖。部分伤寒杆菌经胸导管进入血液,引起菌血症,并很快进入肝、脾、骨髓和淋巴组织等处进行繁殖。此时临床上无明显症状,称为潜伏期,此期10天左右。此后进入单核-巨噬细胞系统的病菌及其释放的毒素再次进入血液,引起败血症和毒血症,出现全身中毒症状和各器官的病理性改变,回肠下段淋巴组织明显增生肿胀,此即发病的第1周,血液细菌培养呈阳性;第2~3周伤寒杆菌在胆囊内生长繁殖达到一定数量,再次进入回肠,使已经致敏的肠黏膜淋巴组织坏死、脱落并形成溃疡。此段时间粪便细菌培养呈阳性。随着机体免疫力的逐渐增强,血中的抗体不断上升,一般在发病第2周以后肥达反应呈阳性。第4周,机体免疫力增强,血液和脏器内的细菌逐渐被吞噬消灭,全身中毒症状减轻,溃疡逐渐愈合,病变开始痊愈。

【病理变化与临床病理联系】

　　伤寒是主要累及全身单核-巨噬细胞系统的急性增生性炎症。增生的巨噬细胞体积大,吞噬功能十分活跃,胞质内可见被吞噬的伤寒杆菌、红细胞、淋巴细胞和坏死的细胞碎片,这种增生的巨噬细胞是伤寒的特征性细胞,称为"伤寒细胞"(图11-11)。伤寒细胞常聚集成团,形成小结,称为伤寒小结或伤寒肉芽肿,在病理学上具有重要的诊断价值。伤寒杆菌引起的炎症反应的特点是在病灶内一般没有中性粒细胞浸润。

(一)肠道病变

　　肠壁淋巴组织以回肠下段集合淋巴小结和孤立淋巴小结的病变最为显著。按其病变的发展过程可以分为四期,每期约一周。

　　1. 髓样肿胀期　发病的第一周。肉眼观,肠壁充血水肿,淋巴组织明显增生、肿胀,突出于黏膜表面,呈圆形或椭圆形,质软,表面凹凸不平,状似脑回,故称为"髓样肿胀"(图11-12)。镜下见,肠壁淋巴组织内伤寒细胞增生,形成伤寒肉芽肿。病变周围肠壁组织充血、水肿,有淋巴细胞及浆细胞浸润。

　　2. 坏死期　发病的第二周。肿胀的淋巴组织中心部位发生小灶性坏死,周边及底部仍可见典型的伤寒肉芽肿。此期中

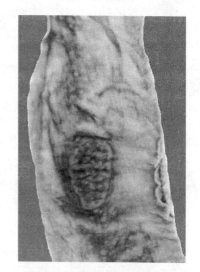

图 11-12　肠伤寒髓样肿胀期
淋巴组织明显肿胀,突出黏膜表面呈圆形或椭圆形,质软,状似脑回

毒症状明显,持续高热,皮肤出现玫瑰疹,血中抗体效价升高,肥达反应呈阳性。

3. 溃疡期 发病的第三周。此期由于小的坏死灶互相融合,坏死组织溶解、脱落而形成溃疡,溃疡的外形与淋巴小结的分布及形态一致,呈圆形或椭圆形,溃疡的长径与肠管纵轴平行,此为肠伤寒溃疡的特点。溃疡较深,常达黏膜下层,严重者可穿透肌层和浆膜层,引起肠穿孔(图 11-13)。此期的临床表现与坏死期大致相同,如果累及血管,则可引起肠出血。

4. 愈合期 发病的第四周。坏死组织完全脱落,溃疡底部及边缘生长出肉芽组织逐渐将溃疡填平,最后由周围的肠黏膜上皮再生覆盖而愈合。由于病灶的长径与肠管纵轴相平行,故不会因为瘢痕收缩而引起肠管狭窄。此期患者体温下降,症状及体征逐渐消失。

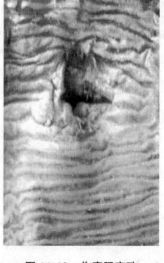

图 11-13 伤寒肠穿孔
肠伤寒溃疡穿透肌层和浆膜层,引起肠穿孔

(二)其他病变

肠系膜淋巴结、肝、脾及骨髓由于巨噬细胞增生活跃而致相应组织器官肿大。镜检可见伤寒肉芽肿和灶性坏死。心肌纤维高度水肿,甚至坏死;肾小管上皮细胞水肿;皮肤出现玫瑰疹;膈肌、腹直肌及股内收肌常发生凝固性坏死(亦称蜡样变性),临床上可出现肌痛和皮肤知觉过敏。胆囊的病变不明显,但是胆汁是伤寒杆菌良好的培养基,伤寒杆菌经血液到达胆囊,并在其中大量繁殖,再通过胆汁不断向肠道内排放。临床上患者虽然痊愈,但胆汁中的伤寒杆菌并没有完全被消灭,常常通过胆汁不断向肠道排菌,并通过粪便造成污染,成为带菌者,是伤寒的主要传染源。

伤寒患者可有肠穿孔、肠出血、支气管肺炎等并发症,如无并发症,一般经过一个月可以痊愈。慢性感染病例亦可累及关节、骨、脑膜及其他部位。

第三节 细菌性痢疾

细菌性痢疾(bacillary dysentery),简称菌痢,是由痢疾杆菌引起的一种肠道传染病。病变多局限于结肠,以大量纤维素渗出形成假膜为特征。全年均可能发病,但以夏秋季为多见。多为散发性,有时也可引起流行。儿童发病率较高,成年人较少见。临床上主要表现为腹痛、腹泻、里急后重、黏液脓血便。

【病因与发病机制】

痢疾杆菌为革兰阴性杆菌,依据其抗原结构不同分为四种,即福氏菌、鲍氏菌、宋内菌和志贺菌。四种杆菌均能产生内毒素,志贺菌还可产生强烈的外毒素。在我国引起痢疾的病原菌主要福氏和宋内痢疾杆菌。

细菌性痢疾患者和带菌者是本病的传染源。病原菌随粪便排出,直接或间接(苍蝇为媒介)污染水源、食物、食具、日常生活用品和手等,经口传染给健康人群。

痢疾杆菌经口进入胃,大部分被胃酸杀灭,仅少部分进入肠道。痢疾杆菌进入人体后是否发病,主要取决于机体抵抗力的强弱、侵入细菌数量的多少和毒力的大小。痢疾杆菌侵入肠黏膜上皮后,首先在上皮细胞内大量繁殖,再经基底膜进入固有膜层,并在该处进一步繁殖,菌体裂解后释放出毒素,毒素被吸收入血引起全身中毒症状和肠黏膜炎症。

【病理变化及临床病理联系】

细菌性痢疾主要发生在直肠和乙状结肠。根据肠道炎症的特征和临床经过,可分为三种类型:

(一)急性细菌性痢疾

病变初期为肠黏膜的急性卡他性炎,表现为黏液分泌亢进,黏膜充血、水肿,中性粒细胞和巨噬细胞浸润。随病变发展,肠黏膜上皮坏死脱落,并有大量纤维素渗出。坏死组织与渗出的纤维素、红细胞、中性粒细胞及细菌一起凝集成假膜。假膜位于肠黏膜皱襞的顶端,起初呈糠皮状,随着病变范围的扩大可融合成片状。假膜一般为灰白色,如出血严重或被胆色素浸染时,假膜则分别呈暗红色或灰绿色(图11-14)。发病后一周左右,在中性粒细胞崩解后释放的蛋白水解酶的作用下,假膜溶解、脱落,形成大小不等、形状不规则的浅表性"地图状"溃疡,溃疡仅局限于黏膜层,很少累及黏膜肌层。当溃疡趋向愈合时,黏膜上皮再生修复,不形成明显瘢痕,一般不引起肠狭窄。

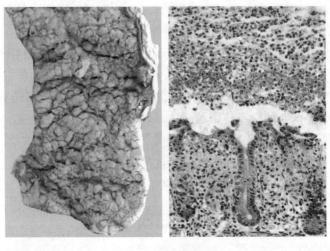

图 11-14 假膜性炎

肠黏膜表面由大量纤维素、坏死组织、红细胞、中性粒细胞及细菌一起形成特征性假膜

临床上,初期由于肠黏膜的急性卡他性炎症,排水样便和黏液便;后因假膜溶解、脱落及小血管损伤引起出血,则转为黏液脓血便;由于炎症刺激直肠壁内的神经末梢及肛门括约肌,患者表现出明显的里急后重、腹痛和腹泻等症状。急性菌痢的病程一般1~2周,经适当治疗,大多数痊愈,很少发生肠出血、肠穿孔等并发症,少数可转为慢性。

(二)慢性细菌性痢疾

菌痢病程持续超过两个月以上者称为慢性菌痢。多由急性菌痢转变而来,且多为福氏菌感染。肠道病变通常表现为此消彼长,肠壁黏膜原有的溃疡尚未愈合,又有新的溃疡形成,新旧病变常交替发生,同时存在。慢性溃疡较急性溃疡深,可达肌层,其边缘的肠黏膜常过度增生并形成息肉。由于肠壁反复损伤,一方面形成慢性溃疡,另一方面由肉芽组织进行修复并形成纤维瘢痕,使肠壁呈不规则增厚、变硬,甚至引起肠腔狭窄(图 11-15)。

临床上可出现不同程度的肠道症状,如腹痛、腹胀、腹泻等,有时腹泻与便秘交替出现,大便常带有黏液或少量脓血。在急性发作期间,则可出现急性菌痢的症状。有少数患者仅为痢疾杆菌的携带者,无明显的临床症状和体征,成为菌痢的传染源。

(三)中毒性细菌性痢疾

为细菌性痢疾中最严重的一型。多见于 2~7 岁儿童,成人少见。其特点是起病急,肠道病变和症状不明显,而全身中毒症状严重,发病后数小时内可出现中毒性休克或呼吸衰竭而死亡。常由毒力较低的福氏或宋内菌引起,而由毒力较强的志贺菌引起的反而少见。肠道病变一般表现为卡他性炎,有时呈滤泡性肠炎改变。其发病机制尚不清楚,可能与特异性体质对细菌毒素发生强烈的过敏反应有关。

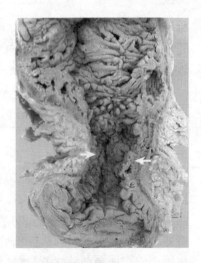

图 11-15 慢性菌痢

黏膜过度增生形成息肉,肠壁不规则增厚、变硬,肠腔狭窄

第四节 肾综合征出血热

肾综合征出血热(hemorrhagic fever with renal syndrome,HFRS)旧称流行性出血热(epidemic hemorrhagic fever,EHF),是汉坦病毒引起的一种由鼠类传播给人的自然疫源性急性传染病。临床上以发热、出血、休克和急性肾衰竭为主要表现。本病的流行具有地区性、季节性和发病年龄较集中的特点。多发生在地势低洼、潮湿、近水、多草和成片的荒草地带,在森林、山丘、丘陵地带及城市也有发生;冬季常为发病高峰季节,其他季节多为散发;任何年龄和性别均可发生,但以从事野外工作,男性青壮年最为多见。我国是本病流行高发区,发病率逐年增高。

【病因与发病机制】

肾综合征出血热的病原体是汉坦病毒,鼠类(如黑线姬鼠、褐家鼠等)是主要的自然宿主和传染源,有野鼠型和家鼠型出血热之分。传播途径主要由带有病毒的鼠类排泄物(尿、粪、唾液等)污染易感人群的皮肤伤口而感染;也可通过吸入被污染的尘埃,或食入被污染的食物、水等而发病;病毒亦可经螨螨叮咬或垂直传播而致病。

肾综合征出血热的发病机制尚未完全清楚,研究结果显示,汉坦病毒侵入机体首先造成病毒血症,引起发热和全身中毒症状。病毒最易攻击血管内皮细胞,其次是巨噬细胞、淋巴细胞。病毒一方面直接损害血管壁内皮细胞,使之变性坏死;另一方面在受感染的细胞内不断复制并释放抗原,刺激机体产生相应的抗体,形成免疫复合物。免疫复合物随血液循环沉积在各器官的小血管壁,在补体的参与下引起血管损伤。上述两方面的机制共同导致患者全身小血管的广泛性损害,使血管壁通透性增高,凝血机制异常,造成充血、水肿、出血乃至组织变性、坏死等一系列病变。

【基本病理变化】

肾综合征出血热的病变几乎累及全身各个器官,其基本病变是小血管(包括小动脉、小静脉和毛细血管)的广泛性损害,尤其以毛细血管的病变最为突出。小血管的主要变化有:①血管明显扩张、充血和淤血;②内皮细胞肿胀、变性、坏死,管壁纤维蛋白样坏死,微血栓形成;③血管壁通透性增高、脆性增加引起广泛性水肿和出血;④严重者可引起弥散性血管内凝血。

小血管的病变及病毒的毒性作用还可使各器官实质细胞发生变性、坏死以及小梗死灶形成。病变组织炎症反应比较轻微,间质内可见少量的淋巴细胞和单核细胞浸润。

【各器官病理变化】

肾综合征出血热的病变在肾、心、垂体及肾上腺等器官最为突出。肾髓质、腺垂体及肾上腺严重充血、出血、坏死以及心房内膜下弥散性出血是本病最典型的病理变化,可作为病理诊断的主要依据。

1. 肾脏损害 肉眼观,肾脏体积增大,质软,髓质呈暗红色,髓放线条纹消失,部分病例可见小的楔形坏死灶;皮质因贫血呈苍白色,与髓质对照分明。肾盂黏膜有不同程度的出血,严重者出血可波及整个肾盏、肾盂甚至输尿管上段的黏膜。镜下见,肾髓质常明显充血、出血,尤以近皮髓质交界处最为显著,严重者可见肾髓质组织淹没在大片的出血灶中。肾小管肿胀、受挤压而变形。肾小管上皮细胞变性坏死,管腔内可见蛋白管型。重症患者在肾局部出现凝固性坏死灶。肾间质有轻微的炎症反应,一般仅在肾盂黏膜下有少量单核细胞和淋巴细胞浸润。

2. 垂体和肾上腺病变 垂体病变主要发生在腺垂体,肾上腺病变则以皮质网状带变化最为明显。病变部位除有广泛的充血、出血、微血栓形成外,重者可见大片的凝固性坏死。

3. 心脏病变 肉眼观,心脏重量明显增加(可达500g左右),心壁各层组织均可见点状出血,尤以右心房和右心耳内膜下的大片状出血为特点。镜下可见心肌纤维不同程度的变性、坏死,间质水肿、炎性细胞浸润以及小血管内微血栓形成等改变。

4. 其他器官病变 肝的病变主要表现为肝窦扩张充血,肝细胞水肿和脂肪变性,肝小叶的中央可出现小的凝固性坏死灶;胃、肠黏膜有大片状出血;肺组织可见明显的充血、水肿乃至出血;球结膜、眼球周围组织常因液体渗出而出现水肿;肾周围组织可因水肿而呈胶冻样;皮肤、黏膜等处常有点状甚至大片的出血;脑组织也可出现水肿、出血、微血栓形成及神经细胞变性等病变。

【临床病理联系】

临床上以全身皮肤及各器官的广泛性小血管损害为病理学基础,典型病程可分为五期,即发热期、休克期、少尿期、多尿期和恢复期。

1. 发热 由于病毒血症,患者可出现持续性高热,以稽留热和弛张热多见,发病后的1~2天体温达到高峰,一般持续5~6天。并伴头痛、腰痛、眼眶痛及醉酒面容。

2. 出血 全身广泛性出血是本病的突出表现之一,于发病后的2~3天出现,并呈进行性加重。常在皮肤、黏膜、浆膜和多器官出现点状、斑状,甚至大片状出血。浆膜腔可有血性积液,内脏器官的出血则可表现为呕血、咯血、尿血及便血等。

3. 休克 多在发病后的第4~6天出现低血压和休克,热退病重,是本期的重要特点。主要表现为面色苍白、心慌、多汗、脉搏细速、血压下降,严重者发生休克(主要是中毒性、低血容量性休克)。血压降低和休克与以下因素有关:①血管扩张使血管容积增加,血浆外渗、出血使血容量急剧减少;②病毒的毒性作用、DIC的发生、垂体和肾上腺的病变使升压物质产生减少;③心肌收缩力降低。

4. 急性肾衰竭 少尿和随后出现的多尿均是急性肾衰竭的表现,一方面是由于肾脏本身的病变所致,另一方面则是休克的重要反应之一。患者多在发病后第 8 天左右进入少尿期,一般持续 4 天左右,主要表现为少尿、无尿、氮质血症,此期患者常因尿毒症、代谢性酸中毒而死亡。少尿与肾小球损害、肾间质出血、水肿、血压下降等因素有关。随后在发病后的 12 天左右,如果患者度过少尿期则进入多尿期,此期持续时间较长,12~14 天。

临床上,多数患者可痊愈,极少数患者可因休克、急性肾衰竭、肺和脑水肿、心功能不全及继发感染而死亡。

第五节　流行性脑脊髓膜炎

流行性脑脊髓膜炎(epidemic cerebrospinal meningitis)简称流脑,是由脑膜炎双球菌引起的急性化脓性脑脊髓膜炎。冬春季多见,好发于儿童及青少年,多为散发性,但在冬春季可引起流行。临床上表现为高热、寒战、头痛、呕吐、颈项强直及皮肤瘀点等。

【病因与发病机制】

脑膜炎双球菌具有荚膜,可抵抗体内白细胞的吞噬作用,并能产生内毒素。脑膜炎双球菌存在于患者和带菌者的鼻咽部,借飞沫经呼吸道传播。病菌进入上呼吸道后,大多数受感染者只引起局限性的上呼吸道炎症而不发病,成为带菌者。只有少数人(2%~3%)由于机体抵抗力低下,细菌从上呼吸道黏膜侵入血流并生长繁殖,引起短暂的败血症,再进一步到达脑脊髓膜引起化脓性炎症。

【病理变化】

肉眼观,脑脊髓膜血管高度扩张、充血,蛛网膜下腔充满灰黄色脓性渗出物,脑沟内尤为明显。脑沟、脑回因脓性渗出物覆盖而模糊不清(图 11-16)。以大脑额叶、顶叶面最为明显。由于渗出物阻塞,致脑脊液循环障碍,脑室扩张并有混浊液体。镜下见,蛛网膜下腔增宽,其内含有大量中性粒细胞、少量单核细胞、淋巴细胞和纤维素,血管高度扩张充血(图 11-17)。脑实质一般不受累,邻近的脑皮质可有轻度水肿,小血管周围可见少量中性粒细胞浸润。严重者由于内毒素的弥漫作用可使神经元发生不同程度的变性,称脑膜脑炎。

【临床病理联系】

1. 颅内压升高　患者表现为剧烈头痛、喷射性呕吐、视乳头水肿、小儿前囟饱满等。这是

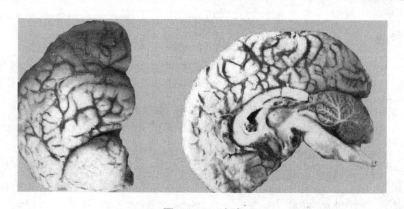

图 11-16　流脑

脑脊髓膜血管扩张充血,蛛网膜下腔充满灰黄色脓性渗出物,脑沟、脑回模糊不清

由于脑膜血管充血,蛛网膜下腔渗出物堆积,蛛网膜颗粒因脓性渗出物阻塞而影响脑脊液吸收所致。如伴有脑水肿,则颅内压升高更明显,严重时可致脑疝,甚至死亡。

2. 脑膜刺激征 表现为颈项强直或屈髋伸膝征(Kernig 征)阳性。当炎症累及脊髓神经根周围的蛛网膜及软脑膜,使脊神经根在通过椎间孔处受压,当颈部或背部肌肉运动时牵拉脊神经产生疼痛,因而颈部肌肉发生保护性痉挛而呈僵硬状态,称为颈项强直。在婴幼儿,常因发生腰背部肌肉保护性痉挛而呈"角弓反张"体征。当做屈髋伸膝试验时,因坐骨神经受到牵拉,引起腰神经根压痛的表现,即为屈髋伸膝征(Kernig 征)阳性。

3. 脑脊液的变化 脑脊液压力增大。早期脑脊液澄清,随后因蛛网膜下腔有大量脓性渗出物而呈混浊脓样,含大量脓细胞,蛋白增多,糖含量减少,涂片或细菌培养可查见病原菌。

4. 脑神经麻痹 基底部脑膜炎可累及Ⅲ、Ⅳ、Ⅴ、Ⅵ、Ⅶ对脑神经,引起相应的神经麻痹症状。

5. 败血症 由于脑膜炎双球菌侵入血流引起败血症,患者表现为高热、寒战及皮肤瘀点等。皮肤瘀点是因细菌栓塞末梢血管或细菌毒素对血管壁的损伤所致。用瘀点处的血液直接涂片,有 80% 病例可找到脑膜炎双球菌。

【结局与并发症】

由于磺胺药物及抗生素的广泛应用和及时治疗,大多数患者均能痊愈。目前死亡率由原来 70%~90% 已下降至 5% 以下。只有极少数患者因治疗不当或不及时,病变可由急性转为慢性,并可发生以下后遗症:①脑积水,由于蛛网膜下腔渗出物的机化,致脑膜粘连,脑脊液循环障碍所致;②脑神经受损麻痹,如耳聋、视力障碍、斜视及面神经麻痹等;③脑底部脉管炎致管腔阻塞而引起相应部位的脑缺血性梗死;④局限性粘连性蛛网膜炎。

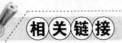 相关链接

暴发性流脑,起病急骤,病情危重,多见于儿童。根据临床病理特征可分为暴发型脑膜炎双球菌败血症和暴发性脑膜脑炎两型。暴发型脑膜炎双球菌败血症主要表现为败血症性休克,脑膜的炎症病变较轻。短期内即出现周围循环衰竭、休克及皮肤、黏膜的广泛性出血点和瘀斑。同时双侧肾上腺严重出血,肾上腺皮质功能衰竭(称为华 - 佛综合征)。一般在起病 24 小时内死亡。其发生机制是因内毒素导致 DIC。暴发性脑膜脑炎为脑膜炎波及软脑膜下的脑实质,可引起严重脑水肿,若抢救不及时,可危及生命。

第六节 流行性乙型脑炎

流行性乙型脑炎(epidemic encephalitis B)简称乙脑,是由乙型脑炎病毒感染引起的以脑实质变质性病变为主的急性传染病,多在夏秋季流行。本病起病急,发展快,病情重,死亡率高。临床主要表现为高热、抽搐、嗜睡、昏迷等。儿童发病率较成人高,尤其以 10 岁以下儿童多见。近年来由于儿童和青少年广泛接种乙脑疫苗,发病率已有较大的下降。

【病因与发病机制】

乙型脑炎病毒为嗜神经性 RNA 病毒。传染源为乙脑患者和中间宿主(家禽、家畜),传播媒介为蚊子,在我国主要是三节吻库蚊。带病毒的蚊子叮人时,病毒侵入人体,先在局部血管的内皮细胞中及全身单核 - 巨噬细胞系统繁殖。然后侵入血流引起短暂性的病毒血症。如机体免疫力强,血 - 脑屏障正常,病毒则不易进入脑组织致病,仅成为隐性感染。但在免疫功能低下时,血 - 脑屏障功能不健全者,病毒则可侵入中枢神经系统致病。由于受感染神经细胞表面有膜抗原存在,从而激发体液免疫和细胞免疫,导致损伤和病变的发生。

【病理变化】

病变主要发生在脑脊髓实质,以大脑皮质、基底核、视丘最为严重;小脑皮质、脑桥及延髓次之;脊髓病变最轻,常仅限于颈段脊髓。

肉眼观,脑膜血管扩张、充血,脑水肿明显,脑回宽,脑沟窄;切面在皮质深层、基底核、视丘等部位可见粟粒大小的半透明状软化灶,界限清楚、呈弥漫性或灶性分布。

镜下见:①血管变化和炎症反应:脑实质血管明显扩张充血,血管周围间隙增宽,出现以淋巴细胞为主的炎性细胞浸润,围绕血管周围间隙呈袖套状(图 11-18A)。②神经细胞变性、坏死:由于病毒在神经细胞内生长繁殖并破坏其功能及结构所致,表现为神经细胞肿胀,尼氏小体消失,胞质出现空泡、核偏位等。严重时神经细胞可发生核固缩、溶解、消失。在变性、坏死的神经细胞周围,常有增生的少突胶质细胞围绕,称为卫星现象(图 11-18B)。小胶质细胞、中性粒细胞侵入变性坏死的神经细胞内,称为噬神经细胞现象(图 11-18C)。③软化灶形成:局灶性神经组织坏死、液化,形成染色较浅,质地疏松,边界清楚的镂空筛网状病灶,称为筛状软化灶(图 11-18D)。对乙型脑炎的诊断具有一定的特征性意义。软化灶可被吸收,由增生的胶质细胞取代而形成胶质瘢痕。关于软化灶发生的机制至今尚未能肯定,除病毒或免疫反应对神经组织可能造成的损害外,病灶的局灶性分布提示,局部循环障碍可能也是造成软化灶的一个因素。④胶质细胞增生:小胶质细胞增生明显,形成小胶质细胞结节,多位于小血管旁或坏死的神经细胞附近(图 11-18E)。星形胶质细胞增生和胶质瘢痕形成。

【临床病理联系】

1. 颅内压增高 由于脑实质血管的扩张、充血及脑水肿,引起颅内压升高,患者常出现头痛、呕吐。严重可形成脑疝,如枕骨大孔疝,可使延髓呼吸中枢受压而死于中枢性呼吸衰竭。

2. 嗜睡、昏迷 由于神经细胞的广泛变性、坏死,引起中枢神经系统功能障碍,患者可出现嗜睡、抽搐甚至昏迷等症状。

3. 脑膜炎症 由于脑膜有不同程度的反应性炎症,临床上有脑膜刺激症状和脑脊液中细胞数增多的现象。

多数患者经适当治疗后可痊愈;重症患者,可出现语言障碍、痴呆、肢体瘫痪及因颅神经损伤所致的吞咽困难、中枢性面瘫等,这些表现经数月之后多能恢复正常。少数病例不能完全恢复而留下后遗症。

第七节 血 吸 虫 病

血吸虫病(schistosomiasis)是由血吸虫寄生于人体引起的一种地方性寄生虫病。人类一般通过皮肤接触含尾蚴的疫水而感染。主要病变是由虫卵引起肝、肠的肉芽肿形成和纤维化。在我国流行的血吸虫病是由于感染日本血吸虫所致,称为日本血吸虫病,简称血吸虫病。这是一种人畜共患的地方性寄生虫病,主要流行于长江流域及其江南的广大地区。

【病因及感染途径】

日本血吸虫属裂体吸虫,其生活史包括虫卵、毛蚴、母胞蚴、子胞蚴、尾蚴、童虫和成虫等发育阶段。在日本血吸虫的传播途径中,含有虫卵的粪便污染水源、钉螺内的孳生以及人体接触疫水是三个必备条件。随患者或病畜的粪便排出的血吸虫卵进入水中,在适当条件下孵出毛蚴;毛蚴钻入中间宿主钉螺体内继续繁殖,经过母胞蚴和子胞蚴阶段后发育成大量尾蚴游于水中,如遇人或牛、马、羊、猪等终宿主,尾蚴可借其头腺分泌的溶组织酶和机械性运动钻入其皮肤或黏膜,脱去尾部变为童虫;童虫穿入小静脉和淋巴管到达右心,经肺循环进入体循环散布到全身各处,其中只有抵达肠系膜静脉者才能发育为成虫并大量产卵,其余皆在沿途死亡。虫卵随血流入肝,或逆流入肠壁,沉积于组织中引起病变。肠壁内成熟的虫卵可破坏肠黏膜而进入肠腔,并随粪便排出体外,再重演生活周期(图11-19)。从感染尾蚴到患者粪便内检出虫卵需一个月以上。

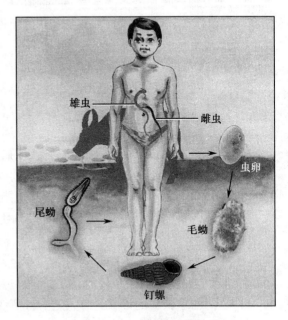

图 11-19　血吸虫生活史

【基本病变及发病机制】

日本血吸虫的尾蚴、童虫、成虫和虫卵等均可引起病变,但以虫卵引起的病变危害性最大。

1. 尾蚴及童虫引起的病变　尾蚴钻入皮肤后,局部常出现奇痒的红色小丘疹,数日后可自然消退。镜下见,真皮血管周围炎性水肿伴有中性粒细胞及嗜酸性粒细胞浸润,称为尾蚴性皮炎,可能与Ⅰ及Ⅳ型变态反应有关。童虫在体内穿行,可引起轻度血管炎和血管周围炎,尤以肺血管病变明显,患者可出现短暂的咳嗽、痰中带血丝等症状。其机制与童虫移行时的机械性损伤及其代谢产物或死亡虫体引起的变态反应有关。

2. 成虫及其代谢产物引起的病变　主要为肠系膜静脉炎、静脉周围炎以及所引起的过敏反应,患者可出现发热、嗜酸性粒细胞增多、贫血和肝脾肿大等症状。贫血可能与成虫吞食红细胞和由成虫引起的过敏反应及毒性作用有关。被吞食的红细胞在成虫体内经珠蛋白酶作用,血红蛋白分解产生一种黑褐色的血吸虫色素。后者主要被肝、脾增生的巨噬细胞所吞噬。死亡虫体周围组织坏死,大量嗜酸性粒细胞浸润,形成嗜酸性脓肿。

3. 虫卵引起的病变　是本病最严重的病变。血吸虫寿命长、日产卵量大,其中仅少部分虫卵随粪便排出,其余大部分虫卵沉积于结肠壁和肝内,少数虫卵可沉积于小肠、阑尾、肺、脑等处。未成熟虫卵因其内的毛蚴不成熟,无毒性分泌物,所致病变轻微。成熟虫卵内的毛蚴能分泌可溶性虫卵抗原(soluble egg antigens,SEA),病变早期SEA可刺激机体产生抗体,在虫卵周围形成免疫复合物,后期则主要通过致敏的T淋巴细胞介导的迟发型变态反应,引起特征性急性和慢性虫卵结节(血吸虫性肉芽肿)形成。

(1) 急性虫卵结节:肉眼观,呈灰黄色、颗粒状,直径 0.5~4mm 大小。镜下见,结节中央常见多个成熟虫卵,卵壳薄,有折光性,表面附有放射状嗜酸性棒状体(称 Hoeppli 现象),用免疫荧光法证明为虫卵抗原抗体复合物。虫卵周围见大量嗜酸性粒细胞聚集并发生坏死,形成嗜酸性脓肿,其中可见菱形或多面形有折光性的蛋白性晶体,即 Charcot-Leyden 结晶(图 11-20)。随后毛蚴死亡,脓肿周围出现肉芽组织增生,伴有大量嗜酸性粒细胞及少量巨噬细胞、淋巴细胞浸润。随着病变的发展,嗜酸性粒细胞逐渐被巨噬细胞、淋巴细胞代替,并出现围绕结节呈放射状排列的类上皮细胞,构成晚期急性虫卵结节。

(2) 慢性虫卵结节:在晚期急性虫卵结节的基础上,结节内坏死物质被吸收,虫卵破裂或钙化,周围有许多类上皮细胞增生并出现多核异物巨细胞,伴有淋巴细胞浸润,其形态类似结核结节,故称为假结核结节,即为慢性虫卵结节(图 11-21)。最后结节内大量成纤维细胞增生,逐渐发生纤维化和玻璃样变,其中死亡、钙化的虫卵可长期存留,可作为血吸虫病诊断的重要病理依据。

【主要器官的病变及后果】

1. 结肠　主要累及直肠、乙状结肠和降结肠。急性期:黏膜层或黏膜下层有许多急性虫卵结节,外观呈灰黄色细颗粒状或呈细小溃疡,为表浅处虫卵结节向肠腔穿破所致。肠黏膜充血水肿及点状出血。临床上可出现腹痛、腹泻和便血等痢疾样症状。慢性期:由于成虫不断排卵,反复沉着于肠壁,形成许多新旧不一的虫卵结节,最终因虫卵结节纤维化导致肠壁增厚变硬,使虫卵难以排入肠腔。由于虫卵和慢性炎症刺激,可使肠黏膜过度增生形成多发性息肉,甚至形成绒毛状腺瘤,其中少数可恶变为结肠腺癌。

2. 肝脏　虫卵随血流栓塞于汇管区门静脉末梢分支内。急性期:汇管区内有多数虫卵结节形成,使肝表面及切面呈粟粒状灰白色或灰黄色结节。汇管区邻近的肝窦扩张充血,Kupffer细胞增生,并吞噬血吸虫色素。慢性期:尤其是重度感染的病例,以汇管区慢性虫卵结节和纤维化为特征,并使汇管区不断扩展,但肝小叶结构一般不遭破坏,不形成假小叶。肉眼观:肝体积缩小,变形、变硬,尤以肝左叶为甚。表面起伏不平,可见散在地图状浅沟纹将肝划分为若干大小不等、形态不规则的微隆起区。切面见大量增生的纤维组织沿门静脉分支呈树枝状分布,构成典型的血吸虫病肝纤维化,又称为干线型或管道型肝纤维化(pipestem hepatic fibrosis)。镜下见,汇管区有许多慢性虫卵结节沉积,并因显著纤维化而增宽,伴有慢性炎性细胞浸润。肝小叶本身破坏不严重,无明显假小叶形成。由于虫卵较大不能进入肝窦,虫卵结节主要位于汇管区,大量增生的纤维组织和虫卵本身可压迫、阻塞肝内门静脉分支,并可伴血栓性静脉炎,易引起窦前性门脉高压,临床上较早出现腹水、巨脾及食管下段静脉曲张等体征,而肝功能损害一般较轻。

3. 脾脏　早期可轻度肿大,系因成虫代谢产物刺激单核-巨噬细胞增生所致。晚期主要是严重的门脉高压引起重度淤血性脾肿大,重量可达4000g以上。肉眼观,呈青紫色,被膜增厚,质地坚韧。切面暗红色,脾小梁增粗,脾小体萎缩,可见散在黄褐色含铁小结,偶见多数陈旧性梗死灶。镜下,脾窦高度扩张淤血,脾髓纤维化,中央动脉管壁增厚、玻璃样变。单核-巨噬细胞增生,并吞噬血吸虫色素。临床上患者有脾功能亢进症。

4. 肺　肺是日本血吸虫常见的异位寄生部位(门静脉系统以外的组织和器官中出现血吸虫成虫和虫卵,则称为异位寄生),常见于严重感染的早期病例。虫卵经门-腔静脉或门-肝静脉交通支进入肺,形成急性虫卵结节,肉眼及X线所见类似粟粒性肺结核。通常肺的病变轻微,一般无严重后果。

5. 脑　虫卵入脑途径说法不一,最有可能是肺的虫卵经肺静脉入左心,以栓子的形式到达脑。多在大脑顶叶形成急性或慢性虫卵结节。临床上可出现急性脑炎或局限性癫痫发作以及颅内压升高等症状。

6. 其他部位　严重感染病例,在肠系膜及腹膜后淋巴结、胃、胰、胆囊、皮肤、心包、肾、膀胱及子宫颈等处,偶见有少数血吸虫虫卵沉着。

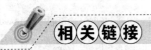

相关链接

　　血吸虫病侏儒症(schistosoma dwarfism),若儿童长期反复重度感染血吸虫,将严重影响肝功能,以致某些激素不能被灭活,从而继发脑垂体功能抑制,垂体前叶及性腺等萎缩,可严重延缓儿童全身代谢和个体发育与生长,造成患者身材矮小,面容苍老,缺乏第二性征,无生殖能力,但智力一般不受影响。

学习小结

　　传染病的发生发展需具备传染源、传播途径和易感人群三个基本环节。传染病的病变本质为炎症,其中结核病是由结核杆菌引起的以结核结节形成和干酪样坏死为病变特征的慢性增生性炎;伤寒是由伤寒杆菌引起的以伤寒小体形成为病变特征的急性增生性炎;细菌性痢疾是由痢疾杆菌引起的主要累及直肠和乙状结肠的纤维素性假膜炎;肾综合征出血热是由汉坦病毒引起的以全身毛细血管和小血管广泛损伤为病变特征的自然疫源性急性传染病;流行性脑脊髓膜炎是由脑膜炎双球菌引起的主要累及脑脊髓膜的急性化脓性炎;流行性乙型脑炎是由乙型脑炎病毒引起的主要累及脑实质的急性变质性炎;血吸虫病是由血吸虫引起的以肉芽肿形成和纤维化为病变特征的地方性寄生虫病。

复习题

1. 试述原发性肺结核与继发性肺结核的区别。
2. 一患者在结肠处发现溃疡,就本章所学知识请说出可能发生的疾病有哪些? 各有何病理特点?
3. 简述继发性肺结核的病变类型及病变特点。
4. 试述流脑与乙脑的区别。

（董志恒　曲　萌）

第十二章

性传播疾病

> **学习目标** ⫸
>
> 1. 掌握梅毒的病理变化和临床病理联系。
> 2. 掌握艾滋病的病变特点及传播途径。
> 3. 熟悉常见的性传播疾病的病因、发病机制及病理变化。

性传播性疾病(sexually transmitted diseases,STD)是指主要通过性行为或类似性行为所传播的一类疾病。目前,这类疾病已达20余种,包括艾滋病、尖锐湿疣、梅毒、淋病、性病性淋巴肉芽肿、腹股沟肉芽肿、生殖器疱疹、软下疳等,本章简述一些常见的性病。

第一节 淋 病

淋病(gonorrhea)是由淋球菌引起的急性化脓性炎症,是最常见的性病。主要累及泌尿生殖系统,男女均可发病。多发生于15~30岁。

【病因及传播途径】

淋病的病原体是淋球菌,属奈瑟菌属,为革兰阴性菌。

成人的淋病几乎全部通过性交而传染。儿童可通过接触带有病毒污染的用品而间接感染。分娩时胎儿受母亲产道分泌物污染,可出现新生儿眼结膜炎。

【病理变化和临床病理联系】

淋球菌主要侵犯泌尿生殖系统,对柱状上皮和移行上皮有特别的亲和力,感染一般开始于男性的前尿道、女性尿道与子宫颈,以后上行扩散,导致泌尿、生殖系统各器官的病变,基本病变为化脓性炎症。

1. 急性淋病　受感染3~5日,生殖道、尿道和尿道附属腺体出现的急性卡他性化脓性炎症。

肉眼观,尿道口、女性外阴及阴道口充血、水肿,并有脓性渗出物流出。

镜下观,表现为生殖道、尿道和尿道附属腺体的急性卡他性化脓性炎症,黏膜充血、水肿,伴溃疡形成,黏膜下有大量中性粒细胞浸润。

临床上表现为局部疼痛、烧灼感及尿频、尿急、尿痛等急性尿道炎的症状。部分女性由于经期、流产等诱因作用,可出现子宫内膜炎和急性输卵管炎,甚至发展为输卵管积脓、弥漫性腹膜炎以及中毒性休克等严重后果。1%~3%的患者可经血行播散引起身体其他部位的病变,可表现为皮疹,还可发生心内膜炎、肺炎、脑膜炎等。严重者可发生淋球菌性败血症。

2. 慢性淋病 感染后如未经治疗或治疗不彻底,可逐渐转为慢性淋病。

男性的病变上行蔓延到后尿道,并波及前列腺、精囊和附睾。女性的病变常累及外阴和阴道腺体、子宫颈内膜、输卵管及尿道。尿道炎性瘢痕导致尿道狭窄,引起排尿困难。输卵管病变可累及卵巢,甚至扩展至盆腔,引起盆腔炎使盆腔器官粘连,患者可因而不孕。

第二节 尖锐湿疣

尖锐湿疣(condyloma acuminatum)是由人乳头状瘤病毒(HPV)感染引起的良性增生性疣状物,主要由性接触传染。好发于20~40岁,发病率逐年升高,研究表明尖锐湿疣与宫颈癌、外阴癌的发病有关,已引起广泛重视。

【病因及传播途径】

尖锐湿疣的病原微生物为HPV,属DNA病毒,本病主要由HPV6型和11型引起,人是其唯一宿主。尖锐湿疣主要通过性接触直接传染,也可通过带有病毒的污染物或非性接触发生间接感染,并且可以由生殖器部位自体接触传播到非生殖器部位。患有尖锐湿疣的妇女妊娠分娩时,可感染新生儿而发生喉头疣。

【病理变化和临床病理联系】

尖锐湿疣的潜伏期长短不一,平均约3个月。好发于潮湿温暖的黏膜和皮肤交界的部位。男性常见于阴茎冠状沟、龟头、系带、尿道口或肛门附近。女性多见于阴蒂、阴唇、会阴部及肛周。也可发生于身体的其他部位如腋窝等。

肉眼观,初起为散在小而尖的乳头,逐渐增大,颜色淡红或暗红,质地柔软湿润,表面不平,可相互融合形成鸡冠状或菜花状团块,顶端可因细菌感染而溃烂出血。

镜下观,上皮增生呈乳头状结构,乳头表面覆盖鳞状上皮,角质层轻度增厚及角化不全。棘细胞明显增生,在棘细胞层或上部可见多少不等的凹空细胞(koilocyte),其特点为细胞体积较正常细胞大,胞质空泡状,细胞边缘常残存带状胞质,核大居中,圆形或椭圆形,深染,可见双核或多核(图12-1)。真皮层可见毛细血管及淋巴管扩张,大量慢性炎性细胞浸润。

临床上主要表现为粉红色或淡白色、表面粗糙的丘疹或菜花状赘生物,局部可伴有瘙痒、烧灼感。应用免疫组化法检测HPV抗原,用原位杂交或原位PCR技术检测HPV DNA有助于临床诊断。

第三节 梅 毒

梅毒(syphilis)是由梅毒螺旋体感染引起的一种慢性传染病。病变早期累及皮肤和黏膜,晚期则累及全身各脏器。本病的病程长且具有隐匿性,临床症状复杂,其危害仅次于艾滋病。

【病因及发病机制】

1. 病原体　梅毒的病原体是梅毒螺旋体,又称苍白螺旋体,其体外生存力低,对理化因素的抵抗力极弱,对青霉素、四环素、汞、砷、铋等药物敏感。梅毒患者是唯一的传染源。

2. 传播途径　根据传播方式不同,梅毒可分为先天性和后天性两种。先天性梅毒是由患病母亲血液经胎盘传染给胎儿所致。后天性梅毒主要通过性交传播,少数可因输血、接吻、医务人员不慎受感染等直接接触传播。

3. 发病机制　患者感染梅毒螺旋体后可产生细胞免疫和体液免疫。感染后转向痊愈、潜匿或发展取决于患者免疫力的强弱。感染梅毒后第 6 周血清出现特异性抗体,具有诊断意义。在本病的较晚阶段,患者对该病原体的抗原发生细胞介导的迟发性变态反应,使病原体所在部位形成肉芽肿(树胶肿)。

【基本病理变化】

梅毒的基本病变有两种。

1. 闭塞性动脉内膜炎及血管周围炎　前者指小动脉内皮细胞和纤维细胞增生,使管壁增厚、管腔狭窄。后者表现为围血管性单核细胞、淋巴细胞和浆细胞浸润,浆细胞出现是本病的特点之一(图 12-2)。

2. 树胶肿(gumma)　又称梅毒瘤,是梅毒的特征性病变。病灶大小不等、形状不规则、边界清楚、灰白色、质坚韧、有弹性、颜色灰黄似树胶而得名。镜下结构似结核结节,中央为凝固性坏死,形态类似干酪样坏死,但坏死不彻底,坏死灶周围肉芽肿中富含淋巴细胞和浆细胞,而上皮样细胞和朗格汉斯巨细胞较少,且常有闭塞性小动脉内膜炎和血管周围炎。树胶肿后期可被吸收、纤维化,但极少钙化,最后使器官变形。

【病程分类】

1. 后天性梅毒　后天性梅毒按病程经过分为一、二、三期。一、二期梅毒称早期梅毒,三期梅毒称晚期梅毒,因常累及内脏,故又称内脏梅毒。

(1) 第一期梅毒:梅毒螺旋体在侵入人体后发生的最初病变,病变常见于阴茎冠状沟、龟头、阴唇等外生殖器,侵入局部发生炎症,形成下疳(chancre)。下疳常为单个,直径 1~2cm,表面发生糜烂或溃疡,边缘稍隆起,质硬,又称硬性下疳。下疳无痛感,且溃疡表浅,容易被患者忽视,但其中含有梅毒螺旋体,具有传染性。镜下可见溃疡底部出现闭塞性动脉内膜炎及血管周围炎。下疳发生 1 周后局部淋巴结肿大,硬而无痛感,为非特异性炎症。下疳经及时治疗可阻止其向第二期梅毒发展,但由于患者产生的免疫反应,即使不加治疗,也可于 2~6 周后自行愈合,肿大的局部淋巴结消退,但有相当一部分患者可发展为第二期梅毒。

(2) 第二期梅毒:在感染后 8~10 周,潜伏于体内的螺旋体继续繁殖,大量进入血液循环,引起全身广泛性皮肤黏膜斑疹及丘疹,称梅毒疹。常出现在外阴、肛周和腹股沟内侧。病变常呈融合成片状、表面湿润、暗红色突起的平坦斑块,称梅毒湿疹或扁平湿疣。镜下为淋巴细胞、浆细胞浸润形成的非特异性炎及闭塞性血管内膜炎和血管周围炎改变,扁平湿疣可见有表皮增生和角化不全。梅毒疹内均含有梅毒螺旋体,极富传染性。此期患者全身淋巴结肿大。梅毒疹可自行消退,进入无症状的潜伏状态,如不治疗,30% 的患者多年后将发生第三期梅毒。

(3) 第三期梅毒:具有特征性的树胶肿形成,常发生于感染后的 4~5 年,病变累及内脏,特别是心血管系统(80%~85%),其次为中枢神经系统(5%~10%),此外,肝、骨骼、睾丸等器官也常受累,实际上几乎所有器官都可发生。由于树胶样肿纤维化、瘢痕收缩引起严重的器官组织破坏、变形和功能障碍。

1)心血管梅毒:以梅毒性主动脉炎为主,潜伏期为15~20年。患者通常为40~55岁的中年人。病变起始于主动脉升部,累及主动脉弓及胸主动脉,常止于横膈段。开始为主动脉外膜滋养血管的闭塞性内膜炎,由于管腔的逐渐闭塞,导致主动脉中层弹性纤维和平滑肌的缺血和退行性变,逐渐由瘢痕取代。肉眼观主动脉内膜表面呈现弥漫分布的微细而深陷的树皮样皱纹。因弹性纤维的广泛破坏,可形成主动脉瘤,患者可因主动脉瘤破裂而猝死。镜下观,主动脉外膜血管周围有围血管性淋巴细胞和浆细胞浸润,小血管内膜增生,中层有灶性微小瘢痕和淋巴细胞、浆细胞浸润,偶见微小树胶肿。此病变可造成左心室异常肥大和扩张,患者最终可死于心力衰竭。

2)中枢神经梅毒:患者在感染梅毒螺旋体后,经数年潜伏期后出现症状,病变累及脑脊髓膜、中枢神经血管、脑与脊髓实质,可以导致脑膜血管梅毒、脊髓痨和麻痹性痴呆。

3)其他器官病变:常见的病变为肝、骨等部位的树胶肿。肝的树胶肿可使肝呈结节状增大,继而纤维化。随着瘢痕收缩,肝变为分叶状,称分叶肝。骨梅毒主要累及颅骨、鼻骨、股骨及胸骨。如鼻骨受累时,常损坏鼻中隔致鼻梁塌陷,鼻孔向前,形成马鞍鼻。

2. 先天性梅毒　先天性梅毒是因孕妇患有梅毒,受感染的胎儿可死于子宫内,引起晚期流产或产后不久死亡,轻度感染可待发育到儿童期或青年期发病。先天性梅毒可分为早发性和晚发性梅毒两种。

(1)早发性先天性梅毒:指胎儿或婴幼儿期发病的先天性梅毒。突出病变为皮肤、黏膜广泛的梅毒斑疹、大疱形成和剥脱性皮炎,严重者全身表皮糜烂、脱落。内脏病变也较为广泛,如肝、肺、胰、肾及脾等均可被累及。病变脏器呈淋巴细胞及浆细胞浸润、动脉内膜炎、梅毒性肉芽肿形成、弥漫性纤维化和发育不全等。此外,骨的病变也常发生,常见骨软骨炎,可在长骨的骨骺线处见梅毒性肉芽肿形成。在上述病变内均可检出梅毒螺旋体。

(2)晚发性先天性梅毒:指发生在两岁以上幼儿的梅毒,一般在5~7岁至青春期出现损害,患儿发育不良,智力低下。其病变与后天性梅毒基本相同,病变波及全身,但无下疳。间质性角膜炎、楔形门齿及神经性耳聋构成晚发性先天性梅毒的三联征,具有诊断意义。

案例12-1

张××,男,52岁。因活动后心慌气短1年,近3个月加重入院。患者近3个月反复发生咳喘,夜间不能平卧,咳嗽,咳白色泡沫样痰。说话含混不清,易生气、激动。否认有遗传病史,10年前有不洁性交史。入院查体:血压120/60mmHg,主动脉听诊区闻及收缩期杂音及响亮的舒张期杂音,主动脉瓣膜区可触及震颤。双肺未闻及干、湿啰音。脑电图:轻度异常。实验室及辅助检查:血梅毒螺旋体特异性抗体测定阳性,快速血浆反应素试验(RPR):1:32,梅毒螺旋体血凝试验(TPHA)(+)。脑脊液:无色透明。

问题:1. 患者可能的诊断是什么?

2. 试述其病因及传播途径。

3. 基本病理变化是什么?

第四节　艾　滋　病

艾滋病是获得性免疫缺陷综合征（acquired immunodeficiency syndrome，AIDS）的简称，是由人类免疫缺陷病毒（human immunodeficiency virus，HIV）感染导致的严重 T 细胞免疫缺陷伴机会性感染和继发性肿瘤为特点的一种致命性传染病。自 1981 年美国首次报告以来，传播迅速，全世界目前 HIV 感染者的总数已超过 3000 万人，2011 年新发感染 250 万人，艾滋病相关死亡 170 万人。目前我国艾滋病病毒累计感染人数已达 100 万人，而且不断有新的病例报告。

【病因及发病机制】

AIDS 是由 HIV 感染所引起。HIV 是一种逆转录病毒，为单链 RNA 病毒。艾滋病患者及 HIV 携带者是艾滋病的传染源。HIV 主要存在于宿主血液、精液、阴道分泌物及乳汁中，其他体液如唾液、尿液或眼泪中偶尔可分离出病毒。传染性最强的是临床无症状而血清 HIV 抗体阳性的感染者，其 HIV 分离率最高。无症状的感染者是艾滋病流行难以控制的重要原因。

艾滋病主要通过以下途径传播：①性行为传播：艾滋病 70% 以上通过性传播，特别是男性同性恋者感染率最高；②通过输血或血制品传播：输入了被 HIV 污染的血或血液制品，使 HIV 直接进入体内引起感染；③通过污染的注射针头或医用器械等传播：静脉吸毒者常用一只未经消毒的注射器轮流使用，极易相互感染；④母婴垂直传播：感染 HIV 的孕妇生下的婴儿，30%~50% 也感染 HIV，母婴间传播也可发生于分娩时或产后哺乳过程中；⑤其他：器官移植、医务人员的职业性感染等。

HIV 主要攻击辅助 T 细胞（CD4），对细胞免疫系统有明显的抑制作用。HIV 病毒在 $CD4^+T$ 淋巴细胞内复制，形成大量的新病毒颗粒并释放出细胞，造成该细胞的溶解坏死后，继续攻击其他 $CD4^+T$ 淋巴细胞。历经一段时间后，$CD4^+T$ 细胞数量进行性下降，免疫系统受到严重损害。此外，巨噬细胞和单核细胞也是 HIV 的靶细胞。病毒在巨噬细胞胞质内大量复制，虽不引起巨噬细胞迅速死亡，但可抑制其功能，同时巨噬细胞的游走也促进病毒的扩散。HIV 感染引起的严重免疫功能缺陷，最终导致一系列顽固性机会感染和肿瘤的发生。

【病理变化】

AIDS 的主要病理改变有三方面：①淋巴组织的变化，主要是免疫学损害的表现；②继发性感染，常常是混合性机会感染；③恶性肿瘤，最常见为 Kaposi 肉瘤和非霍奇金淋巴瘤。

1. 淋巴组织的变化　淋巴组织是 HIV 作用的靶器官，早期，病变表现为滤泡明显增生，滤泡数目多、大小不等，生发中心明显扩大，可见"满天星"现象。髓质出现较多浆细胞，其病变类似于一般原因引起的反应性淋巴结炎。随着病变的发展，滤泡外层淋巴细胞减少或消失，小血管增生，生发中心被零落分割，副皮质区淋巴细胞减少，浆细胞浸润。晚期淋巴细胞几乎消失殆尽，呈现一片荒芜景象。淋巴细胞消失区常由巨噬细胞替代。最后淋巴结结构完全消失，存在的主要细胞为巨噬细胞和浆细胞。胸腺、消化道和脾脏淋巴组织萎缩，严重者仅残留网状支架。

2. 机会感染　机会感染为本病特点之一。感染范围广泛，可累及各器官，其中以中枢神经系统、肺、消化道最常见。感染病原种类多，有病毒、细菌、真菌、原虫等。一般常有两种以上病原体混合感染。由于严重免疫缺陷，炎症反应往往较轻而不典型，如患肺结核时很少形成典型的结核结节,但病灶中结核杆菌却甚多。在艾滋病因机会感染死亡的病例中,约一半死于肺孢子虫感染,对本病的诊断具有参考价值。中枢神经系统继发感染主要是播散性弓形虫或隐球菌感染所致的脑炎或脑膜炎。

3. 恶性肿瘤 由于患者免疫功能严重破坏及多种病原的感染,AIDS 患者常继发各种恶性肿瘤,其中最常见的是 Kaposi 肉瘤和淋巴瘤。Kaposi 肉瘤是一种非常罕见的血管增殖性疾病,该肿瘤起源于血管内皮,广泛累及皮肤、消化道、肺、淋巴结。肉眼观,肿瘤呈紫红色的结节或斑块。镜下,肉瘤主要由梭形细胞和毛细血管样成分组成(图 12-3)。AIDS 患者中有 5%~10% 的人可发生非霍奇金淋巴瘤。患者表现淋巴结迅速肿大,淋巴结外肿块,或出现严重的发热、盗汗、体重减轻,有些患者常出现中枢神经系统的淋巴瘤。

【临床病理联系】

艾滋病的潜伏期长,临床症状多种多样,临床上大致经过三个阶段:①初期:常表现为全身疲乏无力、食欲减退、咽痛和发热等一些非特异症状,似流感。由于患者尚有较好的免疫能力,2~3 周后症状可自行缓解。②中期:机体的免疫功能和病毒之间处于抗衡阶段,临床可无明显症状或出现明显的全身淋巴结肿大,常伴发热、乏力、皮疹等。③末期:机体免疫功能全面崩溃,患者有原因不明的持续性发热、乏力、消瘦、腹泻并出现明显的机会性感染及恶性肿瘤。

对于艾滋病,目前尚无确切有效的疗法,故预后极差,死亡率高达 100%,因此大力开展预防工作,对防止艾滋病的流行至关重要。

学习小结

性传播疾病主要介绍了淋病、尖锐湿疣、梅毒和艾滋病。

淋病是世界及我国发病率最高的性病,主要是由淋球菌引起的化脓性炎症。尖锐湿疣是由乳头状瘤病毒引起的良性疣状物,可有局部瘙痒、烧灼痛。梅毒是由梅毒螺旋体感染而引起的慢性传染病,早期病变主要累及皮肤和黏膜,晚期则累及全身各脏器。基本病变包括树胶肿和闭塞性动脉内膜炎及血管周围炎。艾滋病是由 HIV 引起的获得性免疫缺陷病,目前尚无确切有效的疗法,预后极差。

复习题

1. 梅毒的基本病理变化是什么?
2. 什么是艾滋病?传染途径有哪些?主要病理变化有哪些?
3. 急性淋病的病理变化有哪些?有哪些临床表现?
4. 尖锐湿疣的病理变化肉眼观有哪些?

(王　丹)

第十三章

疾 病 概 论

▌▌ 学习目标 ▐▐▐

1. 掌握健康、亚健康、疾病的概念以及疾病发生发展的一般规律,脑死亡的概念及判断标准。
2. 熟悉疾病发生的原因和条件,疾病发生的基本机制。
3. 了解临终关怀与安乐死的概念,植物人与植物状态。

第一节　健康与疾病

健康与疾病是人类生命活动现象的对立统一体,至今尚无完整的定义。学习病理生理学,首先应掌握健康、亚健康与疾病的概念。

一、健康的概念

什么是健康? 每个人对健康的理解不尽相同。健康是否就是没有疾病? 或者健康就是躯体的健全? 这些说法有一定道理,但是又不全面。正确地认识健康,要从心理、社会以及生物医学模式的角度加以考虑。

世界卫生组织(WHO)对健康(health)的定义是:"健康不仅是没有疾病和病痛,而且是一种躯体上、精神上和社会上处于完好的状态"。躯体上的完好状态指未发现躯体结构、功能和代谢的任何异常现象;精神上的完好状态指人的情绪、心理、学习、记忆及思维等处于正常状态;社会上的完好状态指人的行为与社会道德规范相吻合,人际关系良好,在社会中承担合适的角色。

二、疾病的概念

什么是疾病? 疾病(disease)是机体在一定条件下,受损害因素作用后,由于自稳(homeostasis)调节紊乱而发生的异常生命活动过程,表现为功能、代谢和形态结构的异常变化,临床上则是以症状和体征为表现。

三、其他相关概念

病理过程（pathological process）是指存在于不同疾病中共同的、成套的功能、代谢和形态结构的异常变化。病理过程可以局部变化为主，如血栓形成、栓塞、梗死、炎症等；也可以全身反应为主，例如发热、缺氧、酸碱平衡紊乱、休克等。病理过程与疾病的关系是共性和个性的关系。同一病理过程可见于不同的疾病，一种疾病可包含几种病理过程。例如，发热可见于肿瘤、心肌梗死、脑血管意外和一切感染性疾病，肺炎双球菌性肺炎可有炎症、发热、缺氧甚至休克等病理过程。

病理状态（pathological state）是指发展极慢的病理过程或病理过程的后果。病理过程可以在很长时间内（几年、几十年）无所变化。例如皮肤烧伤（病理过程）治愈后可导致瘢痕形成（病理状态）。

亚健康（sub-health）是指介于健康与疾病之间的一种生理功能低下的状态。也称为"前临床"状态。亚健康状态未得到很好的控制可转化为疾病。我国城市人口中约 15% 是健康人，15% 患病，70% 呈亚健康状态。当代医务工作者应当充分认识亚健康的危害性，重视疾病预防，促使亚健康向健康转化。

第二节　病　因　学

病因学（etiology）主要研究疾病发生的原因和条件。病因学回答疾病"因何发生"的问题。

一、疾病发生的原因

疾病发生的原因（简称病因）是指能引起疾病并决定疾病特异性的因素。一般可分成以下几大类：

1. 生物因素　各种病原微生物（如细菌、病毒、真菌、立克次体、衣原体、支原体、放线菌等）和寄生虫（如原虫、蠕虫等）等均可引起感染性疾病，是最常见的原因，其致病性取决于病原体侵入的数量、毒力、侵袭力和机体本身的状态。

2. 物理因素　如机械暴力引起震荡、创伤和骨折；低温引起冻伤；局部高温引起烫伤、烧伤，环境温度过高引起热辐射病；电离辐射可致放射病；气压降低可致高原病或高山病；气压升高能引起潜水员病等。

3. 化学因素　包括化学物质（强酸、强碱）、化学毒物（汞、砷、氰化物、有机农药等）及动植物的毒性物质等，其致病作用主要取决于毒物的浓度、剂量，也与机体代谢解毒的功能有关。

4. 营养因素　氧气、水、蛋白质、碳水化合物、脂肪、维生素、无机盐及某些微量元素都是维持机体生命活动所必需，其缺乏或过剩，均可引起相应的疾病。例如维生素 C 缺乏引起维生素 C 缺乏症，维生素 D 缺乏引起软骨病（佝偻病），缺碘引起地方性甲状腺肿等。值得警惕的是，随着生活水平的提高和运动的减少，营养过剩出现的肥胖症有日趋增多的趋势。

5. **遗传因素**　染色体畸变包括染色体总数或结构的改变,可导致先天性智力低下,发育迟缓,如先天性愚型;性染色体畸变则可导致两性畸形。基因突变包括点突变、缺失、插入或倒位等,可引起血友病、白化病等。此外,某些家族中具有易患某种疾病的素质,此种现象称为遗传易感性,与环境因素相互作用引起遗传易感性疾病,如原发性高血压、溃疡病、糖尿病、精神分裂症等。

6. **先天因素**　指那些能够损害正在发育胎儿的有害因素。由先天因素引起的疾病称为先天性疾病。例如早期孕妇感染了风疹病毒或口服四环素等药物,可致先天性心脏病及其他畸形。先天性疾病有的可遗传,如先天性愚型;有的不遗传,如先天性心脏病。

7. **免疫因素**　正常免疫功能对于机体防御疾病有重要意义,但免疫反应过强、免疫缺陷或自身免疫反应均可对机体造成损害。如异种血清、青霉素等过敏可导致过敏性休克;人类免疫缺陷病毒(Human Immuno-deficiency Virus,HIV)感染可破坏 T 淋巴细胞,导致获得性免疫缺陷综合征(acquired immune-deficiency syndrome,AIDS);系统性红斑狼疮、类风湿性关节炎等均属于自身免疫性疾病。

8. **社会、精神、心理因素**　如环境污染、酗酒、吸毒、饮食不洁、不良的风俗习惯、人群过于密集等,都可促进某些疾病的发生和流行。如高血压、冠心病、溃疡病、神经官能症及某些肿瘤都与精神心理因素密切相关。

任何疾病都有病因,没有病因的疾病是不存在的。有病因存在也不一定发病,疾病发生与否取决于病因和机体自稳调节的力量对比。疾病引起机体功能、代谢和形态结构的变化,在临床上则表现为症状、体征及社会行为的异常。

二、疾病发生的条件

疾病发生的条件(condition)是指能够影响(促进或阻碍)疾病发生发展的因素,其中促进疾病或病理过程发生发展的因素,称为诱因(precipitating factor)。

条件对于疾病并不是必需的,但它可影响病因对机体的作用。例如,结核杆菌是引起结核病必不可少的因素,没有结核杆菌就不可能发生结核病,而且结核杆菌只能引起结核病,而不会引起伤寒、痢疾和风湿病等,因此说,结核杆菌是引起结核病的原因。有了原因是否发病,一般要看条件是否适合,即取决于机体的抵抗力、免疫力或对疾病易感性的强弱。过度疲劳、营养不良或其他疾病导致防御功能低下时易患结核病。

此外,年龄、性别也可作为某些疾病发病的条件。例如小儿易患呼吸道和消化道传染病,男性易患动脉粥样硬化、胃癌、肺癌,女性易患癔症、甲状腺功能亢进、自身免疫性疾病。

原因或条件是针对具体疾病而言。如营养不良是肺结核发生的条件,但又是营养不良症的原因。寒冷是上呼吸道感染的条件,但又是冻伤的原因。原因和条件可以互相转换。

第三节　发　病　学

发病学(pathogenesis)是研究疾病发生、发展和转归的一般规律及其机制的科学。发病学回答疾病"如何发生发展"。

一、疾病发生发展的一般规律

（一）自稳调节紊乱

尽管机体内外环境因素不断变化，但机体通过神经和体液调节，维持功能和代谢的协调一致，此即自稳态，它是维持正常生命活动的先决条件。

疾病时，由于病因的损伤作用，使自稳调节的某一方面发生紊乱，引起相应的功能和代谢障碍。例如，某些病因所致的胰岛素绝对或相对不足及靶细胞对胰岛素敏感性降低，可引起糖尿病的发生，出现血糖升高，导致脂肪和蛋白质代谢紊乱，进而易并发动脉粥样硬化等。可见，自稳调节紊乱是疾病发生发展的基础。

（二）损伤与抗损伤

损伤与抗损伤这一对矛盾贯穿疾病的始终，双方力量的对比决定疾病的发展方向。当损伤性变化占优势时，疾病就恶化；反之，病情趋向缓解。例如，创伤引起的组织破坏、血管破裂、出血、组织缺氧等都属于损伤性变化。

需要指出的是，有些变化可兼有损伤与抗损伤双重作用，例如，缺氧引起红细胞增多，既能提高血液的携氧能力，改善组织缺氧，又可造成血液黏稠，血流速度减慢和心脏负担加重。

（三）因果转化

因果转化是指原始病因作用机体所产生的损伤结果，又可作为病因引起新的损伤，依此类推，形成连锁反应，常可导致恶性循环（vicious cycle），甚至死亡。例如，外伤性出血→血容量减少、血压下降→交感神经兴奋→小血管收缩→组织缺氧→代谢产物及酸中毒等导致血管扩张→大量血液淤积在微循环→回心血量和心输血量减少→反复循环，病情进一步恶化。相反，如果能及时采取有效的止血、输血等措施即可防止病情的恶化。

因此，抓住疾病发生发展的主导环节，打断恶性循环，就可使病情向有利的方向发展。

（四）局部与整体

在疾病过程中，局部与整体同样互相影响，互相制约。实际上，任何疾病都有局部表现和全身反应。例如肺结核病，病变主要在肺，但可出现发热、盗汗、消瘦、心慌、乏力及血沉加快等全身反应。另一方面，肺结核病也受全身状态的影响，当机体抵抗力增强时，肺部病变可以局限化甚至痊愈；抵抗力降低时，肺部病变可以发展，甚至扩散到其他部位，形成新的病灶。正确认识疾病过程中局部和整体的关系，对于提高疾病诊断的准确性，采取正确的医疗措施具有重要意义。

二、疾病发生的基本机制

（一）神经机制

机体生命活动是在神经系统的调节下完成的。有的病因能直接侵犯神经系统或通过神经反射引起神经功能紊乱。如破伤风杆菌作用于中枢神经系统，引起全身抽搐和交感神经功能亢进；有机磷农药中毒可致乙酰胆碱酯酶失活，使大量乙酰胆碱堆积于神经突触及神经-肌肉接头处，从而引起肌肉痉挛、出汗、流涎等表现。交感神经兴奋参与了缺氧、休克等病理过程的发生。

（二）体液机制

体液是维持机体内环境稳定的重要因素。许多病因通过影响体液容量而导致疾病发生，例如，体液丢失可引起脱水或休克；体液过多可引起水中毒。体液中激素、细胞因子等体液因子（humoral factor）含量发生变化时可导致疾病的发生，例如，严重感染或创伤等可激活吞噬细胞，释放炎症介质，导致全身炎症反应综合征。体液因子通常通过内分泌（endocrine）、旁分泌（paracrine）及自分泌（autocrine）三种方式作用于靶细胞上的受体，发挥其致病作用。

（三）细胞分子机制

细胞是生物体最基本的结构功能单位。近年来，随着细胞生物学的发展和人类基因组计划的完成，探讨疾病发生的机制已深入到细胞和分子（基因、蛋白质）水平。致病因子可影响细胞膜（膜受体、离子泵和离子通道等）、细胞器（线粒体、溶酶体、内质网等）、细胞骨架（微管、微丝等）、细胞核（染色质、核仁）等部位或影响细胞内外信号传递过程，导致细胞损害和疾病发生。例如，HIV感染可破坏T淋巴细胞，导致机体免疫功能缺陷；炎症反应时，组胺与血管内皮细胞膜相应受体结合，激活G蛋白和蛋白激酶C信号传导通路，引起细胞钙内流增加，细胞骨架的变化使内皮间缝隙增大，进而导致血管通透性增加。

第四节 疾病的转归

疾病的经过一般可分为四期：潜伏期、前驱期、临床症状明显期和转归期，在急性传染病中尤为明显。疾病的转归有康复和死亡两种形式。

（一）康复

康复（recovery）分为完全康复与不完全康复两种。完全康复亦称痊愈，是指疾病时所发生的损伤性变化完全消失，机体的自稳调节恢复正常。不完全康复是指疾病的损伤性变化得到了控制，主要症状、体征和行为异常已经消失，但由于体内的基本病理变化并未完全消失，患者可再次发病。如风湿心脏病后遗留的二尖瓣狭窄或关闭不全，尽管患者通过心率加快、心肌收缩力增强及心肌肥大等方式的代偿而维持相对正常的生活，但在某种原因或诱因的作用下，可导致心力衰竭的发生。

（二）死亡

死亡（death）是生命活动的终止，分生理性死亡和病理性死亡。病理性死亡通常见于重要生命器官严重损害，重度消耗性疾病以及心跳和呼吸骤停引起猝死等。

按照传统的观点，死亡是一个过程，可分为三期：

（1）濒死期：亦称临终状态，其特征是脑干以上的中枢神经处于深度抑制，患者意识模糊或消失，反应迟钝、血压下降、心跳微弱、呼吸减慢或出现周期性呼吸、大小便失禁。有些猝死患者心跳和呼吸骤停，因而没有濒死期。

（2）临床死亡期：此期延髓中枢神经处于深度抑制状态，其标志为呼吸停止、心跳停止、反射消失，但组织仍进行着微弱的代谢活动。临床死亡期一般持续6~8分钟。

（3）生物学死亡期：这是死亡的最后阶段。大脑及其他器官系统相继发生不可逆性变化，尽管个别组织和器官仍可有微弱的代谢活动。此期的标志是：出现尸冷、尸僵和尸斑等。法医常根据其程度的差异，判断死亡的时间。

问题与思考 ●●●

临床死亡的诊断标准是什么？怎么判断死亡时间？

鉴于脑对机体各种复杂的生命活动起着联系、整合和调节的作用，是机体整体功能的灵魂和统帅，近年提出了脑死亡的概念。脑死亡（brain death）是指全脑功能（包括大脑半球、间脑和脑干各部分）的不可逆性永久性丧失，它是机体整体死亡的标志。脑死亡判断标准为：①不可逆性昏迷和大脑无反应性；②自主呼吸停止；③瞳孔散大与固定；④颅神经反射消失；⑤脑电波消失；⑥脑血液循环完全停止（脑血管造影）。

脑死亡并不意味着各器官组织同时都发生死亡。在脑死亡以后一定时间内，有些器官、系统和某些组织、细胞还能继续进行功能活动。例如，当一个患者作为一个整体的功能停止后，如果继续借助呼吸、循环辅助装置，在一定时间内还可维持器官、组织低水平的血液循环，为器官移植手术提供良好的供者。

脑死亡概念的提出，为器官移植提供了最佳时机，同时也为终止抢救提供了合法的依据。因此脑死亡不论在理论上或实践上都有重要的意义。

植物人（vegetative patient）：大脑皮层功能严重损害，受害者处于不可逆的深昏迷状态，丧失意识活动，但可维持自主呼吸运动和心跳，此种状态称"植物状态"，处于此种状态的患者称"植物人"。

相关链接

三种方法来推断死亡时间：尸僵、尸斑及尸温。尸僵一般于死后 1~3 小时开始出现。尸斑的出现也有一定的时间规律，死后血液循环停止，最快半小时后，最晚在死后 4~10 小时内出现。尸温的出现是因为大约每小时尸体会下降 1℃。肌肉组织和环境的温度对尸体温度影响很大。胖人的尸温比瘦人的尸温降低得慢；温暖室内的尸温比寒冷室外的尸温降得慢。

（三）临终关怀与安乐死

临终关怀（hospice care）是指为临终患者提供的全方位服务与照顾（包括医疗、护理、心理、社会等方面），让患者在安详、平静中接纳死亡。安乐死（euthanasia）是指现代医学无法挽救面临死亡的患者，为解除其精神和躯体的极度痛苦，采用医学方法结束生命。安乐死已提出多年，由于涉及医学、社会学和伦理学等问题，因此，我国的立法尚未通过。

学习小结

健康是一种躯体上、精神上和社会上处于完好的状态。疾病是机体在一定条件下，受损害因素作用后，由于自稳调节紊乱而发生的异常生命活动过程。病因是指能引起疾病并决定疾病特异性的因素。疾病的发生发展一般遵循自稳调节紊乱、损伤抗损伤、因果转化及局部与整体的规律。疾病发生发展的基本机制包括神经机制、体液机制、细胞机制以及分子机制。疾病的转归有康复与死亡。康复包括完全康复与不完全康复。脑死亡是指全脑功能的不可逆性永久性丧失,它是机体整体死亡的标志。

复习题

1. 什么是疾病? 什么是健康? 什么是亚健康状态? 三者之间有何联系?
2. 试述脑死亡、植物人和植物状态之间的区别。
3. 试述疾病的病因、疾病发生的条件和诱因之间的关系。
4. 简述疾病和病理过程之间的相互关系。

(商战平)

第十四章

水和电解质代谢紊乱

学习目标 ▌▌▐

1. 掌握三型脱水和水中毒、水肿的概念、发生机制及对机体的影响;高钾血症和低钾血症的概念、其对机体的影响及其机制。
2. 熟悉三型脱水、水中毒、高钾血症、低钾血症的发生原因;正常水电解质代谢及其调节。
3. 了解各类水电解质代谢紊乱防治的病理生理基础。

第一节　正常水和电解质代谢

　　水和电解质是机体的重要组成成分,也是参与机体新陈代谢、维持生命活动的重要物质。机体通过自稳调节机制将体液中水的容量及电解质的成分和浓度控制在一个相对稳定而狭小的范围内,保证各项生命活动正常进行。

一、体液的容量和分布

　　机体内的液体称为体液(body fluid),是由水和溶解于其中的电解质、低分子有机化合物以及蛋白质等组成。正常成年男子(约60kg)的体液量约占体重的60%(图 14-1)。细胞外液构成了人体的内环境,相对恒定的内环境使机体在不断变化的外环境中能够维持正常的生命活动。

　　体液的容量和分布因年龄、性别、胖瘦而不同。从婴儿到成年人,体液量占体重的比例逐渐减少;随脂肪的增加而减少,因此肥胖的人体液总量占体重的比例较瘦人少,瘦人对缺水有更大的耐受性。

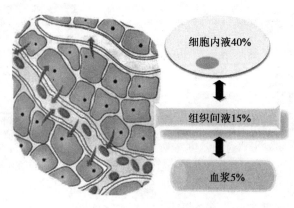

图 14-1　体液容量与分布

二、水平衡及水的生理功能

(一) 水平衡

正常人每天水的摄入和排出处于动态平衡之中(图 14-2)。水的来源主要由饮水和食物中获得,少部分来自于代谢。机体排出水的途径有四个,即皮肤(不感蒸发和显性汗)、肺(呼吸蒸发)、肾(尿)、消化道(粪)。肾每天排出的水分为 1000~1500ml,是水排出的主要途径,尿量视水分的摄入和其他途径排水的多少而增减。正常成人每天至少需排出 500ml 尿液才能溶解并清除体内的代谢废物。

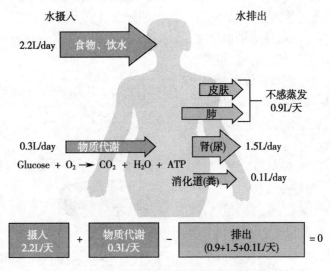

图 14-2　正常人每日水的摄入和排出量

(二) 水的生理功能

水是机体中含量最多的成分,是维持人体正常生理活动的重要营养物质之一。水具有促进物质代谢、调节体温、润滑作用及参与机体的内在结构(如结合水)等作用,对于生命活动的维持具有重要的意义。

三、电解质构成、分布及功能

(一) 体液的电解质构成及分布

以离子状态溶于体液中的各种无机盐或有机物即为电解质。由于细胞膜的半透膜性质使细胞内外液的电解质成分具有很大的差异。

组织间液和血浆同为细胞外液,其电解质的构成和数量上大致相等。阳离子主要是 Na^+,阴离子主要是 Cl^-,两者的主要区别在于血浆含有较高浓度的蛋白质,其对维持血浆胶体渗透压、稳定血容量有重要意义。K^+ 是细胞内液中重要的阳离子,而 HPO_4^{2-} 和蛋白质是其主要的阴离子。

为维持电中性,各部分体液中阴、阳离子数的总和相等。某些器官由于其特殊的功能,分泌的液体中电解质也具有特殊性,如胃液呈酸性,含有大量的 H^+,胰液、肠液呈碱性,富含 HCO_3^-,如因各种病因造成消化液丢失,也会引起相应的电解质丢失。

（二）电解质的功能

无机电解质的主要功能是维持体液的渗透压平衡和酸碱平衡;维持神经、肌肉和心肌等细胞的静息电位并参与其动作电位的形成;参与新陈代谢和生理功能活动。

四、体液的渗透压

溶液的渗透压取决于溶质颗粒(分子或离子)数目的多少,血浆渗透压在 280~310mmol/L 之间,在此范围内即等渗,低于此范围即低渗,高于此范围即高渗。细胞外液血浆的渗透压主要取决于 Na^+、Cl^- 等电解质产生的晶体渗透压,少部分由血浆蛋白产生的胶体渗透压构成。

水和晶体物质可自由通过毛细血管壁,故血浆和组织间液中的晶体物质浓度几乎相等,而血浆蛋白不能自由通透毛细血管壁,虽然血浆胶体渗透压较低,但在调节血管内外水平衡和维持正常的血浆容量中起重要的作用。

维持细胞内液渗透压的离子主要是含量最多的 K^+ 与 HPO_4^{2-},尤其是 K^+。细胞内液的电解质若以 mmol/L 为单位计算,与细胞外液的渗透压基本相等。

由于细胞膜对于水具有高度的通透性,而对于其他的溶质不具有通透性,因此,当膜两侧的渗透压发生变化时,只能通过水的移动来调节渗透压,水总是从渗透压低的一侧扩散到渗透压高的一侧,直至膜两侧渗透压相等,但同时也会引起细胞内外液容量继发性改变(图 14-3)。

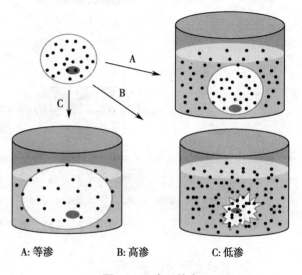

A: 等渗　　　B: 高渗　　　C: 低渗

图 14-3　渗透效应

五、体液及渗透压的调控

由于钠离子是细胞外液中数目最多的离子,因此细胞外液的渗透压取决于细胞外液钠离子的浓度,血清 Na^+ 浓度的正常范围是 130~150mmol/L。天然食物中含钠甚少,人体摄入的钠主要来自食盐。摄入的钠几乎全部由小肠吸收,Na^+ 主要经肾随尿排出。摄入多,排出亦多;摄入少,排出亦少。正常情况下排出和摄入钠量几乎相等。此外,随着汗液的分泌也可排出少量的钠。

体液的紊乱常常伴随钠离子的紊乱,从而引起体液渗透压变化,一旦体液渗透压发生改变,机体立即启动以下神经 - 体液调节机制来调节钠水及渗透压平衡。

（一）渴感（thirst）调节机制

渴觉中枢（thirst center）位于下丘脑外侧区,当体内水不足、摄入较多的食盐时,细胞外液渗透压增高,刺激渗透压感受器,同时刺激渴觉中枢,渴则思饮寻水,饮水后渗透压降低,渴感消失。

（二）抗利尿激素（antidiuretic hormone，ADH）调控机制

当机体内水不足或摄入较多的食盐而使细胞外液的渗透压升高时，位于下丘脑前部的渗透压感受器（osmoreceptor）兴奋，通过神经传导而激活视上核和视旁核，ADH 合成增多，并由神经垂体储存、释放入血液而作用于肾脏。此外，非渗透性刺激，如血容量减少和血压的降低也可通过左心房和胸腔大静脉处的容量感受器和颈动脉窦、主动脉弓的压力感受器而反射性地刺激 ADH 的分泌。其他因素，如精神紧张、疼痛、恶心以及血管紧张素Ⅱ等也能促使 ADH 分泌增多。

ADH 与肾远曲小管和集合管上皮细胞管周膜上的 V_2 受体结合后，激活膜内的腺苷酸环化酶，促使环磷腺苷（cAMP）升高并进一步激活上皮细胞的蛋白激酶 A，使上皮细胞胞质囊泡中的水通道蛋白 2 磷酸化，使其镶嵌在管腔膜上，增加了上皮细胞对水的通透性，从而加强肾远曲小管和集合管对水的重吸收，减少水的排出，反之则抑制其合成及分泌（图 14-4）。

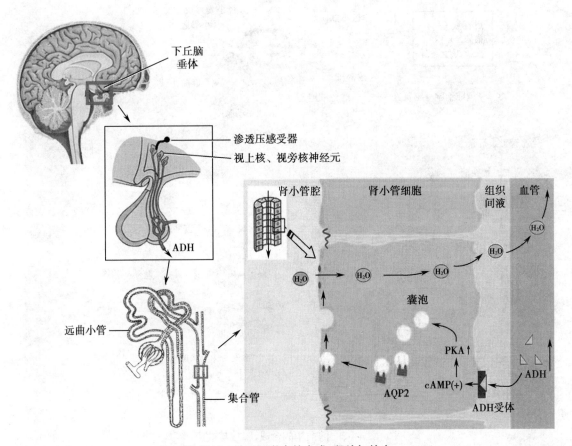

图 14-4　抗利尿激素的合成、释放与效应

水通道蛋白（aquaporins，AQP）是一组构成水通道、与水通透相关的细胞膜转运蛋白，广泛存在于动物、植物及微生物界。目前已经发现的约有 200 余种 AQP 存在于不同的物种中，迄今在哺乳动物组织鉴定的 AQP 至少有 13 种，每种 AQP 都有其特异性的组织分布。AQP1、AQP2、AQP3、AQP4 等主要分布于肾脏。AQP2 是 ADH 对远曲小管、集合管水通透性进行调节

的主要对象,对水在肾脏的通透和运输发挥调节作用。

(三) 醛固酮(aldosterone)调节机制

醛固酮的分泌主要受肾素 - 血管紧张素系统(rennin and angiotensin system)和血浆 Na^+、K^+浓度的调控。当血浆 Na^+ 减少、K^+ 增多,流经致密斑的 Na^+ 减少致近球细胞分泌肾素增多;或血容量减少、血压降低,交感神经兴奋,肾小球小动脉管壁牵张感受器受刺激,促使近球细胞分泌肾素增多,继而使血管紧张素 I、II、III 增多,血管紧张素 II 和 III 都能刺激肾上腺皮质球状带分泌醛固酮。

醛固酮作用于远曲小管和集合管的上皮细胞胞质,形成激素 - 受体复合物,其促进核内相应的 mRNA 转录增多,继而合成多种蛋白,主要有钠通道蛋白,钠泵等,促进肾远曲小管和集合管对 Na^+ 的重吸收,同时促进 K^+ 和 H^+ 的排出。随着 Na^+ 主动重吸收增加,Cl^- 和水的重吸收也增加,反之则抑制其合成及分泌(图 14-5)。

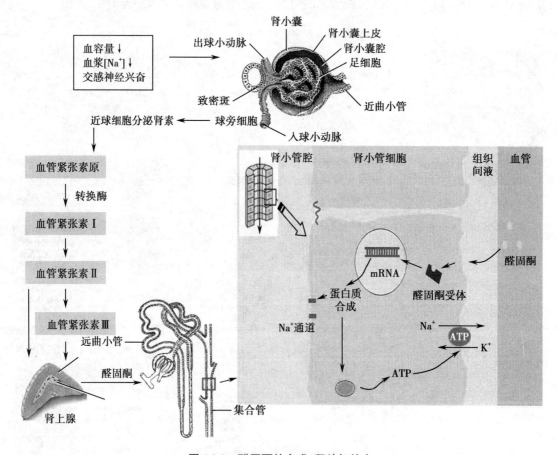

图 14-5 醛固酮的合成、释放与效应

(四) 心房钠尿肽(atrial natriuretic petide, ANP)调节机制

心房钠尿肽是一组由心房肌细胞产生的多肽,由 21~33 个氨基酸组成。当心房扩张、血容量增加、血 Na^+ 增高或血管紧张素增多时,将刺激心房肌细胞合成释放 ANP。ANP 释放入血后,主要从以下几方面影响水钠代谢:① 强大的利钠利尿作用;②拮抗肾素 - 醛固酮系统的作用;③ 抑制 ADH 的分泌及效应。

第二节 水、钠代谢紊乱

水、钠代谢紊乱是临床上常见的病理过程,可见于临床各科疾病。水、钠代谢紊乱往往是同时或相继发生,单纯性水(或钠)增多或减少极为少见,但二者的变化不一定平行发生。水钠代谢障碍主要根据体液容量或血钠的浓度来分类。

根据体液容量分类:

1. 体液容量减少(脱水) 高渗性脱水、低渗性脱水、等渗性脱水。
2. 体液容量过多(水过多) 水中毒、水肿、盐中毒。

根据血钠的浓度来分:

1. 低钠血症 低容量性低钠血症、高容量性低钠血症、等容量性低钠血症。
2. 高钠血症 低容量性高钠血症、高容量性高钠血症、等容量性高钠血症。

从临床实际出发,结合机体调节体液容量优先的原则,本章主要从体液容量减少和体液容量增多两方面进行讨论。

一、体液容量减少

体液容量明显减少称为脱水(dehydration)。体液容量减少的同时,常伴有血钠浓度的改变,而血钠浓度也决定了血浆渗透压的高低,根据血钠浓度的不同可将体液容量减少分为:高渗性脱水、低渗性脱水、等渗性脱水三种情况。

(一) 高渗性脱水

高渗性脱水(hypertonic dehydration)指体液容量减少,失水多于失钠,血清 Na^+ 浓度 >150mmol/L,血浆渗透压 >310mmol/L 的病理过程,又称为低容量性高钠血症(hypovolemic hypernatremia)。

1. 原因和机制

(1) 水摄入减少:①水源断绝;②不能饮水:进食或饮水困难,昏迷;③渴感障碍:某些脑部病变可损害渴觉中枢。一日不饮水,约失水 1200ml(约为体重的 2%)。婴儿一日不饮水,失水可达体重的 10%。

(2) 水丢失过多:通过四个失水途径丢失。①经呼吸道失水:任何原因引起的过度通气(如癔病和代谢性酸中毒等)都会使呼吸道黏膜不感蒸发加强。②经皮肤失水:高热、大量出汗和甲状腺功能亢进时,均可通过皮肤丢失大量低渗液体,如大汗时每小时可丢失水分 800ml。③经肾失水:因 ADH 产生和释放不足,或肾远曲小管和集合管对 ADH 反应缺乏,引起尿崩症时肾排出大量低渗性尿液。大剂量频繁静脉输注甘露醇、高渗葡萄糖等溶液,可引起渗透性利尿而排水过多。④经胃肠道丢失:呕吐、腹泻及消化道引流等可导致等渗或含钠量低的消化液丢失。

2. 对机体的影响

(1) 口渴:由于细胞外液高渗,刺激渴觉中枢(渴感障碍者除外)产生渴感,渴则饮水,从而增加体液容量,降低血浆渗透压。

(2) 尿少及尿钠变化:除尿崩症和渗透性利尿外,细胞外液渗透压升高,可通过刺激渗透压感受器引起 ADH 分泌增加,加强了肾小管对水的重吸收,因而尿量减少,尿比重增加。早期由于血容量变化不明显,醛固酮分泌可不增多,尿中仍有钠排出,其浓度还可因尿浓缩而增高。一般在晚期和重症病例,可因血容量减少引起醛固酮分泌增加,而减少尿钠的排出,尿钠含量减少。

(3) 细胞内液向细胞外液转移:由于失水超过失钠,细胞外液高渗,可使渗透压相对较低的细胞内液向细胞外转移,加之口渴饮水、尿量减少均有助于增加细胞外液,但同时也引起细胞脱水致使细胞皱缩。

(4) 中枢神经系统功能紊乱:严重的患者,由于细胞外液高渗使脑细胞严重脱水时,可引起一系列中枢神经系统功能障碍,包括嗜睡、肌肉抽搐、昏迷、甚至死亡。脑体积因脱水而显著缩小,颅骨与脑皮质之间的血管张力增大,可致静脉破裂而出现局部脑出血和蛛网膜下腔出血。

(5) 脱水热:严重的病例,由于从皮肤蒸发的水分减少,机体散热受到影响,从而导致体温升高,尤其是婴幼儿体温调节机制不完善,因而容易发生脱水热。

3. 防治原则　首先应防治原发病,解除病因。高渗性脱水因血钠浓度高,临床上常静脉输入 5% 葡萄糖溶液补充体液。应注意高渗性脱水时患者虽然血钠浓度高,但仍存在钠丢失,故应补充一定量的含钠溶液,以免细胞外液转为低渗。

(二) 低渗性脱水

低渗性脱水(hypotonic dehydration)指体液容量减少,失 Na^+ 多于失水,血清 Na^+ 浓度 < 130mmol/L,血浆渗透压 <280mmol/L,也称为低容量性低钠血症(hypovolemic hyponatremia)。

1. 原因和机制

(1) 大量体液丢失而只补充水分:因呕吐,腹泻,大量出汗,大面积烧伤,大量液体在第三间隙积聚,如胸膜炎形成大量胸水;腹膜炎、胰腺炎形成大量腹水等原因丢失大量液体,若只补充水分则可造成细胞外液低渗。

(2) 肾脏失钠:①长期连续使用排钠性利尿剂,如噻嗪类、呋塞米、依他尼酸等,这些利尿剂能抑制肾小管对 Na^+ 的重吸收,使钠从尿中大量丢失;② Addison 病:肾上腺分泌醛固酮减少,肾小管对钠的重吸收减少;③肾实质性疾病:如慢性间质性肾疾患可使髓质正常间质结构破坏,使肾髓质不能维持正常的浓度梯度和髓袢升支功能受损等,均可使 Na^+ 随尿液排出增加。

2. 对机体的影响

(1) 易发生休克:低渗性脱水时,由于细胞外低渗,水可从细胞外液向渗透压相对较高的细胞内转移,从而进一步减少细胞外液量,血容量减少;同时由于血浆渗透压降低,不能刺激渴觉中枢,患者不主动饮水;早期细胞外液渗透压降低又抑制 ADH 分泌,尿量不减少,因此低渗性脱水患者易出现低血容量性休克,表现为直立性眩晕、血压下降、四肢厥冷、脉搏细速等症状。

(2) 有明显的脱水征:由于细胞外液量减少,血容量减少,血液浓缩,血浆胶体渗透压升高,组织间液进入血管内补充血容量,使组织间液显著减少,因而患者皮肤弹性减退,眼窝和婴幼儿囟门凹陷,出现明显的脱水征。

(3) 尿量和尿钠变化:由于血浆渗透压降低,抑制渗透压感受器,使 ADH 分泌减少,因此患者早期尿量一般不减少。但严重脱水时,血容量严重减少,刺激 ADH 释放增多,肾小管对水的重吸收增加,可出现少尿。

如低渗性脱水是由于肾外原因引起的,因渗透压降低,可引起醛固酮分泌增多,故尿钠减少(<10mmol/L);如低渗性脱水是由肾失钠所致,肾脏不能重吸收钠离子,则患者尿钠含量增多

(>20mmol/L)。

3. 防治原则　首先应防治原发病,避免不恰当的医疗措施,可补充等渗盐水(0.9%NaCl)。如病情严重,可给高渗盐水(3% NaCl)以恢复细胞外液容量和渗透压。如出现休克,则按休克的治疗原则进行抢救。

(三) 等渗性脱水

等渗性脱水(isotonic dehydration)指水和钠等比例丢失,体液容量减少,而血清 Na^+ 浓度维持在 130-150mmol/L,血浆渗透压在 280~310mmol/L,也称为正常血钠性体液容量减少。

1. 原因和机制　任何等渗性液体的大量丢失所造成的血容量减少,短期内均属等渗性脱水,可见于呕吐、腹泻、大面积烧伤、大量抽放胸腹水、麻痹性肠梗阻大量体液潴留于肠腔等。

2. 对机体的影响　等渗性脱水主要丢失细胞外液,血容量及组织间液均减少,但由于细胞内外液渗透压无差异,故细胞内液量变化不大。如细胞外液量减少到一定程度,可刺激 ADH 和醛固酮分泌增多,肾重吸收水和钠增多,使细胞外液得以补充。

等渗性脱水不进行处理,患者可通过不感蒸发继续丢失水分而转变为高渗性脱水;如只补水而不补钠,又可转变为低钠血症或低渗性脱水。

3. 防治原则　首先应防治原发病,减少水和钠的丢失。一般可输注平衡盐溶液或低渗的氯化钠溶液,尽快补充血容量。

表 14-1　三型脱水比较

	高渗性脱水	低渗性脱水	等渗性脱水
病因	失水 > 失钠	失水 < 失水	水、钠等比丢失
血清钠浓度	>150mmol/L	<130mmol/L	130~150mmol/L
丢失体液部分	细胞外液高渗,细胞内液转向细胞外,细胞内液丢失为主	细胞外液低渗,细胞外液转向细胞内,细胞外液丢失为主	细胞外液等渗,细胞外液丢失为主
对机体的主要影响	口渴、尿少、脱水热、细胞脱水	脱水征、血压降低、休克、细胞水肿	尿少、脱水征
治疗	补水为主	补充生理盐水或 3%NaCl 溶液	补充低渗盐水

二、体液容量增加

体液容量增多可根据血钠变化和增多的体液分布分为高容量性低钠血症(水中毒)、高容量性高钠血症(盐中毒)、正常血钠性组织间液过多(水肿),现分述如下:

(一) 水中毒

水中毒(water intoxication)是由于水在体内潴留,体液容量增多,血清 Na^+ 浓度 <130mmol/L,血浆渗透压 <280mmol/L,但体钠总量正常或增多,又称为高容量性低钠血症(hypervolemic hyponatremia)。

1. 原因和机制

(1) 水的摄入过多:如用无盐水灌肠、肠道吸收水分过多、精神性饮水过量和持续性大量饮水等。另外,过多过快输入含盐少或不含盐的液体,超过肾脏的排水能力。

（2）水排出减少：多见于急慢性肾功能衰竭少尿期，或心力衰竭、肝硬化时肾血流减少，排水排钠减少，或由于 ADH 分泌过多，及各种原因所致的应激、手术、创伤、强烈的精神刺激等交感神经兴奋解除了副交感神经对 ADH 分泌的抑制。

2. 对机体的影响

（1）细胞外液增多：由于水潴留导致细胞外液增多，血液稀释，血钠浓度下降，渗透压降低。

（2）细胞内水肿：细胞外液低渗，水转向相对高渗的细胞内，造成细胞内水肿，由于细胞内液容量较大，潴留的水大多聚集在细胞内，因此在轻度水中毒患者，组织间液水潴留的程度不足以产生凹陷性水肿，而在晚期或重度患者可出现。

急性重度水中毒由于神经细胞水肿和颅内压升高，可引起各种中枢神经系统紊乱的症状，如头痛、恶心、呕吐、记忆力减退、淡漠、神志混乱、失语、嗜睡，并可有视神经乳头水肿等，严重时可发生枕骨大孔疝或小脑幕裂孔疝而导致呼吸心跳停止。轻度或慢性病例，症状常不明显，多被原发病所掩盖，一般当血 Na^+ 浓度降低至 120mmol/L 以下时，才出现较明显的症状。

3. 防治原则　防治原发病，严格控制水的摄入，促进水排出，减轻脑水肿。对于急性重症水中毒患者，静脉输注甘露醇、山梨醇等渗透性利尿剂，或者呋塞米等强效利尿剂，也可给予 3%~5% 的氯化钠溶液，迅速缓解体内的低渗状态，但要密切关注心脏功能。

注意观察患者的精神及神经状况，如出现头痛、嗜睡、躁动、呕吐等颅内压增高的现象，精神失常、定向力障碍等症状，及时进行抢救。

（二）盐中毒

盐中毒是由于钠摄入过多或排出减少，血钠增高，体液容量增加，又称为高容量性高钠血症（hypervolemic hypernatremia）。

1. 原因和机制

（1）原发性钠潴留：原发性醛固酮和 Cushing 综合征（皮质醇增多症）患者，由于醛固酮持续分泌增多，钠离子重吸收增多，血钠升高。

（2）医源性盐摄入过多：过多输入高渗盐溶液，或治疗过程中过多输入含钠溶液。

2. 对机体的影响　细胞外液高渗，水由细胞内转向细胞外，导致细胞脱水，可引起中枢神经系统功能障碍。

3. 防治原则　防治原发病，肾功能正常可用强效利尿剂以排出过多的钠，如肾功能低下患者或对利尿剂反应差者，可用高渗葡萄糖溶液进行腹膜透析，但需密切监测血浆电解质水平，以免透析过度。注意观察患者的精神和神经症状。

（三）水肿（见第十六章）

第三节　钾代谢紊乱

一、钾的正常代谢与功能

（一）钾在体内的分布及生理功能

钾是体内最重要的电解质之一，正常人体内的含钾量为 50~55mmol/kg。其中约98%

存在于细胞内,细胞内钾浓度可达 160mmol/L;2% 的钾存在于细胞外液中,血清钾浓度为 3.5~5.5mmol/L。

钾的生理功能:

1. 维持静息膜电位 在静息状态下,细胞膜对钾离子具有较高的通透性,膜内外钾离子浓度差决定了静息膜电位的高低,从而影响神经肌肉组织的兴奋性。

2. 钾参与多种新陈代谢过程,如糖原和蛋白质合成时均需要钾离子的存在。

3. 调节细胞内外液的渗透压和酸碱平衡 钾离子是细胞内数目最多的阳性离子,细胞内渗透压主要取决于钾离子的浓度。机体可通过 H^+-K^+ 在细胞内外的交换进行酸碱平衡的调节。

(二)钾平衡的调节

钾的摄入和排出处于动态平衡,保持血浆钾浓度在正常范围内。天然食物含钾比较丰富,成人每天随饮食摄入 50~120mmol 钾,摄入钾的 90% 经肾随尿排出,排钾量与摄入量相关,即多吃多排,少吃少排,不吃也排,说明肾虽有保钾能力,但不如保钠能力强;摄入钾的 10% 随粪便和汗液排出。

机体主要通过肾调节及钾的跨细胞转移两大机制来维持钾的平衡,在一些特殊情况下,结肠和皮肤也可排出一部分钾。

1. 钾的跨细胞转移 由于细胞内液具有强大的储备钾离子的能力,通过钾离子在细胞内外液的移动可迅速调节并维持细胞外液,特别是血清钾浓度的恒定。钾的跨细胞转移主要由泵 - 漏机制调控。泵指 Na^+-K^+-ATP 酶,消耗能量将钾逆浓度差泵入细胞内,而漏指钾离子顺浓度差扩散到细胞外。

(1) 促进钾离子入细胞内的因素:胰岛素、β - 肾上腺素能神经的激活、细胞外液钾离子浓度升高等可激活 Na^+-K^+-ATP 酶,碱中毒也可促进钾离子进入细胞内。

(2) 促进钾离子出细胞的因素:α- 肾上腺素能神经的激活、酸中毒、肌肉收缩等。

2. 肾排钾 肾对钾的排出量取决于肾小球滤过率、肾小管对钾离子的重吸收,以及肾小管对钾离子的分泌。由于近曲小管和髓袢对钾离子的重吸收率是比较固定的,对钾的排出影响不大。而远曲小管和集合管的主细胞可分泌钾,且受多种因素调节,对钾离子排出机体的量具有主要的调控作用。主细胞基底膜面的 Na^+-K^+ 泵将 Na^+ 泵入小管间液,而将小管间液中的 K^+ 泵入主细胞内,提高细胞内的 K^+ 浓度,增加细胞与小管液之间的 K^+ 浓度梯度,促进 K^+ 排出。以下几个因素可促进远曲小管和集合管排钾:①醛固酮分泌增多可使 Na^+-K^+ 泵的活性升高,促进 K^+ 排出;②细胞外液 K^+ 浓度升高可刺激 Na^+-K^+ 泵的活性,增大管腔膜对钾的通透性;③远端小管原尿流速增大,可迅速移去小管液中的钾,降低小管液中钾的浓度,有利于钾离子的排出;④酸碱平衡状态:H^+ 浓度升高可抑制 Na^+-K^+ 泵的活性,使泌 K^+ 减少,而 H^+ 浓度下降可促进 Na^+-K^+ 泵的活性,使泌 K^+ 增多。

3. 结肠和皮肤排钾 肾衰竭时结肠排钾量可达摄入量的三分之一,成为重要的排钾途径。此外,大汗淋漓时,也可经皮肤丢失钾。

二、钾代谢障碍

(一)低钾血症

血清钾浓度低于 3.5mmol/L 称为低钾血症(hypokalemia)。除体内钾分布异常外,血清钾浓度减少通常伴有机体总钾含量降低。

1. 原因和机制

(1) 钾摄入不足：长期不能进食，如消化道梗阻、昏迷、神经性厌食及手术后较长时间禁食的患者。

(2) 钾丢失过多：这是低钾血症最常见的原因。

1) 经消化道失钾：主要见于严重呕吐、腹泻、胃肠吸引及肠瘘等。发生机制是：①消化液含钾量较血浆高，故消化液丧失必然丢失大量钾；②大量丢失消化液可致血容量减少，引起醛固酮分泌增加，肾排钾增多。

2) 经肾失钾：主要见于：①长期大量使用髓袢或噻嗪类利尿剂，抑制髓袢升支粗段及远曲小管起始部对由于钠、氯的重吸收，到达远曲小管内的钠增多，K^+ 和 Na^+ 的交换增多；同时利尿剂也可增加原尿流速，促进钾分泌，而渗透性利尿也具有相同效应。②醛固酮分泌过多：见于原发性和继发性醛固酮增多症、库欣综合征 (cushing syndrome)、异位 ACTH 分泌增多等，肾排钾增多。同时原发病 (肝硬化、心力衰竭) 或血容量减少引起的继发性醛固酮分泌增多，使肾保钠排钾作用加强而失钾。③各种肾疾患，尤其是肾间质性疾病如肾盂肾炎和急性肾功能衰竭多尿期，前者由于钠水重吸收障碍使远端肾小管液流速增加，后者由于原尿中溶质增多产生渗透性利尿作用，两者均使肾排钾增多。④肾小管性酸中毒：I 型 (远曲小管性) 酸中毒，由于远曲小管泌 H^+ 障碍，导致 K^+ 和 Na^+ 交换增加，尿钾排出增多。⑤镁缺失，可使肾小管上皮细胞 Na^+-K^+-ATP 酶失活，钾重吸收障碍，导致钾丢失过多。

3) 经皮肤失钾：大量出汗可丢失较多的钾。

(3) 钾转入细胞内：当细胞外液向细胞内转移，可引起低钾血症，但机体的总钾量并不减少。主要见于：

1) 碱中毒：碱中毒时，细胞外液 H^+ 浓度下降，H^+ 从细胞内溢出细胞外进行调节，为维持电中性，细胞外 K^+ 进入细胞内，血清钾下降；肾小管上皮细胞也发生此种离子交换，致使 H^+ 和 Na^+ 交换减弱，而 K^+ 和 Na^+ 交换增强，尿钾排出增多。pH 每上升 0.1，血清钾浓度下降 10%~15%。

2) 糖原合成增多：如使用大剂量胰岛素治疗糖尿病时，血清钾随葡萄糖大量进入细胞内以合成糖原，血清钾浓度降低。

3) β - 肾上腺素能受体活性增强：如 β - 受体激动剂肾上腺素、舒喘宁等可通过 cAMP 机制激活 Na^+-K^+ 泵促进细胞外钾内移。

4) 某些毒物中毒：如钡中毒、粗制棉籽油中毒 (主要毒素为棉酚)，由于钾通道被阻滞，使 K^+ 外流减少。

5) 低钾血症型周期性麻痹：该病系常染色体显性遗传病，临床表现为阵发性肌无力伴有低钾血症，发作时细胞外液钾进入细胞内，血浆钾急剧减少，常低于 1.8mmol/L。目前发病机制尚不清楚，可能是由于编码骨骼肌 Ca^{2+} 通道的基因 CACNA1S 突变所致，使 Ca^{2+} 内流受阻，肌肉的兴奋 - 收缩耦联障碍所致，出现瘫痪，但伴发的低钾血症机制不清。

2. 对机体的影响　低钾血症可引起多种功能代谢变化，严重程度与血钾降低的速度和程度及个体差异有关，一般而言，血清钾浓度低于 3mmol/L 时才出现严重的症状。

(1) 低钾血症对神经 - 肌肉的影响：神经肌肉兴奋性降低，腱反射减弱或消失；肌肉松弛无力甚至麻痹，以下肢肌肉最为常见，严重时可累及躯干、上肢肌肉甚至呼吸肌；累及平滑肌可致恶心、呕吐、腹胀、肠蠕动减弱或消失、肠麻痹等。

1）急性低钾血症：神经肌肉兴奋性取决于静息电位与阈电位的距离，距离增大，兴奋性降低，而细胞内外钾浓度的比值决定了静息电位。由于细胞外液钾浓度 $[K^+]e$ 急剧降低，细胞内液钾浓度 $[K^+]i$ 变化不大，$[K^+]i$ 与 $[K^+]e$ 浓度差加大，细胞内钾外流增加，使静息电位负值增大，与阈电位（Et）之间的距离（Em-Et）增大，细胞处于超极化阻滞状态，因此细胞的兴奋性降低（图 14-6）。严重时甚至不能兴奋，出现肌肉无力甚至麻痹。

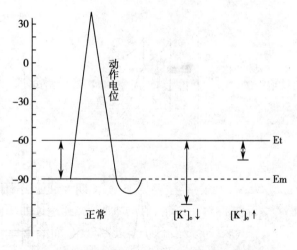

图 14-6　细胞外液钾浓度对神经肌肉兴奋性的影响

2）慢性低钾血症：由于病程缓慢，低钾血症发生缓慢，细胞内液钾逐渐移到细胞外，使 $[K^+]i / [K^+]e$ 比值变化不大，静息电位基本正常，细胞兴奋性无明显变化，故临床表现不明显。

3）横纹肌溶解：钾对骨骼肌的血流量有调节作用。运动时骨骼肌释放钾离子，局部钾浓度增加引起血管扩张，血流增加。严重缺钾患者（血清钾低于 2.5mmol/L），肌肉运动时不能释放足够的钾，以致发生缺血缺氧，引起肌痉挛、坏死和横纹肌溶解。此外，横纹肌溶解也与低钾血症引起的肌肉代谢障碍有关。

（2）低钾血症对心脏的影响

1）心肌电生理的改变：①兴奋性增高：低钾血症时，$[K^+]i$ 与 $[K^+]e$ 浓度差加大，细胞内钾具有外流增加、超极化阻滞的趋势，但在心肌细胞膜上有延迟整流型钾离子通道 Ik，其有一亚型为 Ikr，该离子通道的开放随细胞外钾离子浓度的变化而变化，细胞外钾离子浓度越高，Ikr 的电流幅度越大。而 $[K^+]e$ 降低时，Ikr 的电流幅度小，此时细胞膜对钾离子的通透性小，阻止了 K^+ 外流，心肌细胞膜对 K^+ 的通透性降低，静息电位负值减少，Em-Et 间距离缩短，心肌兴奋性增高。②自律性增高：心肌自律性的产生是由于快反应自律细胞动作电位复极化 4 期的自动去极化。低钾血症时，心肌细胞膜对 K^+ 的通透性下降，因此复极化 4 期 K^+ 外流减慢，而 Na^+ 内流相对加速，使快反应自律细胞的自动去极化加速，心肌自律性增高。③传导性降低：心肌传导性快慢主要与动作电位 0 期去极化的速度和幅度有关。低钾血症时，心肌细胞膜 Em 绝对值减少，去极化时 Na^+ 内流速度减慢，故动作电位 0 期去极化速度减慢和幅度降低，兴奋的扩布因而减慢，心肌传导性降低。④收缩性改变：轻度低钾血症时，其对 Ca^{2+} 内流的抑制作用减弱，因而复极化 2 期时 Ca^{2+} 内流增多，心肌收缩性增强；但严重或慢性低钾血症时，可因细胞内缺钾，使心肌细胞代谢障碍而发生变性坏死，心肌收缩性因而减弱。

2）心电图的变化（图 14-7）：① P-R 间期延长：心房传到心室的兴奋所需的时间延长所致；② QRS 综合波增宽：心室去极化减慢所致；③ S-T 段压低，T 波压低，出现明显的 U 波。代表复极化 2 期（平台期）的 ST 段压低，是由于细胞外液钾浓度降低对钙内流抑制减弱，钙内流加速，平台期缩短所致；心肌细胞对钾的通透性降低导致钾外流减慢，3 期复极延长，T 波低平；U 波的出现可能与浦肯野纤维（purkinje）3 期复极有关，正常时为心室肌的复极波掩盖，低钾血症时，浦肯野纤维的复极过程延长大于心室肌，故得以显现，出现 U 波并增高。

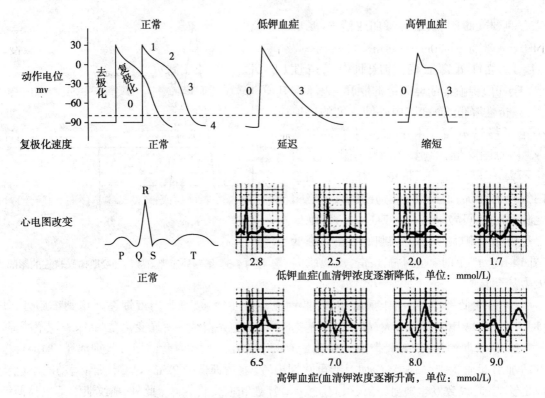

图 14-7　高钾血症及低钾血症对于心肌细胞膜电位及心电图的影响

3）心肌功能的损害：表现为心律失常和心肌对洋地黄类强心药物的敏感性增加。①心律失常：由于自律性增高，可出现窦性心动过速；异位起搏的插入而出现期前收缩、阵发性心动过速等；尤其心肌兴奋性升高、3 期复极化延缓所致的超常期延长更易化了心律失常的发生。②心肌对洋地黄类强心药物的敏感性增加：低钾血症时，洋地黄与 Na^+-K^+-ATP 酶的亲和力增高而增强了洋地黄的毒性作用，并显著降低其治疗的效果。

（3）肾脏损害：形态上主要表现为髓质集合管上皮细胞肿胀、增生等，重者可波及各段肾小管，甚至肾小球，出现间质性肾炎样表现。功能上主要表现为尿浓缩功能障碍而出现多尿，其发生机制是：①远曲小管和集合管上皮细胞受损，cAMP 生成不足，对 ADH 的反应性降低；②髓袢升支粗段对 NaCl 的重吸收障碍，妨碍了肾髓质渗透压梯度的形成而影响了对水的重吸收。

（4）低钾血症对酸碱平衡的影响：低钾血症引起的代谢性碱中毒，可发生反常性酸性尿（paradoxical acidic urine）。其发生机制是：①细胞外液 K^+ 浓度减少，细胞内液 K^+ 移出，与细胞外液 H^+ 交换，引起细胞外液碱中毒；②肾小管上皮细胞内 K^+ 浓度降低，H^+ 浓度增高，造成肾小管 K^+ 和 Na^+ 交换减弱而 H^+ 和 Na^+ 交换增强，肾排 K^+ 减少，排 H^+ 增多，尿液呈酸性，而此时细胞外液呈碱性，故称为反常性酸性尿。

3. 防治原则

（1）防治原发病，尽快恢复饮食和肾功能。

（2）补钾：对严重低钾血症或出现明显的并发症，如心律失常或肌肉瘫痪等，应及时补钾。最好口服，不能口服者或病情严重时，才考虑静脉滴注补钾。静脉补钾注意事项：①尿少时不宜补钾,每天尿量在 500ml 以上时才能静脉补钾;②输入液钾浓度以 20~40mmol/L 为宜;③每小时输入量为 10~20mmol;④密切观察心率及节律,定时测定血钾浓度。细胞内缺钾恢复较慢,往往需补钾 4~6 天,严重者需补钾 10~15 天以上。因此,治疗缺钾勿操之过急。

引起低钾血症的原因常常也可引起水和其他电解质代谢紊乱,应及时检查并加以纠正。

(二) 高钾血症

血清钾浓度高于 5.5mmol/L 称为高钾血症(hyperkalemia)。高钾血症时极少伴有细胞内钾含量的增高,且未必伴有体内钾过多。

1. 原因和机制

(1) 钾摄入过多:主要见于处理不当,如经静脉输入过多钾盐或输入大量库存血,尤其在肾功能低下时更易发生。

(2) 肾排钾减少:这是高钾血症最主要的原因。

1) 肾功能衰竭:急性肾功能衰竭少尿期、慢性肾功能衰竭晚期、休克、出血、严重腹水等均可因肾小球滤过率减少或肾小管排钾功能障碍,而导致高钾血症。

2) 盐皮质激素缺乏:醛固酮分泌减少或作用减弱时,肾重吸收钠排出钾的功能下降,血钾浓度升高,临床上常见于肾上腺皮质功能减退(Addison 病),低醛固酮血症,还可见于某些肾小管疾病(如间质性肾炎、狼疮肾、移植肾等),对醛固酮的反应低下等。

3) 长期应用潴钾利尿剂:螺内酯和三氨蝶呤等具有对抗醛固酮保钠排钾的作用,故长期大量应用可引起高钾血症。

(3) 钾转移到细胞外

1) 酸中毒:酸中毒时细胞外液 H^+ 浓度升高,H^+ 进入细胞内被缓冲,而细胞内 K^+ 转到细胞外以维持电荷平衡;肾小管上皮细胞内、外也发生此种离子转移,致使 H^+ 和 Na^+ 交换加强,而 K^+ 和 Na^+ 交换减弱,尿钾排出减少。

2) 组织分解:如溶血、挤压综合征时,细胞内钾大量释出而引起高钾血症。

3) 高血糖合并胰岛素不足:见于糖尿病血糖增高,由于胰岛素缺乏,钾不能随葡萄糖进入细胞合成糖原,血清钾浓度升高;同时血浆渗透压增高引起细胞内脱水,同时细胞内钾浓度相对增高,为钾通过细胞膜钾通道的被动外移提供了浓度梯度。

4) 某些药物的使用:β 受体阻滞剂、洋地黄类药物中毒等通过干扰 Na^+-K^+-ATP 酶活性而妨碍细胞摄钾。肌肉松弛剂氯化琥珀碱可增大骨骼肌膜对 K^+ 通透性,使细胞内钾外溢,导致血钾升高。

5) 缺氧:缺氧时细胞 ATP 生成不足,细胞膜上 Na^+-K^+ 泵运转障碍,使 Na^+ 在细胞内潴留,而细胞外 K^+ 不易进入细胞内。

6) 高钾性周期性麻痹:是一种常染色体显性遗传性疾病,发作时细胞内钾外移而引起血钾升高。

2. 对机体的影响

(1) 高钾血症对神经 - 肌肉的影响

1) 急性高钾血症:①急性轻度高钾血症(血清钾 5.5~7.0mmol/L)时,主要表现为感觉异常、刺痛等症状,但常被原发病症状所掩盖。其发生机制是:细胞外液钾浓度增高后,$[K^+]i/[K^+]e$ 比值变小,静息期细胞内钾外流减少,使 Em 负值减少,与 Et 间距离缩短而兴奋性增高(见图 14-6)。②急性重度高钾血症(血清钾 7.0~9.0mmol/L)时,表现为肌肉软弱无力乃至弛缓性麻痹,其机制在于细胞外液钾浓度急剧升高,$[K^+]i/[K^+]e$ 比值更小,使 Em 值下降或几乎接近于 Et 水平。Em 值过小,肌肉细胞膜上的钠通道失活,不能形成动作电位,细胞处于去极化阻滞状态而不能兴奋。

2) 慢性高钾血症:血清钾缓慢潴留,细胞内外钾浓度梯度变化不大,$[K^+]i/[K^+]e$ 比值变小的程度不明显,很少出现神经 - 肌肉方面的症状。

(2) 高钾血症对心脏的影响:高钾血症对心肌的毒性作用极强,可发生致命性心室纤颤和心搏骤停。

1) 心肌电生理的改变:①兴奋性改变:与高钾血症时神经 - 肌肉的变化机制相似,急性轻度高钾血症时,心肌的兴奋性增高;急性重度高钾血症时,心肌的兴奋性降低;慢性高钾血症时,心肌兴奋性变化不甚明显。②自律性降低:高钾血症时,细胞膜对 K^+ 的通透性增高,复极化 4 期 K^+ 外流增加而 Na^+ 内流相对缓慢,快反应自律细胞的自动去极化减慢,因而引起心肌自律性降低。③传导性降低:由于心肌细胞 Em 绝对值变小,与 Et 接近,则 0 期钠通道不易开放,使去极化的速度减慢、幅度变小,因此心肌兴奋传导的速度也减慢。严重高钾血症时,可因严重传导阻滞和心肌兴奋性消失而发生心搏骤停。④收缩性减弱:高钾血症时,细胞外液 K^+ 浓度增高抑制了复极化 2 期时 Ca^{2+} 的内流,使心肌细胞内 Ca^{2+} 浓度降低,因而心肌收缩性减弱。

2) 心电图的变化(见图 14-7):① P 波压低、增宽或消失、P-R 间期延长、QRS 综合波增宽:心房、房室间、心室内传导阻滞所致;② T 波狭窄高耸:3 期复极钾外流加速的结果,也是高钾血症心电图变化的重要特点之一;③ Q-T 间期缩短:3 期复极加快,动作电位和有效不应期缩短所致。

高钾血症发生时,传导阻滞是最重要的特点,严重时由于窦房结冲动不能传到心室,而浦肯野细胞自律性也下降,可引起心室停搏。

(3) 高钾血症对酸碱平衡的影响:高钾血症引起的代谢性酸中毒,可出现反常性碱性尿(paradoxical alkaline urine)。发生机制是:①高钾血症时,细胞外液 K^+ 升高,而移到细胞内,而细胞内液 H^+ 与之交换移出,引起细胞外液酸中毒;②肾小管上皮细胞内 K^+ 浓度增高,H^+ 浓度减低,造成肾小管 H^+-Na^+ 交换减弱,而 K^+-Na^+ 交换增强,尿排 K^+ 增加,排 H^+ 减少,加重代谢性酸中毒,且尿液呈碱性,因细胞外液呈酸性,故称为反常性碱性尿。

3. 防治原则

(1) 防治引起高钾血症的原发病,严重的高钾血症易导致心肌传导阻滞,甚至心跳骤停,注意观察病情,监测心功能。

(2) 促进钾排出或向细胞内转移以降低血清钾:①使细胞外钾转入细胞内:应用葡萄糖和胰岛素静脉输入促进糖原合成,或输入碳酸氢钠提高血液 pH,促使钾向细胞内转移,而降低血钾浓度;②促进钾离子排出:口服或灌肠阳离子交换树脂,能在胃肠道内进行 Na^+、K^+ 交换而促进体内钾排出。对于严重高钾血症患者,可用腹膜透析或血液透析,排出过多的钾;③应用钙剂和钠盐拮抗高钾血症的心肌毒性作用:Ca^{2+} 一方面能促使 Et 上移,使 Em-Et 间距离增加甚至恢复正常,恢复心肌的兴奋性;另一方面使复极化 2 期 Ca^{2+} 竞争性地内流增加,提高心肌的收缩性。应用钠盐后,细胞外液钠浓度增多,使 0 期去极化时 Na^+ 内流增加,0 期上升的速度加快、幅度增大,心肌传导性得以改善。

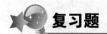

学习小结

　　脱水是指体液容量明显减少。钠水等比例丢失引起等渗性脱水,失水大于失钠引起高渗性脱水,而失水小于失钠则引起低渗性脱水。高渗性脱水出现明显口渴,少尿(尿比重高),早期不易出现休克;低渗性脱水体征明显,易发生休克;等渗性脱水的表现介乎两者之间。如等渗性脱水不进行处理,通过不感蒸发(皮肤和呼吸)不断丢失水分而转变为高渗性脱水;只补水不补盐,则可转变为低渗性脱水。体液容量增多包括水中毒、盐中毒及水肿。钠水等比例增多可引起水肿,水增多的比例大于钠增多的比例时可引起水中毒,而钠增多的比例如大于水增多的比例则引起盐中毒。肾脏是排钾的主要器官,血钾高低与酸碱平衡互为因果,相互影响。急性钾代谢紊乱对机体危害较大,严重时可导致患者死亡。血清钾的高低主要影响神经肌肉的兴奋性及心脏的电生理。

复习题

1. 三型脱水对机体的影响?
2. 高钾血与低钾血对神经肌肉兴奋性及心肌电生理的影响?
3. 高钾血与低钾血如何影响酸碱平衡?

(张　颖)

第十五章

酸碱平衡紊乱

学习目标

1. 掌握反映酸碱平衡的指标及四种单纯性酸碱平衡紊乱。
2. 熟悉酸碱平衡的调节机制及双重性酸碱平衡紊乱。
3. 了解三重性酸碱平衡紊乱。

体液酸碱度的相对恒定，是机体内环境稳定的一个重要组成部分。在生理条件下，尽管机体不断生成或摄入酸性或碱性产物，但通过缓冲系统、肺和肾的调节，血液 pH 值始终维持在 7.35~7.45 范围内，这一过程称为酸碱平衡（acid-base balance）。许多疾病可引起体内酸性或碱性物质过多聚积，即发生酸碱平衡紊乱（disturbance of acid-base balance），可使病情更趋严重和复杂。因此，掌握酸碱平衡紊乱的发生机制，及时、准确地处理酸碱平衡紊乱，常常是治疗成败的关键。

根据血液 pH 值的高低，可将酸碱平衡紊乱分为两大类，pH 值降低称为酸中毒，pH 值升高称为碱中毒。由 HCO_3^- 浓度原发性降低或升高引起的酸碱平衡紊乱，称为代谢性酸中毒或代谢性碱中毒；由 H_2CO_3 浓度原发性增高或降低引起的酸碱平衡紊乱，称为呼吸性酸中毒或呼吸性碱中毒。

如患者发生单一酸碱平衡紊乱，称为单纯性酸碱平衡紊乱（simple acid-base disturbance），如两种或两种以上的酸碱平衡紊乱同时存在，称为混合性酸碱平衡紊乱（mixed acid-base disturbance）。

第一节　酸碱平衡及其调节机制

一、酸碱的概念

在生化反应中，能释放出 H^+ 的化学物质称之为酸，例如 HCl、H_2SO_4、H_2CO_3、NH_4^+ 等；而把能接受 H^+ 的化学物质称之为碱，例如 HCO_3^-、NH_3、OH^- 等。

二、体内酸碱物质的来源

体内酸碱物质主要来自体内物质代谢，少量来自食物。普通膳食时，酸性物质的产生远多于碱性物质。

（一）酸的分类及来源

1. 挥发酸（volatile acid） 即碳酸，是机体代谢活动产生最多的酸性物质。糖、脂肪和蛋白质在分解代谢过程中可产生大量 CO_2，CO_2 与 H_2O 结合生成碳酸（H_2CO_3）。碳酸可释放出 H^+，又可转变为 CO_2，经肺排出体外，故被称为挥发酸。

2. 固定酸（fixed acid） 指不能经肺呼出，而只能经肾随尿排出的酸性物质，亦被称为非挥发酸（nonvolatile acid），主要包括分别来源于蛋白质分解代谢产生的磷酸、硫酸与尿酸，糖酵解产生的甘油酸、丙酮酸及乳酸，脂肪代谢产生的 β - 羟丁酸、乙酰乙酸等。此外，机体时常摄入的一些酸性食物或药物（如水杨酸、氯化铵）是体液酸性物质的次要来源。

（二）碱的来源

主要来源于所摄入食物（如蔬菜、瓜果）中含有的柠檬酸钠、苹果酸钠和草酸钠等有机酸盐，其次来源于体内物质代谢产生的碱性物质，如氨基酸脱氨基所生成的氨，但这种氨经肝脏代谢后生成尿素，正常时对体液酸碱度影响不大。

三、机体对酸碱平衡的调节

（一）血液中缓冲系统的调节

所谓缓冲系统是指一种由弱酸和共轭弱碱所组成的具有缓冲酸碱能力的混合溶液（亦叫缓冲对）。血液中的缓冲系统，由血浆和红细胞内缓冲系统所组成。血浆缓冲系统由碳酸氢盐缓冲系统（H_2CO_3/HCO_3^-）、磷酸盐缓冲系统（$H_2PO_4^-/HPO_4^{2-}$）、血浆蛋白缓冲系统（HPr/Pr^-）组成；红细胞内则由血红蛋白缓冲系统（HHb/Hb^-）、氧合血红蛋白（$HHbO_2/HbO_2^-$）缓冲系统组成。在这些缓冲系统中，碳酸氢盐缓冲系统最重要，其特点包括：①缓冲能力强，是细胞外液含量最高的缓冲系统，占血液缓冲总量的 1/2 以上；②缓冲潜力大，通过肺和肾对 H_2CO_3 和 HCO_3^- 的调节使缓冲物质易于补充和排出；③可以缓冲所有的固定酸，不能缓冲挥发酸。挥发酸的缓冲主要靠非碳酸氢盐缓冲系统，特别是 Hb 及 HbO_2 缓冲。通过缓冲体系，可将强酸转变成弱酸（H_2CO_3），将强碱转变成弱碱（HCO_3^-）。

（二）肺的调节作用

肺通过呼吸运动的频率和幅度，控制 CO_2 的排出量，调节血浆 H_2CO_3 浓度，使血液 pH 处于相对稳定状态。当动脉血 $PaCO_2$ 增高或 pH 值降低时，通过中枢和外周化学感受器，使延髓呼吸中枢兴奋，呼吸加深加快，使 CO_2 呼出量显著增多，血浆 H_2CO_3 浓度相应降低；反之，当动脉血 $PaCO_2$ 降低或 pH 值增高时，使呼吸变浅变慢，CO_2 呼出量减少，血浆 H_2CO_3 浓度相应增高（图 15-1）。这种调节的特点是启动较快，数分钟内即可启动，12~24 小时可达到代偿高峰。但是这种调节是有限度的，持续深快呼吸，会使呼吸肌疲劳，最终使肺通气量降低。

（三）肾的调节作用

肾脏主要通过肾小管上皮细胞排泌 H^+、NH_3 及重吸收 $NaHCO_3$ 等过程来调节血浆中 HCO_3^-

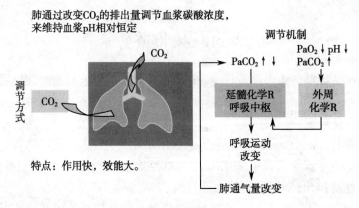

图 15-1 肺的调节

的含量,从而维持 HCO_3^-/H_2CO_3 的比值。其作用特点为反应较慢,数小时后发挥作用,3~5 天达到高峰,但作用持久,有很强的排酸保碱效能。

1. $NaHCO_3$ 的重吸收 生理状态下,能自由通过肾小管滤液中的 $NaHCO_3$,在原尿中的含量与血浆相同,其中在近端肾小管被重吸收的占 85%~90%,在远端肾小管被重吸收的为 10%~15%,随终尿排出体外的仅为 0.1%,几乎无 $NaHCO_3$ 的丢失。

近曲小管细胞内的 CO_2 和 H_2O,在碳酸酐酶的催化下可结合生成 H_2CO_3,H_2CO_3 可部分解离出 H^+ 和 HCO_3^-,其中 H^+ 可通过管腔膜上的 Na^+-H^+ 反向转运体与管腔滤液中的 Na^+ 相互交换,因两者交换转运的方向相反,故称 H^+-Na^+ 反向转运,它是一种继发性主动转运。此时,进入细胞的 Na^+ 与 H_2CO_3 解离出的 HCO_3^- 结合为 $NaHCO_3$,由基侧膜 Na^+-HCO_3^- 载体同向重吸收入血,其结果是小管细胞向管腔每分泌 1mol H^+,则在血浆内同时增加 1mol HCO_3^-。被泌入小管腔的

H^+ 和滤液中的 HCO_3^- 结合生成 H_2CO_3,随之经碳酸酐酶的催化生成 CO_2 和 H_2O,CO_2 再弥散入小管细胞,H_2O 随尿排出体外(图 15-2)。

2. 磷酸盐的酸化 通常,经肾小球滤出进入近曲小管的磷酸盐主要是碱性磷酸盐,当其随滤液流经远曲小管和集合管时,所解离的 Na^+ 可与上皮细胞主动泌入管腔的 H^+ 交换,使碱性的 Na_2HPO_4 转变为酸性的 NaH_2PO_4,随尿排出体外。重吸收的 Na^+ 与上皮细胞内的 HCO_3^- 则生成 $NaHCO_3$ 回流入血。实际上,在促使磷酸盐酸化过程中,集合管的闰细胞发挥了重要作用,这种非 Na^+ 依赖性泌氢细胞,依靠管腔膜 H^+-ATP 酶泵向管腔泌 H^+,引起磷酸盐酸化,同时在基侧膜以 Cl^--HCO_3^- 交换方式重吸收 HCO_3^-。当尿液 pH 降至 4.8 时,滤液中的磷酸盐已全部酸化,因此其缓冲作用是较为有限的(图 15-3)。

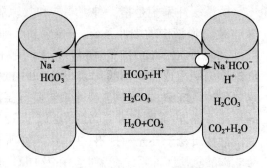

图 15-2 $NaHCO_3$ 的重吸收

3. NH_4^+ 的排泄 NH_4^+ 的生成与排出具有 pH 依赖性,它的排出量是随着酸中毒的加重而增多

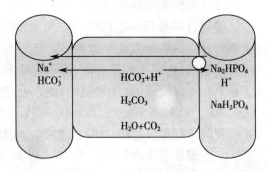

图 15-3 磷酸盐的酸化

的。通常,近曲小管上皮细胞是产 NH_4^+ 的主要场所,在线粒体内由谷氨酰胺酶水解谷氨酰胺最终生成 NH_3。由于谷氨酰胺酶的活性受血浆 pH 的影响。酸中毒越严重,该酶的活性就越高,所催化生成的 NH_3 就越多。这时 NH_3 为脂溶性,生成后弥散入肾小管管腔,与肾小管上皮细胞分泌的 H^+ 结合生成铵(NH_4^+),铵为水溶性,不易通过细胞膜返回细胞内,而以氯化铵的形式由尿排出体外。

第二节　反映体内酸碱平衡变化的指标及其含义

一、血液 pH 值

溶液的酸碱度取决于所含 H^+ 的浓度。pH 值是 H^+ 浓度的负对数值。pH 值越低,表明 H^+ 浓度越高。正常人动脉血液 pH 值为 7.40 ± 0.05。静脉血 pH 值稍低些。pH 值 <7.35 为酸中毒;pH 值 >7.45 为碱中毒。

根据 Henderson-Hasselbalch 方程式:pH 值 $=pKa+\log [HCO_3^-]/[H_2CO_3]$

其中 pKa 为碳酸电离常数的负对数,其值为 6.1,血浆 HCO_3^- 浓度为 24mmol/L,H_2CO_3 浓度 $=PaCO_2 \times \alpha$(溶解系数)$=40 \times 0.3=1.2$,代入公式:pH 值 $=6.1+\log(24/1.2)=6.1+\log(20/1)=6.1+1.3=7.4$

需强调指出的是:①血浆的 HCO_3^-/H_2CO_3 缓冲系统非常重要,不仅其比值直接决定 pH 值大小,而且可通过肺排出 CO_2 和肾脏重吸收 HCO_3^- 来维持 20∶1 的比值,发挥其巨大的缓冲作用;② HCO_3^- 为反映肾脏调节的代谢性因素,其原发性增加或减少,提示机体发生了代谢性碱中毒或酸中毒,继发性增减则见于呼吸性酸中毒或呼吸性碱中毒;③ $PaCO_2$ 为反映肺调节的呼吸性因素,其原发性增加或减少,提示机体发生了呼吸性酸中毒或碱中毒,继发性增减则见于代谢性碱中毒或酸中毒;④ pH 值 <7.35 为失代偿性酸中毒,pH 值 >7.45 为失代偿性碱中毒,pH 值在正常范围内,可以表示酸碱平衡正常、代偿性酸碱中毒($[HCO_3^-]$ 和 $[H_2CO_3]$ 的绝对值虽已发生改变,但两者的比例仍为 20∶1 和混合性酸碱平衡紊乱。

二、动脉血二氧化碳分压

动脉血二氧化碳分压($PaCO_2$)指物理溶解在动脉血浆中的 CO_2 所产生的压力(张力)。正常值范围为 33~46mmHg,平均值为 40mmHg(5.32kPa)。它是反映呼吸性酸碱平衡的重要指标。高于正常反映 CO_2 积蓄过多(肺通气不足),见于呼吸性酸中毒或代偿后的代谢性碱中毒;低于正常反映 CO_2 排出过多(肺通气过度),见于呼吸性碱中毒或代偿后的代谢性酸中毒。

三、标准碳酸氢盐和实际碳酸氢盐

标准碳酸氢盐(standard bicarbonate,SB)是指全血在标准条件下(即在 38℃、血红蛋白完全氧合和用 PCO_2 40mmHg 的气体平衡)所测得的血浆 HCO_3^- 含量。正常值为 22~27mmol/L,平均为 24mmol/L。SB 排除了呼吸因素的影响,是反映代谢性酸碱平衡紊乱的指标。

实际碳酸氢盐(actual bicarbonate,AB)是指隔绝空气的血液标本,在实际 PCO_2 和血氧饱和度条件下测得的血浆 HCO_3^- 浓度。SB 和 AB 的差值反映了呼吸因素对酸碱平衡的影响。正常人 SB=AB;AB<SB,见于呼吸性碱中毒;AB>SB,见于呼吸性酸中毒;两者均减低,表明代谢性酸中毒;两者均升高,表明代谢性碱中毒。

四、缓 冲 碱

缓冲碱(buffer base,BB)是指血液中所有起缓冲作用的阴离子的总和,包括 HCO_3^-、Hb^- 和 Pr^- 等。全血 BB 不受呼吸因素的影响,为反映代谢因素的指标。代谢性酸中毒时,BB 减少;代谢性碱中毒时,BB 升高。

五、碱 剩 余

碱剩余(base excess,BE)指在标准条件下,用酸或碱将 1L 全血或血浆滴定到 pH 值 7.4 时所用的酸或碱的量,一般用 mmol/L 表示。正常应为 (0 ± 3)mmol/L。它是反映代谢性酸碱紊乱的指标。如需用酸性物质滴定,说明是碱剩余,用正值(+BE)表示,常见于代谢性碱中毒;如需用碱性物质滴定,则说明是碱缺乏,用负值(−BE)表示,常见于代谢性酸中毒。

六、阴离子间隙

阴离子间隙(anion gap,AG)是指血浆中未测定阴离子(UA)与未测定阳离子(UC)的差值,即 AG=UA-UC。UA 包括 Pr^-、HPO_4^{2-}、SO_4^{2-} 和有机酸根离子;UC 包括 K^+、Ca^{2+}、Mg^{2+}。已知血浆中可测定的阳离子 Na^+ 浓度为 140mmol/L;可测定的阴离子 Cl^- 和 HCO_3^- 的浓度分别为 104mmol/L 和 24mmol/L,依据血浆阴阳离子总当量数必须相等的电中性原则,可得出 AG=UA−UC=$[Na^+]-([Cl^-]+[HCO_3^-])$,故 AG 的正常值为 (12 ± 2)mmol/L。AG 值升高常意味着血液中未测定的阴离子增多,即酸根离子增多,对于判断代谢性酸中毒有一定意义。

第三节 单纯性酸碱平衡紊乱

一、代谢性酸中毒

代谢性酸中毒(metabolic acidosis)是一种以血浆内 HCO_3^- 原发性减少或 H^+ 增加,使血液 pH 值趋向低于正常范围的病理过程,其特征为血浆 SB、AB、BB 均降低,BE 负值增大和 $PaCO_2$ 继发性降低。

(一)原因和机制

根据 AG 值的变化,将代谢性酸中毒分为两类:AG 增高型代谢性酸中毒和 AG 正常型代谢性酸中毒。

1. AG 增高型代谢性酸中毒　其特点是 AG 升高,血氯正常。

(1) 固定酸产生过多:①乳酸酸中毒:例如休克、肺部疾患(肺水肿、肺炎)、心搏骤停、心力衰竭、严重贫血等,因组织缺氧,糖酵解增强,乳酸产生增加而发生。此外,严重肝病由于乳酸利用障碍亦可造成血浆乳酸增多;②酮症酸中毒:常见于糖尿病、饥饿、长期发热和酒精中毒等。患者因胰岛素相对不足而利用葡萄糖减少或糖原耗竭,机体动用大量脂肪使酮体增多,超过了外周组织氧化利用能力。酮体中的乙酰乙酸和 β-羟丁酸都是酸性较强的物质,易引起酮症酸中毒。

(2) 水杨酸中毒或含氯的成酸性药物摄入过多:摄入大量阿司匹林(乙酰水杨酸)在体内可转变成水杨酸。氯化铵、盐酸精氨酸或盐酸赖氨酸,在体内易解离出 HCl。

(3) 严重肾功能障碍:急慢性肾衰竭晚期,肾小球滤过率极度降低,使硫酸根、磷酸根等不能经肾排出。

2. AG 正常型代谢性酸中毒　其特点是 AG 正常,血氯升高。

(1) 消化道 HCO_3^- 丢失过多:见于严重腹泻、肠瘘、十二指肠引流等,使消化液中的 HCO_3^- 大量丢失。其血氯升高的机制:消化道丢失 HCO_3^- 使血浆和原尿中 HCO_3^- 减少,肾小管 H^+-Na^+ 交换减少,故 Na^+ 随 Cl^- 一起重吸收,同时肠道吸收 Cl^- 增加。

(2) 大量使用碳酸酐酶抑制剂:例如,利尿剂乙酰唑胺可阻碍肾小管分泌 H^+ 和重吸收 HCO_3^-。

(3) 含氯酸性药物摄入过多:例如,氯化铵、盐酸精氨酸等摄入过多后,造成血内 H^+ 和 Cl^- 增多。

(4) 高钾血症:通过细胞内 H^+ 与细胞外 K^+ 交换和肾小管排 K^+ 增多、排 H^+ 减少,结果导致代谢性酸中毒和反常性碱性尿。

(5) 轻中度肾衰竭:在急慢性肾衰早期,因肾小球滤过率 >25%,硫酸根、磷酸根等不至于发生潴留,此时只是肾小管泌 H^+ 和排 NH_4^+ 能力减退。

(6) 肾小管性酸中毒:由于遗传、感染或中毒等原因引起肾小管上皮细胞泌 H^+ 和 NH_4^+ 的能力降低及重吸收 HCO_3^- 减少,也可引起 AG 正常型高氯血性酸中毒,其特点是尿液呈碱性。

(7) 醛固酮分泌不足:醛固酮可促进远曲肾小管泌 H^+、K^+ 和重吸收 Na^+。泌 H^+ 的机制是由于 H^+-ATP 酶受刺激及重吸收 Na^+ 后导致肾小管管腔内负电荷增加。因此,醛固酮分泌不足可导致肾小管排 H^+ 障碍,而发生代谢性酸中毒。

(二) 机体的代偿调节

1. 血液的缓冲　血液中增多的 H^+ 迅速被缓冲系统中的 $NaHCO_3$ 中和,结果生成弱酸 H_2CO_3,后者可分解出 CO_2 而由肺排出。

2. 呼吸的调节　由于血液 pH 值降低可刺激化学感受器,兴奋呼吸中枢,导致呼吸加深加快,CO_2 排出增多,以保持[HCO_3^-]/[H_2CO_3]的正常比值。

3. 细胞内缓冲　当细胞外液 H^+ 增多时,H^+ 进入细胞,由细胞内缓冲体系进行中和。同时,细胞内 K^+ 交换出细胞外,使血浆中 K^+ 含量升高。

4. 肾脏的调节　肾外原因引起的代谢性酸中毒,肾小管上皮细胞中的碳酸酐酶和谷氨酰胺酶活性增高,泌 H^+ 和泌 NH_4^+ 增加,重吸收及重新生成的 HCO_3^- 增多。

（三）对机体的影响

代谢性酸中毒主要引起心血管系统和中枢神经系统的功能障碍。

1. 心血管系统 酸中毒对心血管系统影响很大，严重时可促进微循环障碍，导致 DIC、心力衰竭及心律失常的发生。

（1）微循环障碍：酸中毒可降低微循环对儿茶酚胺反应性而使微循环出现扩张，淤血，回心血量减少，血压下降等，甚至参与了休克的进展过程。

（2）DIC：严重酸中毒可造成血管内皮细胞和组织细胞的损伤，分别激活内源性凝血系统和外源性凝血系统，加之所致的微循环障碍，易诱发 DIC。

（3）心力衰竭：H^+ 增多可竞争性抑制 Ca^{2+} 与心肌肌钙蛋白结合，并使肌浆网和 Ca^{2+} 的亲和力增强而释放 Ca^{2+} 减少，从而抑制心肌的兴奋 - 收缩耦联过程；酸中毒时，心肌能量代谢发生障碍，使离子泵失灵和肌丝滑动障碍，这些因素可使心肌收缩和舒张功能障碍，心排出量降低，甚至发生心力衰竭。

（4）心律失常：代谢性酸中毒时，细胞外 H^+ 进入细胞内，细胞内 K^+ 外逸，加之肾小管泌 H^+ 增多而排 K^+ 减少，导致高血钾症，后者可致室性心律失常。

2. 中枢神经系统 主要表现为抑制，患者可有疲乏、感觉迟钝、嗜睡甚至神志不清、昏迷。这是由于酸中毒时生物氧化酶类活性受到抑制，使 ATP 生成减少，造成脑细胞代谢紊乱和功能障碍；同时也与酸中毒使脑组织谷氨酸脱羧酶活性增强，抑制性神经递质（γ- 氨基丁酸）生成增多有关。

3. 呼吸系统 轻症者常被原发病的症状所遮盖，不易觉察。重症患者呼吸加深加快。糖尿病酸中毒时，呼出气中带有烂苹果味（丙酮味）。

4. 水和电解质代谢 可引起血钾升高、血氯降低和血钙升高。

5. 骨骼发育 慢性代谢性酸中毒由于骨骼不断释放碳酸钙或磷酸盐，而影响骨骼的发育，延迟骨质生长；重者发生纤维性骨炎和肾性佝偻病，成人则可导致骨软化病。

（四）防治原则

1. 预防和治疗原发病 积极治疗原发病，是防治代谢性酸中毒的基本原则和关键。同时积极纠正水和电解质紊乱。如严重腹泻造成的酸中毒，由于细胞内 K^+ 外流，往往掩盖了低钾血症，补碱纠正酸中毒后，K^+ 又返回细胞内，可明显地出现低血钾。由于 Ca^{2+} 与血浆蛋白在碱性条件下可生成结合钙，使游离钙减少，而在酸性条件下，结合钙又可离解为 Ca^{2+} 与血浆蛋白，使游离钙增多，故酸中毒时游离钙增多，酸中毒纠正后游离钙明显减少，有时可出现手脚抽搐。

2. 碱性药物的应用 pH 值不低于 7.30，一般可不用碱性药物；如 pH 值 <7.30，首选 5% 碳酸氢钠。但补充过速或过量，易导致游离钙下降而出现手足抽搐，甚至导致代谢性碱中毒。

二、呼吸性酸中毒

呼吸性酸中毒（respiratory acidosis）是因原发性肺泡通气不足或 CO_2 吸入过多而使血浆内 H_2CO_3 原发性增多、pH 值趋向低于正常范围的病理过程。其特点为 $PaCO_2$ 原发性增高，继发性 AB、SB、BB 升高，BE 正值增大，AB>SB。

（一）原因和机制

1. CO₂ 排出障碍

（1）呼吸中枢抑制：见于颅脑损伤、脑炎、脑膜炎、脑血管意外、全身麻醉过深、镇静剂过量（巴比妥类）、呼吸中枢抑制剂（吗啡等）或酒精中毒等。

（2）呼吸肌麻痹：见于急性脊髓灰质炎、脊神经根炎、重症肌无力、有机磷中毒、脊髓高位损伤、重症低钾或高钾血症等时，呼吸动力减弱可造成 CO₂ 排出障碍。以上两种原因可造成限制性通气不足。

（3）气道阻塞：喉头痉挛和水肿、溺水、异物堵塞气管，常造成急性呼吸性酸中毒。而慢性阻塞性肺部疾患（COPD）、支气管哮喘等则是慢性呼吸性酸中毒的常见原因。

（4）胸部病变：胸部外伤、胸腔积液、气胸及胸廓畸形等。

（5）严重肺疾患：如急性呼吸窘迫综合征、肺炎、肺气肿、肺水肿等，均可严重影响肺通气功能。

（6）呼吸机使用不当：见于通气量调节偏低或过小。

2. CO₂ 吸入过多　较少见，见于在通风不良的环境（如山洞中）作业，空气中 CO₂ 含量过高，导致机体吸入 CO₂ 过多。

（二）机体的代偿调节

1. 细胞内外离子交换和细胞内缓冲　这是急性呼吸性酸中毒的主要代偿方式。体内 CO₂ 潴留使血液中 H_2CO_3 不断升高。后者可解离为 HCO_3^- 和 H^+，H^+ 与细胞内 K^+ 交换，由细胞内蛋白质所缓冲；解离时产生的 HCO_3^- 起一定代偿作用。同时，潴留的 CO₂ 弥散进入红细胞，在碳酸酐酶作用下同 H_2O 结合形成 H_2CO_3，并解离为 HCO_3^- 和 H^+，H^+ 被 Hb^- 缓冲，而 HCO_3^- 释放入血，等量的 Cl^- 则由血浆进入红细胞。缓冲的结果可使血浆 K^+ 升高，Cl^- 降低。但这种离子交换和缓冲十分有限，所以急性呼吸性酸中毒往往是失代偿的。

2. 肾脏的调节　这是慢性呼吸性酸中毒的主要代偿方式。当 $PaCO_2$ 和 H^+ 浓度升高 24 小时后，肾小管上皮细胞内碳酸酐酶和线粒体中谷氨酰胺酶活性增高，促使肾小管上皮细胞排泌 H^+ 和 NH_4^+，重吸收及新生成 $NaHCO_3$ 增多。

（三）对机体的影响

呼吸性酸中毒对机体的影响与代谢性酸中毒基本相同。

应强调指出的是，呼吸性酸中毒，尤其是严重的急性呼吸性酸中毒患者，其中枢神经系统功能紊乱较代谢性酸中毒时更为明显，其发生机制如下：

1. CO₂ 直接舒张血管　脑血管壁上无 α 受体，高浓度 CO₂ 能直接引起脑血管扩张，使脑血流增加、颅内压增高，甚至脑水肿。因此，常引起持续性头痛，尤以夜间和晨起时为甚。

2. CO₂ 呈脂溶性　因 CO₂ 呈脂溶性，易通过血脑屏障，HCO_3^- 为水溶性，其通过的速度较慢，导致脑脊液和脑组织的 pH 值下降比血浆更明显所致。换言之，中枢神经系统的酸中毒程度超过其他组织。患者可出现持续头痛、恶心、呕吐、视神经乳头水肿及抽搐。严重失代偿的呼吸性酸中毒可发生二氧化碳麻醉，患者嗜睡，甚至昏迷。

（四）防治原则

积极治疗原发病，尽快改善通气功能，是防治呼吸性酸中毒的关键。改善肺通气的措施包括去除呼吸道异物、化痰、抗菌消炎、气管插管或气管切开等。不宜单纯给高浓度氧，因血氧浓度迅速提高会解除缺氧对呼吸的兴奋作用，造成呼吸抑制。应慎用碱性药物，因其只能暂时减轻碳酸血症,且它与酸中和生成的 CO_2 往往因通气功能障碍而不能有效排出,反而会加重呼吸性酸中毒。使用机械通气时,切忌过快使 $PaCO_2$ 下降到正常水平,因肾脏来不及反应,继续保碱而发生代谢性碱中毒;同时避免过度通气,以防患者发生呼吸性碱中毒。

三、代谢性碱中毒

代谢性碱中毒(metabolic alkalosis)是一种以血浆内 HCO_3^- 原发性增多或 H^+ 减少,血液 pH 值趋向高于正常范围的病理过程。血浆中 SB、AB、BB 均增高,同时 $PaCO_2$ 可出现代偿性增加,BE 正值增大。

(一)原因和机制

1. **胃液丢失过多** 为代谢性碱中毒最常见原因。正常胃黏膜细胞在分泌盐酸至胃腔的同时,伴有 HCO_3^- 返回血浆中。肠黏膜上皮细胞在分泌 HCO_3^- 入肠腔时,伴有 H^+ 返回血液,两者彼此中和。严重呕吐、长期胃引流、幽门梗阻等病因,使肠液 HCO_3^- 得不到胃酸中和而被重吸收入血,致血中 HCO_3^- 增高。加上频繁呕吐使胃液中 Cl^-、K^+ 丢失,及循环血量减少引起的醛固酮分泌增多,更加重了碱中毒。

2. **碱性物质摄入过多** 常为医源性,见于消化道溃疡病患者服用过多的 $NaHCO_3$;或矫正代谢性酸中毒时滴注过多的 $NaHCO_3$;摄入乳酸钠、乙酸钠或大量输入含柠檬酸盐抗凝的库存血,这些物质在体内代谢可产生 $NaHCO_3$。

3. **低钾血症** 使用排钾性利尿剂(如呋塞米或噻嗪类)或类固醇、腹泻或醛固酮增多症等,均可引起低钾血症。此时,细胞内的 K^+ 外释,细胞外 H^+ 内移以维持电中性,结果导致细胞外碱中毒和细胞内酸中毒;肾远曲小管 K^+-Na^+ 交换减少,H^+-Na^+ 交换增强,HCO_3^- 重吸收或生成增多,导致碱中毒。

4. **肾上腺皮质激素过多** 肾上腺皮质增生或肿瘤可引起原发性肾上腺皮质激素分泌增多,细胞外液容量减少、创伤等刺激可引起继发性醛固酮分泌增多,两者均可使肾脏排 H^+ 排 K^+ 作用增强,易发生代谢性碱中毒。

5. **低氯血症** 胃液大量丧失、利尿剂(噻嗪类和呋塞米等)使氯从尿中丧失,均可引起低氯血症,进而引起低氯性碱中毒。

(二)分类

目前通常按给予生理盐水后代谢性碱中毒能否得到纠正而将其分为两类:

1. **盐水反应性碱中毒** 主要见于呕吐、胃液吸引及应用利尿剂时,由于伴随细胞外液减少及有效循环血量不足,常有低钾和低氯存在,而影响肾排出 HCO_3^- 能力,使碱中毒得以维持,给予等张或半张的盐水来扩充细胞外液,补充 Cl^- 能促进过多的 HCO_3^- 经肾排出使碱中毒得到纠正。

2. **盐水抵抗性碱中毒** 常见于全身性水肿、原发性醛固醇增多症、严重低血钾及 Cushing 综合征等,维持因素是盐皮质激素的直接作用和低 K^+,这种碱中毒患者给予盐水没有治疗效果。

(三)机体的代偿调节

1. **肺的代偿调节** 血浆 pH 值增高和[H^+]降低,通过外周和中枢化学感受器反射性或直接抑制呼吸中枢,导致呼吸变浅变慢,CO_2 排出减少,血浆 H_2CO_3 增多。但是,这种代偿是有限的,$PaCO_2$ 继发性上升的代偿极限是 55mmHg。

2. 肾的代偿调节 血 pH 值增高抑制肾小管上皮细胞内碳酸酐酶和谷氨酰胺酶活性,肾小管分泌 H^+ 和 NH_4^+ 减少,对 $NaHCO_3$ 重吸收减少而排出增多,使尿液呈碱性。应注意的是在缺氯、缺钾和醛固酮分泌增多所致的代谢性碱中毒时,因肾泌 H^+ 增多,尿呈酸性。

3. 细胞内外离子交换 细胞外液 H^+ 浓度降低时,细胞内 H^+ 外移,细胞外 K^+ 内移,故碱中毒时常伴有低钾血症。

4. 血液的缓冲 大多数缓冲系统中碱性成分远多于酸性成分,故血液对碱中毒的缓冲能力较弱。

(四)对机体的影响

轻度代谢性碱中毒患者通常无症状,严重者可出现明显功能代谢变化。

1. 神经肌肉的兴奋性增高 代谢性碱中毒时,神经肌肉的兴奋性增高,表现为腱反射亢进、四肢麻木、震颤及手足搐搦等,这与碱中毒时血内游离钙减少有关。

2. 氧解离曲线左移 碱中毒时,氧与血红蛋白的亲和力增强,氧解离曲线左移,引起组织缺氧。

3. 低钾血症 碱中毒时,细胞外液 H^+ 浓度降低,细胞内 H^+ 逸出而细胞外 K^+ 内移;同时肾小管上皮细胞排 H^+ 下降,排 K^+ 增多,故导致低钾血症。低钾血症和碱中毒常互为因果关系。

4. 中枢神经系统功能改变 严重代谢性碱中毒时,患者常出现烦躁不安、精神错乱、谵妄甚至昏迷。这是由于碱中毒可使氧解离曲线左移,氧合血红蛋白不易释放氧,造成脑组织缺氧;同时也与 pH 值升高使 γ- 氨基丁酸转氨酶活性升高,导致抑制性神经递质(γ- 氨基丁酸)含量减少有关。

(五)防治原则

积极治疗原发病。可适当地输入 0.9% 生理盐水,因为其 pH 值为 7.0,且氯的含量比正常血浆要高出 1/3;碱中毒伴低钾血症时应及时地补充 KCl;对于盐水抵抗性碱中毒,可给予醛固酮拮抗剂和碳酸酐酶抑制剂。

四、呼吸性碱中毒

呼吸性碱中毒(respiratory alkalosis)是指因通气过度,CO_2 排出过多使血浆 H_2CO_3 浓度原发性减少,导致 pH 值趋向高于正常范围的病理过程。血浆中 $PaCO_2$ 下降,AB<SB;经肾脏代偿调节后,AB、SB、BB 均减少,BE 负值增大。

(一)原因和机制

1. 低氧血症和肺疾患 肺炎、肺水肿等外呼吸障碍及吸入气氧分压过低,因 PaO_2 降低而引起通气过度。肺疾患引起通气过度也和肺牵张感受器及肺毛细血管旁感受器受刺激有关。

2. 机体代谢亢进 高热、甲亢时,由于体温过高和机体分解代谢亢进产生的酸性物质等,引起呼吸中枢兴奋,通气过度使 $PaCO_2$ 降低。

3. 药物刺激呼吸中枢 如大剂量应用水杨酸或含氨盐类的药物时,可直接兴奋呼吸中枢。

4. 中枢神经系统疾患或精神障碍 颅脑损伤、脑炎、脑膜脑炎及脑血管意外等均能导致呼吸中枢兴奋性增强。癔症发作时,常出现精神性通气过度。

5. 呼吸机使用不当 常因人工辅助呼吸持续时间过长,呼吸过频过深等而引起严重呼吸性碱中毒。

6. 其他　革兰阴性杆菌败血症和肝硬化等也常引起过度通气。

（二）机体的代偿调节

1. 细胞内外离子交换和细胞内缓冲　这是急性呼吸性碱中毒的主要代偿方式。此时,细胞内的 H^+ 和 Cl^- 分别与细胞外的 K^+ 和 HCO_3^- 交换;血浆中的 HCO_3^- 转移至红细胞内,被血红蛋白缓冲系统缓冲。进入血浆的 H^+ 来自细胞内缓冲物(如 HHb、$HHbO_2$、细胞内蛋白质和磷酸盐等),也可来自细胞代谢产生的乳酸,因为碱中毒可影响血红蛋白释放氧,从而造成细胞缺氧和糖酵解增强。一般 $PaCO_2$ 每下降 10mmHg,血浆 HCO_3^- 浓度降低 2mmol/L。

2. 肾脏的调节　这是慢性呼吸性碱中毒的主要代偿方式,主要表现为肾小管上皮细胞泌 H^+ 和 NH_4^+ 减少,结果 $NaHCO_3$ 重吸收减少而随尿排出增多,因此,血浆中 HCO_3^- 代偿性降低。慢性呼吸性碱中毒时,由于肾的代偿调节和细胞内缓冲,平均 $PaCO_2$ 每降低 10mmHg,血浆 HCO_3^- 浓度下降 5mmol/L,从而有效地避免了细胞外液 pH 值发生大幅度变动。

（三）对机体的影响

呼吸性碱中毒比代谢性碱中毒更易出现眩晕,四肢及口唇发麻、刺痛,手足搐搦,严重者意识障碍及抽搐等。抽搐与血浆 pH 值增高,血浆游离钙减少,神经肌肉兴奋性增高有关。

神经系统功能障碍,除与碱中毒能使血红蛋白氧解离曲线左移导致组织供氧不足有关外,还与脑血流量减少有关,因为低碳酸血症可引起脑血管收缩。据报道 $PaCO_2$ 下降 20mmHg 脑血流量可减少 35%~40%。患者可因脑缺氧出现头痛、头晕、意识不清甚至昏迷。

此外,呼吸性碱中毒时可因细胞内外离子交换和肾排钾增加而发生低钾血症。

（四）防治原则

积极处理原发病,去除引起通气过度的原因。为了提高血液 PCO_2,对急性呼吸性碱中毒可吸入含 5% CO_2 的混合气体或嘱患者反复屏气,或用纸袋扣于患者口鼻上使其反复吸回呼出的 CO_2 以维持血浆 H_2CO_3 浓度,症状即可迅速得到控制。后种方法不宜长时间使用,因为它进一步加重缺氧。对精神性通气过度患者可酌情使用镇静剂。有手足搐搦者可静脉注射葡萄糖酸钙进行治疗。

第四节　混合性酸碱平衡紊乱

混合性酸碱平衡紊乱是指在多种原因的作用下,同一患者同时出现两种或三种酸碱平衡紊乱类型的状况。现将其主要类型分叙如下:

一、双重性酸碱平衡紊乱

（一）呼吸性酸中毒合并代谢性酸中毒

1. 原因　临床上见于:①心跳呼吸骤停;②急性肺水肿;③慢性阻塞性肺疾患伴严重缺氧;④已累及心肌和呼吸肌的重度低钾血症;⑤药物及一氧化碳中毒等。

2. 特点　呼吸性和代谢性双重因素均往酸性方面发展,以致 HCO_3^- 减少时呼吸不能代偿, $PaCO_2$ 增多时肾不能代偿,而呈严重失代偿状态,此时,血浆 pH 显著降低,SB、AB、BB 均下降,AB>SB,血清 K^+ 浓度升高,后果严重。

（二）代谢性碱中毒合并呼吸性碱中毒

1. 原因 以各种危重患者多见。机械通气过度、低氧血症、败血症、颅脑外伤、妊娠中毒症等是导致呼吸性碱中毒的病因；而剧烈呕吐、胃肠引流、大量输入库存血或频繁应用利尿药等是引起合并代谢性碱中毒的病因。

2. 特点 因呼吸性和代谢性因素指标均朝碱性方面变化，$PaCO_2$ 降低，血浆 HCO_3^- 浓度升高，两者之间看不到相互代偿的关系，呈严重失代偿，不论原因如何，预后都极差。血气指标 SB、AB、BB 均升高，AB<SB，$PaCO_2$ 降低，pH 明显升高，血浆 K^+ 浓度降低。

（三）呼吸性酸中毒合并代谢性碱中毒

1. 原因 常见于慢性阻塞性肺疾患或慢性肺源性心脏病，在通气尚未改善前，因滥用碱性药物（$NaHCO_3$）、过急过度地进行人工通气或大量应用利尿剂等所致。

2. 特点 呼吸性与代谢性双重因素使血浆 pH 移动方向相反，效应相互抵消。故血浆 $PaCO_2$ 和血浆 HCO_3^- 浓度均升高而且升高的程度均已超出彼此正常代偿范围，AB、SB、BB 均升高，BE 正值加大，pH 变动不大，略偏高或偏低，也可以在正常范围内。

（四）代谢性酸中毒合并呼吸性碱中毒

1. 原因 可见于：①糖尿病、肾功能衰竭或感染性休克及心肺疾病等危重患者伴有发热或机械通气过度；②慢性肝病，高血氨，并发肾功能衰竭；③水杨酸或乳酸盐中毒，有机酸（水杨酸、酮体、乳酸）生成增多，水杨酸盐刺激呼吸中枢可发生典型的代谢性酸中毒合并呼吸性碱中毒的混合性酸碱失衡。

2. 特点 HCO_3^- 和 $PaCO_2$ 均显著降低，两者不能相互代偿，均小于代偿的最低值，pH 变动不大，甚至可在正常范围。

（五）代谢性酸中毒合并代谢性碱中毒

1. 原因 以肾功能衰竭或糖尿病伴剧烈呕吐、严重胃肠炎伴呕吐、腹泻伴低钾血症、脱水等为常见。

2. 特点 因引起血浆 HCO_3^- 升高和降低的原因同时存在，并相互抵消，故血浆 pH 与 HCO_3^- 可在正常范围内，$PaCO_2$ 正常、略高或略低。若 AG 增大型代谢性酸中毒合并代谢性碱中毒，则测量 AG 值具有重要的诊断意义。

二、三重性酸碱平衡紊乱

由于呼吸性酸中毒和呼吸性碱中毒不可能并存发生于同一患者，故这种酸碱平衡紊乱只存在以下两种类型。

（一）呼吸性酸中毒合并 AG 增高性代谢性酸中毒和代谢性碱中毒

其特点在于 $PaCO_2$ 明显增高，AG>16mmol/L，HCO_3^- 一般升高，Cl^- 显著下降。

（二）呼吸性碱中毒合并 AG 增高型代谢性酸中毒和代谢性碱中毒

其特点在于 $PaCO_2$ 降低，AG>16mmol/L，HCO_3^- 升高或降低，Cl^- 一般降低。

总之，酸碱平衡紊乱复杂多变，应在充分掌握原发病情的基础上，结合实验室检查的结果，通过综合分析，合理判断，以便作出正确结论。

第五节　判断酸碱平衡紊乱的基本思路和方法

临床上酸碱平衡紊乱是复杂多变的。随着病情发展、机体代偿调节和治疗措施的影响,原有的酸碱平衡紊乱或被纠正或演变转化为另一种酸碱平衡紊乱。在临床工作中,我们要从患者的病因、病史、临床表现和体征所提供的线索,判断是否发生了酸碱平衡紊乱及其类型。血气检测结果是判断酸碱平衡紊乱类型的决定性依据,我们可从 HCO_3^-、$PaCO_2$ 和 pH 值的大小来判断酸碱平衡紊乱的性质及严重程度。测定血清电解质可提供有价值的参考资料,计算 AG 值则更有助于区分代谢性酸中毒的类型及诊断混合型酸碱平衡紊乱。最后,我们可以从代偿调节规律(代偿调节的方向性、代偿预计值和限度)来进一步分析判断单纯型或混合型酸碱平衡紊乱。

一、根据 pH 值的变化判断酸碱平衡紊乱的性质及程度

在单纯型酸碱紊乱中,pH 升高一定是碱中毒,pH 降低一定是酸中毒,这是很明确的;在混合型酸碱紊乱中,pH 升高或降低是由占优势的一方决定的,而不能否定另一方的变化,如 pH 升高时也可能有呼吸性酸中毒或代谢性酸中毒存在。但当 pH 正常时,就有三种可能性:①可能是正常人;②可能是代偿型酸碱中毒;③可能是混合性酸碱紊乱。三个变量皆正常一般为正常人;pH 正常而另两个变量异常者(即[HCO_3^-]/[H_2CO_3]的绝对值改变)肯定为酸碱平衡紊乱。

二、根据原发病判断酸碱平衡紊乱的类型

原发性 HCO_3^- 减少或增多是代谢性酸中毒或代谢性碱中毒的特征;原发性 H_2CO_3 减少或增多是呼吸性碱中毒或呼吸性酸中毒的特征。由此从病史判断出原发因素是判断代谢性或呼吸性酸碱紊乱的重要依据。如一患者出现[HCO_3^-]↑/[H_2CO_3]↑,pH 正常,这可能是代偿后代谢性碱中毒,也可能是代偿后呼吸性酸中毒。若病史中有"获碱"或"失酸"的病因发生,则[HCO_3^-]↑是原发性变化,[H_2CO_3]↑是继发性的代偿反应,此患者即为代偿后代谢性碱中毒;若病史中仅有通气障碍的病因,则[H_2CO_3]↑为原发性改变,此患者即为代偿后呼吸性酸中毒。

三、根据代偿情况判定是单纯型或混合型酸碱平衡紊乱

机体对酸碱紊乱代偿性调节有一定的方向性、代偿预测值和代偿限值。符合此代偿调节规律者为单纯性酸碱紊乱,不符合者为混合性酸碱紊乱。

1. 变量"继发性"改变的方向性　当确定某一变量为原发性改变时,另一变量的改变在理论上课假定为"继发性"改变,改变方向若与原发性改变方向一致者有可能是单纯性酸碱紊乱(确定还须看此值与预测值和代偿限值关系)。尽管两大变量表现出方向一致性变化,但"继发性"变量的变化与预测值不符或不超过代偿的限值,即可确定为混合性酸碱平衡紊乱。若改变

方向与代偿调节的方向呈相反者,则易确定为混合性酸碱紊乱。

2. 代偿调节的预测值和代偿限值 在机体酸碱紊乱时,若两变量是相反性变化一定是混合性酸碱紊乱,变动方向相同时则需进一步区分。变动符合代偿规律升降者为单纯性酸碱紊乱,不相符而变动"过度"或"不足"者则可能是混合性酸碱紊乱。现已有经验公式来计算代偿预测值以帮助对酸碱紊乱的诊断(表 15-1)。

表 15-1 常用单纯性酸碱紊乱的预计代偿公式

原发失衡	原发性变化	继发性代偿	预计代偿公式	代偿时限	代偿极限
代谢性酸中毒	$[HCO_3^-]$?	$PaCO_2$?	$\triangle PaCO_2 \downarrow = 1.2\triangle[HCO_3^-] \pm 2$	12~24 小时	10mmHg
代谢性碱中毒	$[HCO_3^-]$?	$PaCO_2$?	$\triangle PaCO_2 \uparrow = 0.7\triangle[HCO_3^-] \pm 5$	12~24 小时	55mmHg
呼吸性酸中毒	$PaCO_2$?	$[HCO_3^-]$?			
急性			$\triangle[HCO_3^-] = 0.1\triangle PaCO_2 \pm 1.5$	几分钟	30mmol/L
慢性			$\triangle[HCO_3^-] = 0.35\triangle PaCO_2 \pm 3$	3~5 天	42~45mmol/L
呼吸性碱中毒	$PaCO_2$?	$[HCO_3^-]$?			
急性			$\triangle[HCO_3^-] = 0.2\triangle PaCO_2 \pm 2.5$	几分钟	18mmol/L
慢性			$\triangle[HCO_3^-] = 0.5\triangle PaCO_2 \pm 2.5$	3~5 天	12~15mmol/L

四、根据 AG 值判断代谢性酸中毒及混合性酸碱平衡紊乱

AG 是区分代谢性酸中毒类型的标志,也是判断单纯性或混合性酸碱平衡紊乱的重要指标。病情较为复杂的患者,计算 AG 值能将潜在的代谢性酸中毒显露出来。

学习小结

正常体液的 pH 值总是保持在 7.35~7.45 之间,这种相对稳定是靠体液缓冲系统、肺、肾三者共同维持的。在病理情况下,可因酸、碱在体内蓄积增多或减少,超出机体代偿能力或调节机制障碍等原因造成体液内环境酸碱度稳态的破坏,称酸碱平衡紊乱。在临床上,患者不但可以有单纯性酸碱平衡紊乱,而且在同一患者体内还可以发生混合性酸碱平衡紊乱。

单纯性酸碱平衡紊乱的有四种基本类型:代谢性酸中毒是指血浆 HCO_3^- 浓度原发性减少,以致血浆 pH 下降的一种酸碱平衡紊乱;代谢性碱中毒是指血浆 HCO_3^- 浓度原发性增多,以致血浆 pH 升高的一种酸碱平衡紊乱;呼吸性酸中毒是指 $PaCO_2$(或血浆 H_2CO_3)原发性升高,以致血浆 pH 下降的一种酸碱平衡紊乱;呼吸性碱中毒是指血浆 H_2CO_3 原发性减少,以致血浆 pH 升高的一种酸碱平衡紊乱。

混合性酸碱平衡紊乱是指在多种原因的作用下,同一患者同时出现两种或三种酸碱平衡紊乱类型的状况,包括双重性酸碱平衡紊乱和三重性酸碱平衡紊乱。

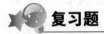 **复习题**

1. 简述代谢性酸中毒时肾脏的代偿调节作用。
2. 试述代谢性酸中毒对心血管系统的影响。
3. 简述代谢性碱中毒对机体的影响。
4. 简述呼吸性酸中毒时中枢神经系统的改变。
5. 简述代谢性碱中毒时肺脏代偿调节作用。
6. 某癔病患者发病 1 小时后，血气指标如下：pH7.52，$PaCO_2$24mmHg，HCO_3^-24mmol/L，BE-2mmol/L。呼吸浅慢，手足抽搐。患者发生了何种酸碱紊乱？依据是什么？

（杨德兴）

第十六章

水　肿

第一节　水肿的概念、原因和分类

水肿（edema）指液体在组织间隙或者体腔内异常积聚的病理过程。水肿不是独立的疾病，而是一种见于多种疾病的临床体征。通常情况下，如果水肿发生在一些体腔内，如胸腔、腹腔、脑室、心包等，这一病理过程又被称为积水（hydrops）。

全身性因素和局部性因素均可引起水肿。全身性因素包括一些重要器官功能障碍及营养不良。例如，严重右心衰竭可引起心性水肿；肾病综合征能引起肾性水肿；肝硬化可引起肝性水肿。局部性因素包括局部炎症、血管病变、淋巴管阻塞及昆虫叮咬等。

水肿分为全身性水肿（generalized edema）和局部性水肿（local edema），亦称为器官特异性水肿（organ specific edema）。全身性水肿包括心性水肿、肾性水肿、肝性水肿、营养不良性水肿等。局部性水肿包括脑水肿、肺水肿、皮下水肿、角膜水肿、淋巴性水肿等。

第二节　水肿的发病机制

水肿的发病机制包括血管内外液体交换失衡导致的组织液生成增多和体内外液体交换失衡导致的体内钠水潴留。

一、血管内外液体交换失衡导致组织液生成增多

正常情况下组织液的生成和回流保持着动态平衡，而这种平衡的维持依赖于血管和组织

间隙之间正常的液体交换以及正常的淋巴回流。血管和组织间隙之间的液体交换受血管内外多种力量调控,包括毛细血管血压、血浆胶体渗透压、组织间隙流体静压和组织液胶体渗透压,其中毛细血管血压和组织液胶体渗透压促进血管内液体向组织间隙内转移,而血浆胶体渗透压则促进组织间隙内液体向血管内转移。组织间隙流体静压情况不同,其在皮下组织中为负值(低于大气压),有促进组织液生成的作用;而在肌肉等组织中,其为正值,起到阻碍组织液生成的作用。由于毛细血管血压从动脉端向静脉端逐渐降低,在毛细血管动脉端,驱使液体进入组织间隙的力量大于吸引液体回流毛细血管的力量,导致组织液生成。相反,在静脉端,由于毛细血管血压较低,促进液体向血管内移动的力量占优势,组织液回流入血。通常情况下,组织液在动脉端的生成略大于静脉端的回流,剩余的组织液进入淋巴系统形成淋巴液,最终被送回循环系统内,以维持组织液生成与回流之间的平衡(图 16-1)。

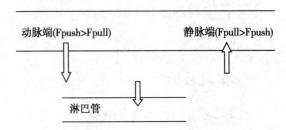

Fpush:驱使液体离开血管的力量
Fpull:吸引液体进入血管的力量
⟹ 液体流动方向

图 16-1 组织液的生成与回流示意图

上述调控血管内外液体交换力量的改变及淋巴回流障碍可导致组织液生成过多,滞留在组织间隙内而形成水肿,具体机制包括:

(一)毛细血管平均血压增高

毛细血管平均血压增高,驱使更多血管内液体转移至组织间隙内,导致组织液生成增多,当超过淋巴系统的代偿限度时,即可引起水肿。临床上毛细血管血压增高通常由各种原因引起的静脉压增高所致,如右心衰竭时体循环回流受阻,导致静脉压和毛细血管血压增高,引起全身性水肿;静脉血栓、静脉瓣膜受损等也可阻碍局部静脉回流,增高静脉压而引起水肿。此外,一些炎性介质所致的微循环血管扩张、充血,也可使毛细血管流体静压增高,促进炎性水肿的发生。

(二)血浆胶体渗透压降低

血浆胶体渗透压由血浆蛋白质产生,是吸引组织液回流血管内的主要力量。白蛋白在血浆中含量高,且分子量小,因此数量多,是决定血浆胶体渗透压的主要蛋白。当血浆白蛋白含量减少时,血浆胶体渗透压下降,导致组织液滞留于组织间隙内而发生水肿。临床上导致血浆白蛋白含量降低的常见原因包括:①合成障碍:白蛋白由肝脏合成,约占肝脏合成蛋白总量的50%。肝硬化等肝脏疾病可因白蛋白合成显著降低而引发肝性水肿。营养不良时,外源性蛋白质摄入不足,导致体内氨基酸缺乏,进而引起白蛋白合成减少。②丢失过多:肾病综合征时由于肾小球滤过膜受损,大量血浆白蛋白随尿液丧失。③蛋白质分解代谢增强:大面积烧伤时,机体处于高代谢状态,可呈负氮平衡,导致血浆胶体渗透压降低;恶性肿瘤、慢性感染等慢性消耗性疾病也可因负氮平衡而导致水肿发生。

(三)微血管壁通透性增强

正常情况下,只有微量蛋白质能通过毛细血管壁进入组织间隙,因此血浆胶体渗透压远高于组织间液胶体渗透压,两者的合力有助于组织液回流。在炎症、外伤、烧伤、过敏反应等情况时,微血管壁可在直接损害下或在组胺、缓激肽等炎症介质的作用下通透性增高,血浆蛋白从毛细血管壁和微静脉壁滤出,进入组织间隙,使血浆胶体渗透压下降,而组织液的胶体渗透压升高,导致组织液回流受阻,形成水肿。

(四)淋巴回流受阻

淋巴系统不仅能将正常血管内外液体交换所致的剩余组织液送回循环系统,以维持组织液生成与回流的平衡,而且在组织液生成异常增多时也能发挥强大的代偿回流作用。此外,淋巴管壁通透性较大,淋巴系统可回收从血管漏出的及细胞代谢产生的一些蛋白质,维持组织液胶体渗透压恒定。因此,淋巴系统具有重要的抗水肿能力,通常只有当组织液生成增多超出淋巴系统的代偿能力时,水肿才会发生。恶性肿瘤侵入淋巴管、淋巴结手术切除、丝虫感染等原因可引起淋巴管阻塞,导致剩余组织液无法被送回循环系统而引起水肿。此外,淋巴管被堵后,毛细血管滤出的蛋白质在组织间隙内积聚,引起组织液胶体渗透压增加,促进了水肿的发生。

二、体内外液体交换失衡导致体内钠水潴留

正常人体液总量是相对恒定的,这种恒定的维持主要依赖于肾脏的正常功能。肾脏通过肾小球的滤过和肾小管的重吸收调节着钠水的排泄。通常情况下,肾小球滤过液进入近端小管后有 65%~70% 的钠水被重吸收入血,但是近端小管对钠水的重吸收量不是固定不变的,而是随肾小球滤过率变化而发生变动。当肾小球滤过率增加时,滤过液中钠水含量增加,近端小管对钠水的重吸收量也随之增加;相反,当肾小球滤过率降低时,近端小管对滤过液中的钠水重吸收量也相应降低。近端小管的重吸收率始终保持在滤过率的 65%~70%,这种现象被称为球-管平衡。球-管平衡有利于保证肾脏钠水排泄不会因肾小球滤过率的变化而发生大幅度波动。反之,当球-管失衡时,可能引起钠水潴留,导致水肿发生。远端小管对水、钠的吸收主要受醛固酮和抗利尿激素的调控,当体内这些激素含量增多的时候,亦可导致钠水潴留。

(一)肾小球滤过率(glomerular filtration rate,GFR)下降

当在一些致病因素作用下,肾小球的滤过率出现降低,而肾小管的重吸收量却未相应减少时,肾小管重吸收率增加,钠水排泄减少,发生钠水潴留。

1. 肾小球病变 急性肾小球肾炎时,血管内皮细胞、系膜细胞增生以及炎性细胞浸润,导致肾小球毛细血管腔狭窄或闭塞,肾小球滤过减少;慢性肾小球肾炎进展到后期时,肾单位大量被破坏,肾小球滤过面积减少。

2. 肾血流减少 充血性心力衰竭、肾病综合征时,有效循环血量下降,肾血流量减少。有效循环血量减少可激活交感神经-肾上腺髓质系统及肾素-血管紧张素系统,释放儿茶酚胺和血管紧张素等缩血管物质,引起肾血管收缩,以致肾血流量进一步减少。

(二)近端小管重吸收钠水增多

肾小球滤过液中 65%~70% 的钠水被近端小管重吸收入血,因此近端小管对钠水的重吸收异常增多即可导致钠水潴留。

1. 心房钠尿肽(atrial natriuretic peptide,ANP)分泌减少 心房钠尿肽主要由心房肌细胞产生和释放,其刺激因素包括心房牵张、血容量增加、交感神经系统兴奋、血钠浓度升高及血管紧张素Ⅱ、内皮素(endothelin)等缩血管物质。心房钠尿肽通过抑制肾素-血管紧张素-醛固酮系统促进钠水排泄。此外,心房钠尿肽能够舒张入球小动脉,收缩出球小动脉,提高肾小球滤过率,增加钠水排泄。在一些病理状态下,如心房内血容量明显减少时,心房感受器受到的牵拉刺激减弱,心房肌细胞合成、分泌心房钠尿肽减少,近曲小管对钠水的重吸收增加。

2. 肾小球滤过分数（filtration fraction，FF）增加 肾小球滤过率与肾血浆流量的比值称为滤过分数。正常情况下，滤过分数约为20%，即约20%肾血浆流量经肾小球滤过。充血性心力衰竭或肾病综合征时，有效循环血量减少，肾血流量随之下降；由于在儿茶酚胺、血管紧张素Ⅱ等缩血管物质作用下，出球小动脉的收缩比入球小动脉明显，肾小球滤过率降低幅度低于肾血浆流量，滤过分数增加。此时，由于相对较多的无蛋白滤液被滤出，血液流入肾小管周围毛细血管后，血浆胶体渗透压增高，同时流体静压下降，导致近端小管重吸收钠水增加。

（三）远端小管和集合管重吸收钠水增多

远端小管和集合管对钠水的重吸收主要受醛固酮和抗利尿激素调节。

1. 醛固酮（aldosterone）增多 醛固酮分泌增多的主要原因为肾素-血管紧张素-醛固酮系统激活。肾素由肾脏的球旁细胞合成并分泌，其感受器是位于入球小动脉壁牵张感受器和致密斑。充血性心力衰竭、肾病综合征及肝硬化腹水等原因导致肾血流量减少时，肾血管灌注压降低，入球小动脉壁受牵拉的程度减弱，刺激肾素分泌。另外，肾血流量减少等原因导致肾小球滤过率降低时，流经致密斑的钠含量减少，亦可刺激球旁细胞分泌肾素。肾素可促进血管紧张素Ⅱ的生成，后者刺激肾上腺皮质合成和释放醛固酮。此外，严重肝功能障碍时，肝细胞对醛固酮的灭活减弱，也可使血中醛固酮含量增高。

2. 抗利尿激素（antidiuretic hormone，ADH）增多 抗利尿激素的主要刺激因素为细胞外液渗透压升高和有效循环血量下降。有效循环血量减少时，左心房和胸腔大血管的容量感受器所受的刺激减弱，抗利尿激素分泌增加。ADH的产生亦受肾素-血管紧张素-醛固酮系统影响。血管紧张素Ⅱ可直接刺激抗利尿激素分泌和释放；同时，醛固酮通过促进肾小管对钠进行重吸收，升高血浆渗透压，间接诱导抗利尿激素分泌和释放。

以上是水肿的基本发病机制。需要指出的是，临床上水肿的发生通常是多种机制共同作用的结果。因此，在治疗过程中应根据患者的具体情况，选择适当的治疗方案。

第三节 常见的水肿类型及发病机制

本节就心性水肿、肾性水肿、肝性水肿等全身性水肿及肺水肿、脑水肿等器官特异性水肿进行介绍。

一、心 性 水 肿

心性水肿（cardiac edema）通常指右心衰竭引起的过多液体在组织间隙和腹腔、胸腔等体腔中积聚。心性水肿的发病机制主要与体循环淤血引起的毛细血管血压增高及球-管失衡导致的钠水潴留有关。

1. 毛细血管血压增高 右心衰竭时，心排出量降低，右心室舒张末期压力增高，血液淤滞在静脉系统中，使体循环静脉压和毛细血管血压增高。同时有效循环血量下降刺激交感-肾上腺髓质系统释放儿茶酚胺，引起微循环痉挛收缩，进一步升高毛细血管血压。由于毛细血管血压受重力影响，因此在身体的低垂部位，静脉回流阻力更大，毛细血管流体静压升高更明显，水肿出现较早，这种现象被称为体位性水肿（dependent edema）。

2. 球 - 管失衡导致钠水潴留　一方面,肾小球滤过率下降。右心衰竭时,体循环淤血使有效循环血量减少,肾血流量随之减少;另外,由于交感神经 - 肾上腺髓质系统和肾素 - 血管紧张素系统被激活,释放大量缩血管物质,引起肾血管收缩,加重肾缺血;另一方面,肾小管重吸收功能增强。右心衰竭时,肾素 - 血管紧张素 - 醛固酮系统过度激活,导致血中醛固酮含量增多。此外,如同时发生心源性肝硬化,肝功能受损,肝细胞对醛固酮的灭活减少,可进一步提高血中醛固酮水平。有效循环血量减少、血管紧张素增多等因素亦刺激抗利尿激素合成与分泌。醛固酮和抗利尿激素的增多促进肾远端小管和集合管对钠水重吸收增强,导致钠水潴留。

3. 血浆胶体渗透压降低　右心衰竭时,多种因素可导致血浆胶体渗透压降低,参与水肿的发生、发展过程。右心衰竭时血浆蛋白浓度降低的可能机制包括:①长期肝淤血导致肝功能障碍,蛋白质合成受损;②胃肠道淤血水肿,蛋白质的摄入和吸收障碍;③胸水、腹水形成,蛋白质丢失增加;④钠水潴留,血浆蛋白浓度稀释性降低。

4. 淋巴回流障碍　右心衰竭时,静脉系统淤血,压力增高,淋巴液进入静脉系统的阻力增大,淋巴系统无法发挥代偿作用,将多余的组织液送回循环系统。

二、肾 性 水 肿

肾性水肿(renal edema)指肾脏疾病引起的全身性水肿,分为肾病性水肿和肾炎性水肿两大类。

1. 肾病性水肿(nephrotic edema)　通常由肾病综合征引起的水肿称为肾病性水肿。血浆胶体渗透压降低是肾病性水肿的主要发病机制。

(1) 血浆胶体渗透压下降:肾病综合征时,肾小球滤过膜屏障功能受损,大量血浆蛋白进入超滤液,当超过近端小管的重吸收能力时,形成蛋白尿,导致血浆蛋白丢失。严重肾病时,由于蛋白质丢失速度远超过肝脏代偿合成速度,因而引起低蛋白血症和血浆胶体渗透压降低,更多液体进入组织间隙,导致水肿。

(2) 继发性钠水潴留:肾病性水肿时,体液大量积聚在组织间隙,有效循环血量减少,可激活肾素 - 血管紧张素 - 醛固酮系统及诱导 ADH 分泌。在醛固酮和 ADH 作用下,远端小管和集合管对钠水重吸收增强,引起水钠潴留,加重水肿。

(3) 原发性钠水潴留:由于部分发生水钠潴留患者血浆肾素水平并不升高,显示某些原发于肾内的钠水潴留因素参与了肾病性水肿的发病过程。

2. 肾炎性水肿(nephritic edema)　通常由肾小球肾炎引起的水肿称为肾炎性水肿。肾炎性水肿的主要发病机制为球 - 管失衡所致的钠水潴留,即肾小球滤过率明显下降而肾小管的重吸收功能正常或增强。

(1) 肾小球滤过率降低:前文已述,急性肾小球肾炎时,肾小球血管内皮细胞和间质细胞肿胀增生,炎性细胞浸润,导致肾小球毛细血管腔狭窄或闭塞,肾血流量减少,肾小球滤过降低;慢性肾小球肾炎时,肾单位大量破坏导致肾小球滤过面积减少,肾小球滤过率下降。

(2) 肾小管重吸收功能正常或增强:肾小球肾炎时,患者肾小管重吸收功能基本正常,导致钠水潴留及少尿。部分患者可由于流经致密斑钠含量降低,激活肾素 - 血管紧张素 - 醛固酮系统,使钠水重吸收增强,加重钠水潴留。

(3) 其他因素:高血压、毛细血管通透性增强等因素也与肾炎性水肿的发病有关。

三、肝 性 水 肿

肝性水肿(hepatic edema)指严重的肝脏疾病引起的水肿。肝性水肿最常见的原因是肝硬化,以腹腔积水多见。肝性水肿的发生机制与门脉高压、血浆胶体渗透压降低及钠水潴留等因素有关。

1. 门静脉高压 门静脉高压时,肝血窦内压升高,肝脏淋巴液生成增加,当超过淋巴系统的代偿能力时,淋巴液可从肝包膜直接漏入腹腔而形成腹水。门脉高压可导致肠系膜静脉回流障碍,毛细血管流体静压升高,促使液体进入组织间隙并流进腹腔,形成腹水。

2. 血浆胶体渗透压降低 肝硬化时,肝脏合成白蛋白功能障碍,导致血浆胶体渗透压降低,促进水肿发生。另外,胃肠道黏膜淤血水肿损害蛋白质吸收及蛋白质随腹水丢失等因素,将进一步导致血浆蛋白浓度及胶体渗透压降低,加重腹水。

3. 钠水潴留 肝硬化时,由于血管床扩张及腹水形成等因素,有效循环血量减少,肾小球滤过率降低及醛固酮和抗利尿激素分泌增加,导致球 - 管失衡。

四、肺 水 肿

肺水肿(pulmonary edema)指过多的液体积聚在肺组织间隙和(或)肺泡腔。根据发病原因,肺水肿分为心源性肺水肿(cardiogenic pulmonary edema)和非心源性肺水肿(noncardiogenic pulmonary edema)两种类型。心源性肺水肿通常指左心衰竭引起的肺水肿,而非心源性肺水肿主要由急性肺损伤所致。其他因素,如急性肾衰竭、颅脑损伤等亦可引起非心源性肺水肿。

1. 肺毛细血管血压增高 左心衰竭时,心输出量降低,心室舒张末期压力增加,肺静脉回流受阻,以致肺静脉和肺毛细血管压力增高,液体进入肺间质及肺泡内,发生肺水肿。此外,缺氧、休克等引起的肺血管收缩、纵隔肿瘤压迫肺静脉和左心房、大量输血输液等原因均可导致肺静脉压和肺毛细血管压升高。

2. 肺毛细血管壁通透性增加 主要见于一些非心源性肺水肿。创伤、感染、出血、缺氧、中毒等因素引起急性肺损伤时,局部炎症介质释放,如组胺、激肽等,导致肺毛细血管壁通透性增强,血浆蛋白漏出毛细血管进入肺间质,诱发肺间质水肿。肺泡表面活性物质合成减少等因素将进一步导致肺泡受损,诱发肺泡水肿。急性肺损伤发生肺水肿时,患者病情可能恶化为急性呼吸窘迫综合征(acute respiratory distress syndrome,ARDS)。

3. 其他 血浆胶体渗透压降低及肺淋巴回流障碍等因素也可促进肺水肿的发生。

五、脑 水 肿

脑水肿(brain edema)指液体过多积聚在脑组织间隙和脑细胞内。脑水肿引起脑体积增大、重量增加,严重时可导致颅内高压及脑疝,危及生命。脑水肿包括以下几种类型:

1. 血管源性脑水肿(vasogenic brain edema) 血管源性脑水肿是临床上最常见的一种类型脑水肿,多因脑肿瘤、脑外伤、脑血管意外、脑脓肿等引起。致病因素可直接损伤毛细血管,也可释放组胺、激肽、5- 羟色胺等炎症介质,使脑内毛细血管的通透性增高,血浆蛋白漏出血管外，进入组织间隙。此类水肿的特点是水肿液含有较高浓度血浆蛋白，主要发生部位为脑白质。

2. 细胞中毒性脑水肿（cytotoxic brain edema）　主要由脑缺血、缺氧及水中毒导致。缺血、缺氧时，脑细胞能量代谢障碍，ATP 生成减少，导致细胞膜钠 - 钾 ATP 酶功能障碍，细胞外钠离子内流，细胞内渗透压升高，水从细胞外进入细胞内。此时，由于钙泵亦因缺乏 ATP 而出现功能障碍，引起钙离子内流和细胞内钙超载，加重脑细胞损伤和脑细胞水肿。SIADH 等原因引起水中毒（高容量性低钠血症）时，由于细胞外液渗透压降低而容量增多，水移向渗透压相对较高的细胞内，从而引起脑细胞水肿。水中毒引起的脑水肿亦被称为渗压性脑水肿。细胞中毒性脑水肿并不伴有脑血管损伤，水肿主要位于细胞内，水肿液通常不含蛋白质。

3. 间质性脑水肿（interstitial brain edema）　多见于阻塞性脑室积水。主要由肿瘤压迫和炎性增生等原因导致的脑脊液回流通路受阻所致。脑脊液在脑室中积聚，压力增加，使脑室管膜通透性增加及破裂，脑脊液溢入周围白质间质内。这类水肿的主要特点是脑室积水，室管膜扩张，脑室周围白质水肿。

第四节　水肿的特点及对机体的影响

一、水肿的特点

（一）水肿液的性状

除蛋白质以外，水肿液成分基本与血浆相同。根据蛋白质含量，水肿液可以分为漏出液和渗出液。漏出液的特点是蛋白质的含量少于 2.5g%，比重低于 1.015，细胞数少于 500/100ml；渗出液的蛋白质含量可达 3g%~5g%，比重大于 1.018，有时可见较多炎性细胞，多因毛细血管通透性增强引起。

（二）水肿组织的皮肤特点

皮下肿胀是全身性水肿和一些局部水肿的重要体征。当过多液体积聚于皮下组织时，局部皮肤肿胀，弹性差，皱纹变浅，颜色苍白，用手指按压可见凹陷，即凹陷性水肿（pitting edema），又称为显性水肿（frank edema）。通常情况下，在显性水肿发生以前，组织间隙内液体已经增多，但由于组织间隙中的透明质酸、胶原及黏多糖等胶体网状物对液体有强大的吸附能力，液体因与这些物质呈凝胶态结合而无法自由移动，此时按压水肿部位皮肤时，不会出现凹陷；而当增多的液体超过胶体网状物的吸附能力时，形成游离液体，即出现显性水肿。临床上把已有组织间液明显增多，且体重增加，但无明显的皮肤凹陷体征，称为隐性水肿（recessive edema）。

（三）水肿的分布特点

局部水肿通常局限于单个器官或组织内，如肺水肿分布在肺间质和（或）肺泡内，脑水肿则可分布在脑间质、脑细胞或脑室内。与局部水肿不同，全身性水肿则可累及机体的多个部位。心性水肿主要由毛细血管血压增高所致，而毛细血管血压受重力影响，因此心性水肿通常首先出现于身体低垂部位的皮下组织，以足踝和胫前区显著，久卧患者则以骶部更加明显。严重右心衰竭时，患者则可出现胸水和腹水。肾性水肿时，水肿液因不受重力影响，通常首先积聚于皮下组织疏松部位，如眼睑和面部，之后随着水肿加重而逐渐扩展至全身。肝性水肿时，由于局部血流动力学特点,水肿往往首先表现为腹水,严重时可出现下肢水肿及胸水。

二、水肿对机体的影响

水肿时,组织间隙或体腔内过多积聚的液体常对组织、器官产生压迫,导致组织或器官出现功能障碍。而当水肿液进入肺泡或某些细胞后,如脑细胞,相应器官功能障碍将明显加重。水肿对机体的具体影响则与水肿类型及部位有关。肢体水肿时,患者有不适感,如累及到关节,患者运动可受限;腹水时,患者通常有明显的腹胀感;胸水时,由于胸廓顺应性降低、膈肌受压及肺容量减少等因素,患者通常出现呼吸困难。一些特殊部位的水肿则可带来更严重的后果,甚至危及生命。急性喉水肿时患者可因呼吸道阻塞而窒息;脑水肿时患者可因出现脑疝而导致心跳、呼吸停止;肺水肿时,由于气体交换障碍,患者可出现呼吸衰竭。水肿在组织水平上可导致细胞营养障碍,主要原因为细胞和毛细血管间的距离因过量液体积聚而增大,增加了营养物质的弥散距离。在极少情况下,水肿具有一定抗损伤作用,如炎性水肿时,水肿液具有稀释毒素、运送补体和抗体等作用。

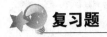 学习小结

水肿是临床上常见的一种病理过程,是各种原因导致的液体过度积聚于组织间隙或体腔。

水肿发生机制包括血管内外液体交换失衡导致的组织液生成过多和体内外液体交换失衡导致的钠水潴留,前者可由毛细血管血压升高、血浆胶体渗透压降低、毛细血管通透性增高及淋巴回流受阻等因素引起;后者则主要由球 - 管失衡所致,即肾小球滤过率降低和(或)肾小管重吸收增强。

水肿分为全身性水肿和局部性水肿,前者主要包括心性水肿、肾性水肿、肝性水肿及营养不良性水肿;后者主要包括肺水肿、脑水肿、皮下水肿及淋巴性水肿等。

复习题

1. 水肿的概念是什么? 如何分类?
2. 导致血管内外液体交换失衡的因素有哪些?
3. 心性水肿的发病机制是什么?

(赵成海)

第十七章

发　热

学习目标

1. 掌握发热的概念、发病机制和发热过程的表现及其机制。
2. 熟悉发热的病因、发热机体功能代谢变化和发热的防治原则。
3. 了解发热的生物学意义。

第一节　概　述

在体温调节中枢的调控下实现体温的相对稳定,是人和哺乳动物维持正常生命活动的一个基本条件。生理状态下,正常成人的体温维持在 37℃ 左右,昼夜间呈周期性波动,波动幅度一般不超过 1℃,并存在性别、年龄之间的差异。

多种生理和病理性因素可以引起体温升高,体温升高分为生理性和病理性两种情况。生理性体温升高,以剧烈运动(机体产热过多所致)、月经前期(与孕激素分泌增多有关)和心理性应激多见,不对机体产生危害,也无需治疗。病理情况下的体温升高,包括发热和过热(图 17-1)。

发热(fever)是指在致热原的作用下,因体温调定点上移所引起的调节性体温升高(超过正常体温0.5℃)。此时,体温调节功能是正常的,只是由于调定点上移,使体温调节在高水平上进行。发热作为一种重要的病理过程和临床表现,存在于多种疾病之中,既是疾病发生的重要信号,其体温曲线变化还是反映病程、判断病情、评价疗效和估计预后的重要客观依据。

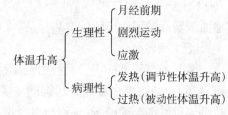

图 17-1　体温升高的分类

过热(hyperthermia)是由于体温调节中枢功能失调或热效应器官功能障碍,使体温不能维持在与调定点相适应的水平,引起的非调节性的体温升高。此时,调定点仍处于正常水平。主要见于:①产热过多:如癫痫大发作剧烈抽搐、甲状腺功能亢进等引起的体温升高;②散热障碍:如先天性汗腺缺陷症、皮肤广泛鱼鳞病及中暑(环境温度过高妨碍散热)等;③体温调节中枢功能障碍:如下丘脑损伤、出血或炎症,可造成体温调节中枢丧失调节能力(表 17-1)。

表 17-1　发热与过热的区别

	过　热	发　热
病因	无致热原	有致热原
发病机制	调定点无变化,产热、散热及调节障碍	调定点上移
效应	体温可很高,甚至致命	体温可较高,但有热限
防治原则	物理降温	对抗致热原

第二节　发热的原因

能引起发热的原因很多,主要见于感染性因素和非感染性因素,分别引起感染性发热和非感染性发热。

一、感染性发热

各种病原微生物引起的感染,不论急性、亚急性或慢性,局部性或全身性,均可出现发热,其中细菌感染是发热的最常见原因。

(一) 革兰阳性菌

主要有肺炎球菌、金黄色葡萄球菌、溶血性链球菌、白喉杆菌等。其致热物质包括全菌体、菌体细胞壁骨架的肽聚糖、某些细菌分泌的外毒素,如葡萄球菌释放的肠毒素,链球菌产生的致热外毒素 A、B、C(曾被称为猩红热毒素)和白喉杆菌释放的白喉毒素等。

(二) 革兰阴性菌

以大肠杆菌、伤寒杆菌、淋球菌、脑膜炎球菌等为典型菌群。所含有的致热物质为菌体和细胞壁中的肽聚糖和脂多糖(LPS)。尤其是脂多糖,又称内毒素(endotoxin,ET),由 O- 特异侧链、核心多糖和脂质 A 三个部分组成。脂质 A 是致热的主要成分。内毒素致热性和耐热性强(需160℃干热 2 小时方可灭活),不易清除,在自然界中分布极广,是最常见的外致热原。临床上输血或输液过程中出现的发热反应,大多是由于污染内毒素所致。

(三) 病毒

常见的有流感病毒、冠状病毒、麻疹病毒或柯萨奇病毒等。人类的致病病毒多数为包膜病毒,包膜中的脂蛋白可能是病毒的主要致热成分。有些病毒包膜中含有一种能凝集人、鸡、豚鼠等多种红细胞的糖蛋白,称为血凝素(hemagglutinin),也具有致热性。

(四) 其他微生物

支原体、立克次体、螺旋体真菌、寄生虫等都具有致热性,其致热性可能与胞壁中含有的脂多糖有关。此外,尚有许多病原微生物并不产生特异的致热物质或其致热物质尚不清楚。

二、非感染性发热

(一) 无菌性坏死组织的吸收

组织坏死、组织蛋白分解及组织坏死产物的吸收所致的无菌性炎症,可引起发热。见于内脏如心肌、脾、肺等梗死或肢体坏死,亦见于烧伤、外伤和手术后非伤口感染性发热等。

(二)恶性肿瘤

有些恶性肿瘤患者在排除感染、抗生素治疗无效的情况下会出现直接与癌症有关的非感染性发热,又称癌性发热,肿瘤细胞本身可能产生致热的物质,其快速生长引起的组织相对缺血缺氧而坏死也可引起发热。在恶性肿瘤中,又以血液系统的恶性病变容易表现为发热,少数患者有可能以发热为第一次发病的唯一表现。

(三)变态反应

药物、疫苗、类风湿性关节炎、系统性红斑狼疮、血型不合输血等引起的变态反应,不论是速发或迟发型的均可引起发热。可能与抗原抗体复合物具有致热性有关。

(四)其他

尿酸盐结晶、硅酸盐结晶、某些类固醇代谢产物等也具有致热性。

第三节 发热的发病机制

发热的发生机制比较复杂,许多细节尚未查明,但其基本的环节已比较清楚。发热可大致分为三个环节:发热激活物作用于产内生致热原细胞,使其产生和释放内生致热原(endogenous pyrogen,EP);EP 作用于下丘脑体温调节中枢,在中枢发热介质的介导下,使体温调定点上移;机体产热增加和散热减少,从而引起体温升高。

一、发热激活物

凡能激活体内产内生致热原细胞产生和释放 EP,进而引起体温升高的物质称为发热激活物(pyrogenic activator)。包括外致热原和某些体内产物。

(一)外致热原

来自体外的发热激活物称为外致热原。各种微生物如细菌、病毒、真菌、螺旋体、疟原虫裂殖子及其代谢产物等均为常见的外致热原。

(二)体内产物

1. 抗原-抗体复合物　抗原-抗体复合物对产 EP 细胞有激活作用。给家兔静脉注射青霉素致敏,然后再注入青霉素-血清蛋白结合物,可引起动物发热;把致敏兔的血细胞与上述结合物体外培育,能释放白细胞致热原,表明是抗原 抗体复合物起了激活作用。许多自身免疫性疾病如系统性红斑狼疮、类风湿等有顽固的发热,循环中持续存在的抗原-抗体复合物可能是其主要的发热激活物。

2. 致炎物和炎症灶激活物　有些非感染性致炎物如硅酸结晶、尿酸结晶等,在体内不但可引起炎症反应,其本身还具有激活 EP 细胞的作用。坏死组织引起的无菌性炎症灶及其渗出液中也含有激活物,能促使血白细胞释放内生致热原。

3. 致热性类固醇　体内某些类固醇代谢产物,如睾酮的中间代谢产物本胆烷醇酮与人的白细胞共同孵育,可诱生 EP,可能与人体某些不明原因的周期性发热有关。

二、内生致热原

在发热激活物的作用下,体内某些细胞产生和释放的能引起体温升高的物质,称为内生致热原。

(一)产内生致热原细胞

能够产生和释放 EP 的细胞称为产 EP 细胞,包括单核细胞、巨噬细胞、内皮细胞、淋巴细胞、神经胶质细胞、肾小球系膜细胞以及肿瘤细胞等。

(二)内生致热原的种类与特性

1. 白细胞介素 -1(interleukin-1,IL-1)　主要来源于单核 - 巨噬细胞,其次为内皮细胞、成纤维细胞、星形胶质细胞等,是一种分子量为 17kD 的多肽类物质,不耐热(70℃、30 分钟即可失活),可分为 IL-1α 和 IL-1β 两种亚型,通过作用于相应的受体而产生致热效应。由于体温调节中枢邻近的下丘脑外表区域 IL-1 受体分布密度最大,故 IL-1 的致热性很强,给实验动物(家兔、大鼠)静脉注射微量 IL-1 就可引起典型的发热反应,且并不因注射的次数而产生耐受性。其致热作用可被解热药水杨酸钠阻断。

2. 肿瘤坏死因子(tumor necrosis factor,TNF)　是由巨噬细胞等分泌的一种小分子蛋白质,有两种分子形式,TNF-α 和 TNF-β,两者具有相似的致热活性。TNF-α 主要由单核 - 巨噬细胞分泌,分子量为 17kD;TNF-β 主要由活化的 T 淋巴细胞分泌,分子量为 25kD。TNF 不耐热,70℃、30 分钟可灭活。家兔、大鼠等动物静脉注射 TNF 可引起明显的发热反应,可被环加氧酶抑制剂布洛芬阻断。

3. 干扰素(interferon,IFN)　是由 T 淋巴细胞、成纤维细胞、NK 细胞等分泌的一种具有抗病毒、抗肿瘤作用的糖蛋白,是细胞对病毒感染的反应产物,可能是病毒引起发热的重要 EP。IFN 有多种亚型,与发热有关的是 IFN-α 和 IFN-γ,其分子量为 15~17kD。与 IL-1 和 TNF 不同的是,IFN 反复注射可产生耐受性。

4. 白细胞介素 -6(interleukin-6,IL-6)　是由单核 - 巨噬细胞、淋巴细胞、内皮细胞和成纤维细胞等分泌的细胞因子,分子量为 21kD,内毒素、病毒、IL-1、TNF、血小板生长因子等均可诱导其产生和释放,但其致热作用较 IL-1 和 TNF 弱。

除上述因素外,巨噬细胞炎症蛋白 -1、睫状神经营养因子、白细胞介素 -2 以及白细胞介素 -8 等也能引起发热,但是否属于 EP 尚需进一步验证。

(三)内生致热原进入体温调节中枢的途径

目前认为,视前区 - 下丘脑前部(preoptic anterior hypothalamus,POAH)含有温度敏感神经元,是基本的体温调节中枢,主要参与体温的正向调节。中杏仁核,腹中隔区和弓状核主要参与发热时的体温负向调节。当致热信号传入中枢后,启动体温正负调节机制,一方面使体温上升,另一方面限制体温过度升高,正负调节综合作用决定调节点上移的水平及发热的幅度和时程。

血液循环中的 EP 都是一些大分子蛋白,不易透过血 - 脑脊液屏障,目前认为,它们进入体温调节中枢的途径主要有以下三条:

1. 通过下丘脑终板血管器(organum vasculosum laminalis terminalis,OVLT)　OVLT 位于第三脑室壁视上隐窝上方,紧邻 POAH 的体温调节中枢。此处的毛细血管属有孔毛细血管,EP 可能由此进入脑。但也有人认为,EP 并不直接进入脑内,而是作用于此处的巨噬细胞、神经胶质细胞等,产生新的发热介质,发热介质将致热原的信息传入体温调节中枢(图 17-2)。

2. 通过血-脑脊液屏障 血-脑脊液屏障的毛细血管床部位存在着蛋白质分子的可饱和转运机制。推测其可将相应 EP 特异性地直接转运入脑。EP 也有可能从脉络丛渗入或易化扩散转运入脑,通过脑脊液循环分布到 POAH 的神经元。另外一种情况,当颅脑炎症、损伤时,可因血脑屏障通透性增高,而使 EP 大量转运入脑,引起发热。

3. 通过迷走神经 目前认为胸、腹腔的致热信号可通过迷走神经传入中枢神经系统。

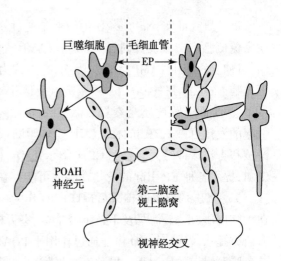

图 17-2 OVLT 区内生致热原作用部位示意图

因肝迷走神经节旁神经上有 IL-1 受体,肝脏 Kupffer 细胞又是产生这类因子的主要细胞,细胞因子可刺激肝迷走神经将信息传入中枢,切除膈下迷走神经(或切断迷走神经肝支)后腹腔注射 IL-1 或静脉注射 LPS 不再引起发热。但有待进一步研究证实。

三、发热中枢调节介质

大量研究证明,无论以何种方式入脑的 EP 均不是引起体温调定点上移的最终物质,它可能首先作用体温调节中枢,引起发热中枢释放某种介质,再造成体温调定点变化。能介导 EP 调节体温调定点的介质称为发热中枢调节介质,根据调节效能的不同分为正调节介质和负调节介质。

(一)正调节介质

1. 前列腺素 E(prostaglandin E,PGE) PGE 是重要的发热中枢调节介质。在 EP 引起发热时,脑脊髓内 PGE_2 含量明显增加;将 PGE_2 注入动物脑室内可引起明显的发热反应,体温升高的潜伏期比 EP 短;前列腺素合成的关键酶环氧合酶抑制剂阿司匹林、布洛芬等对 IL-10、IFN 或 TNF 性发热有解热作用;静脉注射 LPS 可诱导血管周围的小胶质细胞和脑膜的巨噬细胞表达环氧合酶,促进 PGE_2 的合成和释放,后者作用于紧邻的温度敏感神经元,引起调定点升高。这些研究结果说明 PGE 是重要的发热中枢调节介质。

2. 环磷酸腺苷(cyclic adenosine monophosphate,cAMP) 支持 cAMP 成为更接近终末环节发热介质的实验依据包括:在实验动物(猫、兔、鼠)脑室内注入外源性 cAMP(如二丁酰 cAMP)可迅速导致发热,且潜伏期比 EP 性发热明显缩短;静脉注射 EP 引起家兔发热时,脑脊液中 cAMP 浓度明显增高,而环境高温引起体温升高时不伴有脑脊液中 cAMP 增多;注射磷酸二酯酶抑制物茶碱(减少 cAMP 分解)使脑内 cAMP 浓度升高的同时,可增强 EP 性发热;注射磷酸二酯酶激活物尼克酸(加速 cAMP 分解)则在降低 cAMP 浓度的同时,使 EP 性发热减弱。这些研究资料都支持 cAMP 是发热的中枢调节介质。

3. Na^+/Ca^{2+} 比值 动物实验表明,在致热原引起发热时,脑组织局部 Na^+/Ca^{2+} 比值增高。给动物脑室内灌注 Na^+ 溶液可使体温很快升高,灌注 Ca^{2+} 则使体温很快下降;脑室内灌注降钙剂(如 EGTA)也可引起体温升高。表明 Na^+/Ca^{2+} 比值改变在发热机制中可能起着重要的中介作用。

最近研究证实，Na^+/Ca^{2+} 比值改变是通过 cAMP 来影响体温调定点的。用降钙剂 EGTA 灌注家兔侧脑室造成发热时，脑脊液中 cAMP 含量明显增高，预先用 $CaCl_2$ 阻断 EGAT 的致热作用，可使脑脊液中 cAMP 降低。因而，有人认为多种致热原引起发热的一个重要途径是"EP→下丘脑 Na^+/Ca^{2+}↑→cAMP↑→调定点上移"。

4. 促肾上腺皮质激素释放激素（corticotrophin releasing hormone，CRH） 有些 EP（如 IL-1β）引起的发热可被 CRH 抗体或 CRH 受体阻断剂所阻断，但不受环氧合酶抑制剂的影响，说明室旁核和杏仁核神经元分泌的 CRH 介导 IL-1β 引起的发热反应。但 IL-1α 引起的发热则不通过 CRH，提示各种 EP 引起的发热在脑内可能存在有多种通路和机制。

5. 一氧化氮（nitric oxide，NO） NO 作为一种新型的神经递质，广泛分布于中枢神经系统，在大脑皮质、小脑、海马及下丘脑视上核、室旁核、OVLT 和 POAH 等部位均含有一氧化氮合酶。有研究提示，发热时，NO 可能通过作用于 POAH、OVLT 等部位介导体温上升，还可能通过刺激棕色脂肪组织的代谢活动导致产热增加，或抑制发热时负调节介质的合成与释放。

（二）负调节介质

发热时，EP 在发热中枢正调节介质的介导下使体温调定点上移，引起体温上升的同时，负调节中枢也被激活，产生负调节介质。

1. 精氨酸加压素（arginine vasopressin，AVP） 又称血管加压素、抗利尿激素，是由下丘脑神经元合成储存于神经垂体的肽类激素。在下丘脑腹中隔区的神经纤维和神经终端中都有 AVP 的存在。发热时上述神经终端有 AVP 的释放，阻断其释放则引起持续的发热。阻断 AVP 还可增强致热原的致热效应，说明 AVP 是一种重要的中枢体温负调节介质。

2. α- 黑素细胞刺激素（α-melanocyte stimulating hormone，α-MSH） 是由腺垂体分泌的多肽激素，具有极强的解热作用。其解热作用与增强散热有关，给家兔使用 α-MSH 解热时，可使兔的主要散热器官——耳朵皮肤温度增高，说明散热增强。内源性 α-MSH 可限制发热的高度和持续时间。如预先给家兔注射 α-MSH 抗血清，再以 IL-1 致热时，因内源性 α-MSH 的降热作用被阻断，故可使发热效应明显增强，发热时间显著延长。

3. 脂皮质蛋白 -1（lipocortin-1） 脂皮质蛋白 -1 是一种钙依赖性磷酸脂结合蛋白，在体内分布十分广泛，但主要存在于脑、肺等器官中。向大鼠中枢内注射重组的脂皮质蛋白 -1，可明显抑制 IL-1、IL-6、IL-8、CRH 诱导的发热反应，说明其可能是一种体温负性调节介质。糖皮质激素发挥解热作用依赖于脑内脂皮质蛋白 -1 的释放。

总之，发热是在发热激活物和 EP 作用下，体温调节中枢正负调节相互作用的结果（图 17-3）。

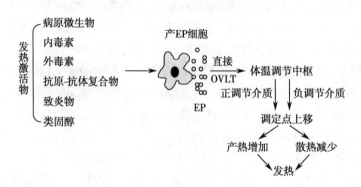

图 17-3 发热的发病学环节示意图

无论临床患者还是实验动物,发热(非过热)时体温升高很少超过 41℃,通常达不到 42℃。发热时体温上升的高度被限制在一定范围内的现象称为热限。热限是机体重要的自我保护机制,对于防止体温无限上升而危及生命具有极其重要的意义。有关热限成因的学说很多,但体温的负反馈调节可能是其基本机制。

第四节　发热的临床表现

一、发　热　程　度

以口腔温度为例,发热程度可划分为:低热 37.3~38℃、中等热 38.1~39℃、高热 39.1~41℃、超高热 41℃ 及以上;以腋窝温度为例,发热程度可划分为:低热型(<38℃)、中热型(38~39℃)、高热型(39~40℃)、超高热型(>40℃)。人体最高的耐受温度为 40.6~41.4℃,直肠温度持续升高超过 41℃,可引起永久性的脑损伤,高热持续在 42℃以上 2~4 小时常导致休克以及严重并发症,体温高达 43℃则很少存活。

二、发　热　过　程

多数发热的临床经过可分为三个时相:体温上升期、高热持续期、体温下降期(图 17-4)。

(一) 体温上升期

是指体温调定点上移以后,体温中枢传出神经系统传出信息,调节产热增加、散热减少,体温升至与新的调定点一致的水平的过程。快者约几小时或一昼夜就达高峰,慢者需几天才达高峰。

1. 热代谢特点　产热增加,散热减少,产热大于散热,体温升高。

2. 临床表现　畏寒、皮肤苍白,患者可有寒战,皮肤可出现"鸡皮疙瘩"。

3. 机制　因调定点上移,正常体温转变为"冷刺激",中枢迅速对这种"冷"信息产生反应而发出调节指令,一方面兴奋交感神经,引起皮肤血管收缩、血流减少,导致皮肤温度降低,皮肤竖毛肌收缩,散热减少。皮肤温度下降刺激体表的冷感受器,信息传入中枢使患者产生畏寒感觉(其实此时机体的核心温度已经开始上升)。皮肤竖毛肌收缩,皮肤可出现"鸡皮疙瘩";另一方面兴奋下丘脑寒战中枢,冲动经脊髓侧索的网状脊髓束和红核脊髓束至运动神经,引起骨骼肌紧张和不随意节律性收缩(即寒战),寒战时,由于屈肌和伸肌同时收缩,肢体不发生屈伸运动,不表现为做外功,但产热率较高,是此期产热的主要来源。加上脂肪组织氧化增强和机体代谢率升高,均可使产热增加。结果呈现产热大于散热,体温逐步升高的特点。

(二) 高温持续期

又称高峰期或稽留期,当体温升高到与新的调定点一致的水平时,便不再继续上升,而是在与新调定点相适应的高水平上波动。此期持续时间的长短依不同的疾病而不同,短者数小时(如疟疾),长者可达 1 周以上。

1. 热代谢特点　产热和散热在较高水平上保持相对平衡。

2. 临床表现 患者自觉酷热,皮肤颜色发红、干燥。

3. 机制 由于此期体温已与调定点相适应,畏寒、寒战等反应停止,并开始出现散热反应。此时体温调节中枢以与正常相同的方式调节产热和散热,不同的是在一个较高的水平上调节。因散热反应,血管扩张、血流量增加,皮肤温度上升,皮肤发红,患者自觉酷热。此外,由于皮肤温度升高,水分蒸发增多,所以患者口唇、皮肤干燥。

(三) 体温下降期

又称为退热期,由于发热激活物、内生致热原及发热中枢调节介质的消除或得到控制,体温调节中枢的调定点返回到正常水平,机体出现明显的散热反应。退热期持续几小时或一昼夜(骤退),甚至几天(渐退)。

1. 热代谢特点 散热增强,产热减少,体温开始下降,逐渐恢复到与正常体温调定点相适应的水平。

2. 临床表现 体温下降,皮肤潮红、出汗或大汗,严重者出现脱水或休克。

3. 机制 调定点回落到正常后,由于体温高于调定点,POAH 的温敏神经元发放频率增加,通过调节作用使交感神经的紧张性活动降低,皮肤血管进一步扩张,散热增强,产热减少,体温开始下降,逐渐恢复到正常水平。由于高体温及皮肤温度感受器传来的热信息对发汗中枢的刺激,汗腺分泌增加,患者大量出汗。出汗是机体加强散热、降低体温的有效方式。

第五节 发热时机体功能与代谢变化

发热时可出现多种功能与代谢变化,除了导致发热的原发病所引起的各种变化外,体温的升高、内生致热原及体温调节效应可引起一系列功能和代谢变化。

一、功 能 改 变

(一) 心血管系统

体温每升高 1℃,心率平均增加 18 次/分。但某些疾病可例外,如伤寒,体温 40℃,心率仅为 80~90 次/分。发热时的心率增快可能与交感-肾上腺髓质系统兴奋和体温升高刺激窦房结有关。心率增加可使心排出量增加,这有利于向代谢旺盛的发热机体供应更多的氧和代谢底物。但同时心脏的负荷也加重,原有心功能低下的患者,发热可能成为心力衰竭的诱因,特别是有些发热激活物(如内毒素)、EP(如 TNF)又可直接造成心肌和血管功能的损害,导致循环功能不全。

(二) 呼吸系统

发热时,体温升高可刺激呼吸中枢对 CO_2 的敏感性,代谢加强、酸性代谢产物增多,共同作用使呼吸加快。呼吸加快可增加从呼吸道散发的热量,但也可引起呼吸性碱中毒。

(三) 消化系统

发热时交感神经兴奋使消化液分泌减少、胃肠蠕动减慢,导致食欲减退、厌食、恶心等。EP也通过对下丘脑 PGs 的诱导而直接引起厌食、恶心。由于食物在胃肠道停滞,发热患者常出现腹胀、便秘。由于唾液分泌减少,则出现口干、口腔异味等。

（四）中枢神经系统

发热患者多有如头痛、头晕、嗜睡等不同程度的中枢神经系统症状,严重者可出现谵语和幻觉等,这些症状可能与致热原的作用有关。幼儿高热时易出现全身或局部肌肉抽搐,称为高热惊厥。多在高热 24 小时内出现,约占儿童期惊厥的 30%,且约 1/3 患儿可出现智力滞后、癫痫等。其发生机制不详,可能与高热时代谢率升高引起脑细胞缺氧及致热原和高热作用于神经元,引起异常放电等因素有关。另有报道,高热惊厥可在部分家族表现为单一基因的常染色体显性遗传。

（五）免疫系统

发热使免疫系统整体功能增强,其原因在于:①一定程度的体温升高可增强吞噬细胞的吞噬活力;②来源于产 EP 细胞的大量 EP(如 IL-1、IL-6、TNF、IFN 等)本身就是免疫调控因子,除导致发热外,还分别具有抑制或杀灭肿瘤细胞,促进 T、B 淋巴细胞增殖、分化,诱导细胞毒淋巴细胞(CTL)生成,增强天然杀伤细胞(NK)活力,提高吞噬细胞杀菌活性等作用。

二、物质代谢变化

体温升高 1℃,基础代谢率约升高 13%。这种增高一方面是致热原的直接作用,另一方面是体温升高本身的作用。发热患者的物质消耗明显增多,如果持久发热,可导致体重下降。

（一）蛋白质代谢

发热时蛋白质分解代谢增强,尿氮增多。若不能及时补充蛋白质,将可产生负氮平衡。分解代谢的旺盛引起组织的明显消耗,肌肉消瘦与负氮平衡。但可提供大量的游离氨基酸,用于急性期反应蛋白的合成和机体修复。

（二）糖与脂肪代谢

发热时由于能耗的增加,糖与脂肪的分解增强,致热原也可直接导致糖原和脂肪大量分解,血糖升高,血游离脂肪酸浓度也升高。糖原贮备减少,无氧酵解加强,组织内大量乳酸生成,尤以寒战时为甚。

（三）水盐代谢

体温上升期及高温持续期,特别是高温持续期经呼吸道与皮肤水的蒸发量明显加大,可引起高渗性脱水;在体温下降期,机体大量出汗,不仅丢失大量水分,还会丢失钠、氯、钾等电解质。

（四）维生素代谢

发热尤其是长期发热患者,由于糖、脂肪和蛋白质分解代谢增强,各种维生素特别是水溶性维生素的消耗明显增大。

第六节　发热的生物学意义和处理原则

一、生物学意义

发热的生物学意义不仅限于体温升高本身,还有发热激活物和 EP 对其他靶细胞的生物学效应。总的来说,发热有利有弊。

(一) 适度发热增强机体防御功能

一定程度的发热有利于机体抵抗感染、清除致病因素。如感染水痘的儿童服用对乙酰氨基酚降温后,结痂时间延长;感染鼻病毒的成年人服用阿司匹林或对乙酰氨基酚解热后,鼻部症状和排病毒时间延长。发热时免疫系统的功能总体表现是增强的,一定程度的体温升高可使吞噬细胞的吞噬活力增强,内生致热原都是一些具有免疫调节功能的细胞因子,在诱导发热的同时,也引起急性期反应,如血浆中急性期反应蛋白升高、热休克蛋白表达等,可强化机体的特异性与非特异性免疫反应以及体液与细胞的免疫反应,是机体整体防御反应的一部分。

体温的升高对肿瘤有一定的影响。当体温升高到 41℃ 左右时,正常细胞尚可耐受,而肿瘤细胞生长受到抑制并可被部分灭活。目前发热疗法已被用于肿瘤的综合治疗。

(二) 高热或持续发热对机体的损害作用

发热时机体处于一种明显的分解代谢过旺的状态,持续高热必定引起机体能量物质过度消耗,脏器的功能负荷加重。在原有疾病的基础上,发热可能成为诱发相关脏器衰竭的诱因,如心力衰竭。持续高热可能造成免疫系统的功能紊乱。孕妇发热是导致胎儿发育障碍、畸形的一个重要因素。高热还可引起一些代谢旺盛的组织、细胞的病理形态改变,如颗粒变性、线粒体肿胀、内质网扩张等。发热持续时间过长或体温升高过高可导致脱水、谵妄和高热惊厥等危重情况。有些发热激活物、EP 及中枢性发热介质对细胞具有直接毒性作用。

二、处 理 原 则

发热是多种疾病所共有的病理过程,除去除病因外,对发热本身的治疗应针对病情,权衡利弊。

(一) 针对发热病因进行治疗

对于感染性因素导致的发热,当抗感染显效时,随着感染灶的消退,便出现退热。

(二) 需要及时解热的病例

解热本身不能使疾病康复。对中度(体温 38.5℃)或中度以下发热患者不太持久时,在疾病未得到确诊和有效治疗前,不要急于解热,以免掩盖病情、延误诊断和抑制机体的免疫功能。但下列情况应及时解热:

1. 体温过高者 体温 >39℃ 以上,引起患者明显不适,包括头痛、意识障碍或儿童发热惊厥者。

2. 有基础病变者 尤其是有心肌梗死或心肌劳损者,发热可加重心肌负荷;恶性肿瘤患者,持续发热将加重病体消耗。

3. 妊娠期妇女 除发热有致畸的危险外,还会进一步加重心脏负担,有诱发心衰的可能。

(三) 选用适宜的解热措施

1. 物理降温 主要有冰敷(冷湿敷)或酒精擦浴。当体温过高时,特别是既往有高热惊厥史的发热患儿,头部局部的物理降温有助于保护大脑,但物理降温只是暂时有效。

2. 针对发热机制中心环节 可针对下列发热环节采取解热措施:①干扰或阻止 EP 的合成和释放,包括抑制或减少激活物的产生或发挥作用,如糖皮质激素类;②阻断或拮抗发热介质的作用,如化学解热药水杨酸盐。

（四）加强护理

对发热患者,尤其是高热或持久发热的患者,应加强护理;注意水、电解质和酸碱平衡,补足水分,预防脱水;保证充足易消化的营养食物,包括维生素;密切监护心血管功能;在退热期或用解热药致大量排汗时,要防止休克的发生。

 学习小结

人和其他哺乳类动物具有相对稳定的体温,多种生理和病理性因素可以引起体温升高,包括生理性体温升高、过热和发热。发热是指在激活物的作用下,产内生致热原细胞产生和释放内生致热原,作用于下丘脑体温调节中枢,在发热中枢调节介质的介导下,使体温调定点上移,进而引起机体产热增加、散热减少,最终引起体温升高超过正常值0.5℃以上。发热在临床上通常经历体温上升期、高温持续期和体温下降期三个时相,每个时相都具有不同的热代谢特点。发热可引起机体一系列功能和代谢的改变。一定程度的发热有利于机体抵抗感染、清除致病因素,但体温过高、持续时间过长时则会引起不良影响,治疗时应权衡利弊,必要时可在治疗原发病的同时,针对发热发病学的基本环节,采取适当的解热措施。

复习题

1. 何为发热? 与过热有何区别?
2. 主要的发热激活物有哪些? 主要的EP有哪些? 发热中枢调节介质有哪些?
3. EP引起体温调节中枢调定点上移的机制是什么?
4. 发热过程可分为哪几个时相? 每个时相热代谢有何特点? 为什么?

（张艳青）

第十八章

缺　氧

学习目标 ▶▶▶

1. 掌握缺氧的概念、血氧变化指标及四种类型缺氧的原因、机制及血氧变化特点。
2. 熟悉缺氧时机体的功能代谢变化及缺氧治疗的病理生理基础。
3. 了解影响机体缺氧耐受性的因素。

第一节　概　述

缺氧(hypoxia)指因氧供应不足或利用障碍,导致机体代谢、功能及形态结构出现异常的病理过程。氧是维持人正常生命活动所必需的物质,健康成人安静状态下每分钟需氧量约为250ml,而人体内氧的储存量约为1500ml,因此如果呼吸、心跳停止,数分钟内患者就可能因缺氧而死亡。

氧气通过外呼吸进入血液,与血红蛋白结合后随血液循环被送达全身各处。因此,临床上常用一些血氧指标来反映和判断患者缺氧的程度及类型。常用的血氧指标包括血氧分压、血氧容量、血氧含量、血红蛋白氧饱和度等。

1. 血氧分压(partial pressure of oxygen,PO_2)　血氧分压指以物理状态溶解在血液中的氧所产生的张力。正常人动脉血氧分压(PaO_2)约为100mmHg,主要取决于吸入气体的氧分压(PiO_2)和外呼吸功能。静脉血氧分压(PvO_2)约为40mmHg,主要取决于组织细胞摄氧和用氧能力。

2. 血氧容量(oxygen binding capacity in blood,CO_{2max})　指100ml血液中血红蛋白为氧充分饱和时最大携氧量。血氧容量是血液携氧能力的反映,主要取决于单位容量血液中血红蛋白的数量。由于每100ml血液约含15g血红蛋白,而在完全被氧饱和状态下每克血红蛋白能结合氧1.34ml,因此血氧容量正常值约为20ml/dl。

3. 血氧含量(oxygen content in blood,CO_2)　指100ml血液实际的携氧量,包括血液中血红蛋白结合的氧量和物理溶解的氧量。当动脉血氧分压为100mmHg时,溶解的氧量仅为0.3ml/dl,因此血氧含量主要指100ml血液中血红蛋白结合的氧量。血氧含量受氧分压及氧容量的影响。正常动脉血氧含量(CaO_2)约19ml/dl,静脉血氧含量(CvO_2)约14ml/dl,两者之间的差值,即动-静脉血氧含量差(CaO_2-CvO_2),反映组织对氧的摄取及利用能力,正常值为5ml/dl。

4. 血红蛋白氧饱和度(oxygen saturation of Hb,SO_2) 指与氧结合的血红蛋白百分数,简称氧饱和度。氧饱和度 =(血氧含量 - 溶解的氧量)/ 血氧容量 ×100%。正常动脉血氧饱和度(SaO_2)95%~97%,静脉血氧饱和度(SvO_2)约75%。血氧饱和度主要受氧分压影响。在一定范围内,血氧饱和度随氧分压的增加而提高,两者之间的关系可用氧合血红蛋白解离曲线来表示(图 18-1)。

P50 是指血红蛋白氧饱和度达到50% 时的氧分压,正常值为 26~27mmHg。P50 是反映血红蛋白与氧亲和力的指标。P50 增大时,表示要达到 50% 的氧饱和

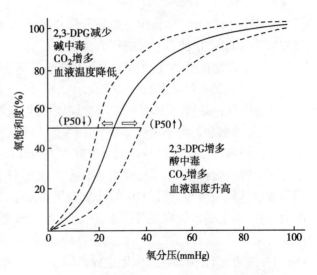

图 18-1　氧合血红蛋白解离曲线及其影响因素

度需要更高的氧分压,说明血红蛋白与氧亲和力下降,此时氧解离曲线右移;P50 减小时,说明血红蛋白与氧亲和力升高,氧解离曲线左移。

血液 pH 值降低、PCO_2 升高、红细胞内 2,3- 二磷酸甘油酸(2,3-DPG)含量增多及体温升高时,氧解离曲线右移,P50 增大;反之,氧解离曲线左移,P50 变小。

第二节　缺氧的类型、原因和发病机制

外界氧进入体内并被组织细胞利用涉及多个环节,包括外呼吸、血红蛋白结合氧、循环系统运输氧及组织细胞摄取利用氧,上述任一个环节发生障碍,均可导致机体缺氧。根据环节不同,缺氧被分为低张性缺氧、血液性缺氧、循环性缺氧和组织性缺氧等四种类型。

一、低张性缺氧

低张性缺氧(hypotonic hypoxia)指以动脉血氧分压(PaO_2)明显降低为特征的缺氧,又称乏氧性缺氧(hypoxic hypoxia)。当 PaO_2 低于 60mmHg 时,SaO_2 随 PaO_2 降低而迅速下降,患者可发生严重缺氧。

(一)原因

1. 吸入气氧分压低　多见于海拔 3000m 以上高原、高山及高空,或通风不良的矿井、坑道及洞穴内,这些地方空气稀薄,以致吸入气氧分压降低,肺泡气氧分压(P_AO_2)亦随之降低,进入血液的氧减少。这种由于吸入气氧分压过低引起的缺氧亦被称为大气性缺氧(atmospheric hypoxia)。

2. 外呼吸功能障碍　临床上低张性缺氧多由外呼吸功能障碍所致。常见于限制性或阻塞性通气不足、弥散障碍及部分肺泡通气血流比例失调。这种类型的缺氧又被称为呼吸性缺氧(respiratory hypoxia)。

3. 静脉血掺杂入动脉血　如先天性心脏病法洛四联症,室间隔缺损,同时伴有肺动脉狭窄或肺动脉高压,以致右心室的压力高于左心室,右心室内未经氧合的静脉血可经室间隔缺损掺入左心室动脉血中,导致体循环动脉血氧分压降低。

(二) 缺氧的机制及血氧变化特点

急性低张性缺氧,机体可发生明显缺氧;慢性缺氧时,因机体代偿,缺氧可不明显。

低张性缺氧时,由于动脉血氧分压降低,导致动脉血中结合氧的血红蛋白减少,即动脉血氧饱和度降低。血红蛋白结合的氧气减少亦致使动脉血氧含量降低。急性低张性缺氧时,由于毛细血管平均氧分压下降,致使毛细血管与组织细胞间氧分压差减小,导致单位容量血液向组织弥散的氧量减少,所以动 - 静脉氧含量差减小;而慢性缺氧时,由于细胞对氧的摄取利用能力增强,及毛细血管增生等因素,细胞从单位容量血液中获取的氧有时无明显减少,动 - 静脉氧含量差可无明显变化。急性低张性缺氧时,因血红蛋白无明显变化,血氧容量一般是正常的;而慢性缺氧时,由于促红细胞生成素增多,导致血红蛋白代偿性增多而使氧容量有所增加。

正常情况下,毛细血管血液中脱氧血红蛋白的平均浓度为 2.6g/dl。低张性缺氧时,毛细血管血液中氧合血红蛋白减少,脱氧血红蛋白浓度则增加。当毛细血管血液中脱氧血红蛋白平均浓度超过 5g/dl 时,患者皮肤与黏膜可呈青紫色,这种现象称为发绀(cyanosis)。

二、血液性缺氧

血液性缺氧(hemic hypoxia)指由于血红蛋白含量减少或性质发生改变,致血液携氧的能力下降或结合的氧难以释放导致的缺氧。血液性缺氧患者由于 PaO_2 正常,又被称为等张性缺氧(isotonic hypoxia)。

(一) 原因

1. 贫血　贫血时,由于血红蛋白含量下降,血液携氧减少,供给组织氧不足。这种类型的缺氧又被称为贫血性缺氧(anemic hypoxia)。

2. 一氧化碳中毒　一氧化碳(carbon monoxide,CO)可与血液中血红蛋白结合形成碳氧血红蛋白(HbCO),从而使血红蛋白失去携氧的能力。尽管 CO 与 Hb 结合速率约为氧与血红蛋白结合速率的 1/10,但 HbCO 解离速率约为氧合血红蛋白的 1/2100,所以 CO 与 Hb 的亲和力约为氧与 Hb 亲和力的 210 多倍。当吸入气中有 0.1% 的 CO 时,血液中约有 50% 的 Hb 因与 CO 结合而失去携氧能力。此外,当 CO 与血红蛋白分子中一个血红素结合后,将增加其余血色素与所结合氧气的亲和力,致使氧气难以释放。CO 还能通过抑制红细胞内糖酵解,减少 2,3-DPG 生成,促使氧解离曲线左移,加重组织缺氧。

3. 高铁血红蛋白血症(methemoglobinemia)　通常指血红蛋白分子中的二价铁离子,在亚硝酸盐、硝基苯、苯胺等作用下,被氧化成三价铁离子,形成高铁血红蛋白,从而失去携带氧的能力,导致组织缺氧。生理条件下,由于血液中 NADH 等还原剂的作用,高铁血红蛋白含量通常不超过总血红蛋白的 1%。当食用大量腌菜后,肠道细菌可将食物中硝酸盐还原为亚硝酸盐,后者吸收入血导致高铁血红蛋白血症,患者皮肤与黏膜呈咖啡色或青石板色,称为肠源性发绀(enterogenous cyanosis)。高铁血红蛋白亦可增加血红蛋白与氧的亲和力,导致氧解离曲线左移,加重缺氧。

4. 血红蛋白与氧亲和力异常增强　输入大量库存血时,由于血液中 2,3-DPG 含量低,氧解离曲线左移;输入大量碱性液体时,亦会导致氧解离曲线左移,氧气不易被释出,从而导致缺氧。

(二)缺氧的机制及血氧变化特点

血液性缺氧时,因患者外呼吸功能正常,故动脉血氧分压及动脉血氧饱和度正常。贫血、CO 中毒及高铁血红蛋白血症时,能够结合氧的血红蛋白数量减少,血氧容量降低,动脉血氧含量随之下降。血液流经毛细血管时,尽管动脉端血氧分压正常,但由于血氧含量降低,随着氧向组织细胞弥散,毛细血管内血氧分压迅速降低,致使整个毛细血管平均血氧分压低于正常,单位容量血液向组织弥散的氧量减少,患者动 - 静脉血氧含量差低于正常。血红蛋白与氧亲和力异常增强时,血氧容量和动脉血氧含量正常,但由于氧释放减少,患者动 - 静脉血氧含量差低于正常。

不同原因引起的血液性缺氧常有独特的皮肤黏膜颜色表现。严重贫血患者面色苍白;CO 中毒患者皮肤、黏膜呈樱桃红色;高铁血红蛋白血症患者皮肤、黏膜则呈咖啡色。

三、循环性缺氧

循环性缺氧(circulator hypoxia)指由于有效循环血量减少致使组织细胞供氧量减少而引起的缺氧,又称低动力性缺氧(hypokinetic hypoxia)。

(一)原因

1. 组织缺血　这种类型的缺氧亦被称为缺血性缺氧(ischemic hypoxia)。左心衰竭时,心排出量减少可造成全身组织供血不足;低血容量性休克早期,微循环由于痉挛收缩可出现严重缺血。动脉血栓形成、动脉炎或动脉粥样硬化等原因造成的动脉狭窄或阻塞,可导致所支配的组织、器官供血不足(如心肌梗死、脑血管意外等),引起缺氧。

2. 组织淤血　这种类型的缺氧亦被称为淤血性缺氧(congestive hypoxia),见于右心衰竭及休克的中晚期等。右心衰竭时,右心室舒张末期压力升高,导致静脉系统血液回流受阻,血液瘀滞于毛细血管和静脉系统,有效循环血量降低,组织细胞血液灌流减少,发生缺氧。休克发展到中晚期后,微循环扩张、血液流变学改变等因素导致血液瘀滞在容量血管中,有效循环血量亦降低。

(二)缺氧的机制及血氧变化特点

循环性缺氧时,在患者外呼吸功能未受累及时,动脉血氧分压和氧饱和度正常。由于血红蛋白含量正常,因而血氧容量正常,动脉血氧含量正常。缺血或淤血时,血流缓慢,血液流经毛细血管的时间延长,细胞从单位容量血液中摄取的氧增多,因而静脉血氧含量明显降低,动 - 静脉血氧含量差增大。然而由于血流缓慢,组织细胞在单位时间内获得的氧仍低于正常水平。

循环性缺氧的患者可有发绀,主要由毛细血管处更多的血红蛋白将结合的氧释出,脱氧血红蛋白浓度升高所致。

四、组织性缺氧

组织性缺氧(histogenous hypoxia)指由组织细胞利用氧障碍而引起能量产生不足,又称氧利用障碍性缺氧(dysoxidative hypoxia)。

(一)原因

1. 组织中毒　氰化物、硫化物、砷化物等毒性物质可抑制氧化磷酸化过程中一些重要酶类,干扰甚至中断呼吸链,导致氧利用障碍,ATP 合成减少。例如,氰化物可与氧化型细胞色素氧化酶的 Fe^{3+} 结合,阻碍 Fe^{3+} 被还原为 Fe^{2+},即阻断氧化型细胞色素氧化酶向还原型细胞色素氧化酶转化。

2. 线粒体损伤 氧的利用发生在线粒体内。活性氧、细菌毒素、细胞钙超载及放射线照射等因素可损害线粒体结构及功能,导致细胞生物氧化障碍,ATP 产生减少。

3. 维生素缺乏 维生素 B_1 是丙酮酸脱氢酶的辅酶成分;维生素 B_2 是黄素梅的辅酶成分;维生素 PP 是辅酶 I 和辅酶 II 的组成成分,当这些维生素严重缺乏时,可明显妨碍氧化磷酸化过程,引起组织用氧障碍。

(二) 缺氧的机制及血氧变化特点

组织性缺氧时由于外呼吸功能未受影响,且血红蛋白浓度正常,患者动脉血氧分压、血氧容量、动脉血氧含量和动脉血氧饱和度均正常。由于组织细胞利用氧障碍,对毛细血管处氧的摄入减少,以致患者静脉血氧分压、血氧含量升高,动 - 静脉血氧含量差低于正常。此时,由于毛细血管脱氧血红蛋白浓度低于正常,更多的血红蛋白仍然与氧结合,因此患者皮肤与黏膜可呈鲜红色。

临床患者疾病发展过程中,可能同时或相继发生两种或两种以上类型的缺氧,即混合性缺氧。如左心衰竭患者,不仅可发生循环性缺氧,还可因肺淤血水肿发生低张性缺氧。各型缺氧的血氧变化特点见表 18-1。

表 18-1 各型缺氧的血氧变化

缺氧类型	PaO_2	SaO_2	CO_2max	CaO_2	$CaO_2\text{-}CvO_2$
低张性缺氧	↓	↓	N	↓	↓ 或 N
血液性缺氧	N	N	↓ 或 N	↓ 或 N	↓
循环性缺氧	N	N	N	N	↑
组织性缺氧	N	N	N	N	↓

第三节 缺氧时机体的功能和代谢变化

缺氧时机体的功能和代谢变化包括两方面:一方面,机体会出现一些代偿适应性反应,减轻缺氧对机体所造成的伤害;另一方面,缺氧可引起细胞、组织甚至器官功能障碍,甚至结构破坏。急性缺氧时,机体来不及充分发挥代偿作用,机体功能和代谢障碍以损伤表现为主;而慢性缺氧时,由于机体的一系列代偿适应性反应,缺氧对机体的损伤性影响在一定的时间内可不明显。以下以低张性缺氧为例,阐述缺氧对机体一些主要系统的影响。

一、呼 吸 系 统

(一) 代偿性反应

PaO_2 低于 60mmHg 时可刺激位于颈动脉体和主动脉体的外周化学感受器,反射性地引起呼吸加深、加快,肺的通气量增加。肺的通气量增加是急性低张性缺氧重要的代偿性反应,具有一定的代偿意义：①升高肺泡气氧分压，进而提高动脉血氧分压；②胸廓运动的增强使胸内负压增大，使回心血量增加，进而增加心排出量，有利于氧的摄取和运输。

　　低张性缺氧所引起的肺通气增加随着缺氧的持续而发生变化。例如，人刚到达 4000m 高原时，肺通气量比在海平面约增加 65%。几天后，肺通气量可增加数倍。但久居高原后，肺通气量逐渐下降，仅比正常水平略高。缺氧早期，肺通气增加使二氧化碳排出过多，引起低碳酸血症和呼吸性碱中毒，对呼吸中枢有抑制作用，因而肺通气增加受到限制。数天后，肾脏代偿性地排出 HCO_3^-，消除呼吸性碱中毒及对呼吸中枢的抑制作用，此时肺通气量增加显著。但久居高原后，外周化学感受器对缺氧的敏感性降低，肺通气量近乎降至正常水平。肺通气增加将显著提高呼吸肌的耗氧量，每增加 1L 通气量，呼吸肌耗氧增加 0.5ml，因此长期呼吸运动增强是对机体不利的。

（二）损伤性变化

　　1. 高原肺水肿　　高原肺水肿指患者登上 4000m 以上的高原后 1~4 天内发生急性肺水肿，出现胸闷、咳嗽、血性泡沫痰、呼吸困难、皮肤黏膜发绀、头痛，甚至神志不清等一系列临床表现。高原肺水肿的发生机制可能与急性缺氧所致的肺血管收缩及肺毛细血管通透性增强有关。肺血管收缩引起毛细血管血压增高及肺毛细血管通透性增强引起的血浆蛋白外漏，均可促进血管内的水分转移至肺间质或肺泡内。

　　2. 中枢性呼吸衰竭　　PaO_2 低于 30mmHg 时，可直接导致呼吸中枢抑制，发生中枢性呼吸衰竭。此时，缺氧对呼吸中枢的抑制作用超过其对外周化学感受器的兴奋作用，患者肺通气量显著下降。同时，呼吸节律往往发生一些异常变化，出现周期性呼吸、潮式呼吸等。

二、循　环　系　统

（一）代偿性反应

　　低张性缺氧可引起心排出量增加、血流重新分布、肺血管收缩与毛细血管增生等代偿适应性反应。

　　1. 心排出量增加　　心排出量增加可通过增加供血，提高组织细胞的供氧量。心排出量增加的机制与心率加快及每搏量增加有关。一方面，低张性缺氧时，呼吸运动增强，刺激肺牵张感受器，反射性兴奋交感神经，导致心率加快；另一方面，交感神经兴奋，释放儿茶酚胺增加，导致心肌收缩性增强，而呼吸运动增强所致胸腔负压增加，使回心血量（前负荷）增加，心肌收缩性增强和回心血量增加均可提高每搏量。心排出量增加对于急性缺氧有一定的代偿意义，但由于同时心肌氧耗量增加，这种代偿方式持续时间过长对机体是不利的，因此慢性低张性缺氧时，心排出量增加通常并不明显。

　　2. 血流重新分布，增加心脑供血　　低张性缺氧时，交感神经 - 肾上腺髓质系统兴奋，儿茶酚胺释放，引起皮肤及部分腹腔器官的血管收缩，血流明显减少。心脑血管受儿茶酚胺影响较小，相反，在局部代谢产物乳酸、腺苷等作用下扩张，血流增加。心脑血流增加对于保证这些生命重要器官在缺氧条件下的氧供是有利的。

　　3. 肺血管收缩　　部分肺泡气 PO_2 降低时，可引起该部位肺小动脉收缩，以减少流经该部分肺泡血流，使更多血流流向通气充分的肺泡。肺血管收缩有利于维持肺泡通气与血流的适当比例，使流经这部分肺泡的血液仍能充分地动脉化，维持较高的 PaO_2。

　　缺氧引起肺血管收缩可能与神经体液因素有关。低张性缺氧时，交感神经 - 肾上腺髓质系统兴奋,儿茶酚胺可通过肺血管 α- 肾上腺素受体引起肺血管收缩。除儿茶酚胺外,缺氧还可引起其他多种缩血管活性物质释放,如血管紧张素 Ⅱ(angiotensin Ⅱ)、内皮素(endothelin,ET)和血栓素 A_2(thromboxane A_2,TXA_2)等,这些物质也能导致肺小动脉收缩。此外,缺氧还能直接作用血管平滑肌,诱发平滑肌细胞 Ca^{2+} 内流,引起肺血管收缩。

4. 毛细血管增生　毛细血管增生是发生在慢性缺氧出现的代偿适应性反应,其机制与低张性缺氧时血管内皮生长因子(vascular endothelial growth factor,VEGF)表达增多有关。脑、心脏及骨骼肌等器官组织毛细血管增生,密度增大,有利于组织细胞从血液系统获得更多的氧。

(二) 损伤性变化

严重的低张性缺氧可引起肺动脉高压,降低心肌的舒缩功能,导致心律失常,严重时患者可发生心力衰竭。

1. 肺动脉高压　肺泡缺氧及局部组织代谢产生的 H^+ 引起肺小动脉痉挛收缩,增加肺循环阻力,引起肺动脉高压。肺动脉高压加重右心室后负荷,长期负荷过度可致右心室肥大,甚至右心衰竭。

2. 心肌的舒缩功能降低　心肌的收缩和舒张过程均需要 ATP 供应。严重缺氧时,心肌能量产生不足,可导致心肌的舒缩功能显著降低,甚至结构破坏。此外,缺氧所致的酸中毒及其他代谢产物亦可对心肌的舒缩功能造成损害。

3. 心律失常　严重的 PaO_2 降低可经颈动脉体反射性地兴奋迷走神经,导致窦性心动过缓。此外,缺氧时心肌细胞生理特性发生改变,患者可能出现异位心律、传导阻滞,甚至发生心室纤颤。

三、血 液 系 统

(一) 代偿性反应

慢性低张性缺氧时,患者红细胞数量增多,血液携氧能力增强。另外,缺氧时,2,3-DPG 产生增多,引起氧解离曲线右移,有利于组织细胞处氧的释放。

1. 红细胞增多　高原地区居民红细胞数量和血红蛋白含量要显著高于平原地区居民,其机制与促红细胞生成素(erythropoietin,EPO)产生增多有关。慢性缺氧时,肾脏合成和释放 EPO 增多,促进红细胞增殖和成熟,并加速血红蛋白的合成。

2. 血红蛋白与氧亲和力降低　2,3-DPG 是红细胞内糖酵解过程的中间产物。缺氧时,红细胞内糖酵解增强,2,3-DPG 释放增多,导致氧解离曲线右移,血红蛋白易于将结合的氧释出。

(二) 损伤性反应

血液中红细胞数量增多,可导致血液黏滞度增高,增大循环阻力及心脏后负荷。严重时,可促进心衰的发生。此外,低张性缺氧时,2,3-DPG 增多导致血红蛋白与氧亲和力下降,尽管有助于组织细胞处氧的释放,但也阻碍了血红蛋白与氧的结合,使血液通过肺泡时结合的氧量减少,动脉血氧含量进一步下降。

四、组 织 细 胞

(一) 代偿性反应

慢性缺氧时,组织细胞可通过提高氧利用能力、增强无氧糖酵解及增加肌红蛋白等方式进行适应,以获取维持生命活动所必需的能量。

1. 组织细胞利用氧的能力增强 慢性缺氧时,细胞内线粒体的数目增多,膜的表面积增大;同时呼吸链中细胞色素氧化酶、琥珀酸脱氢酶等含量增多,活性增强。这些变化使细胞的内呼吸功能增强,有助于组织细胞对氧的利用。

2. 糖酵解增强 缺氧时,ATP产生减少,ATP/ADP比值下降,导致磷酸果糖激酶活性增强。磷酸果糖激酶是糖酵解过程中的限速酶,其活性增强可增加糖酵解,对于补偿能量不足有一定的意义。然而,糖酵解可导致乳酸产生过多,发生代谢性酸中毒。

3. 肌红蛋白(myoglobin)增加 慢性缺氧可诱导骨骼肌中肌红蛋白含量增多。肌红蛋白也能结合氧,其和氧的亲和力较血红蛋白大,当氧分压为10mmHg时,血红蛋白的氧饱和度仅为10%,而肌红蛋白的氧饱和度可高达70%。肌红蛋白的增多有利于机体储存更多的氧。低张性缺氧时,肌红蛋白可将结合的氧释出以供细胞利用。

4. 低代谢状态 缺氧可降低机体的代谢率,抑制细胞糖、蛋白质合成代谢和离子泵功能,细胞耗能减少,从而有利于机体在缺氧环境中生存。

(二) 损伤性反应

缺氧对细胞的损伤主要包括细胞膜、线粒体和溶酶体损伤等三方面。

1. 细胞膜的损伤 细胞膜是细胞缺氧较早发生损伤的部位,表现为细胞膜离子泵功能障碍、细胞膜通透性增强、细胞膜受体功能障碍等。

(1) 钠离子内流:缺氧时ATP产生减少,使钠钾泵供能不足,无法维持细胞内外钠离子浓度梯度;同时由于酸中毒导致细胞膜通透性增强,更多的钠离子进入细胞内。细胞内渗透压的升高促进更多的水进入细胞内,细胞肿胀。

(2) 钾离子外流:同样由于钠钾泵功能不足及细胞膜通透性增强,更多的钾离子从细胞内转移至细胞外。一方面,可能导致细胞外液钾离子浓度升高;另一方面,细胞内由于缺钾,将导致蛋白质等合成代谢障碍,酶的生成减少。

(3) 钙离子超载:缺氧时,细胞膜通透性增高,钠钙交换增强,更多的细胞外钙离子进入细胞内;同时,ATP合成减少抑制细胞膜和肌浆网钙泵功能,导致钙离子外流和被肌浆网摄取障碍,最终使胞质钙离子浓度增高。钙离子增多可激活磷脂酶,使细胞膜及细胞器膜磷脂分解,导致细胞膜及线粒体、溶酶体等细胞器功能障碍;钙离子还可激活一些钙离子依赖的蛋白酶,如其可使黄嘌呤脱氢酶转变为黄嘌呤氧化酶,导致自由基合成增加,加重细胞的损伤。

2. 线粒体的损伤 缺氧损伤线粒体的机制包括氧化应激、细胞内钙超载及对线粒体结构的直接破坏。缺氧时,活性氧产生及释放增多,可通过脂质过氧化损坏线粒体膜;细胞内钙超载除可通过激活磷脂酶、促进活性氧合成等因素损伤线粒体外,还可以进入并沉积在线粒体内,与线粒体内磷酸化合物形成难溶的磷酸钙,影响氧化磷酸化过程;严重缺氧时,线粒体可出现明显结构损伤,表现为线粒体肿胀、嵴断裂、线粒体膜破裂和基质外溢等。线粒体功能及结构受损后,直接影响线粒体对氧的利用,使氧化磷酸化等过程出现严重障碍,ATP生成显著减少。

3. 溶酶体的损伤 缺氧时,活性氧的脂质过氧化和钙超载对磷脂酶激活,均可引起溶酶体膜磷脂破坏,降低溶酶体膜的稳定性,导致其通透性增高,甚至破裂,进而引起大量蛋白水解酶逸出溶酶体,造成广泛的组织细胞损伤。

五、中枢神经系统

脑是一个对氧高度依赖的器官,其耗氧量约为总耗氧量的 23%,因此脑对缺氧十分敏感,完全缺氧后数分钟脑组织即可出现不可逆性损伤。急性缺氧时,患者临床表现明显,可出现头痛,同时思维、记忆、判断、运动协调等能力出现障碍甚至丧失,亦可伴有情绪改变。缺氧严重时,患者可出现精神错乱、意识丧失甚至死亡。慢性缺氧患者临床表现通常较缓和,包括易疲劳、注意力不集中、嗜睡及精神抑郁等症状。缺氧时,患者脑细胞可发生显著的形态学变化,如脑细胞肿胀、变性、甚至坏死等。

缺氧所致的中枢神经系统功能障碍主要与脑水肿和脑细胞受损有关,相关机制包括:①缺氧引起脑血管扩张,脑血流量增加,毛细血管血压升高,组织液生成增多;②缺氧代谢产物可增加毛细血管通透性,导致脑间质水肿;③ATP 合成减少,脑细胞钠泵功能障碍,钠离子和水内流,导致脑细胞水肿;④脑细胞钙超载、活性氧产生、溶酶体酶释放等原因,均可导致脑细胞功能障碍,甚至变性、坏死;ATP 生成不足导致神经递质合成减少、神经细胞膜电位降低等因素均能引起神经系统功能障碍。

第四节　影响机体缺氧耐受性的因素

缺氧时,机体可通过降低代谢耗氧率、增加机体的代偿能力等方式提高机体对缺氧的耐受性。急性、重度缺氧时,由于机体来不及代偿,因而对缺氧的耐受性较低;慢性、轻度缺氧时,由于机体的代偿能力提高,机体对缺氧的耐受性较高。

1. 机体的代谢耗氧率　机体的基础代谢增高时,耗氧增加,因而对氧的需求增加,对缺氧的耐受性较差,见于发热、甲状腺功能亢进、体力活动、处于寒冷环境、中枢神经兴奋、精神过度紧张等情况。相反,体温降低、神经系统抑制等能降低机体代谢耗氧率,减少氧需求,因此临床上常采用低温麻醉、人工冬眠等方式来提高患者对缺氧的耐受性。

2. 机体的代偿能力　急性缺氧时,呼吸系统、循环系统通过提高肺的通气量及心排出量,增加氧的摄入和细胞氧的供应;慢性缺氧时,机体循环系统、血液系统及组织细胞出现一系列代偿适应性反应,包括毛细血管增生、红细胞数量增加及线粒体数量增加、膜面积增大等,这些变化增加了机体运氧、组织获取氧及细胞利用氧的能力,增加了机体对缺氧的耐受性。另外,缺氧时机体代谢率下降,减少了机体耗氧量,亦增加了机体对缺氧的耐受能力。由于机体对缺氧的代偿性反应存在着显著的个体差异,所以各人对缺氧的耐受性也存在显著差异。

第五节　缺氧治疗的病理生理基础

一、病因学治疗

去除致病原因是治疗缺氧的重要方面。例如,改善和提高肺的外呼吸功能;积极对先天性心脏病患者进行手术治疗;积极治疗贫血,提高患者红细胞数量和血红蛋白浓度;使用还原剂还原高铁血红蛋白使其转化为正常的血红蛋白;休克时,进行扩容以提高患者有效循环血量;心衰时,改善心肌舒缩功能,提高心排出量;组织中毒时,及时解毒。

二、氧 疗

吸氧是缺氧治疗的最基本的方法,对低张性缺氧的效果最好。低张性缺氧时,氧疗可通过提高肺泡气氧分压,以提高患者动脉血氧分压,增加动脉血氧含量,提高对组织的供氧量。由于外呼吸障碍导致的低张性缺氧常伴有二氧化碳潴留,后者对呼吸中枢具有抑制作用,因此对于这样的患者缺氧不易过快纠正,采用低浓度、低流量给氧原则,将动脉血氧分压提高至50~60mmHg即可,以保持轻度缺氧对肺通气的刺激作用。对于法洛四联症患者,吸氧常无明显疗效,其原因为肺部吸入的氧无法与进入左心室的静脉血氧合。

氧疗对于其他几种类型的缺氧也有一定效果。血液性缺氧、循环性缺氧和组织性缺氧患者动脉血氧分压和氧饱和度均正常,吸氧虽然可提高动脉血氧分压,但血红蛋白结合的氧却增加不明显。尽管如此,但吸氧在一定程度上可增加血浆内溶解的氧,对于增加组织细胞供氧有一定作用。一氧化碳中毒时,采用高压氧治疗,增加血液中溶解的氧,有利于氧与一氧化碳竞争结合血红蛋白。

值得注意的是,吸入气中氧分压过高可引起氧中毒(oxygen intoxication),患者可能出现组织细胞损伤及器官功能障碍。氧中毒的发生取决于吸入气氧分压而不是氧浓度。当吸入气的氧分压增高时,肺泡气及动脉血的氧分压随之升高,进而导致血液与组织细胞之间的氧分压差增大,氧的弥散速度加快,组织细胞可因获得过多氧而发生中毒。氧中毒时细胞受损的机制可能与活性氧的过量产生有关。氧中毒的临床表现分为两种类型:肺型与脑型。肺型氧中毒患者临床表现以咳嗽、呼吸困难、胸骨后疼痛为主;而脑型氧中毒则以视、听觉障碍、恶心、抽搐、昏迷等临床表现为主。

学习小结

缺氧是临床上常见的一种病理过程,主要由向组织细胞供应氧或细胞获取利用氧障碍所致。

常见的缺氧类型包括低张性缺氧、血液性缺氧、循环性缺氧和组织性缺氧。低张性缺氧主要由外呼吸障碍及吸入气氧分压过低所引起,以动脉血氧分压降低为主要特征;血液性缺氧主要由能正常结合氧气的血红蛋白数量减少引起,以血液携氧能力降低为主要特征;循环性缺氧主要由全身性或局部性有效循环血量减少引起,动静脉氧含量差增大为主要特征;组织性缺氧则主要由线粒体内氧化磷酸化障碍引起,以静脉血氧含量升高为主要特征。

缺氧时,呼吸系统、循环系统、血液系统及组织细胞均发生功能代谢变化,包括代偿适应性反应和组织细胞损伤。急性缺氧时,机体代偿反应以增加肺通气量和心排出量为主,由于代偿反应本身增加了耗氧量,机体可很快发生损伤性反应;慢性缺氧时,机体则通过毛细血管增生、红细胞数量增加等来提高对组织细胞供氧,同时由于线粒体数量及内膜面积增加导致细胞对氧的摄取能力增强。

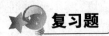复习题

1. 缺氧的概念是什么？缺氧类型有哪些？
2. 四种类型缺氧的血氧变化特点分别是什么？
3. 一氧化碳中毒的机制是什么？
4. 慢性低张性缺氧,机体的代偿适应性变化有哪些？

（赵成海）

第十九章

应　激

学习目标 ▶

1. 掌握应激、应激性疾病、全身适应综合征、热休克蛋白概念;应激时的神经内分泌反应、细胞反应、应激性溃疡和应激性心律失常的发生机制;热休克蛋白的功能和表达调控。
2. 熟悉良性应激和劣性应激的区别;应激时机体的物质代谢变化和功能变化及心理、精神障碍;急性期反应蛋白的来源、种类、生物学功能。
3. 了解应激原及其分类;应激的生物学意义和防治原则。

第一节　概　述

应激(stress),又称应激反应,是指机体在各种内外环境因素刺激下所出现的全身性的非特异性适应反应。任何躯体的或心理的刺激,只要达到一定的强度,除了引起与刺激直接相关的特异性变化外,都可以引起一组与刺激因素无直接关系的全身非特异性反应,包括交感神经兴奋和垂体 - 肾上腺皮质分泌增多为主的一系列神经内分泌反应,以及由此而引起的各种功能和代谢的改变。

能引起应激反应的各种刺激因素,就叫做应激原(stressor)。一般可将应激原分为三大类。

1. 外环境因素　如温度巨变、电离辐射、噪声、强光、电击、低氧、中毒、创伤、感染等。

2. 内环境因素　如自稳态失衡就是一类重要的应激原,如血液成分改变、心功能低下、器官功能紊乱、营养缺乏等。

3. 心理、社会因素　大量事实说明,心理社会因素是现代社会中的重要应激原。包括职业竞争、工作压力、人际关系的复杂性、突发的生活事件等。

应激原既可单独作用于机体,也可能同时存在,对机体产生多重影响。在日常生活中,几乎每一个人都会遇到某些应激原的作用。应激的主要意义是抗损伤,是机体的非特异性适应性保护机制。根据性质应激可分为良性应激(生理性应激)和劣性应激(病理性应激)。良性应激(benign stress)利于动员机体身心,以便更好地完成任务或者更好地避开可能要发生的危险。如果应激原的作用过于强烈和(或)过于持久,则可引起病理变化,甚至死亡,称之为恶性应激（malignant stress）或劣性应激。许多疾病或病理过程都伴有应激，这些疾病有其本身的特异性变化，又有应激所引起的一系列非特异的变化，因此应激是这些疾病的一个组成部分。应激在疾病中不仅有适应代偿和防御的作用，而且本身也可以引起病理变化。

第二节 应激反应的基本过程

应激原持续作用于机体，则应激表现为一个动态的连续反应过程，最终导致各种机体损害和疾病甚至死亡，称为全身适应综合征（general adaptation syndrome，GAS）。GAS 是加拿大病理生理学家 Selye 提出的，分三个阶段（表 19-1）：

表 19-1　全身适应综合征

分期	特　征	意　义
警觉期	反应出现迅速，持续时间短，以交感 - 肾上腺髓质兴奋为主	机体处于临战状态，保护防御机制的快速动员期
抵抗期	交感 - 肾上腺髓质反应逐渐减弱，肾上腺皮质激素分泌逐渐增强	机体的防御储备能力逐渐被消耗
衰竭期	再度出现警告反应期的症状，皮质激素分泌持续增高，出现明显的内环境紊乱	机体抵抗能力耗竭

1. 警觉期　此期在应激原作用于机体后迅速出现，持续时间短，为机体保护防御机制的快速动员期。以交感 - 肾上腺髓质系统兴奋为主，大量儿茶酚胺分泌，血管收缩，血压上升，心跳加快。此外，垂体 - 肾上腺皮质系统也兴奋，使糖皮质激素分泌增多。警觉反应使机体处于最佳动员状态，有利于机体增强抵抗或逃避损伤的能力。但如果应激原特别强烈，已超过机体能承受的限度，则可发生机体的急性应激性损伤，甚至死亡。如果能够渡过此期机体将进入全面代偿期，即抵抗期。

2. 抵抗期　警觉期后进入该期，是应激原持续作用后机体的抵抗或适应阶段。此时，交感-肾上腺髓质反应逐渐减弱，而表现出以肾上腺皮质激素分泌增多为主的适应反应，机体代谢率升高，炎症、免疫反应减弱，胸腺和淋巴组织缩小，各系统生理功能调整在一个新的稳定水平，机体表现出对应激原的适应和抵抗能力的增强。机体同时也消耗防御贮备能力。此期间人体出现各种防御手段，使机体能适应已经改变了的环境，以避免受到损害。

3. 衰竭期　如果应激反应持续存在，强烈的有害刺激将耗竭机体的抵抗能力，警觉期的症状可再次出现，肾上腺皮质激素持续升高，但糖皮质激素受体的数量和亲和力下降，机体内环境明显失衡，机体对应激原的抗御能力衰竭，机体在抵抗期所形成的适应机制紊乱甚至崩溃，应激反应的负效应陆续出现，应激相关的疾病，器官功能衰退甚至休克、死亡。此期是在应激因素严重或应激持久存在时才会出现。

在一般的情况下，上述三个阶段并不一定都依次出现，应激只引起第一、第二期的变化，只有严重应激反应才进入第三期。

第三节　应激反应的基本表现

一、应激的神经内分泌反应

应激的基本反应为一系列的神经内分泌改变,主要包括蓝斑-交感-肾上腺髓质系统和下丘脑-垂体-肾上腺皮质轴的强烈兴奋(图 19-1)。

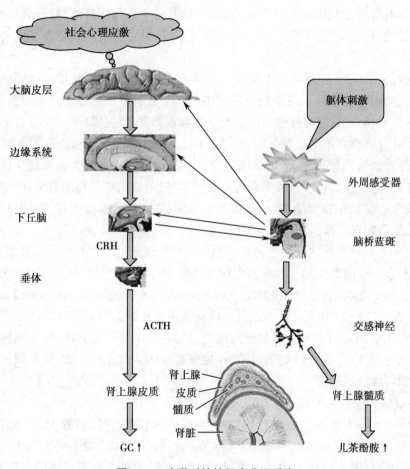

图 19-1　应激时的神经内分泌反应

（一）蓝斑-交感-肾上腺髓质系统

1. 结构基础　蓝斑-交感-肾上腺髓质系统中枢整合部位主要位于脑桥蓝斑。蓝斑是应激时最敏感的脑区,其中的去甲肾上腺素能神经元具有广泛的上、下行纤维联系。其上行纤维投射到新皮质、边缘系统和杏仁核等,与应激时情绪反应有关;下行纤维投射到脊髓侧角,引起交感-肾上腺髓质反应和儿茶酚胺的分泌。

2. 基本效应　包括中枢效应和外周效应两方面:

（1）中枢效应:蓝斑-交感-肾上腺髓质系统兴奋主要的中枢效应是引起兴奋、紧张、焦虑及恐惧等一系列情绪反应,与去甲肾上腺素的释放有关。

(2) 外周效应:蓝斑 - 交感 - 肾上腺髓质系统兴奋的外周效应主要表现为血浆肾上腺素、去甲肾上腺素和多巴胺浓度迅速增高。

3. 代偿意义 儿茶酚胺参与调控机体对应激的急性反应,介导一系列的代谢和心血管代偿变化。

(1) 对代谢的影响:儿茶酚胺可抑制胰岛素的分泌,促进胰高血糖素的分泌,进而促进糖原分解,升高血糖;此外,儿茶酚胺和胰高血糖素可促进脂肪分解,提高血浆中游离脂肪酸水平,满足应激时机体增加的能量需要。

(2) 对心血管系统的影响:儿茶酚胺可引起心率加快、心收缩力加强,导致心输出量增加;心输出量增加及儿茶酚胺引起的外周阻力血管收缩,可导致血压升高,对于失血性应激,则有利于血压的维持;由于 α- 肾上腺素受体分布密度差异,导致血液重新分布,使心、脑的血液灌流得到保障。

(3) 对呼吸的影响:儿茶酚胺可引起支气管扩张,增加肺的通气量,使机体供氧增加。

(4) 对其他激素的影响:儿茶酚胺分泌增多是引起应激时多种激素变化的重要原因,可促进生长激素、肾素、ACTH、促红细胞生成素及甲状腺素等激素的分泌。

4. 不利影响 当机体应激过强时,交感 - 肾上腺髓质系统过度兴奋,则会对机体造成损伤。例如胃黏膜血管持续收缩,使胃黏膜缺血,引发应激性溃疡;肾血流的减少使肾小球滤过率下降,代谢产物排出障碍,导致酸中毒等内环境紊乱;过多的能量物质被消耗;增加心肌的耗氧量;儿茶酚胺促使血小板聚集,增加了血栓形成的可能性;儿茶酚胺过多可引起机体脂质过氧化反应增强,引起自由基损伤。

另外,蓝斑去甲肾上腺素能神经元有一部分上行纤维还可以投射到下丘脑室旁核,引起促肾上腺皮质激素释放激素(CRH)和促肾上腺皮质激素(ACTH)释放,从而可启动 HPA 轴反应。

(二) 下丘脑 - 垂体 - 肾上腺皮质轴(hypothalamic-pituitary-adrenocortical axis,HPA)

1. 结构基础 下丘脑 - 垂体 - 肾上腺皮质轴是由下丘脑的室旁核(PVN)、腺垂体和肾上腺皮质组成,PVN 为中枢部位,其上行神经纤维与边缘系统的杏仁复合体、海马结构及边缘皮层有着广泛的往返联系,下行纤维则通过 CRH 控制腺垂体 ACTH 的释放,从而调控肾上腺糖皮质激素(GC)的合成与分泌。

2. 基本效应 包括中枢效应和外周效应两方面:

(1) 中枢效应:下丘脑室旁核细胞分泌的 CRH 进入垂体前叶,刺激 ACTH 的释放,后者作用肾上腺皮质,促进糖皮质激素的分泌。通常认为,适量的 CRH 增多可使机体兴奋或有愉快感,但大量的 CRH 增加,特别是慢性应激时 CRH 的持续增加则造成机体适应机制的障碍,可出现抑郁、焦虑及厌食等情绪行为改变。CRH 还可促进蓝斑中去甲肾上腺素能神经元的活性,使 HPA 轴对蓝斑 - 交感 - 肾上腺髓质系统也产生影响。

(2) 外周效应:应激时 HPA 的外周效应主要是由血中糖皮质激素浓度升高引起。糖皮质激素可显著提高机体对损害性刺激的耐受力,是保证机体在恶劣条件下生存的至关重要的因素。动物实验表明:去除肾上腺后,动物对应激刺激的耐受力显著减弱,一旦受到强烈刺激则容易衰竭、死亡。如果及时补充足量的外源性糖皮质激素,则可使动物恢复抗损害的能力。

3. 防御意义 HPA 轴适当兴奋对机体具有显著的防御意义。

(1) 对代谢的影响:糖皮质激素有促进蛋白质分解和糖异生的作用,从而可以补充肝糖原的储备;GC 还能抑制外周组织对葡萄糖的利用,从而提高血糖水平,保证重要器官的葡萄糖供应。

(2) 维持儿茶酚胺和胰高血糖素等激素的作用:糖皮质激素可保证儿茶酚胺及胰高血糖素的脂肪动员作用。另外糖皮质激素还维持血管系统对儿茶酚胺的敏感性。只有在糖皮质激素存在的条件下,儿茶酚胺才能引起血管收缩性反应。

(3) 应激反应往往导致细胞膜损伤,溶酶体破裂。糖皮质激素具有稳定细胞膜和溶酶体膜的作用。

(4) 抗炎、抗过敏作用:糖皮质激素能够抑制多种化学介质的释放,如:白三稀、前列腺素、5- 羟色胺等,因而具有抗感染和抗过敏作用,能够保护应激机体的组织细胞。

4. 不利影响 慢性应激时糖皮质激素的大量分泌会对机体产生损伤作用,包括:抑制免疫、炎症反应,削弱机体的抵抗力,使机体遭受感染的潜在危险性增大;抑制组织的再生能力,使创伤的修复,愈合受阻;抑制生长激素分泌,造成生长发育的迟缓,并常伴有一些行为上的异常,如抑郁、异食癖;抑制性腺轴,引起性功能减退或月经不调;此外,糖皮质激素还可造成甲状腺轴抑制及物质代谢异常。

(三) 其他激素

应激反应时,交感 - 肾上腺髓质系统和下丘脑 - 垂体 - 肾上腺皮质系统的兴奋还影响机体的其他神经内分泌活动,如促进胰高血糖素、抗利尿激素、β- 内啡肽、醛固酮等分泌;抑制胰岛素、生长激素、促甲状腺素释放激素、促甲状腺素等分泌。

二、急性期反应

(一) 急性期反应与急性期反应蛋白

急性期反应(acute phase response)是指感染、外伤、炎症和大手术等刺激因素诱导机体于短时间内(数小时至数天)出现的以防御反应为主的非特异性反应。

急性期反应蛋白(acute phase protein,APP)指急性期反应时血浆中某些蛋白质浓度迅速升高,这些蛋白质称为急性期反应蛋白。APP 主要在肝脏合成,单核细胞、内皮细胞和成纤维细胞也可以少量合成。另外,有少数蛋白在急性期反应时减少,称为负急性期反应蛋白,如白蛋白、前白蛋白、运铁蛋白等。

(二) 急性期反应蛋白的生物学功能

APP 种类较多,其生物学功能相当广泛,总体来看 APP 提高了机体的防御能力,其功能概括起来大致包括以下几个方面:

1. 抑制蛋白酶活性 创伤、感染等引起应激时,体内增多的蛋白水解酶可引起组织的损害。APP 中含有蛋白酶抑制物,例如 α1- 抗胰蛋白酶、α1- 抗糜蛋白酶、C1 酯酶抑制因子、α2- 抗纤溶酶等,这些蛋白酶抑制物可抑制蛋白酶的激活,减轻或避免蛋白酶对组织的过度损伤。

2. 清除异物和坏死组织 一些 APP 具有迅速地非特异性地清除异物和坏死组织的作用。例如,CRP 很容易与细菌细胞壁结合,发挥抗体样调理作用;还可激活补体经典途径,促进吞噬细胞的功能,从而迅速地清除该细菌。

3. 抑制自由基生成 铜蓝蛋白(ceruloplasmin)能将二价铁离子氧化成三价铁离子,抑制羟自由基的生成。

4. 其他作用　C反应蛋白、补体成分的增多可加强机体的抗感染能力；凝血蛋白类的增加可增强机体的抗出血能力等。

三、应激细胞反应

(一) 热休克蛋白(heat shock protein, HSP)概念和分类

HSP指细胞在应激原特别是环境高温诱导下所生成的一组蛋白质。HSP是一个大家族，根据HSP相对分子量的大小，主要有HSP110、HSP90、HSP70、HSP60和小分子HSP等。HSP包括结构性HSP和诱生性HSP，其中大多数HSP是细胞的结构蛋白。

(二) HSP功能

1. 结构性HSP　细胞固有的结构蛋白，其基本功能是帮助新生的蛋白质进行正确的折叠、移位、维持以及降解，因此被称为"分子伴娘"(molecular chaperone)。

2. 诱生性HSP　细胞应激反应时生成，其基本功能与应激时受损蛋白质的修复或移除有关，保护细胞免受严重损伤，加速修复。

(三) HSP的基本结构与表达调控

HSP的N端为一具有ATP酶活性的高度保守序列，C端为一相对可变的基质识别序列。C端基质的识别序列可以与受损蛋白质的疏水结构区结合(未受损蛋白质疏水结构区不暴露)，并释放出游离的热休克转录因子(heat shock transcription factor, HSTF)，游离HSTF聚合成三聚体，可与热休克基因5′端的诱导型启动子(热休克元件)相互作用，启动热休克基因的转录，诱导HSP的合成。

第四节　应激的生物学意义

一、代 谢 变 化

应激时物质代谢发生相应变化，总的特点是代谢率升高，分解增加，合成减少。

(一) 糖代谢的变化

应激时，由于胰岛素的相对不足和机体对葡萄糖的利用减少，以及儿茶酚胺、胰高血糖素、生长激素、糖皮质激素等促进糖原分解和糖原异生，患者血糖升高，甚至可出现应激性高血糖或应激性糖尿。

(二) 脂肪代谢的变化

应激时由于儿茶酚胺、胰高血糖素等脂解激素增多，脂肪的动员和分解加强，因而血中游离脂肪酸和酮体有不同程度的增加。同时组织对脂肪酸的利用增加。严重创伤后，机体所消耗的能量有75%~95%来自脂肪的氧化。

(三) 蛋白质代谢的变化

应激时，蛋白质分解加强，合成减弱，尿氮排出增加，出现负氮平衡。

上述这些代谢变化的防御意义在于为机体应付"紧急情况"提供足够的能量。但如持续

时间长,则患者可因消耗过多而致消瘦和体重减轻。负氮平衡还可使患者发生贫血、创面愈合迟缓和抵抗力降低等不良后果。

二、应激时机体的各系统功能变化

(一)心血管系统的变化

应激时,主要出现交感-肾上腺髓质系统兴奋所引起的心率加快、心收缩力加强、外周总阻力增高以及血液的重分布等变化,有利于提高心输出量、提高血压、保证心脑的血液供应,因而有十分重要的防御代偿意义。

然而,交感-肾上腺髓质系统过度兴奋可导致皮肤、腹腔内脏和肾缺血缺氧;增加心肌耗氧量;引发心室纤颤等心律失常;诱发高血压及心肌梗死等。

(二)消化系统的变化

应激时,消化系统功能障碍者较为常见,如食欲减退等。强烈应激还可引起应激性溃疡(stress ulcer)。

(三)免疫功能的变化

慢性应激时,患者主要表现为免疫功能的减弱,这主要是由于神经内分泌激素对免疫的调节作用。急性应激反应时,外周血吞噬细胞数目增多,活性增加和急性期蛋白升高,机体的非特异性免疫反应增强。

(四)血液系统的变化

急性应激时,非特异性抗感染功能增强,外周血白细胞数目增多、血小板数目增多,黏附性增强,血液凝固性和纤溶活性暂时增强,全血和血浆黏度增高,红细胞沉降率增快。上述改变既有抗感染、抗损伤出血的有利方面,也有促进血栓、DIC 发生的不利因素。

(五)中枢神经系统的变化

儿茶酚胺可提高中枢神经系统的兴奋性,使机体警觉性提高,反应更加灵敏,但儿茶酚胺过度升高则会产生焦虑、害怕或愤怒等情绪反应。HPA 轴的适度兴奋有助于维持良好的认识学习能力和良好的情绪,而 HPA 轴的过度兴奋则可引起抑郁、厌食,甚至自杀倾向。

应激时中枢神经系统的多巴胺能神经元、5-HT 能神经元、γ-氨基丁酸能神经元以及脑内阿片肽能神经元等都有相应的变化,并参与应激时的神经精神反应。

(六)泌尿生殖系统的变化

交感神经兴奋,引起肾血管收缩,导致肾小球滤过率下降,从而使得尿量减少;交感神经兴奋性增高,还可以导致肾素-血管紧张素-醛固酮系统激活,加重肾小球滤过率下降,尿量进一步减少。另外,ADH 分泌增多,也使得尿量减少。应激时,还可以导致生殖系统发生变化,例如月经紊乱、闭经、泌乳停止等。

第五节　应激与疾病

应激反应作为一种全身综合性反应,对机体各系统器官的功能产生广泛的影响。就其基本性质而言,应激是防御性、保护性的,旨在对抗各种强烈刺激的损伤性作用。但在不良应激状态下,机体可发生多系统和多器官的病理性损伤,甚至直接导致或间接诱发多种疾病。

一、应激与心脏病

临床上各种强烈应激刺激特别是情绪心理应激时,如:亲人去世、死亡威胁、突发灾祸、严重创伤、剧烈疼痛等可引起急性心肌梗死,各种心律失常,严重者甚至发生心源性猝死。大量儿茶酚胺可引起心肌损伤,称为应激性心肌病,给动物注射大量肾上腺素或异丙肾上腺素也可引起类似的心肌损害,故也称为儿茶酚胺性心肌损害。尸检可见心肌内有广泛性心肌坏死和出血,肌原纤维过度收缩,有收缩带形成,线粒体钙化及变性。可能机制包括:①儿茶酚胺增加心肌耗氧量、使心肌发生功能性缺氧;②儿茶酚胺刺激 β 受体使 Ca^{2+} 跨膜内流增加,形成钙超载、导致肌原纤维过度收缩,断裂;③儿茶酚胺在氧化过程中可产生氧自由基并引发脂质过氧化使心肌膜结构受损,功能障碍;④儿茶酚胺可引起血小板聚积,激发凝血过程影响心肌微循环,加剧心肌缺血缺氧。

二、应激与动脉粥样硬化

应激反应可致血脂、血糖、血压水平升高,因此应激对动脉粥样硬化的致病作用是十分明确的。

(一)血压升高

应激时儿茶酚胺分泌增多,使心排出量增大,外周阻力增加,导致血压上升。此外,应激时大量分泌的糖皮质激素、血管紧张素以及醛固酮也有助于血压的升高。

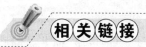 **相关链接**

血压升高可从以下几方面促进动脉粥样硬化发生:①血压升高形成的机械应力可直接造成动脉内膜损伤,使内膜的屏障作用减弱,通透性增加,有利于脂质沉积;②动脉内膜的损伤可引起血小板中性粒细胞黏附集积并释放多种生物活性物质如:TXA2,5-HT,组胺等进一步加剧内膜损伤;③血压升高可刺激血管平滑肌细胞增生,胶原弹力纤维等细胞间质合成增加,使动脉壁增厚,管腔变窄;④血压升高,可引起动脉管壁细胞溶酶体酶释放增多,加剧血管壁损伤。

(二)血脂增高

急性应激时血脂的增高是机体为适应能量需求增加而产生的适应性反应。儿茶酚胺、糖皮质激素、生长激素、胰岛血糖素等激素有强烈的脂肪分解作用,使血脂水平上升。如果应激原持续存在或反复作用,那么血脂将维持在较高水平,这样将有利于动脉粥样硬化的形成。

(三)血糖升高

应激时可发生应激性高血糖和应激性糖尿,这是由于儿茶酚胺、胰高血糖素、糖皮质激素等有促进糖原分解和糖异生的作用,加上胰岛素分泌受抑制,机体降血糖能力下降,因此,血糖浓度上升。

三、应激与高血压

多数学者认为,高血压的发生是遗传因素和环境因素长期作用的结果。应激通过以下因素引起血压升高:

(一)高级神经活动紊乱

机体长期在应激刺激(如噪声、失业、工作紧张,人际关系不良等)作用下,使大脑皮层兴奋与抑制过程失调,从而在心血管交感中枢形成稳定的病理兴奋灶,并通过各种神经内分泌途径使外周小动脉收缩,阻力增加,血压上升。

(二)交感-肾上腺髓质系统兴奋

交感-肾上腺髓质系统兴奋可通过以下几个途径导致血压升高:①心率加快,心肌收缩力增强,心排出量增加;②周围小血管收缩,外周阻力加大;③静脉回心血量增加,心排出量增加。

(三)肾素-血管紧张素-醛固酮系统激活

应激时,由于交感-肾上腺髓质系统兴奋,可激活肾素-血管紧张素-醛固酮系统。其中血管紧张素有下列作用:①收缩全身小动脉,使外周阻力加大;②收缩静脉,使回心血量增加,心排出量相应增加;③增强交感缩血管中枢的紧张性活动;④促进肾小管重吸收水钠,扩大血容量,因此血管紧张素有显著的升压效应。醛固酮参与升高血压与下列因素有关:①增加钠水潴留,增加循环血量;②使血管壁对儿茶酚胺的敏感性增加;③钠水潴留使细胞内钠离子增多,进而通过钠-钙交换,使细胞内钙离子增多,血管收缩加强。

(四)抗利尿激素

应激特别是剧烈疼痛、情绪紧张等刺激可使抗利尿激素分泌增多。抗利尿激素可收缩动脉平滑肌,增加外周阻力,使血压上升。

此外,情绪心理应激可使高血压的遗传易感因素激活,促进高血压的发生。

四、应激性溃疡

应激性溃疡(stress ulcer)是指患者在遭受各类重伤及大手术、重病或其他应激情况下,出现胃、十二指肠黏膜的急性病变,主要表现为黏膜的糜烂、浅表溃疡、渗血等,少数溃疡可较深或发生穿孔。临床上发现,重伤重病时,应激性溃疡发病率比较高,估计在75%~100%。造成威胁的通常是应激性溃疡导致的大出血,这发生率不超过5%,但病死率可高达50%。

应激性溃疡的发病机制主要和以下几个因素有关:

1. 黏膜缺血 这是应激性溃疡形成的最基本条件。由于应激时儿茶酚胺增多,胃黏膜血管发生痉挛性收缩,引起黏膜缺血。黏膜缺血可直接引起黏膜上皮细胞变性、坏死、脱落形成溃疡。

2. 胃腔内 H^+ 向黏膜内的反向弥散 这是应激性溃疡形成的必要条件。由于胃黏膜屏障受损,胃腔内 H^+ 顺浓度差进入黏膜,而黏膜内血流量又少,不能将进入的 H^+ 中和或及时运走,使 H^+ 在黏膜内聚集而造成损伤。

3. 糖皮质激素增多 应激时大量分泌的糖皮质激素可抑制黏膜上皮细胞合成蛋白质,使细胞再生能力下降,溃疡修复减慢,黏膜屏障作用的重建受阻。糖皮质激素和ACTH还可抑制胃黏液的合成分泌,也使黏膜屏障作用减弱。

4. 前列腺素合成减少 前列腺素对胃黏膜细胞有保护作用,它可加强黏膜细胞合成黏液,抑制胃酸、胃蛋白酶的分泌。应激时由于胃黏膜缺血,导致黏膜上皮前列腺素合成减少,对黏膜的保护减弱,溃疡易于发生。

5. 其他因素 应激时全身与局部的酸中毒使胃黏膜细胞 HCO_3^- 减少,黏膜上皮中和 H^+ 能力下降;应激时 β-内啡肽释放增多,目前认为 β-内啡肽可能参与应激性溃疡的发病,因为使用阿片受体的拮抗剂纳洛酮,可防止应激性溃疡的发生;一些严重应激时,大量内毒素进入血液,造成胃黏膜微循环障碍,使胃黏膜屏障作用减弱;十二指肠至胃的反流增加,反流液中含有胆汁酸盐,胰酶及溶血磷脂酰胆碱,它们可破坏胃黏膜上皮细胞的正常结构和功能,使屏障作用减弱。

应激性溃疡的发病,总的来说是胃黏膜屏障保护作用减弱与组织损伤性因素增加共同作用的结果。

第六节 应激性损伤的防治原则

一、消除应激原

应激反应是由应激原引起的,要防治应激性损伤首先要避免过于强烈的或过于持久的应激原作用于人体,例如:改善生活或工作环境,避免不良情绪和有害的精神刺激,避免过度而持久的精神紧张,避免各种意外的躯体性的严重伤害等。

二、积极治疗应激性损伤

日常生活中有些应激原可以预防,但有些则无法回避,例如:亲人去世,意外事故等,前者要注重心理疏导,后者应及时有效地处理那些伴有强烈应激反应的疾病或病理过程如烧伤、骨折、休克等,尽可能降低应激反应的强度,以减轻应激性损伤。

应激反应已引起明显的应激性损伤时可采用药物进行治疗,例如用肾上腺素能阻滞剂来控制应激引起的心血管不良反应,α 阻滞剂可控制血压升高,β 阻滞剂可降低心率,降低心肌耗氧量,阻止脂质过氧化反应,因此可防治应激引起的心肌损伤;应激性溃疡可使用抗酸和组胺受体阻滞剂治疗;对于应激诱导的自身免疫性疾患可使用免疫调节治疗;情绪应激出现的失眠、焦虑等可使用安定类药物;生物反馈疗法、松弛疗法在防治情绪性应激方面有良好的效果。应激引起机体严重消耗如:大面积烧伤、严重的创伤时,应及时补充营养物质(蛋白质、糖类等)。

三、增强体质抵抗恶性应激

加强身体锻炼(体育运动、冷水浴、冬泳、日光浴等)以提高身体素质。近年来,许多研究发现,多种植物具有减缓应激性损伤的作用,如:银杏叶、人参、黄芪等,其中银杏叶提取物的主要活性成分黄酮类和苦内酯具有清除自由基、抗氧化和影响神经递质释放等广泛的生物学效应，可有效提高机体的适应能力。

 学习小结

　　应激是指机体在各种内外环境因素刺激下所出现的全身性的非特异性适应性反应。应激又被称为"全身适应综合征"，可分为三期：警觉期、抵抗期和衰竭期。应激引起的神经内分泌改变主要为蓝斑 - 交感 - 肾上腺髓质系统和下丘脑 - 垂体 - 肾上腺皮质轴的强烈兴奋。应激可以引起机体的多种疾病的产生。

复习题

1. 全身适应综合征分为几期？各有什么特点？
2. 交感 - 肾上腺髓质系统和下丘脑 - 垂体 - 肾上腺皮质系统在应激时各起什么作用？
3. 应激对于机体有何意义，是否可以避免一切应激？
4. 应激性溃疡的发生机制是怎样的？

（王晓樱）

第二十章

细胞凋亡与疾病

学习目标

1. 掌握细胞凋亡的概念、发生机制、主要信号转导通路以及相关基因。
2. 熟悉细胞凋亡的分期及细胞凋亡与坏死的差别;细胞凋亡的主要变化及调控机制。
3. 了解细胞凋亡与疾病及细胞凋亡在疾病防治中的意义。

第一节 概 述

凋亡(apoptosis)是由体内外因素触发细胞内预存的死亡程序而导致的细胞死亡过程,是程序性细胞死亡形式之一。apoptosis 一词来自希腊语,apo 指分离,ptosis 指落下。凋亡的原意是枯萎的树叶或花瓣自然凋落。1972 年澳大利亚昆士兰大学病理学家 Kerr 等人在许多组织中发现了一种散在的自发的细胞死亡现象,认为这是一种不同于细胞坏死的细胞生理性死亡,并首次提出了细胞凋亡的新概念。

细胞凋亡作为生理过程,具有以下生物学意义:①确保正常发育、生长:机体的发育、生长过程并不仅仅与细胞的增殖与分化有关,凋亡在器官、组织的形成、成熟过程中也发挥了重要作用。它可以清除多余的、失去功能价值的细胞。例如人胚胎肢芽发育过程中指(趾)间组织,通过细胞凋亡机制而被逐渐消除,形成指(趾)间隙。②维持内环境稳定:受损、突变或衰老的细胞如果存留体内就可能干扰机体正常功能,甚至演变为多种疾病(如肿瘤)。为了维持内环境的稳定,机体必须及时将这些细胞清除,清除的主要方式就是凋亡。例如机体通过细胞凋亡机制清除了针对自身抗原的 T 淋巴细胞,维持了免疫系统功能的稳定;为了维持良好的功能状态,皮肤、黏膜上皮需要不断更新,这个过程不仅仅是新生细胞的增殖,也包含了衰老细胞的凋亡;子宫内膜在周期性的增生之后由于激素撤退而发生凋亡、脱落;受损而不能修复的细胞或发生癌前病变的细胞通过凋亡而被清除。③发挥积极的防御功能:细胞凋亡参与了机体的防御反应,例如当机体受到病毒感染时,受病毒感染的细胞通过凋亡使 DNA 发生降解,整合于其中的病毒 DNA 也随之破坏,因而阻止了病毒的复制。

细胞凋亡在维持人体正常生理功能方面具有重要的生物学意义,凋亡不足或凋亡过度却可导致疾病的发生。例如凋亡不足参与了肿瘤、自身免疫性疾病等的发病过程;凋亡过度则是阿尔茨海默病(Alzheimer disease,AD)、心血管疾病的重要机制之一。

第二节　细胞凋亡过程与调控

一、细胞凋亡的大致过程

从细胞受到凋亡诱导因素的作用到细胞凋亡大致可分成以下四个阶段:

(一)凋亡信号转导

凋亡诱导因素通过各种受体作用于细胞后,使之产生一系列复杂的生化反应,形成与细胞凋亡有关的第二信使物质如 cAMP、Ca^{2+}、神经酰胺等,然后通过细胞内的信号转导途径激活后续凋亡程序。

(二)凋亡基因激活

调控凋亡的基因接收由信号转导途径传来的死亡信号后按预定程序激活,合成执行凋亡所需的各种酶类及相关物质。

(三)细胞凋亡的执行

细胞凋亡由激活的核酸内切酶(endogenous nuclease)和凋亡蛋白酶执行,前者彻底破坏细胞生命活动所必需的全部指令,后者导致细胞结构的全面解体。

(四)凋亡细胞的清除

已经凋亡的细胞可被邻近的吞噬细胞或其他细胞所吞噬、分解。

上述全过程需时约数分钟至数小时不等。从凋亡信号转导到凋亡执行的各个阶段都有负调控因子存在,以形成完整的反馈环路,使凋亡过程受到精确、严密的调控。

二、凋亡时细胞的形态学特征

细胞凋亡通常表现为散在的单个细胞或小团细胞的死亡。凋亡的细胞表现为核固缩、胞质浓缩,致使细胞皱缩,体积缩小,最后细胞骨架解体形成碎片,凋亡的细胞碎片或凋亡小体迅速被其周围巨噬细胞等吞噬、消化。

1. 细胞核的变化　细胞凋亡以细胞核的变化最显著,出现核固缩。核染色质凝聚,并集中分布在核膜的边缘,呈新月形或马蹄形分布,称为边集(margination),最后解离形成核碎片。

2. 细胞质的变化　由于细胞脱水致胞质浓缩,细胞体积缩小(约原细胞体积的 70%)。细胞膜表面微绒毛消失,胞膜皱缩内陷,分割包裹胞质,并在其根部绞窄脱落形成大小不一的泡状小体称为凋亡小体(apoptosis body)。凋亡小体具有完整膜结构,内含胞质成分或核碎片,凋亡小体是凋亡细胞特征性的形态学改变。凋亡的细胞细胞器也出现不同程度的改变,如线粒体增殖、空泡化,内质网腔扩大等。内质网不断扩张可与胞膜融合,形成膜表面的芽状突起,称为出芽(buding)。溶酶体相对完整,胞内容物也无外漏,故凋亡过程不发生局部炎症反应。

三、凋亡时细胞的生化改变

凋亡时细胞生化方面的变化比较复杂,其中染色质 DNA 的特征性片段化断裂和蛋白质降解尤为重要。

(一)DNA 的片段化

典型的细胞凋亡以细胞核固缩、染色质 DNA 的特征性片段化为主要特征。细胞凋亡发生时,DNA 双链的断裂部位发生在核小体连接部,此处易受内源性核酸内切酸的攻击而发生断裂。

组成染色质的基本结构单位是核小体,DNA 链上每隔 200 个核苷酸就有 1 个核小体,当内切酶在核小体连接区切开 DNA 时,即可形成 180~200bp 或其整倍数的片段。这些片段在琼脂糖凝胶电泳中可呈特征性的"梯"状(ladder pattern)条带,这是判断凋亡发生的客观指标之一。

(二)内源性核酸内切酶激活及其作用

在细胞凋亡过程中执行染色质 DNA 切割任务的是内源性核酸内切酶。正常情况下,该酶可能以无活性的形式存在于细胞核内,Ca^{2+}/Mg^{2+} 可增强它的活性,而 Zn^{2+} 能抑制其活性。此外,某些细胞中也存在着非依赖二价金属离子的核酸内切酶。尽管已有多种核酸内切酶存在于细胞核内,但细胞内外的凋亡诱导因素并不能直接激活该酶,它需要经过一系列胞内信号转导途径方能被激活。

(三)凋亡蛋白酶的激活及其作用

凋亡蛋白酶是一组富含半胱氨酸的天冬氨酸特异水解酶(cysteine-containing aspartate-specific proteases,caspases), 目前已发现该蛋白酶家族至少有 13 个成员(caspase1~13)。凋亡蛋白酶在凋亡中所起的主要作用是灭活细胞凋亡的抑制物(如 Bcl-2),及水解细胞的蛋白质结构,导致细胞破坏,形成凋亡小体。

虽然凋亡与坏死(necrosis)的最终结果极为相似,但它们的过程与表现却有很大差别(图 20-1,表 20-1)。

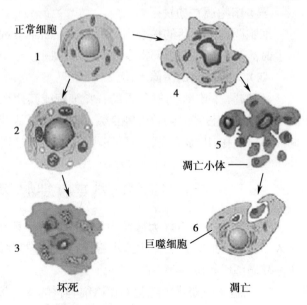

图 20-1 细胞凋亡与细胞坏死的区别

表 20-1 细胞坏死与细胞凋亡的比较

	细胞坏死	细胞凋亡
机制	意外事故性(accident)细胞死亡,被动而无序地进行随机降解(他杀性),不耗能	基因调控的程序化(programmed)细胞死亡,主动而有序地进行有控降解(自杀性),耗能
诱导因素	病理性刺激因子的严重损伤诱导发生,如缺氧、感染、中毒等	生理性或轻微病理性刺激因子诱导发生,如生长因子缺乏

续表

	细胞坏死	细胞凋亡
形态特点	细胞肿胀、核固缩、碎裂、溶解、质膜破裂，细胞器及溶酶体破坏，多为聚集的成群细胞死亡	细胞皱缩、核固缩、质膜完整，细胞器及溶酶体完整，凋亡小体形成，多为散在的单个或小团细胞死亡
胞内容物	外溢，有局部炎症反应	不外溢，无局部炎症反应
DNA 降解	无规则，电泳不呈梯状分布，呈碎片状	有规则，电泳呈梯状分布（180~200bp 的倍数）
蛋白质合成	不存在	存在
周围反应	引起周围组织炎症反应和修复再生	不引起周围组织炎症反应和修复再生，但凋亡小体可被邻近细胞吞噬

四、细胞凋亡的调控

（一）细胞凋亡相关因素

能影响细胞凋亡的因素很多，概括起来分为诱导性因素和抑制性因素两大类。

1. 诱导性因素　细胞凋亡是一个由基因调控的程序化的过程，这个程序虽已预设于正常细胞之中，但正常情况下并不"随意"启动（除少数情况下细胞凋亡可自发产生外），只有当细胞受到来自细胞内外的凋亡诱导因素作用的时候才会启动，使细胞一步步走向死亡，因此凋亡诱导因素是凋亡程序的启动者。常见诱导因素有：

（1）激素和生长因子失衡：生理水平的激素和生长因子是细胞正常生长不可或缺的因素，一旦缺乏，细胞会发生凋亡；相反，某些激素或生长因子过多也可导致细胞凋亡。例如：强烈应激引起的淋巴细胞数量减少，主要由于大量糖皮质激素分泌，诱导淋巴细胞凋亡所致；转化生长因子 β_1 可诱导肝细胞的凋亡。

（2）理化因素：电离辐射、高温、强酸、强碱、乙醇、某些抗癌药物等均可导致细胞凋亡。例如：电离辐射可产生大量氧自由基，使细胞处于氧化应激状态使 DNA 受损，引起细胞凋亡。

（3）免疫性因素：免疫细胞在生长、分化及执行防御、自稳、监视功能中其免疫分子参与了免疫细胞或靶细胞的凋亡过程，例如：细胞毒 T 淋巴细胞（CTL）识别病毒或细菌感染的细胞后，可分泌粒酶（granzyme），引起靶细胞发生凋亡。

（4）微生物学因素：细菌、病毒等致病微生物及其毒素可诱导细胞凋亡。例如 HIV 感染时，可致大量 $CD4^+$ 淋巴细胞凋亡，致机体免疫功能降低，这是 AIDS 患者相关免疫功能低下、肿瘤及机会性感染增加的主要原因。

2. 抑制性因素　对细胞凋亡起抑制作用的因素主要有：

（1）细胞生长因子：一些细胞因子（如 IL-2、神经生长因子等）具有抑制凋亡的作用，当其从细胞培养基中去除这些因子后，依赖它们的细胞会发生凋亡；反之，在培养体系中加入所需要的细胞因子后，由于促进了细胞内存活基因的表达，细胞凋亡受到抑制。

（2）激素：某些激素（如 ACTH、睾酮、雌激素等）对于防止靶细胞凋亡，维持其正常存活是必需的。例如：当腺垂体被摘除或功能低下时，肾上腺皮质细胞失去 ACTH 刺激，可发生细胞凋亡，引起肾上腺皮质萎缩。此时，只要给予生理维持量的 ACTH 即可抑制肾上腺皮质细胞的凋亡，防止肾上腺皮质的萎缩。此外，睾酮对前列腺细胞，雌激素对子宫平滑肌细胞都有类似的作用。

（3）其他：某些二价金属阳离子，如 Zn^{2+}；药物，如苯巴比妥、半胱氨酸蛋白酶抑制剂；病毒，如 EB 病毒、牛痘病毒 CrmA 等及中性氨基酸也具有抑制细胞凋亡的作用。

（二）细胞凋亡信号的转导

大多数情况下来自于细胞外的凋亡诱导因素作用于细胞后可转化为细胞凋亡信号，并通过胞内不同的信号转导途径，最终激活细胞死亡程序，导致细胞凋亡。因此，凋亡信号转导系统是连接凋亡诱导因素与核 DNA 片段化断裂及细胞结构蛋白降解的中间环节。这个系统的特点是：①多样性：即不同种类的细胞有不同的信号转导系统；②耦联性：即死亡信号的转导系统与细胞增殖、分化过程中的信号转导系统在某些环节上有交叉、耦联，因此同一个信号在不同条件下既可引起凋亡，也可刺激增殖；③同一性：即不同的凋亡诱导因素可以通过同一信号转导系统触发细胞凋亡。例如 TNF-α、电离辐射及 Fas 抗原等多种凋亡诱导因素均可通过神经酰胺信号途径触发细胞凋亡，这就意味着切断某一信号转导系统，就有可能影响多种凋亡诱导因素引起的细胞凋亡；④多途性：即同一凋亡诱导因素可经过多条信号转导途径触发凋亡。例如糖皮质激素可通过神经酰胺系统、胞内 Ca^{2+} 信号系统及 cAMP/ 蛋白激酶 A（PKA）信号系统转导凋亡信号，引起淋巴细胞凋亡，这就意味着要完全阻抑某一凋亡诱导因素的作用，就必须同时切断多条相关的信号转导途径。

目前对细胞凋亡信号转导系统研究较多的有：胞内 Ca^{2+} 信号系统；cAMP/PKA 信号系统；Fas 蛋白 /Fas 配体信号系统；神经酰胺信号系统；二酰甘油 / 蛋白激酶 C 信号系统；酪氨酸蛋白激酶信号系统。

（三）凋亡相关基因

细胞的生存和死亡是对立统一的两个方面。在进化过程中控制细胞生死的程序已经以基因的形式存储于细胞中，当细胞受到凋亡诱导因素的作用后，经有关信号转导途径的传递而激活凋亡基因，细胞即按死亡程序一步步自动走向死亡。在细胞中同样也存在着抑制凋亡的基因，对促进凋亡的基因起对抗作用。正常情况下这两类基因处于协调的对立统一状态，以确保细胞生死有序。涉及凋亡过程调控的基因很多，根据功能不同分为三类：

1. 抑制凋亡基因　这类基因有 Bcl-2、EIB、IAP 等。Bcl-2 是 B 细胞淋巴瘤 / 白血病 -2（B cell lymphoma/leukemia-2）基因的缩写形式，它是第一个被确认有抑制凋亡作用的基因。该基因于 1984 年由 Tsujimoto 等人从 B 细胞淋巴瘤染色体易位 t（14；18）（g32；g21）断裂点克隆到的。近几年，关于 Bcl-2 家族蛋白通过线粒体途径对细胞凋亡影响的研究，有了很大的进展。研究证明，线粒体外膜通透性的改变可引起细胞凋亡，而这种通透性的改变直接由 Bcl-2 家族蛋白控制。

2. 促进凋亡基因　这类基因有 p53、ICE、Fas、Bax 等。野生型 p53 基因具有诱导细胞凋亡的功能，当该基因发生突变后反而可抑制细胞凋亡。野生型 p53 基因编码的 P53 蛋白是一种 DNA 结合蛋白，该蛋白在细胞周期的 G1 期发挥检查点（checkpoint）的功能，负责检查染色体 DNA 是否有损伤，一旦发现有缺陷的 DNA，则使细胞停顿于 G1 期，并启动 DNA 修复机制；如果修复失败，P53 则启动细胞凋亡机制。遗传信息出错并有可能演变为恶性肿瘤的细胞，常常通过这种机制被消灭在萌芽之中。因此，p53 有"分子警察"（molecular policeman）的美誉。p53 基因发生突变后失去了对细胞的监视作用，使带有 DNA 损伤的细胞进入 S 期，使这些细胞产生突变和染色体畸变，最后引起细胞癌变。

第三节　细胞凋亡的发生机制

细胞凋亡的途径复杂,在不同环境、不同细胞或不同刺激的情况下,细胞凋亡的途径是不同的,而且细胞凋亡的信号途径具有多样性,这使得凋亡的发生及调控机制非常复杂。本章将从以下几个方面来阐述细胞凋亡途径及发生机制。

一、氧化损伤在细胞凋亡中的作用

细胞生存的环境要求体内氧化与还原处于动态平衡,氧自由基化学性质活泼,可破坏这一平衡,造成生物大分子(核酸、蛋白质、脂质)的氧化损伤,干扰正常的生命活动,形成严重的氧化应激(oxidative stress)状态。机体氧化损伤的后果之一就是诱导细胞凋亡。

氧化应激诱导细胞凋亡的依据有:氧自由基能导致细胞凋亡;使用抗氧化剂(如 VitE、胡萝卜素等)可以阻断激活氧化应激机制的各种凋亡诱导因素,从而避免细胞凋亡。

目前认为,氧化应激引起细胞凋亡的机制包括:①氧自由基对 DNA 损伤导致聚 ADP 核糖转移酶活化和 p53 基因的激活。前者引起 NAD 快速耗竭,ATP 大量消耗,使细胞凋亡;后者具有促进细胞凋亡的功能。②氧自由基攻击细胞膜上不饱和脂肪酸,引起脂质过氧化直接造成细胞膜损伤,导致细胞凋亡。③氧化应激可激活 Ca^{2+}/Mg^{2+} 依赖的核酸内切酶及活化核转录因子如 NF-κB,诱导细胞凋亡。④氧化应激引起细胞膜结构的破坏,使 Ca^{2+} 内流增加,诱导细胞凋亡。

二、钙稳态失衡

细胞钙稳态失衡(calcium dyshomeostasis)也是细胞凋亡的重要机制之一。有些凋亡刺激,例如 TNF-α 等所引起细胞凋亡是钙依赖过程。1977 年,Kaiser 等首次发现细胞内 Ca^{2+} 浓度升高与凋亡有关。现已证实,细胞内 Ca^{2+} 浓度升高可激活 Ca^{2+}/Mg^{2+} 依赖的核酸内切酶、需钙蛋白酶(calpain)、磷脂酶(phospholipases)、谷氨酰胺转移酶、核转录因子等,这些酶及核转录因子均可诱发细胞凋亡。例如,激活核酸内切酶,可降解 DNA 链;激活谷氨酰胺转移酶,催化细胞内肽链间的酰基转移,在肽链间形成共价键,使细胞骨架蛋白分子间发生广泛交联,促使凋亡小体形成。另外,Ca^{2+} 在 ATP 的配合下使 DNA 链舒展,暴露出核小体之间连接区内的酶切位点,有利于核酸内切酶切割 DNA。凋亡细胞膜的空泡化等均与钙稳态失衡有关。钙稳态失衡参与了多种凋亡相关疾病的发病,如神经退行性疾病。由此可见,细胞内 Ca^{2+} 浓度升高在细胞凋亡过程中起重要作用。

三、线粒体损伤在细胞凋亡中的作用

目前认为,线粒体膜功能和结构上的完整性被破坏是引起细胞凋亡的机制之一,其证据包括:①抑制线粒体的三羧酸循环或呼吸链功能均可引起细胞凋亡。②在细胞核出现凋亡性改变之前,常常先有线粒体跨膜电位的降低。③体内外实验证明,阻止线粒体通透性的改变可以防止细胞凋亡。例如:Bcl-2 能升高线粒体的跨膜电位和阻止线粒体通透性改变,可以抑制细胞凋亡。当线粒体跨膜电位在各种凋亡诱导因素作用下降低时,线粒体渗透性转导孔(permeability transition pore,PTP)开放,导致线粒体膜通透性增大,使多种细胞凋亡启动因子从线粒体内释放出来,引起细胞凋亡。此外,ATP 不足、氧自由基的产生、胞内 pH 值下降及 Ca^{2+} 浓度升高等变化,均可启动细胞凋亡。

氧化损伤、钙稳态失衡、线粒体损伤三者在细胞凋亡的发生上既可单独启动,又可互相联系、互为因果、形成恶性循环,成为许多凋亡诱导因素的共同通路。故近来有学者把上述三个学说合而为一,提出了细胞凋亡的恶性网络假说(deleterious network hypothesis),以求更全面地解释细胞凋亡发生的机制。随着对细胞凋亡研究的深入,细胞凋亡的发生机制将得到进一步阐明。

第四节　细胞凋亡与疾病

正常情况下,细胞的增殖与凋亡维持组织中细胞的总数处于动态平衡,一旦细胞增殖异常或凋亡异常均可成为某些疾病的重要发病机制。本节仅讨论细胞凋亡异常与某些疾病的关系。

一、细胞凋亡不足

肿瘤、自身免疫性疾病等疾病无论细胞增殖的状态如何,其共同特点是细胞凋亡相对不足,导致细胞群体的稳态被破坏,病变细胞异常增多或病变组织体积增大,器官功能异常。现举例如下:

(一)肿瘤

凋亡受抑、细胞死亡不足是肿瘤发病的重要机制之一,病变组织内细胞存活与死亡之间的平衡被破坏,肿瘤细胞数目出现失控性增长。研究证明,多种肿瘤细胞有肿瘤抑制基因 p53 的缺失或突变。当 p53 基因缺失或突变后,细胞凋亡过程减弱,使机体肿瘤的发生率明显增加。研究发现非小细胞肺癌 p53 基因突变率为 50% 以上,在小细胞肺癌其突变率可高达 80%。在很多肿瘤细胞中还发现有 Bcl-2 基因过度表达,提示这些肿瘤也与细胞凋亡减弱有关。

目前临床上可通过诱导肿瘤细胞凋亡,达到治疗肿瘤的治疗目的。例如化疗、放疗均有诱发肿瘤细胞凋亡的作用。

(二)自身免疫性疾病

自身免疫性疾病,是指机体对自身抗原发生免疫应答而导致自身组织损伤和功能障碍的一类疾病,其最主要的特征是自身抗原受到自身抗体或致敏 T 淋巴细胞的攻击,造成器官组织损伤。正常情况下,免疫系统在发育过程中已将针对自身抗原的免疫细胞进行了清除,其中清除方式之一就是细胞凋亡。但是,如果胸腺功能异常,负选择机制失调,那些针对自身抗原的 T 细胞就可能存活,并得到不应有的增殖,进而攻击自身组织而产生自身免疫性疾病。例如,系统性红斑狼疮患者的外周血单核细胞 Fas 基因有缺失突变,不能有效地消除自身免疫性 T 细胞,使大量自身免疫性淋巴细胞进入外周淋巴组织,产生抗自身组织的抗体,出现多器官损害。另外,胰岛素依赖型糖尿病、类风湿性关节炎、多发性硬化症及慢性甲状腺炎等均存在针对自身抗原的淋巴细胞凋亡不足,进而攻击自身组织的现象。临床上治疗自身免疫性疾病常用糖皮质激素,其主要机制之一就是诱导自身免疫性 T 细胞发生凋亡。

二、细胞凋亡过度

在疾病发生发展过程中,很多致病因素不仅导致细胞坏死,也可诱发细胞凋亡。细胞凋亡过度是某些疾病发生与演变的细胞学基础,比如心血管疾病、神经系统退行性疾病、病毒感染等。

(一) 心血管疾病

研究发现,人类血管内皮细胞、平滑肌细胞和心肌细胞普遍存在凋亡现象。

1. 急性心肌梗死和缺血 - 再灌注损伤　以往认为急性心肌梗死和缺血 - 再灌注损伤引起的心肌细胞死亡是由坏死所致。近年研究证实,急性心肌梗死的梗死灶及其周边区细胞不但有坏死,也有凋亡。一般来说,缺血早期、轻度缺血或慢性缺血以细胞凋亡为主,反之,以细胞坏死为主;梗死灶的中央以细胞坏死为主,周边区以细胞凋亡为主。细胞凋亡常先于细胞坏死,细胞凋亡与坏死共同促使梗死面积向四周扩展。陈旧性心肌梗死的病灶与正常心肌的交界处同样也存在细胞凋亡。缺血 - 再灌注损伤与细胞凋亡也密切相关,1992 年 Schumer 等在缺血 - 再灌注的大鼠肾组织内观察到细胞凋亡现象。1994 年 Gottlieb 等在家兔离体心脏上验证了再灌注损伤致心肌细胞凋亡。

2. 心力衰竭　近年来的研究表明,慢性充血性心力衰竭的心肌细胞有凋亡的形态学特征,心肌细胞凋亡造成心肌细胞数量减少也可能是心力衰竭发生、发展的主要原因之一。在压力负荷过重引起的心力衰竭动物模型上发现在左心肥大的同时,心肌细胞数量减少,经分析系心肌细胞凋亡所致。在心力衰竭发生、发展过程中出现的许多病理因素,如氧化应激、压力或容量负荷过重、神经 - 内分泌失调(细胞凋亡水平升高)、缺血、缺氧及细胞因子(如 TNF)等均可诱导心肌细胞凋亡。阻断诱导心肌细胞凋亡的信号或阻断这些信号与死亡程序连接起来的有关通道将有助于遏止凋亡,为临床上预防和控制心力衰竭提供了新思路。

(二) 神经元退行性疾病

神经细胞在出生后不再发生分裂和增殖,因此,神经细胞一旦损伤则很难修复,容易发生细胞凋亡。在神经系统疾病中有一类以特定神经元进行性丧失为其病理特征的疾病,如阿尔茨海默病(Alzheimer disease,AD)、帕金森病(Parkinson disease)、肌萎缩性侧索硬化症、Huntington 病、多发性硬化症等。其中对 AD 的研究最为广泛,AD 是老年性痴呆的主要类型之一,其主要病理特征是脑实质内 β- 淀粉样蛋白沉积。现有研究表明 AD 造成神经元丧失的主要机制是细胞凋亡,有多种因素可引起神经元凋亡,如 β- 淀粉样蛋白、钙超载、氧化应激及神经生长因子分泌不足等。对 AD 患者的尸检发现,海马及基底神经核的胆碱能神经元丧失达30% 以上,大脑皮层也有不同程度的神经元丧失。动物实验及尸检均表明,AD 造成神经元丧失的主要机制是细胞凋亡。在肌萎缩性侧索硬化症患者体内发现有与神经元凋亡抑制蛋白有关的基因突变,神经元凋亡抑制蛋白缺乏,导致脊髓前角运动神经元凋亡,肌内出现神经性萎缩。

(三) 感染性疾病

细胞凋亡在防御病原微生物的感染中有重要意义,这是因为宿主细胞利用凋亡来清除病原微生物,防止其扩散。任何事物都有两面性,感染所致的细胞凋亡是某些疾病(如艾滋病)主要的发病机制。

1. 病毒感染　由人免疫缺陷病毒(HIV)引起的 AIDS 发病机制主要是宿主 CD4$^+$T 细胞被选择性破坏,导致 CD4$^+$T 细胞显著性减少,相关免疫功能缺陷。研究表明,细胞凋亡是 AIDS CD4$^+$T 淋巴细胞减少的关键性因素。HIV 感染诱导 CD4$^+$T 淋巴细胞凋亡的机制较为复杂,与 Fas 基因表达上调、合胞体形成、gp120 糖蛋白和 tat 蛋白分泌、细胞因子(如:TNF)分泌增多等因素有关。此外,HIV 也可诱导其他免疫细胞如 B 细胞、CD8$^+$T 淋巴细胞、巨噬细胞凋亡,因而造成机体免疫功能严重缺陷,患者容易继发各种感染及恶性肿瘤而死亡。病毒性肝炎的组织学改变除细胞坏死外也提示有细胞凋亡,如出现凋亡小体、嗜酸性小体等。近年来,发现许多病毒均能诱导感染细胞凋亡,如流感病毒、麻疹病毒、巨细胞病毒等。

2. 细菌与寄生虫感染　某些致病菌既可引起宿主细胞坏死,又可引起细胞凋亡。例如,福氏志贺菌杀死巨噬细胞的机制是诱导细胞凋亡;百日咳杆菌可引起上皮细胞和巨噬细胞凋亡;幽门螺杆菌也可引起相应细胞凋亡。某些细菌毒素如白喉外毒素可诱发细胞凋亡,细菌内毒素可诱发小鼠胸腺细胞发生凋亡。某些寄生虫(如疟原虫)感染诱导的细胞凋亡在疾病发病机制中也起重要作用。

三、细胞凋亡不足与过度并存

人类组织器官通常由不同种类的细胞构成,例如心脏的主要细胞是心肌细胞和心肌间质细胞,血管则以内皮细胞和平滑肌细胞为主。由于细胞类型的差异,各种细胞在致病因素的作用下,有些细胞可以表现为凋亡不足,而另一些细胞则可表现为凋亡过度,因此在同一疾病或病理过程中两种情况也可同时并存。例如动脉粥样硬化(atherosclerosis,AS)时对内皮细胞而言是凋亡过度,对平滑肌细胞来说则是凋亡不足。动脉粥样硬化的致病因素可引起内皮细胞凋亡,内皮细胞凋亡使血管内皮防止脂质沉积的屏障作用减弱,加速粥样斑块的形成。在动脉粥样硬化过程中,血管平滑肌细胞凋亡相对不足,导致血管壁增厚、变硬。

第五节　细胞凋亡在疾病防治中的意义

目前人们针对不同的凋亡作用靶点,正大力研究各种防治此类疾病的新方法。

一、合理利用凋亡相关因素

凋亡诱导因素是凋亡的始动环节,人们正尝试将这类因素直接用于治疗一些因细胞凋亡不足而引起的疾病。例如,利用放射线、高热、高温、外源性 TNF-α 来诱导肿瘤细胞凋亡。某些生长因子或激素是细胞生长所必需的,一旦撤除细胞即可发生凋亡。研究发现神经生长因子是神经元存活的必要条件,一旦缺乏会引起神经细胞的凋亡,因此已将神经生长因子试用于阿尔茨海默病,以防止神经细胞的凋亡。

二、干预凋亡信号转导

Fas/FasL 信号系统是重要的凋亡信号转导系统之一,因此可利用阿霉素刺激肿瘤细胞在其细胞膜上表达 Fas/FasL,导致肿瘤细胞间相互作用交联,引起凋亡。SPP 是神经酰胺信号系统的代谢产物,由于它具有传递增殖信号拮抗凋亡的作用。因此,有可能用来治疗 AIDS,防止 $CD4^+$ T 淋巴细胞的凋亡,也有可能用于治疗阿尔茨海默病,防止神经元的凋亡。

三、调节凋亡相关基因

运用分子生物学手段人为地控制凋亡相关基因的表达,即有可能控制凋亡过程。研究发现,当野生型 p53 基因发生突变后其诱导肿瘤细胞凋亡的效应减弱,有利于肿瘤细胞的增殖。p53 基因是人类肿瘤最常发生突变的基因,例如:大约 86% 的大肠癌和 80% 小细胞肺癌患者,其 p53 基因发生突变。目前,人们正在探讨用各种载体(如:腺病毒,逆转录病毒或脂质体)将野生型 p53 基因导入 p53 基因发生突变的肿瘤细胞内,重新恢复“分子警察”的职责,诱导肿瘤细胞凋亡。Bcl-2 是一种原癌基因,有很强的抑制细胞凋亡的作用。研究发现,肿瘤细胞对抗癌药物产生耐受的可能机制之一是 Bcl-2 基因的激活,大量合成 Bcl-2 蛋白,后者可多途径阻断凋亡通路,使肿瘤细胞存活机会增加。人们设计出“基因封条”即反义 DNA,来抑制 Bcl-2 的表达,进而提高肿瘤细胞对抗癌药物的敏感性,使瘤细胞凋亡明显增多。

四、控制凋亡相关的酶学机制

在凋亡执行阶段核酸内切酶和 caspases 在摧毁细胞结构方面起着关键性作用,因此如能抑制它们的活性,细胞凋亡过程必然受阻;反之则加速。由于核酸内切酶的激活需要 Ca^{2+} 和 Mg^{2+},降低细胞内、外的 Ca^{2+} 浓度,细胞凋亡过程即受到阻遏或延迟;相反,利用 Ca^{2+} 载体(A23187)提升细胞内 Ca^{2+} 水平则加速细胞凋亡的发生。因此,在防治缺血-再灌注损伤中使用钙阻滞剂可在一定程度上减轻细胞凋亡的发生。Zn^{2+} 对核酸内切酶的活性有抑制作用,因此使用含锌药物有望用于治疗某些与细胞凋亡过度有关的疾病如阿尔茨海默病、AIDS 病等。Caspases 在破坏细胞骨架结构方面有重要作用,因此,如能控制该酶的活性对凋亡的结局也可产生重要影响。目前已有研究者将该酶基因转入白血病细胞内并促使其高表达,从而加速白血病细胞发生凋亡。相反,使用 Caspases 抑制剂可明显减少心肌细胞凋亡,从而缩小心肌梗死面积和改善心肌功能。

五、防止线粒体跨膜电位的下降

线粒体功能失调在细胞凋亡的发病中起着关键作用,因此维持线粒体跨膜电位防止细胞凋亡已日益受到关注。目前已发现环胞霉素 A(cyclosporin A)具有阻抑线粒体跨膜电位下降的作用,可防止细胞凋亡的发生。Cyclosporin 的衍生物 N-methyl-Val-Cyclosporin 有较强的稳定线粒体跨膜电位的作用,因而呈现明显的细胞保护作用,但其免疫抑制作用已基本不存在,因此具有良好的抗凋亡应用前景。

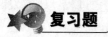

学习小结

　　细胞凋亡是由体内外因素触发细胞内预存的死亡程序而导致的细胞死亡过程,是程序性细胞死亡形式之一。凋亡时细胞生化反应主要包括染色质 DNA 的特征性片段化断裂和蛋白质降解。细胞凋亡机制主要与氧化损伤、钙稳态失衡、线粒体损伤有关。凋亡不足和凋亡过度均能导致疾病的发生。

复习题

1. 细胞凋亡与坏死的区别有哪些?
2. 细胞凋亡的各种可能的发生机制是什么?
3. 细胞凋亡和疾病的关系?

第二十一章

休　克

学习目标

1. 掌握休克概念、病因、分类、发生的始动环节及休克各期微循环变化及组织灌流特点、机制及临床表现。
2. 熟悉休克时主要器官功能代谢变化及机制。
3. 了解休克防治的病理生理学基础。

第一节　概　　述

休克是 shock 的音译,原意为打击或震荡,是临床各科常见的危重病症和战伤时主要的死亡原因。休克死亡率较高,发病机制复杂,到目前为止尚未完全阐明,一直受到医学界的高度重视。

1731 年法国 Le Dran 医师首次将法语 secousseuc 译成英语 shock 并应用于医学,认为休克是由于中枢神经系统功能严重紊乱而导致循环及其他器官功能障碍甚至衰竭的一种危重状态。1895 年 Warren 将休克患者的临床症状经典地描述为"面色苍白或发绀、四肢湿冷、脉搏细速、脉压变小、尿量减少及神志淡漠等"。后来,Crile 补充了低血压这一重要体征。这是从整体水平对休克的症状及体征作出的生动描述,至今对休克的临床诊断仍具有重要指导作用。在第一、二次世界大战期间,大量伤员死于休克,迫使研究者对休克的发病机制进行更系统、更深入的研究,并认为休克是急性循环紊乱所致,血管运动中枢麻痹和小动脉血管扩张而引起的血压下降是休克发生发展的关键因素,主张使用血管收缩药物治疗休克。但临床观察发现,有些患者长时间大剂量使用缩血管药物后,病情不但没有好转,反而恶化,甚至死亡。20 世纪 60 年代,Lillehei 通过测定多种动物休克时器官血流量和血流动力学变化,提出了休克微循环学说。该学说认为各种原因引起的休克,都有一个共同的发病环节,即有效循环血量减少,器官血液灌注不足,造成细胞损害,进而引起器官功能障碍。休克发病的关键环节不是血压,而是血流,其机制是由于交感 - 肾上腺髓质系统强烈兴奋引起的。特别是失血、失液性休克早期阶段,由于机体的代偿作用,血压可维持在正常范围,但微循环灌流量减少,相关动脉(肾动脉、椎动脉等)灌流降低。根据这一学说,临床上治疗措施有所变化,在充分扩容基础上,适当使用血管活性药物改善微循环,使休克患者抢救成功率大大提高。从 20 世纪 80 年代以来,休克的研究热点从低血容量性休克转向败血症性休克,发现其发生发展与许多促炎和抗炎体液因子有关,开始从细胞、亚细胞及分子水平研究休克,并研究这些体液因子对微循环、细胞、器官和系统的影响。就目前的认识水平来说,更多的学者认为:休克是多病因、多发病环节、多种体液因子参与,以微循环功能严重紊乱、组织器官灌注不足为主要特征,有可能导致多器官系统功能障碍甚至衰竭等严重后果的全身调节紊乱的病理过程。

第二节　休克的病因与分类

一、休克的病因

(一) 失血和失液

1. 失血　大量失血可引起失血性休克(hemorrhagic shock),常见外伤出血、胃溃疡出血、食管-胃底静脉曲张破裂出血及产后大出血等。休克是否发生取决于失血量和失血速度。一般情况下,15 分钟内失血量少于全血量的 10%~15% 时,机体可通过自身代偿使血压和组织灌流量保持正常;若失血量超过总血量 25%~30%,超出机体的代偿能力时,即可引起休克;若失血量超过总血量的 45%~50% 可导致迅速死亡。

2. 失液　剧烈呕吐、腹泻、肠梗阻及大汗淋漓等也可导致体液大量丢失,引起血容量和有效循环血量大量减少而引起休克。

(二) 烧伤

大面积烧伤伴有血浆大量丢失,可引起烧伤性休克(burn shock),烧伤性休克早期与疼痛及低血容量有关,晚期若继发感染,可发展为感染性休克(infectious shock)。

(三) 创伤

严重创伤可导致创伤性休克(traumatic shock)。在战争、自然灾害和意外事故中多见,这种休克的发生与疼痛和失血关系密切。

上面三种类型休克的发生都伴有血容量降低,属于低血容量性休克(hypovolemic shock)。

(四) 感染

严重感染如革兰阴性细菌、革兰阳性细菌、霉菌、立克次体及病毒等均可引起感染性休克。在革兰阴性细菌引起的休克中,细菌内毒素(主要成分脂多糖)起着非常重要的作用。如给动物静脉内注射内毒素可复制内毒素性休克的模型。感染性休克常伴有败血症,故又称为败血症性休克(septic shock)。

(五) 过敏

给过敏体质者注射某些药物(如青霉素)、疫苗或血清制剂,甚至食用某些食物、接触某些物品都可引起过敏性休克(anaphylactic shock)。这种休克属于 I 型超敏反应,其发病机制与 IgE 和抗原在肥大细胞表面结合,引起组胺和缓激肽大量释放入血,造成血管平滑肌舒张、血管床容积增大和毛细血管通透性增加有关。

(六) 急性心力衰竭

大面积急性心肌梗死、急性心肌炎、严重心律失常和心外阻塞性病变(心脏压塞、肺栓塞和张力性气胸等),造成心输出量急剧减少,有效循环血量和组织灌流量显著降低,称为心源性休克(cardiogenic shock)。

(七) 强烈的神经刺激

强烈的神经刺激如剧烈疼痛、高位脊髓麻醉、中枢镇静药过量应用等均可抑制血管运动中枢,引起血管扩张,外周阻力降低,回心血量减少,血压下降,称为神经源性休克(neurogenic shock)。此类休克预后一般较好。

二、休克的分类

休克发生的原因较多,分类方法不一,常见的分类方法:

(一) 按病因分类

失血性休克、失液性休克、烧伤性休克、创伤性休克、感染性休克、过敏性休克、心源性休克和神经源性休克。

(二) 按休克发生的起始环节分类

尽管休克的原始病因不同,但组织有效灌流量减少是多数休克发生的共同基础。而实现有效灌流需要:①足够血量;②正常的血管舒缩功能;③正常心泵功能。各种病因一般通过上述环节影响组织有效灌流(图 21-1)。据此,可将休克分成以下三类:

1. 低血容量性休克 是指由于血容量减少而引起的休克,如失血、失液和烧伤等。由于血容量减少导致静脉回流不足,进而引起心输出量减少和血压下降。由于减压反射受到抑制,交感神经兴奋性增强,外周血管收缩,组织灌流量进一步减少。

2. 血管源性休克 感染性休克、过敏性休克和神经源性休克患者血容量并未减少,但血

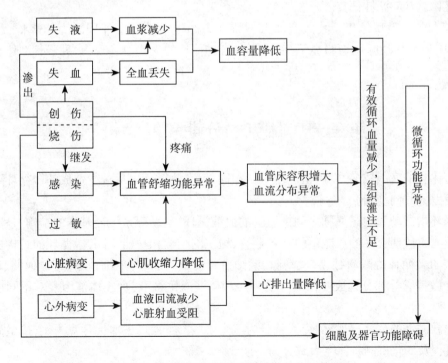

图 21-1 休克原因、始动发病环节和共同基础

管床容积增大,有效循环血量相对不足,从而导致回心血量及组织灌流量减少。血管床的总容积很大,毛细血管内表面积达 $6000m^2$ 以上。正常时机体 20% 的毛细血管轮流开放就足以维持细胞功能和代谢需要,微循环中 80% 的毛细血管处于关闭状态,毛细血管的血量仅占总量的 6% 左右。如果全部开放,仅肝脏毛细血管就可以容纳总血流量。过敏性休克时,大量舒张血管的体液因子(如组胺、激肽、补体等)作用于微循环,使后微动脉扩张,血液淤滞于微循环内,同时血管壁通透性增强,血浆大量外渗。感染性休克的发生发展与血管床容积急骤增加有关。神经源性休克是由于剧烈疼痛、麻醉和损伤抑制交感缩血管功能,引起血管扩张和血压降低。血管源性休克也称分布异常性休克(maldistributive shock)。

3. 心源性休克　由于急性心泵功能衰竭使心排出量急剧减少,有效循环血量下降而引起的休克。常见的原因有:心脏本身病变,如急性心肌梗死、心外科手术、心肌缺血 - 再灌注损伤、心肌病、瓣膜性心脏病和其他心脏疾病的晚期等;心脏外部的原因引起,如急性心脏压塞、张力性气胸等;也可由心脏射血受阻引起,如肺血管栓塞、肺动脉高压等。心源性休克发病急骤,死亡率高,预后较差。

(三) 按血流动力学特点分类

休克按血流动力学特点,即心排出量和外周阻力的关系可分为:

1. 高排 - 低阻型休克　又称为高动力型休克,其血流动力学特点是心排出量相对增高,心脏指数增加,总外周阻力降低,血压稍降低,脉压差增大。另外,皮肤血管扩张或动 - 静脉短路开放,血流相对增多,皮肤潮红、温暖,故又称为暖休克,常见于感染性休克的早期阶段。

2. 低排 - 高阻型休克　又称低动力型休克,临床上大部分休克属于该类型,其血流动力学特点为心排出量降低,心脏指数下降,总外周阻力增加,平均动脉压可在正常范围,但脉压差明显减小,另外,皮肤血管收缩,面色苍白,血流降低又使皮肤温度下降,故称为冷休克,多见于低血容量性休克和心源性休克。

3. 低排 - 低阻型休克　其血流动力学特点为心排出量和总外周阻力均降低,患者收缩压、舒张压和平均动脉压均明显下降,实际是各种休克的失代偿表现,常见于各型休克的晚期阶段。

第三节　休克的分期和发病机制

尽管休克的病因较多,发病机制也不尽相同,但有效循环血量减少造成的微循环障碍是多数休克发生的共同基础。

微循环指微动脉与微静脉之间微血管的血液循环,是循环系统最基本的结构,是血液和组织间进行物质代谢交换的功能单位。各器官、组织的结构和功能不同,微循环的结构也不尽相同。典型的微循环由微动脉、后微动脉、毛细血管前括约肌、真毛细血管、直捷通路、动 - 静脉吻合支和微静脉等部分构成。微循环受神经和体液双重调节,神经体液因素对不同血管作用不同。

根据微循环的变化,可将休克大致分为三个阶段。下面以失血性休克为例,按微循环障碍的发展过程及变化机制将休克大致分为三期。

一、休克代偿期

休克代偿期是休克发生早期阶段,又称为休克早期、休克Ⅰ期或缺血性缺氧期(ischemic anoxia phase)。

(一)微循环变化及组织灌流特点

不同原因引起有效循环血量减少,使小动脉、微动脉、后微动脉、毛细血管前括约肌、微静脉和小静脉持续收缩或痉挛。微循环血液灌流量明显减少,压力降低,血流速度变慢,流态由线流变为粒线流,甚至粒流,细胞可出现齿轮状运动。开放的毛细血管减少,毛细血管血流限于直捷通路,动-静脉吻合支大量开放,组织灌流量明显减少,出现"少灌少流,灌少于流"的特点。

(二)微循环变化的机制

微循环持续收缩或痉挛的始动因素为交感-肾上腺髓质系统强烈兴奋,大量儿茶酚胺释放入血。现已证明休克的多种始动原因,都可导致交感神经兴奋,血中儿茶酚胺含量比正常高几十倍甚至上百倍。儿茶酚胺与血管壁的 α 受体结合,引起外周血管收缩,相对于微静脉,微动脉、后微动脉、毛细血管前括约肌对儿茶酚胺的敏感性更高,因此毛细血管前阻力增加更明显,大量真毛细血管网关闭;儿茶酚胺与 β 受体结合,使动-静脉吻合支开放,血液通过开放的动-静脉吻合支和直捷通路回流,加重组织缺血缺氧程度。

交感-肾上腺髓质系统兴奋,使肾小动脉强烈收缩,肾血流明显减少,肾素-血管紧张素-醛固酮系统激活,血浆中血管紧张素Ⅱ(angiotensin Ⅱ, Ang Ⅱ)增多,引起血管强烈收缩;血容量减少、剧烈疼痛和血管紧张素Ⅱ含量增加,引起血管升压素(vasopressin)大量分泌,其对内脏小血管和微血管具有收缩作用;儿茶酚胺还可刺激血小板产生血栓素 A_2(thromboxane A_2, TXA_2);Ang Ⅱ、血管升压素、TXA_2、肾上腺素以及缺血缺氧等,还可刺激血管内皮细胞合成、分泌大量的内皮素(endothelin, ET),ET 也具有强烈而持久收缩微循环的作用。

(三)微循环变化的代偿意义

此期微循环变化,一方面引起局部器官缺血、缺氧,另一方面却对重要器官的血液灌流及整体具有代偿意义,主要表现为:

1. 血液重新分布 不同器官的血管对儿茶酚胺反应不均一,如皮肤、腹腔脏器和骨骼肌的血管 α 受体密度高,对儿茶酚胺敏感性高,收缩明显;而脑血管和冠状动脉血管变化不很明显。微循环反应的不均一性有利于保证心、脑重要生命器官的血液供应。

2. "自身输血"作用 由于静脉系统属于容量血管,当交感-肾上腺髓质系统兴奋时,肌性小静脉和微静脉收缩,静脉容量减少,加之肝脾储血库收缩,释放血液于外周,两者起到了快速"自身输血"作用,是休克早期增加回心血量的"第一道防线"。

3. "自身输液"作用 由于微动脉、后微动脉和毛细血管前括约肌对儿茶酚胺的敏感性高,使毛细血管前阻力比后阻力升高更明显,毛细血管内流体静压降低,组织液由组织间隙大量进入微血管内;抗利尿激素和醛固酮释放增加,促进肾小管对钠、水重吸收,两者均起到缓慢的"自身输液"作用,是休克早期增加回心血量的"第二道防线"。

另外,交感-肾上腺髓质系统兴奋,使心率增快,心肌收缩力增加,心输出量增加,总外周阻力增高,可减轻血压、尤其是平均动脉压下降的程度(图 21-2)。

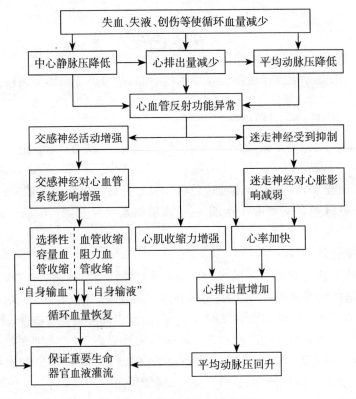

图 21-2　休克代偿期机体的变化

(四) 临床表现

患者表现为面色苍白、四肢湿冷、心跳加快、脉搏细速、尿量减少、烦躁不安,临床上结合病史可考虑休克早期的诊断。该期患者血压可骤降(大失血),也可略降,甚至正常或略偏高,但脉压明显缩小,因此脉压下降比血压下降具有诊断意义。由于血流的重新分布,心、脑血液灌流变化不大,所以休克早期患者神志一般是清楚的。

休克代偿期应尽早消除动因,及时补充血容量,恢复足够的有效循环血量,促使患者脱离危险。若休克动因未及时去除,患者也未得到及时有效救治,则病情继续发展,进入到休克进展期,即可逆性失代偿期。

二、休克进展期

休克进展期也称为休克中期、休克Ⅱ期或淤血性缺氧期(stagnant anoxia phase)。

(一) 微循环变化及组织灌流特点

休克代偿期持续一定时间,内脏微循环中的血管运动现象首先消失,终末血管床对儿茶酚胺的反应性下降,血液不再局限于直捷通路,而是通过开放的毛细血管前括约肌大量涌入真毛细血管网,此时,微动脉和后微动脉舒张,内脏微循环出现灌多流少和血液淤滞现象。组织由于处于严重的低灌流状态,缺氧更加严重。

(二) 微循环变化的机制

1. 酸中毒 长期微血管收缩、微循环缺血使组织氧分压下降,CO_2排出障碍,葡萄糖无氧酵解功能增强,大量乳酸堆积,血液中 H$^+$ 浓度随之增高,导致酸中毒发生。酸中毒使血管平滑肌对儿茶酚胺的反应性下降,使微血管由收缩转向扩张。

2. 局部产生的扩血管物质增多　长期缺血、缺氧和酸中毒等可刺激肥大细胞释放组胺;ATP 分解增加,造成腺苷在局部堆积;激肽释放酶激活后可使激肽类物质增多,这些物质都可造成血管扩张。此外,细胞内 ATP 减少时,ATP 敏感性 K$^+$ 通道开放,K$^+$ 外流增加,使电压依赖性 Ca^{2+} 通道受到抑制,Ca^{2+} 内流相对减少,引起血管反应性及收缩性降低,这也是微循环舒张的重要机制。

3. 内毒素的作用　除革兰阴性杆菌引起感染性休克,直接造成血液中内毒素增多外,出血、创伤等原因引起的休克,后期常有细菌移位和脂多糖入血,引起肠源性内毒素血症。内毒素可通过激活激肽系统、补体系统、激活单核 - 巨噬细胞系统及损伤血管等多种途径,引起血管扩张和持续性低血压。

4. 血液流变学发生变化　血液流变学的改变,在休克进展期微循环淤滞过程中起着非常重要的作用。休克进展期血液流动速度变慢,使微静脉中红细胞易聚集,加之组胺、H$^+$ 等体液因子的作用,毛细血管壁通透性增加,血浆大量外渗,血细胞压积增大,血液黏滞度增加,使血小板的黏附、聚集功能增强;白细胞滚动、贴壁,甚至黏附于血管内皮细胞上,嵌塞毛细血管或黏着于微静脉壁上,使血流受阻,造成毛细血管后阻力增加。另外,黏附并激活的白细胞通过释放氧自由基和溶酶体酶等损伤血管内皮细胞,进一步引起微循环障碍和组织损伤。

5. 其他体液因子作用　内源性阿片肽抑制心血管中枢和交感神经纤维,使心输出量减少、血管扩张、血压下降;一氧化氮(nitric oxide,NO)通过舒张血管平滑肌,引起血管扩张;肿瘤坏死因子、白介素 -1、白三烯和血小板活化因子(PAF)等促进白细胞黏附于微静脉内,使毛细血管后阻力增加,阻碍微循环内血液流出;另外,TXA$_2$ 可促进血小板黏附、聚集及微血栓形成。

(三)微循环变化促使恶性循环的发生

由于小动脉、微动脉扩张,外周阻力降低,真毛细血管网大量开放,血液淤滞在肠、肝和肺等器官,使"自身输血"功能停止;有效循环血量锐减,静脉充盈不良,回心血量减少,导致心输出量降低及血压进行性下降,组织血液灌流量进一步下降,组织缺氧日趋严重,形成恶性循环。

由于血液发生浓缩,血细胞压积增大,血液黏滞度升高,毛细血管后阻力增大,血管内流体静压升高,不但"自身输液"作用停止,反而有血浆外渗到组织间隙。此外,组胺、激肽、前列腺素 E 和心肌抑制因子(MDF)等作用,使毛细血管壁通透性增高,血浆外渗更多;微淋巴管重吸收及转运功能出现障碍,漏出的液体和蛋白回吸收困难,加之酸性代谢产物及溶酶体酶的作用,使组织间质胶原蛋白的亲水性增加,组织间水分被封闭于组织间隙,进一步使有效循环血量减少。

由于回心血量减少,心输出量降低,使血压进行性下降,当收缩压低于 70mmHg 时,脑组织的血液灌流难以保证,当收缩压低于 60mmHg 时,肾小球滤过率显著降低,肾小管重吸收功能出现障碍,甚至发生急性肾衰;当收缩压低于 50mmHg 时,冠状动脉血液灌注减少,心肌因缺氧发生严重的病理变化,甚至出现心力衰竭,进一步恶化病情(图 21-3)。

(四)临床表现

由于回心血量及心输出量减少,血压进行性下降,心搏无力,心音低钝,脉搏细速,患者表情淡漠甚至神志不清,静脉塌陷,中心静脉压降低,皮肤发绀,甚至出现花斑,肾血流严重不足,出现少尿或无尿。

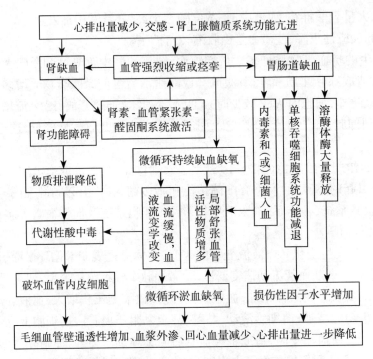

图 21-3　休克可逆性失代偿期机体的变化

休克失代偿初期若经过正确、有力的救治仍是可逆的。否则病情将进一步发展,进入到休克难治期。

三、休克难治期

休克难治期是休克发展的晚期阶段,也称为休克晚期、休克Ⅲ期或微循环衰竭期(microcirculatory failure stage)。

休克难治期微循环淤滞更加严重,微血管平滑肌麻痹,对血管活性物质失去反应,出现麻痹性扩张,微循环血液不灌不流,血流停滞。组织得不到足够的氧和营养物质供应,物质交换难以进行。因此,该期也称为微循环衰竭期。

休克难治期微循环淤血不断发展,凝血系统被激活,通过多种途径导致 DIC 发生,机制如下:

1. 血液流变学发生改变　微循环淤血、缺氧,局部组胺、激肽、腺苷和乳酸堆积,一方面引起毛细血管扩张、通透性增加,血流速度变慢,血浆渗出,血液浓缩,有利于血栓形成;一方面损伤毛细血管内皮细胞,胶原暴露,激活内源性凝血系统及血小板的黏附、聚集效应。

2. 外源性凝血系统激活　感染、创伤、烧伤等使组织因子释放进入血液循环,启动外源性凝血系统。

3. 大面积烧伤　由于大面积烧伤造成红细胞破坏,磷脂、ADP 释放增加,启动血小板释放反应,促进血栓形成。

4. TXA$_2$-PGI$_2$ 平衡失调　休克时,血管内皮细胞损伤,一方面使具有抑制血小板聚集和扩张小血管作用的 PGI$_2$ 减少,另一方面使促进血小板聚集和收缩小血管作用的 TXA$_2$ 增加。

5. 单核 - 巨噬细胞系统功能下降　由于病因作用及血液灌流量减少,单核 - 巨噬细胞系统功能降低,不能及时清除激活的凝血因子和已经形成的纤维蛋白,促进 DIC 的形成。

6. 内毒素和(或)细菌入血　肠道屏障功能减低,大量的内毒素(细菌)入血,激活凝血系统。

休克一旦并发了 DIC,将使病情恶化,对微循环及各个器官产生严重影响:①DIC 时微血栓阻塞了微循环,使回心血量锐减;②凝血与纤溶过程中的产物及某些补体成分,增加了血管壁通透性,使微循环舒缩功能更加紊乱;③DIC 时的出血,导致血容量进一步减少,加重了微循环障碍;④器官栓塞梗死,加重了器官急性功能衰竭,给治疗带来极大困难。

由于严重持续性低血压、器官低灌流及体内产生的大量损伤性体液因子的作用,各重要器官,包括心、脑、肝、肺和肾等功能代谢障碍也更加严重,特别是溶酶体酶、细胞因子和活性氧等作用,使重要器官发生 "不可逆性" 损伤,甚至发生多系统器官功能障碍和衰竭(multiple system organ dysfunction and failure)(图 21-4)。

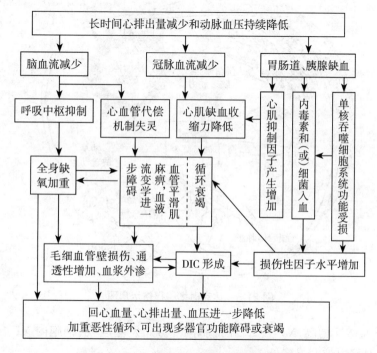

图 21-4　休克难治期机体的变化

第四节　休克时机体的功能和代谢变化

一、休克时细胞代谢障碍和细胞损伤

(一) 代谢障碍

1. 物质代谢改变　休克时,由于应激反应,分解代谢加强,血糖和游离脂肪酸增多。由于供氧减少,糖酵解加强,脂肪和蛋白分解增加、合成减少,表现为一过性的高血糖,血中游离脂肪酸和酮体增多;蛋白分解增加,血清尿素氮含量增高,尿氮排出增多,表现为负氮平衡。部分患者还可出现高代谢状态,这与休克状态下代谢活动重新调整,如儿茶酚胺、糖皮质激素分泌增多,而胰岛素分泌减少等有关。

2. 能量不足、钠泵失灵 缺氧情况下,1分子葡萄糖经糖酵解只产生2分子ATP,而经三羧酸循环可产生36(38)分子ATP。ATP不足,细胞膜上的钠泵转运失灵,细胞内Na^+增多,而细胞外K^+增多,导致细胞水肿及高钾血症发生。

3. 局部酸中毒 缺氧时糖酵解增强,丙酮酸不能氧化,进而转变为乳酸,肝脏也不能充分摄取乳酸转变为葡萄糖,高乳酸血症是造成局部酸中毒的主要原因,另外,组织灌流障碍,CO_2不能及时清除,也加重了局部酸中毒。

(二)细胞损伤

1. 细胞膜的变化 细胞膜是休克时细胞最早发生损害的部位,主要表现(图21-5):

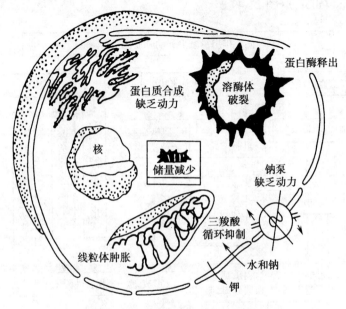

图21-5 休克时细胞损伤示意图

(1) 细胞膜通透性增高,Na^+及K^+在细胞内外分布发生改变,细胞内Na^+含量增加,而K^+外流加速加快,跨膜电位明显降低。

(2) 膜磷脂微环境改变,细胞膜流动性下降,红、白细胞变形能力减弱,加重微循环障碍。

(3) ATP供给不足,使cAMP含量减少,细胞代谢更加紊乱,使细胞膜上相应受体蛋白功能受损。

(4) 细胞膜完整性破坏,缺氧、ATP不足、高血钾、酸中毒、细胞因子、溶酶体酶及氧自由基等均可破坏细胞膜的结构和功能。

2. 线粒体的变化 休克时,线粒体可出现不同程度的基质颗粒减少甚至消失;线粒体嵴内腔扩张,肿胀明显;晚期线粒体肿胀,结构稀疏,嵴消失,膜完整性破坏,基质外溢增加,最后导致线粒体崩解;线粒体损伤还可启动细胞凋亡及坏死过程。其发生机制与酸中毒、内毒素、钙超载、氧自由基等因素作用有关。

3. 溶酶体的变化 休克时缺血缺氧和酸中毒等损伤溶酶体膜,使其通透性增高,发生肿胀甚至空泡化而释放溶酶体酶。溶酶体酶包括酸性蛋白酶、中性蛋白酶和β葡萄糖醛酸酶等。溶酶体酶的损害作用有:①水解蛋白质,造成细胞自溶;②破坏线粒体结构完整性,引起功能障碍;③溶酶体酶进入血液循环后,除了收缩微血管、引起血管内皮细胞和平滑肌细胞损害外,还可激活激肽系统、纤溶系统、促进组胺释放,导致血浆外渗、出血、血小板黏附聚集功能增强和DIC发生;④产生心肌抑制因子(MDF),休克时由于胰腺缺血缺氧,胰腺外分泌细胞的溶酶体破裂,溶酶大量释放,其中的酸性蛋白酶可水解胰腺结构蛋白,形成MDF。

原发病的直接损伤、严重缺血缺氧、酸中毒、代谢障碍、溶酶体酶大量释放、氧自由基损伤等均可导致细胞发生坏死。细胞坏死是休克时细胞死亡的主要形式,也是发生器官功能障碍和衰竭的基础。此外,缺血、缺氧、细胞因子、氧自由基等均可激活细胞的凋亡基因,发生细胞凋亡。休克时,组织器官中有较多数量的细胞通过此种方式死亡,可导致器官、系统功能严重障碍。

二、休克时器官功能的改变

休克时由于血液灌注减少和(或)细胞直接受损可出现主要器官功能障碍甚至发生衰竭而死亡。如急性肾功能衰竭、急性呼吸功能衰竭等。现将机体主要器官系统常发生的功能代谢障碍介绍如下:

(一)肾功能的变化

休克时肾脏是最易受损害的器官之一。各种类型的休克往往发生急性肾功能衰竭,称为休克肾(shock kidney),主要表现为少尿或无尿、氮质血症、高钾血症和代谢性酸中毒。若未得到及时救治,休克晚期发生的急性肾衰竭可成为死亡的主要原因之一。

休克早期发生的肾功能衰竭多属于功能性的。由于肾入球小动脉收缩,肾血流量减少,使肾小球滤过率降低,肾小管上皮细胞未发生器质性损害,在醛固酮和抗利尿激素的作用下,肾小管对钠、水重吸收作用增强,表现为尿少及内环境紊乱。

休克持续时间较长,肾小动脉持续性收缩,可发生急性肾小管坏死(acute tubular necrosis, ATN)。此时即使恢复肾血液灌流,肾功能也不能在短时间内恢复,称为器质性肾衰竭(parenchymal renal failure)。患者除严重少尿外,还有明显氮质血症、高钾血症和代谢性酸中毒。肾小管上皮细胞坏死,重吸收功能障碍,尿液不能浓缩,尿渗透压和尿比重都降低,内环境进一步紊乱。

(二)肺功能的变化

休克早期由于创伤、出血和感染等因素刺激呼吸中枢,使呼吸加深加快,通气过度,可出现低碳酸血症甚至发生呼吸性碱中毒。休克进一步发展,交感-肾上腺髓质系统兴奋及其他缩血管物质的作用使肺血管阻力升高。休克晚期,在患者尿量、血压、脉搏平稳之后,常发生急性呼吸衰竭,表现为进行性低氧血症和呼吸困难,称为休克肺(shock lung)。休克肺的主要形态学特征为:间质性肺水肿、局部肺不张、充血、出血、微血栓及肺内透明膜形成;病理生理学变化特征为:气体弥散障碍、通气-血流比值异常、动脉血氧分压降低;发病的中心环节是急性弥漫性肺泡-毛细血管膜损伤。

休克肺发生的原因是多方面的,可能与下列因素有关:

1. 肺微血管收缩,毛细血管壁通透性增高　休克时,交感-肾上腺髓质系统兴奋,儿茶酚胺增多,使肺小血管收缩,肺循环阻力增加;肺内动-静脉吻合支大量开放,相当一部分肺动脉内的血液未经过气体交换直接进入肺静脉;肺微血管持续收缩所致的缺氧又可加重毛细血管壁通透性的增高,从而导致肺水肿和肺出血发生。

2. 肺泡表面活性物质减少　肺毛细血管血液灌流不足,Ⅱ型肺泡上皮细胞分泌的表面活性物质减少,加之肺泡内水肿液增多破坏和稀释表面活性物质,从而造成肺泡表面张力增大,肺顺应性降低,以致发生肺不张。

3. 肺内 DIC 形成 由于毛细血管内皮受损、血小板黏附、聚集功能增强、微循环淤血、血流缓慢等使血液的凝固性升高,在微循环中形成广泛的微血栓,进而影响肺的换气功能。

4. 透明膜形成 休克的始动因素通过氧自由基及细胞因子(白三烯、TXA_2、TNF-α、IL-1 等)损伤血管内皮细胞,使毛细血管壁通透性增加,大量血浆蛋白透过毛细血管壁沉着在肺泡腔,形成透明膜。

(三) 心功能的变化

除心源性休克因心泵衰竭,导致心肌收缩性减弱,心输出量急剧减少外,其他类型休克引起心衰并不常见。非心源性休克早期,由于机体的代偿作用,基本能够维持冠脉血流量,心功能一般不会出现明显障碍。但随着休克的进一步发展,血压进行性降低,冠脉血流减少,心肌缺血、缺氧,加上其他因素的影响,可导致心功能障碍,甚至发生急性心力衰竭。其发生心衰的机制可能与下列因素有关:

1. 休克时血压下降及心率加快使心室舒张期缩短,可使冠脉血流量减少及心肌缺血,而交感 - 肾上腺髓质系统兴奋引起心率加快和心肌收缩功能增加,导致心肌耗氧量增加,加重了心肌缺血缺氧。

2. 危重患者常伴有水、电解质和酸碱平衡紊乱,如低钙血症、低镁血症、高钾血症和酸中毒等,影响心肌收缩力。

3. MDF 的产生,强烈抑制心肌收缩。

4. 心肌微血管内形成 DIC,发生局灶性心肌坏死,致使心肌收缩力减弱。

5. 细菌毒素,特别是革兰阴性细菌的内毒素,通过其内源性介质,引起心功能的抑制。

6. 肺损伤,肺循环阻力增加及呼吸机的使用,失去了胸腔负压对静脉回流的促进作用,因此易发生右心功能障碍。

当心功能降低时,心输出量进一步减少,进一步促进休克的发展。由此可见心功能障碍是休克恶化的重要因素之一,可使循环障碍进一步加重。

(四) 脑功能的变化

休克早期,由于血液重新分布及脑循环的自身调节作用,可保证脑的血液供应,因而其功能障碍并不明显,仅表现为应激引起的烦躁不安。随着休克的进一步发展,脑血液供应不能维持,脑组织出现缺血、缺氧,能量代谢障碍更加严重,酸性代谢产物的堆积,细胞膜钠泵功能受损,细胞内外离子转运发生紊乱,引起一系列的神经功能损害。当平均动脉血压低于 50mmHg时,脑组织缺血缺氧更严重,脑细胞释放多种生物活性物质,如谷氨酸、血小板活化因子(PAF)和 NO 等,参与脑细胞功能障碍和损伤的发生。大量谷氨酸的释放,使细胞发生持续性去极化,一方面引起兴奋性神经毒性,另一方面影响细胞膜离子转运,造成细胞内钙超载,并促进炎症介质释放,加重脑细胞损伤。严重缺氧及酸中毒等使脑血管内皮细胞和小血管周围的神经胶质细胞肿胀,使脑微循环血管狭窄更严重,血液灌流更少。休克晚期,脑微循环内可有血栓形成和出血。大脑皮层对缺氧极为敏感,当缺氧逐渐加重时,中枢神经系统由兴奋转为抑制,患者可出现淡漠、神志不清甚至昏迷。脑细胞水肿引起颅内高压,形成脑疝而压迫生命中枢,甚至引起死亡。

(五) 肝功能的变化

休克早期表现为肝细胞水肿,轻度脂肪变性,Kupffer 细胞增生。晚期肝细胞发生变性、坏死,并伴有中性粒细胞及其他炎细胞浸润。由于肝代偿能力强,即使肝有形态学改变,生化指标仍可正常。

休克时肝功能障碍主要表现为黄疸和肝功能不全,其发生机制为:①失血、创伤和重度感染等都可以引起肝血流减少,肝细胞缺血缺氧,致使肝细胞线粒体功能损伤,氧化磷酸化功能障碍,能量产生减少;②各种损伤因素可降低肠道屏障功能,引起内源性细菌和毒素的吸收、迁移进入血液循环,一方面直接损害肝实质细胞或通过激活 Kupffer 细胞的介导而引起肝细胞损害;另一方面诵讨单核 - 巨噬细胞释放的炎性介质,如 TNF-α、IL-1 等造成肝组织损伤或灌流障碍,这些变化又反过来加剧机体的损伤。

（六）胃肠道功能的变化

休克患者胃肠道的变化主要是胃黏膜损害、肠缺血和应激性溃疡。临床表现有腹痛、消化不良、呕血和黑便等。胃肠黏膜损伤的主要机制为:①黏膜下微循环缺血、缺氧、淤血和 DIC 的形成,造成黏膜的变性、坏死及通透性增加;②炎细胞激活、炎症介质大量释放,细胞内钙超载和氧自由基的作用;③长期由静脉给予患者营养所导致的胃肠黏膜萎缩等。这些因素均可导致胃肠黏膜屏障功能减弱,使肠道中的细菌和内毒素通过损伤的肠道屏障进入门脉系统,激活肝脏的 Kupffer 细胞并作用于全身,使大量炎症介质产生并泛滥。在很多急性创伤、脑外伤和大面积烧伤患者中,证实有急性糜烂性胃炎或应激性溃疡的发生。消化道功能紊乱是急性休克晚期发生肠源性败血症的主要原因之一。

（七）凝血 - 纤溶系统功能的变化

休克患者常有凝血 - 抗凝血平衡紊乱,甚至有 DIC 发生。开始时血液凝固性高,通常不易察觉而漏诊;而后由于凝血因子大量消耗,发生继发性纤溶亢进,患者可有较为明显的出血或出血倾向。血液检查可见血小板计数降低,凝血时间、凝血酶原时间和部分凝血活酶时间延长,纤维蛋白原减少,并有纤维蛋白(原)降解产物存在。

（八）免疫系统功能的变化

休克晚期,在免疫器官内出现巨噬细胞增生,中性粒细胞浸润,淋巴细胞变性、凋亡甚至坏死。血浆中补体 C3a 和 C4a 升高,而 C5a 降低。C5a 的降低可能与白细胞将其从血浆中清除有关。此外,革兰阴性细菌产生的内毒素作为抗原形成的免疫复合物激活补体,产生过敏毒素等一系列血管活性物质。免疫复合物还可沉积在多个器官微循环血管内皮细胞上吸引多形核白细胞,释放多种炎症介质及细胞因子,损伤邻近的组织和细胞,从而产生各系统器官的非特异性炎症,细胞发生变性坏死,器官功能出现障碍。

休克时除了有明显的补体改变外,由于 IL-4、IL-10 和 IL-13 等抗炎介质的表达,免疫系统处于全面抑制状态。单核 - 巨噬细胞和淋巴细胞产生细胞因子(如 TNF-α、IL-1、IL-2、IL-6 等)的功能受到抑制,中性粒细胞和单核 - 巨噬细胞的吞噬功能也受到抑制,使其杀菌能力降低,整个免疫系统处于全面抑制状态,因此感染容易扩散或引起新的感染。

第五节 休克防治的病理生理基础

休克的防治应在去除病因的前提下采取综合措施,以维持生命器官的血液灌流和防止细胞损害,尽最大努力保护各器官系统功能,切断它们之间可能存在的恶性循环。

一、病因学防治

积极防治引起休克的原发病，如止血、镇痛、控制感染等，及时扩创，正确而及时地使用有效抗生素，预防和治疗败血症。

二、发病学防治

(一) 改善微循环

微循环障碍，组织灌流严重不足，是休克发生、发展的主要发病环节。因此改善和恢复微循环灌流，是治疗休克的关键所在。主要措施包括输液、补充血容量、纠正酸碱平衡紊乱、合理选用血管活性药物等。

1. 纠正酸中毒　休克时的缺氧、低灌流引起代谢性酸中毒。酸中毒可加重微循环障碍，促发 DIC 的形成；H^+ 和 Ca^{2+} 的竞争作用直接影响血管活性药物的治疗作用并抑制心功能；酸中毒时的高钾血症和酶活性抑制对机体的危害较大，因此在治疗休克时必须首先纠正酸中毒，应根据酸中毒程度及时补碱。

2. 扩充血容量　各种类型的休克都存在有效循环血量绝对或相对不足，组织灌流量减少。除心源性休克外，补充血容量是提高心输出量和改善组织灌流的根本措施。输液应越快越好。正确的补液原则应是"需多少，补多少"。如低血容量性休克发展到进展期，由于微循环淤血及血浆外渗，补液量应大于失液量。而感染性休克和过敏性休克，虽然无明显的体液丢失，但血管床容量扩大，有效循环血量显著减少，也必须补充血容量。

在扩容过程中，要正确估计补液的总量，量需而入。动态地观察静脉充盈程度、血压、脉搏和尿量等指标，可作为检测输液量的参考指标。有条件时动态监测中心静脉压 (ventral venous pressure, CVP) 和肺动脉楔压 (pulmonary artery wedge pressure, PAWP)。若 CVP 和 PAWP 低于正常，说明血容量不足；若两者超过正常，说明补液过多。在补充血容量的时候，还需考虑血液流变学的变化，参考血细胞压积变化决定输血和输液的比例，选择全血、胶体或晶体溶液时，使血细胞压积控制在 35%~40% 为宜。

3. 合理使用血管活性药物　抢救休克患者时，如果在补足血容量以后，仍不能改善微循环和维持血压，应使用血管活性药物。血管活性药物分为缩血管药和扩血管药物。但如何选择血管活性药物还存在较大争议。对于过敏性休克和神经源性休克，应及时给予缩血管药物；大出血时，若血压很低，又不能及时补液，为保证心脑血液供应，临时给予收缩血管药物也是必要的。但根据微循环障碍学说，选用血管活性药物的目的是提高组织微循环的血液灌流，如果持续给予缩血管药物维持血压，因小动脉、小静脉等持续痉挛，会加重微循环的障碍，因此，适当给予扩血管药物对改善微循环和血液灌流有显著效果，特别是感染性休克，采用舒张血管药物，已经取得显著疗效。对于心源性休克，目前也强调舒血管药物的应用，不仅改善微循环，还可减轻心脏的负担。要注意的是，扩血管药物使用时有可能导致血压下降，因此应在扩容的基础上进行。

(二) 改善细胞代谢、减轻细胞损伤

休克时的细胞损伤可以是原发性的，也可继发微循环障碍之后。改善微循环是防止或减

轻细胞损伤的重要措施,也可采用稳膜、清除自由基和补充能量等方法进行治疗。

（三）促炎介质拮抗剂的应用

休克中晚期可出现炎症反应,应用炎症介质阻断剂或拮抗剂可阻断其对机体的有害作用,如 TNF-α、IL-1 等单克隆抗体、糖皮质激素、非类固醇抗炎药、纳洛酮、超氧化物歧化酶等。

（四）防止器官功能障碍与衰竭

应预防 DIC 及重要器官功能衰竭,一旦出现,除采取一般的治疗措施外,还应针对不同器官衰竭采取不同的治疗措施。如出现心力衰竭,应停止或减少补液,同时采取强心、利尿措施,适当降低前后负荷;如出现休克肺时,则正压给氧,改善肺呼吸功能等。

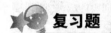

学习小结

　　休克是临床常见危重病理过程,失血、失液、感染、过敏、心力衰竭、神经刺激等都可以从血容量减少、血管床容量增加和心泵功能衰竭三个不同的环节影响休克的发生、发展。尽管休克的原因很多,但它们主要引起机体微循环障碍,使有效循环血量减少,组织灌流不足,进而导致组织细胞损伤和功能代谢障碍。根据微循环代谢障碍可将休克分为代偿期、进展期、难治期。代偿期表现为微循环缺血、缺氧、全身血流重新分布。进展期表现微循环淤血、缺氧,组织灌流量进一步减少。难治期微循环淤滞加重,可出现 DIC 及器官、系统功能障碍和衰竭。在休克的防治上,尽早去除病因,纠正酸中毒,改善微循环,合理使用血管活性药物,避免组织、细胞损伤,减少多器官功能障碍和衰竭的发生。

复习题

1. 什么是休克? 休克各期微循环变化特点是什么?
2. 休克早期机体如何代偿?
3. 休克进展期微循环淤血的机制?
4. 休克导致心功能障碍的机制?

（葛　贺）

第二十二章

弥散性血管内凝血

学习目标

1. 掌握 DIC 的发病机制和其临床表现的发生机制。
2. 熟悉影响 DIC 发生发展的各种因素及其作用机制;DIC 的临床分期、分型。
3. 了解 DIC 的实验室诊断和防治原则。

第一节 概 述

弥散性血管内凝血(disseminated intravascular coagulation,DIC)是指在某些致病因子作用下,体内凝血和抗凝血功能失衡的病理过程。致病因素首先激活凝血因子和血小板,凝血酶增加,形成广泛的微血栓,并相继出现消耗性凝血功能障碍和纤溶系统功能亢进。在临床上主要表现为出血、休克、器官功能障碍和微血管病性溶血性贫血。

第二节 弥散性血管内凝血发生的原因和机制

一、人体的凝血和抗凝系统

(一) 凝血系统及凝血过程

体内凝血系统主要由多种凝血因子组成,生理状态下以无活性状态存在,被激活后,可发生连续的酶促反应,激活整个凝血系统,发生凝血反应(图 22-1)。

血液凝固是凝血因子按一定顺序激活,最终使纤维蛋白原转变为纤维蛋白的过程,可分为凝血酶原激活物的形成、凝血酶形成、纤维蛋白形成三个基本步骤,根据凝血酶原激活物形成始动途径和参与因子的不同,可将凝血分为内源性凝血和外源性凝血两条途径。

1. 内源性凝血途径 由因子Ⅻ活化而启动。当血管受损,内膜下胶原纤维暴露时,可激活Ⅻ为Ⅻa,进而激活其他凝血因子形成复合物进一步激活Ⅹ。上述过程参与凝血的因子均存在于血管内的血浆中,故取名为内源性凝血途径。该过程中ⅩⅡa还可以激活血浆激肽释放酶原(PK),使其分解为激肽释放酶,进而激活激肽系统。

2. 外源性凝血途径 由损伤组织释放组织因子 TF(即凝血因子Ⅲ)入血液而启动。

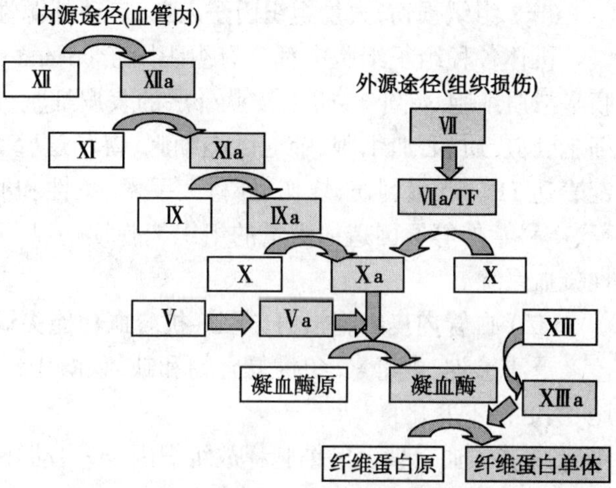

(二) 抗凝系统

1. 细胞抗凝 单核 - 巨噬细胞和肝细胞,可清除促凝物质,吞噬凝血因子。

2. 体液抗凝 指血液中的抗凝物质,包括组织因子途径抑制物(TFPI),抗凝血酶Ⅲ(ATⅢ)、肝素、蛋白 C(PC)、蛋白S 等。

图 22-1 正常凝血过程

(三) 纤溶系统

纤溶系统是由纤溶酶原激活物、纤溶酶原激活物抑制物、纤溶酶原、纤溶酶、纤维蛋白原、纤维蛋白及纤维蛋白降解产物(FDP)组成,是体内非常重要的抗凝系统。正常的纤溶过程,可分为两个阶段:

1. 纤溶酶原的激活 外激活途径:由组织型纤溶酶原激活物(tissue plasminogen activators,t-PA)或尿激酶型纤溶酶原激活物(u-PA)将纤溶酶原激活为纤溶酶;内激活途径:凝血过程中被激活的ⅩⅡa、Ⅺa、Ⅱa均可激活纤溶酶原,所以,随着凝血过程的激活,纤溶过程也相继被激活。

2. 纤维蛋白的降解 纤溶酶既可以降解纤维蛋白,也可以降解纤维蛋白原,产物为纤维蛋白(原)降解产物 FDP。

二、弥散性血管内凝血的发生原因

可导致 DIC 发生的疾病有很多,常见的疾病有严重感染、恶性肿瘤、组织损伤、产科疾病、血液系统疾病等,其中临床上以感染性疾病为最多见(表 22-1)。

表 22-1 DIC 的常见病因

类型	主 要 疾 病
感染性疾病	革兰阴性或阳性菌感染、败血症、病毒性肝炎、流行性出血热、病毒性心肌炎等
肿瘤性疾病	转移性癌、肉瘤、恶性淋巴瘤、白血病等
产科疾病	宫内死胎、妊娠毒血症、羊水栓塞、胎盘早剥、子宫破裂等
创伤、手术	严重软组织损伤、挤压伤综合征、大面积烧伤、大手术等

三、弥散性血管内凝血的发病机制

DIC的发生与体内凝血系统过度激活有关。下列机制可使凝血系统激活,导致 DIC 的发生:

（一）组织损伤，大量组织因子入血，启动外源性凝血系统

机体各种组织细胞中都含有组织因子（tissue factor，TF），TF 是一种跨膜糖蛋白，血管壁外膜平滑肌细胞、成纤维细胞、皮肤外层的表皮细胞，以及肝、脾、肾等器官的纤维囊、肾小球上皮细胞、脑皮质、心肌细胞、肺泡巨噬细胞、胃肠道壁、部分生殖泌尿道和子宫内膜基质细胞中恒定表达 TF。严重创伤、烧伤、外科大手术、急性和亚急性肝细胞坏死、恶性肿瘤和实质脏器坏死、产科意外等原因造成大量的组织细胞损伤、坏死情况下，便有大量 TF 释放入血，启动外源性凝血系统。

（二）血管内皮细胞损伤，凝血、抗凝血功能失调

严重感染、内毒素、免疫复合物和缺氧、酸中毒等达到一定强度时都可以损伤血管内皮细胞，引起以下变化：

1. 受损血管壁上的细胞释放组织因子，启动外源性凝血过程。

2. 血管内皮细胞受损使其下携带负电荷的胶原纤维暴露，可激活凝血因子Ⅻ，启动内源性凝血过程。

3. 血管内皮细胞分泌 TFPI、AT-Ⅲ、TM 减少，使抗凝力量减弱。

4. 血管内皮受损后，大量血小板黏附到胶原上，而引发血小板的黏附、聚集和释放反应，加剧凝血反应。

（三）血细胞大量破坏，激活和促进凝血

1. 红细胞大量破坏　异型输血、疟疾及自身免疫病等原因导致溶血时，引起红细胞大量破坏。红细胞破坏释放的 ADP，具有很强的促进血小板黏附、聚集和释放作用；红细胞膜内磷脂可浓缩和局限凝血因子，产生凝血反应。

2. 白细胞大量破坏　中性粒细胞和单核细胞中含有促凝物质，其作用类似 TF，被称为组织凝血活酶样物质，内毒素能刺激上述细胞合成并释放这种促凝物质。严重内毒素感染时，粒细胞释放出大量组织凝血活酶样物质，激活外源性凝血系统，而引起 DIC。另外，急性早幼粒细胞白血病患者，在化疗、放疗后，会有大量白细胞被破坏，释放组织凝血活酶样物质，激活凝血系统。

3. 血小板的激活　血小板激活、黏附和聚集在止血过程中具有重要作用。在 DIC 发生发展中，血小板也有重要作用，但多为继发性作用，只有在少数情况下，如血栓性血小板减少性紫癜时，可能发挥原发性作用。

（四）其他促凝物质入血，激活和促进凝血发生

羊水栓塞时，羊水中所含的毳毛、胎脂、脱落的上皮细胞等颗粒物质，一定量的转移癌细胞、细菌菌落、脂肪栓子入血，也都可以激活内源性凝血系统，引起 DIC；急性胰腺炎时，因胰腺细胞受损而释放入血的胰蛋白酶，蝰蛇咬伤时蛇毒中所含的一种蛋白酶，都能直接水解凝血酶原而生成凝血酶，激活凝血过程；响尾蛇的蛇毒直接使纤维蛋白原转化为纤维蛋白；抗原抗体复合物能通过直接激活凝血因子Ⅻ，损伤血管内皮细胞和血小板，而激活和促进凝血发生。

第三节　影响弥散性血管内凝血发生和发展的因素

在某些基础疾病及凝血触发因素存在的情况下，DIC 是否发生或 DIC 发生、发展的轻重缓急程度尚与机体凝血和抗凝血平衡的基础状态有关。临床观察与研究显示,以下因素能够影响凝血与抗凝血平衡,尤其是通过抑制机体的抗凝血功能,使平衡倾向于凝血功能的相对增强,进而促进 DIC 的发生与发展。

一、血液高凝状态

从妊娠第三周开始,血液中纤维蛋白原、凝血酶原、凝血因子 V、Ⅶ、Ⅷ、Ⅸ、Ⅹ 的含量均逐渐增多,同时血浆中出现较多可溶性纤维蛋白复合物。在分娩前血小板黏附和聚集的性能显著增强。与此同时,血浆中抗凝物质如抗凝血酶Ⅲ却减少,纤溶酶原含量虽有所增加,但纤溶酶原抑制物的量也显著增加,使总的纤溶活力有所减弱。妊娠后期孕妇体内的这种变化对避免分娩时子宫出血过量有积极的保护意义,但这些变化使妊娠晚期孕妇体内血液处于高凝状态,一旦有激活凝血的因素出现,如发生羊水栓塞、宫内死胎、胎盘早剥等病理情况时,则很容易引起 DIC。

严重酸中毒是引起血液高凝状态的另一个重要原因。严重酸中毒时,可引起内皮细胞损伤,启动凝血系统;另一方面,由于酸中毒时血液 pH 降低,使凝血因子的酶活性升高,而肝素的抗凝活性减弱,使血液中的抗凝能力显著减弱,凝血能力则相对增强。此外,酸中毒还使血小板的聚集性加强。这些均可促进 DIC 的发生发展。

二、单核-巨噬细胞系统功能受损

单核-巨噬细胞系统具有吞噬功能,能吞噬和清除进入循环血液中的促凝物质,以及凝血和纤溶激活过程中所生成的凝血酶原激活物、凝血酶、纤维蛋白和纤维蛋白降解产物等,起到防止凝血过程失控的作用。当凝血激活物和凝血酶的生成超过单核-巨噬细胞系统的吞噬能力或其功能受到抑制时,则可促进 DIC 的发生。细菌学家 Shwartzman Gregory 曾报道给家兔静脉注射内毒素,24 小时后,再次注射,家兔因休克和出血死亡,尸检发现各重要脏器的微血管中有大量纤维蛋白微血栓形成,多部位脏器发生出血性坏死,被称为全身性 Shwartzman 反应。全身性 Shwartzman 反应的发生机制为:首次注射内毒素使单核-巨噬细胞因为吞噬内毒素而被"封闭";第二次注射后,由于内毒素具有激活凝血因子、促进血小板聚集的作用,而单核-巨噬细胞吞噬和清除凝血因子的能力降低,因而易起 DIC 的发生。

三、肝功能严重障碍

肝脏不仅是构成单核-巨噬细胞系统的主要器官,有很强的吞噬清除功能,而且是生成抗凝血酶原的器官。抗凝血酶Ⅲ和肝素构成血浆抗凝血酶的主要成分,它们的抗凝血活性占全部血浆抗凝活性的 75%,能明显抑制凝血酶、Ⅹa、Ⅸa、Ⅺa、Ⅻa 等被激活的凝血因子的活性。另一方面,肝脏又是凝血因子Ⅰ、Ⅱ、Ⅴ、Ⅶ、Ⅷ、Ⅺ、Ⅹ 的合成场所。故肝功能受损时,既可由于抗凝能力降低,在促凝因素作用下容易发生 DIC;也可由于凝血物质生成减少,使凝血能力降低而易发生出血倾向。

四、微循环障碍

当各种原因造成微循环严重障碍时,血流淤滞,容易使血细胞,特别是血小板黏附、聚集,容易发生凝血。而且还会使局部被激活的凝血因子和凝血生成的纤维蛋白聚合物不能被及时稀释、冲走,同时还使大量血细胞,特别是血小板黏附在血管壁,相互聚集,而发生促凝作用。血流淤滞还造成局部严重的缺血、缺氧和酸中毒,使血管内皮细胞损伤而激活凝血过程。以上这些变化均有利于 DIC 的发生。

在不同疾病中,影响 DIC 发生、发展的几个主要因素可以是某一因素起主要作用,也可以是几个因素综合发挥作用。如妊娠后期发生 DIC 时,妊娠后期血液的高凝状态是引发 DIC 的主要条件;而休克并发 DIC 时,休克引起的微循环障碍,肝脏因严重缺血而清除和解毒功能严重降低,休克病因引起的强烈应激和休克时并发的代谢性酸中毒使机体血液处于高凝状态,这些因素综合作用而使休克时易合并 DIC。

第四节 弥散性血管内凝血的临床经过和主要表现的发生机制

一、DIC 的分型与分期

(一) DIC 的分型

临床上依据病情的进展速度将 DIC 分为急性、亚急性和慢性三种类型。

1. 急性 DIC 起病急剧,常在数小时至一两天内发病。病情凶险,进展快,有严重的出血症状,并大多可很快引起严重休克和重要脏器功能衰竭,是致患者死亡的直接原因。急性 DIC 常由严重创伤、感染和产科意外引起。

2. 亚急性 DIC 症状常在数天到数周出现,病程较缓慢,主要因广泛的微血栓栓塞而造成脏器功能衰竭。亚急性 DIC 多因急性白血病、恶性肿瘤播散、宫内死胎滞留等引起。

3. 慢性 DIC 起病缓慢,病程可达数月到数年。主要表现为高凝引起的栓塞障碍,或有皮肤、脏器小出血引起的瘀点、瘀斑,易与原发疾病症状相混淆而难以发现。多由慢性肝病、胶原病、海绵状血管瘤等引起。

临床上依据机体的反应状况,将 DIC 分为失代偿型、代偿型和过度代偿型三种类型。

1. 失代偿型 多见于急性 DIC。机体凝血因子和血小板的消耗超过生成和释放的速度,机体来不及进行代偿。实验室检查常见血小板和纤维蛋白原等凝血因子明显减少。

2. 代偿型 多见于慢性 DIC。凝血因子和血小板消耗与代偿性生成之间呈平衡状态。实验室检查无明显异常。患者临床表现不明显,或仅有轻度出血和血栓形成症状,易被忽视。

3. 过度代偿型 多见于慢性 DIC 后期或急性 DIC 恢复期。机体代偿功能较好,凝血因子和血小板生成可超过其消耗的速度。可出现纤维蛋白原等凝血因子暂时性升高,但血小板活化产物、凝血因子激活标志物和纤溶相关产物仍高于正常。患者出血及栓塞症状不明显。

(二) DIC 分期

DIC 是一个动态进展的病理生理过程,即便是同一个患者,如果出于 DIC 的不同发展阶段,其凝血与抗凝血平衡紊乱的特征也可能大不相同。典型的 DIC 病程可分为三个时期:

1. 高凝期 高凝期是 DIC 的初发阶段,突出的变化是血液凝固性升高,导致广泛的微血栓形成。DIC 形成的微血栓主要是纤维蛋白血栓和少量凝集的血小板,常发生在真毛细血管和微静脉中,因此处血管口径小、血流速度慢所致。此期持续时间短、发展快,在急性 DIC 时,这一期形成的症状不明显,常被原发病的症状所遮盖,易被忽视而漏诊。在亚急性和慢性 DIC 中,广泛的微血栓栓塞所造成的脏器功能障碍则成为疾病的主要症状。实验室检查血液凝固性增高。

2. 消耗性低凝期 高凝期因广泛的微血栓形成,使血液中血小板和各种凝血因子,特别是纤维蛋白原,凝血酶原、凝血因子 V、Ⅷ、X 等凝血物质显著减少,引起血液凝固性降低,随着凝血激活,纤维蛋白溶解系统继发性激活,此时也伴有一定的纤溶发生,血液凝固性明显降低,所以常有皮肤、黏膜和脏器出血的表现。但因此时体内凝血物质仅是量的减少,血液中仍存在着一定量的血小板和凝血因子,故如体内激活凝血的病因继续存在,仍会不断地发生凝血,形成微血栓。实验室检查可见血小板和凝血因子减少。

3. 继发性纤溶亢进期 凝血过程中产生的大量凝血酶及激活的凝血因子Ⅻa,还有在凝血因子Ⅻ激活过程中生成的激肽释放酶,这些物质均可以激活纤溶酶原,从而激活纤溶系统。所以在 DIC 发生过程中,随着凝血激活,纤溶系统也逐渐被激活。而且纤溶系统激活后大量的纤维蛋白降解产物 FDP 还具有较强的抗凝作用(图 22-2),故血液的凝血功能严重障碍。该期患者大多有程度不等的出血症状。

二、弥散性血管内凝血的主要临床表现及发生机制

DIC 对机体的影响因病因、病情严重程度、波及的范围和进展速度而异。轻者,如慢性、局部性的 DIC,对机体常无明显的影响,不出现典型的临床症状,只有借助实验室检查或尸检才能被发现。严重者,如急性、全身性 DIC 会出现各种临床症状,对机体造成严重影响。这些临床症状以微血管中广泛微血栓形成和出血最为突出。

(一) 出血

出血是 DIC 最常见的临床表现,往往也是 DIC 最早被发现的临床表现。据统计有 80% 左右的 DIC 患者在发病初期存在程度不同的出血表现。DIC 的出血常表现为多部位同时出血,如皮肤瘀斑、紫癜,注射针孔部位发生大片皮下瘀斑,手术切口部位出血不止,严重者还可出现呕血、咯血、尿血或子宫腔出血不止,且这种出血难以用原发疾病解释。出血常比较突然,用一般止血药治疗无效。导致出血的可能机制有:

1. 凝血物质大量消耗 由于凝血系统被广泛激活,造成大量的纤维蛋白原、凝血酶原、凝血因子和血小板等凝血物质消耗性减少,使凝血过程障碍,导致出血。

2. 继发性纤溶系统激活 DIC 发生过程中,随着凝血系统被激活,纤溶系统相继被激活,生成大量纤溶酶。在水解纤维蛋白的同时,纤溶酶还能水解纤维蛋白原、凝血酶原、凝血因子 V、Ⅶ等,使这些凝血因子进一步减少,纤溶继发激活加重了凝血障碍,使出血加重。

3. FDP 的生成 纤溶过程被激活,水解纤维蛋白和纤维蛋白原,生成的一些小分子多肽统称为 FDP(图 22-2),FDP 有较强的抗凝作用。其中 Fx、Fy 碎片具有抑制凝血酶活性作用,特别是 Fx 碎片能与凝血过程中生成的纤维蛋白单体聚合,形成可溶性复合物,从而抑制了纤维蛋白多聚体形成;FD 碎片可直接抑制纤维蛋白单体的相互聚合;FE 和 Fy 碎片有抗凝血酶作用;大部分 FDP 碎片均能抑制血小板黏附和聚集,并能加强组胺和激肽提高毛细血管通透性的作用。因此,FDP 大量生成,通过强烈的抗凝作用进一步加重出血。

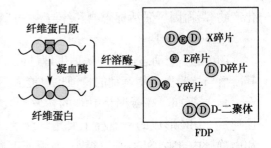

图 22-2 FDP 的生成

此外,DIC 时的微血栓堵塞微循环;引起的休克造成微循环紊乱;灌流量急剧减少都会引起微循环血管缺血、缺氧、酸中毒,使微血管受损,通透性增高。也是造成 DIC 出血的原因之一。

(二) 器官功能障碍

DIC 时,由于全身微血管内大量微血栓形成,阻塞局部微循环,进而引起器官功能障碍。常发生微血栓的有肺、肾、肾上腺、肝、心、脑、胃肠道等脏器。微血栓使相应脏器的微循环血管阻塞,脏器微循环灌流减少。广泛、持久的微血栓栓塞造成脏器微循环灌流显著减少,可引起脏器局灶性缺血坏死,而导致脏器功能衰竭。肾脏发生严重微血栓栓塞时,能引起缺血性肾皮质坏死,而导致急性肾功能衰竭,临床出现少尿、蛋白尿、血尿等症状。肺脏的广泛微血栓栓塞,可引起急性肺动脉高压、肺出血、呼吸困难等症状,发生急性呼吸功能衰竭和右心功能障碍。最常受累的内分泌腺为垂体和肾上腺。垂体微血栓栓塞可引起垂体出血、坏死,发生垂体功能衰竭,也被称为席汉综合征。肾上腺微血栓栓塞常引起肾上腺皮质出血坏死,可发生急性肾上腺功能衰竭,也称为华-佛氏综合征。由于 DIC 发病的范围和程度有很大差异,轻者仅出现个别脏器功能障碍,严重者则可引起一个或多个脏器功能衰竭,甚至造成死亡。

(三) 休克

DIC 和休克可互为因果,休克时可发生 DIC,急性严重 DIC 又常引起休克。DIC 时休克的发生率在 30%~70%。休克的本质为重要脏器微循环灌流量急剧降低,DIC 可通过下列几个方面引起休克的发生:

1. 回心血量减少 DIC 时大量微血栓栓塞微循环血管,不仅造成组织细胞缺血、缺氧,同时使回心血量明显减少。

2. 血容量减少 DIC 引起的出血使总血容量减少。

3. 心功能障碍 若微血栓累及冠状动脉微血管,使心肌供血减少,或者严重感染引起的 DIC 中细菌内毒素对心脏功能有直接抑制作用,均造成心功能障碍。

4. 微循环血管异常扩张 凝血和纤溶激活过程又相继激活激肽和补体系统,产生大量血管活性物质,如激肽、组胺等,具有强烈扩血管和增加血管通透性作用,纤溶激活生成的 FDP 还具有提高组胺和激肽扩张微血管的作用(图 22-3)。

(四) 贫血

患者的外周血涂片上,常可发现一些形态特殊的变形红细胞,外形呈新月形、盔甲形、星形、三角形等,这些变形的红细胞,统称为裂体细胞。裂体细胞主要是纤维蛋白丝切割红细胞所致。凝血被激活生成的纤维蛋白除形成微血栓外,也能相互交错联结在微血管中形成纤维蛋白丝、纤维蛋白网,特别在 DIC 早期,微血管中纤维蛋白丝、网较多,当红细胞随血流快速流经微血管中这些纤维蛋白丝、网时,被撞击、切割或粘挂在纤维蛋白丝上,不断受到血流冲击,或红细胞在血流推动下快速通过纤维蛋白网时受到挤压、牵扯等机械力,最终使红细胞变形、破裂形成裂体细胞。这些裂体细胞因变形能力显著降低,脆性增高,在血流的冲击、碰撞下容易破裂,发生溶血。将这种因微血管发生病理变化而导致红细胞破裂引起的贫血,称为微血管病性溶血性贫血(microangiopathic hemolytic anemia,MHA)。这种病理改变常发生于慢性 DIC 及部分亚急性 DIC。(图 22-4、图 22-5)

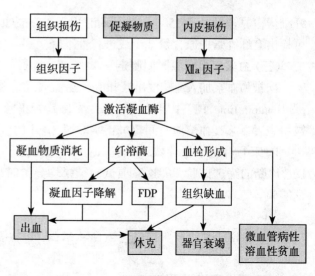

图 22-3 DIC 的发生、发展机制以及对机体影响的示意图

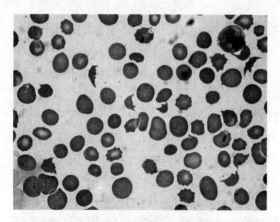

图 22-4 微血管病性溶血性贫血外周血涂片

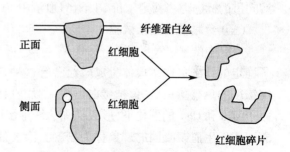

图 22-5 裂体细胞的形成机制示意图

第五节 常用弥散性血管内凝血实验室诊断指标

一、检查凝血物质消耗的实验

(一)血小板计数

由于 DIC 发病过程中形成大量微血栓,使血小板大量消耗,同时原发病产生的毒物也可造成血小板损伤,所以 DIC 发病中常伴有血小板明显减少,血小板计数低于 100×10^9/L(10 万 /μl)或进行性降低,即对诊断 DIC 有意义。

(二)纤维蛋白原含量测定

DIC 发病中,大量的微血栓形成和继发性纤溶激活过程都造成纤维蛋白原减少,一般认为纤维蛋白原含量少于 150mg/dl（肝病时少于 120mg/dl）对 DIC 诊断有意义。急性 DIC 患者大多可检出有纤维蛋白原含量减少或进行性下降。

（三）血浆凝血酶原时间测定

向被测血浆加入兔脑浸出液和 Ca^{2+} 后血浆发生凝固所需的时间，血浆凝血酶原时间（plasma prothrombin time，PT）主要反映外源性凝血是否正常。检测时常用正常人血浆作标准对照，如被检患者血浆凝血酶原时间超过正常对照 3 秒以上，则判定为延长，对诊断 DIC 有参考价值。

临床上将血小板计数、纤维蛋白原含量测定和凝血酶原时间测定三项实验室检查作为 DIC 诊断的筛选试验。如这三项试验结果均异常时，结合临床症状可诊断 DIC，否则需选做下列实验。

二、检查纤溶活性的实验

（一）凝血酶时间测定

被检血浆中加入标准凝血酶溶液后，血浆凝血所需时间称为凝血酶时间（thrombin clotting time，TT），是反映体内抗凝物质的一项检查。被检血浆较正常对照延长超过 3 秒有意义。

（二）FDP 定量

因 FDP 中的 FD、FE、Fx 和 Fy 片段均含有纤维蛋白原的抗原决定簇，能与抗纤维蛋白原血清发生特异性抗原抗体反应，故可用免疫方法直接测定血清中 FDP 含量。FDP 增高是体内纤溶亢进的标志。当滴定效价 >1：16（血清中 FDP 含量超过 20mg/L 时），对 DIC 诊断有意义。

（三）鱼精蛋白副凝试验

FDP 中的 Fx、Fy 片段（主要是 Fx 片段）可与纤维蛋白单体形成可溶性的复合物，从而阻止了稳定的纤维蛋白多聚体生成。给含有这种 Fx 片段与纤维蛋白单体复合物的血浆中加入一定浓度的鱼精蛋白后，鱼精蛋白可使 Fx 片段和纤维蛋白单体分开，纤维蛋白单体便可在凝血因子 XIIIa 和 Ca^{2+} 的催化下，形成稳固的纤维蛋白多聚体，使血浆凝固。此种无需给血浆加凝血酶即能发生血浆凝固的现象称为副凝。因 X 片段是纤维蛋白降解的中间产物，还能被纤溶酶进一步水解，最终生成 FD 和 FE。因此在纤溶过程增强早期，血浆中所含的 Fx 较多，此时鱼精蛋白副凝试验（plasma protamine paracoagulation test，3P 试验）试验阳性。而当纤溶进入晚期时，血浆中 Fx 已进一步被水解而生成纤溶过程终产物，此时 3P 试验常为阴性。也就是说，3P 试验阳性表示血浆中含有 FDP，即患者处于纤溶亢进过程，但 3P 试验阴性，只表示血浆中无 Fx 而并不能排除血浆中含有 FDP 中的终产物。

检查纤溶活性的试验，常被称为 DIC 的确诊试验，其阳性结果对诊断 DIC 有重要价值。

（四）D-二聚体检查

纤维蛋白被纤溶酶水解后，产物以多聚体形式存在，纤维蛋白原被纤溶酶水解后，产物是单体。D-二聚体是纤溶酶分解纤维蛋白的产物。一般情况下，纤维蛋白比纤维蛋白原更易被纤溶酶水解，所以 DIC 时，血中 FDP 增加，通常说明血中产生大量纤维蛋白。又因为只有当纤维蛋白原被凝血酶水解为纤维蛋白后，纤溶酶才能水解纤维蛋白产生 D-二聚体，所以，D-二聚体是反映继发性纤溶亢进的指标。而在另一种情况下，如一些富含纤溶酶原激活物的器官（子宫、卵巢、前列腺等），因手术、损伤等原因导致原发性纤溶亢进时，因无凝血酶激活过程，纤维蛋白的量未增加，故虽然血中 FDP 增高，但 D-二聚体并不增高。

三、检查微血管溶血的试验

观察染色外周血涂片中红细胞形态,如能发现破碎红细胞数超过红细胞总数 2% 时,对诊断 DIC 有重要参考价值。

第六节　弥散性血管内凝血的防治原则

对 DIC 的防治,应采取综合防治措施,主要原则如下:

一、病因学治疗

如积极有效地控制感染和败血症,及时清除子宫内容物(残留胎盘、宫内死胎等),加强支持疗法等,对 DIC 的防治起着决定性作用,某些轻型 DIC 去除病因后可以恢复。

二、发病学治疗

(一)改善微循环,尽快纠正微循环障碍
可用血管活性药物解除微循环血管痉挛;补充血容量降低血黏度等措施促进聚集的血小板和红细胞散开、解聚。

(二)抗凝治疗
可用于 DIC 的高凝血期和消耗性低凝血期,临床上常用肝素。肝素能同抗凝血酶Ⅲ组成复合物,从而加速对凝血酶、Ⅸa、Ⅹa、Ⅺa、Ⅻa 等的灭活。肝素适用于诊断明确、微循环阻塞或出血症状进行性加重患者。在 DIC 后期,以纤溶亢进为主的出血不宜应用或慎用肝素。

(三)重新建立凝血和纤溶间的动态平衡
在抗凝治疗使血液已肝素化时,可以输注新鲜全血或血浆,血小板明显减少者可输注血小板悬液,使凝血和纤溶间恢复新的平衡。

(四)抗纤溶治疗
临床抗纤溶治疗的原则是:DIC 早期禁用;消耗性低凝期可在抗凝治疗的基础上使用小剂量抗纤溶药,不宜单独使用;继发性纤溶亢进期为主的出血者,可单独抗纤溶治疗,加输纤维蛋白原,抗纤溶药能对纤溶酶原激活物产生竞争性抑制从而降低纤溶活性,常用的有 6- 氨基己酸、对羧基苄胺和氨甲环酸等。

学习小结

DIC 是机体凝血系统被广泛激活后,体内凝血和抗凝血功能失衡的病理过程。严重感染、恶性肿瘤、组织损伤、产科疾病、血液系统疾病等均可引起 DIC 的发生。上述病因可通过向血液中释放组织因子、促凝物质及损伤血管内皮细胞和破坏血细胞激活内、外源性凝血机制,引起血液高凝状态。凝血过程的激活继而造成消耗性低凝及继发性纤溶亢进状态,临床表现为出血、休克、脏器功能障碍和微血管病性溶血性贫血。DIC 的发生还受单核 - 巨噬细胞系统功能、肝功能、微循环状态和血液高凝等因素的影响。检查凝血物质消耗的实验和检查纤溶活性的实验,能协助诊断 DIC。

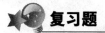 **复习题**

1. 严重感染为何易引起 DIC?
2. 哪些疾病容易诱发 DIC,其机制是什么?
3. DIC 可分为几期? 各期有哪些主要临床表现和实验室检查特点?
4. 试述 DIC 与休克之间的相互关系及其机制。

(张艳青)

第二十三章

缺血 - 再灌注损伤

学习目标 ▶▶▶

1. 掌握缺血 - 再灌注损伤、氧自由基、钙超载和心肌顿抑的概念；缺血 - 再灌注损伤的发生机制（自由基、钙超载和白细胞的作用）。
2. 熟悉心肌、脑缺血 - 再灌注损伤的变化。
3. 了解缺血 - 再灌注损伤防治的病理生理基础。

　　近年来的临床观察和动物实验研究发现，在一些情况下，缺血组织器官进行血液再灌注后发生了更严重功能结构障碍，甚至发生了不可逆的损伤性变化；有些细胞已发生了严重的缺血性损伤，但再灌注并不能使损伤减轻或恢复，而是加速细胞的死亡。这种缺血的组织器官恢复血液灌注后，细胞功能代谢及结构的损伤不但没有恢复，反而进一步加重的病理现象称为缺血 - 再灌注损伤（ischemia-reperfusion injury），又称为再灌注损伤。

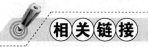

缺血 - 再灌注损伤的研究简史和现状

　　早在 1955 年 Sewell 报道，在结扎狗冠状动脉后，如突然解除结扎，恢复血流，部分动物立即发生心室纤颤而死亡。1960 年，Jennings 第一次提出心肌缺血 - 再灌注损伤的概念，即在心肌缺血恢复血流后，缺血心肌的损伤反而加重。1967 年，Bulkley 和 Hutchins 发现冠脉搭桥血管再通后的患者发生心肌细胞反常性坏死。此后发现几乎所有的器官都可能发生缺血再灌注损伤。在临床中，休克时微循环的疏通、冠状动脉痉挛的缓解、心脑血管栓塞再通（经皮腔内冠脉血管成形术 -PTCA）、心肺手术体外循环后和心脏骤停后心肺脑复苏、断肢再植、器官移植血供恢复等都可能发生再灌注损伤。

第一节 缺血 - 再灌注损伤的原因和条件

一、原 因

凡能使组织器官缺血后恢复血液再灌注的因素都可成为缺血 - 再灌注损伤的发生原因。常见的原因包括：

1. 组织器官缺血后恢复血液供应 如休克后微循环的疏通、冠状动脉痉挛的缓解、心脏骤停后的心肺脑复苏等。

2. 医疗技术的应用 如冠状动脉搭桥术、溶栓疗法、经皮腔内冠脉血管成形术等。

3. 其他 断肢再植、皮肤或器官移植、心脏外科手术体外循环等。

二、条 件

并非所有缺血的组织器官在恢复血液灌注后都会发生缺血 - 再灌注损伤,缺血的组织器官恢复血液灌注后是否发生再灌注损伤常与下列因素有关:

1. 缺血时间 缺血时间长短与再灌注损伤的发生与否密切相关。一般认为缺血时间短不易发生再灌注损伤,而缺血时间长则容易发生。但是,缺血时间过长,组织器官则进入不可逆损伤期,此时再灌注可无任何反应。例如,阻断大鼠左冠状动脉不超过 2 分钟或超过 20 分钟,恢复血流后心律失常较少发生。但缺血时间在 5~10 分钟时,恢复血流后心律失常的发生率很高。研究表明,不同动物、不同的器官发生再灌注损伤所需的缺血时间长短不一样,小动物相对较短,大动物则相对较长。

2. 器官需氧程度 需氧程度高的组织器官(如心、脑等)易发生缺血 - 再灌注损伤。

3. 再灌注条件 研究表明,低压、低温(25℃)、低 pH 值、低钠、低钙液灌流,可使心肌再灌注损伤减轻,心功能迅速恢复。反之,高压、高温、高钠、高钙液灌注可诱发或加重再灌注损伤。

4. 侧支循环的建立 组织器官缺血后易于建立侧支循环,因缺血时间缩短和缺血程度减轻,不易发生再灌注损伤。

 问题与思考 ●••

什么情况下易出现再灌注损伤?

第二节 缺血 - 再灌注损伤的发生机制

缺血 - 再灌注损伤的发生机制十分复杂,尚未完全阐明,目前认为主要与氧自由基生成增多、钙超载和白细胞激活有关。

一、自由基的作用

自由基(free radical,FR)是指外层轨道上带有不配对电子的原子、原子团或分子的总称。因其含有未配对的电子,故化学性质极为活泼,易于获得或失去电子而对其他物质起氧化或还原作用。

自由基主要包括:①氧自由基(oxygen free radical,OFR):系由氧诱发的自由基,包括超氧阴离子、羟自由基(OH·);②脂性自由基:是氧自由基与多聚不饱和脂肪酸作用后生成的中间代谢产物,如烷自由基(L·)、烷氧自由基(LO·)、烷过氧自由基(LOO·)等;③其他:如一氧化氮(NO·)是由精氨酸在一氧化氮合成酶(nitric oxide synthase,NOS)的催化下产生的,实质上是一种气体自由基。再如氯自由基(Cl·)、甲基自由基(CH₃·)等。

活性氧(reactive oxygen species,ROS)是指一类由氧形成的、化学性质非常活泼的含氧代谢物质,包括氧自由基和非自由基物质,如单线态氧($^1O_2$)和 H_2O_2。单线态氧($^1O_2$)是一种激发态氧,易氧化不饱和脂肪酸;H_2O_2 氧化能力很强,易接受一个电子生成 OH·。

在生理情况下,氧(O_2)通常是在线粒体中通过细胞色素氧化酶系统接受 4 个电子还原成水,同时产生 ATP。但也有 1%~2% 的氧接受 1 个电子生成超氧阴离子,或接受 2 个电子生成 H_2O_2,或接受 3 个电子生成 OH·,后者是毒性最强的氧自由基(图 23-1)。生理情况下,体内产生的少量氧自由基可以被细胞内存在的抗氧化物质及时清除,

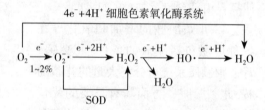

图 23-1　线粒体单电子还原生成活性氧

使其生成与降解处于动态平衡,对机体不会造成有害影响。但在病理情况下,当活性氧生成过多或机体抗氧化能力下降时,就可引发氧化应激反应而导致细胞损伤甚至细胞死亡。

(一)缺血 - 再灌注时氧自由基生成增多的机制

缺血 - 再灌注时,氧自由基生成增多主要与以下因素有关:

1. 黄嘌呤氧化酶形成增多　黄嘌呤氧化酶(xanthine oxidase,XO)及其前身黄嘌呤脱氢酶(xanthine dehydrogenase,XD)主要存在于毛细血管内皮细胞内,正常时 90% 以 XD 的形式存在,XO 仅占 10%。当组织缺血时,由于 ATP 含量减少使钙泵功能障碍,细胞内 Ca^{2+} 增多激活 Ca^{2+} 依赖性蛋白酶,促使大量 XD 转变为 XO。同时,由于 ATP 分解增加,生成大量次黄嘌呤堆积在组织中。再灌注时,大量 O_2 随血流进入缺血组织,于是在 XO 作用下次黄嘌呤依次生成黄嘌呤和尿酸的过程中,释放出大量电子,以 O_2 为电子接受体,形成大量超氧阴离子和 H_2O_2(图 23-2)。H_2O_2 在金属离子参与下形成 OH·,使组织超氧阴离子、H_2O_2、OH· 等活性氧大量增加。

2. 中性粒细胞呼吸爆发　在缺血 - 再灌注区域,由于黄嘌呤氧化酶的作用形成大量自由基,导致膜磷脂分解以及补体系统激活产生多种具有趋化作用的物质,如白三烯、C_3 片段等,吸引和激活中性粒细胞。再灌注时组织重新获得 O_2 供应,此时激活的中性粒细胞摄取和消耗氧量显著增加,中性粒细胞吞噬时伴耗氧量显著增加的现象,称呼吸爆发(respiratory burst)或氧爆发(oxygen burst)。中性粒细胞摄取 O_2 的 70%~90% 在 NADPH 氧化酶和 NADH 氧化酶的催化下,接受电子形成氧自由基,因此氧自由基产生增加,并用以杀灭病原微生物(图 23-3)。

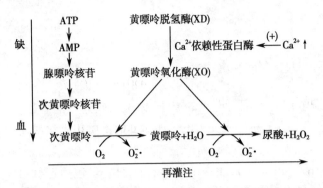

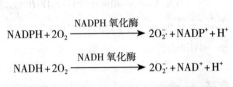

图 23-2　黄嘌呤氧化酶在自由基生成增多中的作用示意图　　　　图 23-3　中性粒细胞吞噬耗氧示意图

3. 线粒体内氧的单电子还原　缺血缺氧时，ATP 生成减少，钙泵功能障碍导致胞质内 Ca^{2+} 增加，Ca^{2+} 进入线粒体增多，线粒体功能受损，细胞色素氧化酶系统功能失调，以致再灌注时进入线粒体的氧经单电子还原生成的氧自由基增多。有学者认为 Ca^{2+} 进入线粒体增多，使含 Mn^{2+} 的超氧化物歧化酶（SOD）减少，细胞清除氧自由基的能力下降，进而使氧自由基含量增加（图 23-4）。

4. 儿茶酚胺的增加和氧化　在各种应激包括缺氧的条件下，交感 - 肾上腺髓质系统可分泌大量的儿茶酚胺，儿茶酚胺一方面具有重要的代偿调节作用，但另一方面，过多的儿茶酚

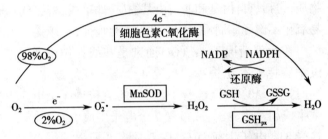

图 23-4　缺血 - 再灌注时线粒体产生活性氧示意图

胺特别是它的氧化产物，往往又成为对机体的有害因素。实验证明，大量的异丙肾上腺素、去甲肾上腺素、肾上腺素均能引起细胞损伤。造成心肌损害的是儿茶酚胺的氧化产物，而非儿茶酚胺本身。儿茶酚胺的氧化能产生具有细胞毒性的氧自由基。肾上腺素代谢产生肾上腺素红的过程中有 $O_2^-·$ 产生。

（二）自由基对组织细胞的损伤作用

自由基对机体的损伤主要通过两方面的作用：①自由基一旦生成，自由基参与的反应系统能生成新的自由基，形成连锁反应；②自由基氧化作用对细胞的直接损伤。缺血再灌注时，自由基增多对组织、细胞的损伤作用主要表现为：

1. 生物膜损伤　细胞膜和细胞器膜以脂质为基架，自由基可引起膜脂质过氧化（lipid peroxidation）反应。生物膜的损伤主要引起：①破坏细胞膜正常结构：细胞膜内多价不饱和脂肪酸减少，膜的液态性、流动性降低，通透性增加，细胞外 Ca^{2+} 内流增加。②间接抑制膜蛋白功能：脂质过氧化使膜脂质之间形成交联和聚合，间接抑制膜蛋白如钙泵、钠泵及 Na^+-Ca^{2+} 交换蛋白的功能，使细胞内 Na^+、Ca^{2+} 浓度升高，造成细胞肿胀和钙超载。膜的液态性降低和膜成分改变可影响信号转导分子在膜内的移动，抑制膜受体、G 蛋白与效应器的耦联，造成细胞信号转导功能障碍。③减少 ATP 生成：线粒体膜富含磷脂，自由基使线粒体膜脂质过氧化，导致线粒体功能抑制，ATP 生成减少，加重细胞能量代谢障碍（图 23-5）。

2. 蛋白质功能抑制　自由基可促使细胞膜结构蛋白和酶的氨基酸残基氧化并借助于氨基酸残基之间的作用，或促使蛋白质之间二硫键的形成，使胞质及膜蛋白之间发生交联和聚

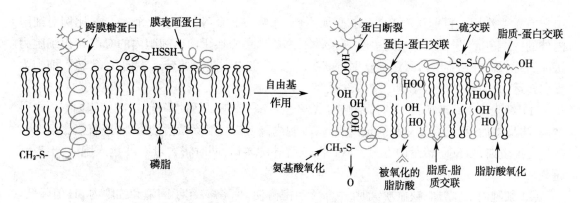

图 23-5　活性氧对膜的损伤作用

合；或通过使蛋白质或酶的巯基氧化，在其内部结构中形成二硫键，从而改变蛋白质或酶的空间构型并影响其功能。在自由基作用下，膜离子通道蛋白的抑制与膜磷脂微环境的改变，共同导致跨膜离子梯度异常。肌浆网钙泵活性丧失导致钙调节功能异常以及肌纤维蛋白损伤，导致心肌收缩力受到抑制。

3. **核酸及染色体破坏**　自由基，尤其是 OH·可使核酸碱基羟化或 DNA 断裂，从而引起染色体畸变或细胞死亡。

4. **诱导炎性因子产生**　膜磷脂中的多价不饱和脂肪酸极易被氧自由基氧化，并激活磷脂酶 C、磷脂酶 D，进一步分解膜磷脂，催化花生四烯酸代谢反应，形成大量脂质自由基和多种生物活性物质如前列腺素（PGs）、血栓素 A_2（TXA_2）、白三烯（LTs）等炎性因子，可进一步促进再灌注损伤。

? 问题与思考 ●●●

　　正常情况下机体是否可产生氧自由基？对组织细胞可否造成损伤？为什么缺血-再灌注损伤时氧自由基可对组织造成损伤？

二、钙 超 载

　　正常情况下，细胞外液钙浓度约为细胞内液的 1 万倍。这种高浓度差的维持主要取决于 Na^+-Ca^{2+} 交换系统和细胞膜离子泵。各种原因引起的细胞内钙含量异常增多并导致细胞结构损伤和功能代谢障碍的现象称为钙超载（calcium overload）。在缺血-再灌注损伤的组织中，均可见到细胞内 Ca^{2+} 浓度明显增高，形成钙超载。细胞内 Ca^{2+} 浓度往往与细胞受损程度呈正相关，严重者可造成细胞死亡。

（一）缺血-再灌注时钙超载发生的机制

　　缺血-再灌注时，钙超载的发生机制十分复杂，尚未充分阐明。但研究表明，钙超载主要发生在再灌注期，这主要与细胞的钙内流增加、外流减少有关。其可能的机制如下：

　　1. **Na^+-Ca^{2+} 交换异常**　正常情况下，细胞内外 Na^+-Ca^{2+} 交换对维持细胞内低 Ca^{2+} 浓度的

稳定有重要作用。目前认为 Na^+-Ca^{2+} 交换蛋白,通常以 3 个 Na^+ 交换 1 个 Ca^{2+} 的比例对细胞内外的 Na^+、Ca^{2+} 进行双相转运。生理条件下,Na^+-Ca^{2+} 交换蛋白以细胞内的 Ca^{2+} 运出细胞为正向转运。而在缺血 - 再灌注损伤时,Na^+-Ca^{2+} 交换蛋白则改变此转运方向,Ca^{2+} 转入细胞为反向转运,成为 Ca^{2+} 进入细胞的主要途径。

(1) 细胞内 Na^+ 增加:缺血时,细胞内 ATP 生成减少,钠泵活性降低,造成细胞内 Na^+ 含量增高;再灌注后,细胞恢复氧和能量的供应,细胞内高 Na^+ 浓度除激活钠泵外,还直接激活 Na^+-Ca^{2+} 交换蛋白,以反向转运的方式使 Na^+ 向细胞外的转运,同时将大量 Ca^{2+} 运入胞内,出现钙超载。

(2) 细胞内 H^+ 增加:缺血缺氧时,由于无氧酵解使 H^+ 增多,组织间液和细胞内 pH 值降低。再灌注时,血流将组织间液中的 H^+ 冲走,而细胞内 H^+ 仍然很多,形成跨膜 H^+ 浓度梯度,激活 Na^+-H^+ 交换蛋白,以 1:1 的比例促使细胞内 H^+ 排出,同时 Na^+ 进入细胞,细胞内 Na^+ 增加就间接激活 Na^+-Ca^{2+} 交换蛋白,促使 Ca^{2+} 进入细胞增多,造成钙超载。

(3) 细胞内蛋白激酶 C(PKC)活化:缺血 - 再灌注时,儿茶酚胺释放增加,作用 α1 肾上腺素能受体,从而激活 G 蛋白 - 磷脂酶 C(PLC)介导的细胞信号转导通路,使磷脂酰肌醇分解,生成三磷酸肌醇(IP_3)和二酰甘油(DG)。IP_3 促进细胞内肌浆网释放 Ca^{2+};DG 则可激活 PKC,促进 Na^+-H^+ 交换,继而间接激活 Na^+-Ca^{2+} 交换,使胞质 Ca^{2+} 浓度升高,导致钙超载(图 23-6)。

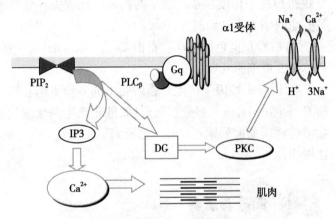

图 23-6　肌醇磷脂及 PKC 对胞内 Ca^{2+} 的作用

2. 细胞膜通透性增高　由于再灌注时生成大量的自由基使细胞膜脂质过氧化,损伤了细胞膜结构;加上 Na^+-Ca^{2+} 交换增加引起细胞内 Ca^{2+} 浓度增高,激活了磷脂酶,促使膜磷脂降解,这些都会增加细胞膜的通透性,使细胞外液 Ca^{2+} 顺浓度梯度大量进入细胞,形成钙超载。

3. 儿茶酚胺增多　缺血时,内源性儿茶酚胺释放增多,激活 β 肾上腺素能受体,促使细胞膜上 L 型钙通道开放,使 Ca^{2+} 内流增加,引起钙超载;此外,激活 α 受体使磷脂酶 C 活化,产生三磷酸肌醇(IP_3),导致内质网或肌浆网上钙通道开放,使细胞内钙库释放钙增加,形成钙超载(图 23-7)。

(二) 钙超载引起再灌注损伤的机制

1. 线粒体功能障碍　缺血 - 再灌注时细胞内 Ca^{2+} 超载,激活线粒体膜上的钙泵,使胞质内 Ca^{2+} 大量向线粒体转移。这不仅使 ATP 的消耗增加,而且由于进入线粒体的 Ca^{2+} 与磷酸根结合,形成不溶性磷酸钙,沉积于线粒体。干扰线粒体的产能过程,使 ATP 生成减少,导致线粒体的功能障碍。

2. 破坏细胞(器)膜　细胞内 Ca^{2+} 浓度升高可激活多种磷脂酶,促进膜磷脂水解,引起细胞膜和细胞(器)膜损伤。膜磷脂降解产生的 LTs 和 TXA_2 等多种生物活性物质,可加重细胞损伤。此外,细胞内 Ca^{2+} 浓度升高,可激活 Ca^{2+} 依赖性蛋白酶,促进细胞膜和结构蛋白的分解。

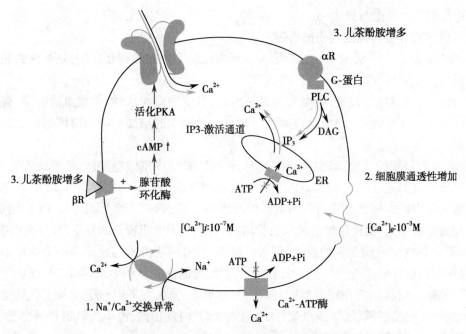

图 23-7　缺血 - 再灌注损伤时钙超载的机制

3. 促进氧自由基生成　钙超载使 Ca^{2+} 依赖性蛋白酶活性增高,促使 XD 大量转变为 XO,从而促进氧自由基生成,造成组织细胞损害。这也表明自由基与钙超载可相互促进,加重组织损伤。

4. 加重酸中毒　细胞内 Ca^{2+} 浓度升高可激活某些 ATP 酶,导致细胞高能磷酸盐水解,释放出大量 H^+,加重细胞内酸中毒。

由此可见,细胞内钙超载是缺血 - 再灌注损伤的又一个重要的发病学因素和环节。

三、白细胞的作用

近年来的研究表明,白细胞聚集和激活介导的微血管损伤在缺血 - 再灌注损伤的发病中起重要作用。动物实验研究发现,组织缺血一段时间后再恢复血流,部分缺血区并不能得到充分的血液灌注,这种现象称为无复流现象(no-reflow phenomenon)。无复流现象可见于心、脑、肾、骨骼肌等组织器官缺血后再灌注时,白细胞聚集、激活及其致炎性细胞因子释放,引起微血管床及血液流变学改变是产生无复流现象的病理生理学基础。

(一) 缺血 - 再灌注时白细胞聚集和激活的机制

目前认为缺血 - 再灌注时白细胞聚集和激活的机制主要有:

1. 趋化因子的作用　再灌注损伤可使细胞膜磷脂降解,释放出大量白三烯、血小板活化因子、补体碎片和激肽等趋化因子,吸引大量中性粒细胞,进入缺血区的血管内并进入组织。

2. 炎症介质作用　聚集和激活的中性粒细胞本身也可释放具有趋化作用的炎症介质,如白介素等,使更多的白细胞聚集和浸润。

3. 黏附分子的作用　再灌注期,血管内皮细胞可释放多种黏附分子(adhesion molecule),包括整合素、选择素、细胞间黏附分子、血管细胞黏附分子及血小板内皮细胞黏附分子等,进一步促进中性粒细胞黏附与聚集。

（二）白细胞介导再灌注损伤的机制

1. 微血管损伤　激活的中性粒细胞与血管内皮细胞之间的相互作用,是造成微血管损伤的决定因素。

（1）微血管通透性的改变:微血管通透性增高,可引发组织水肿,导致血液浓缩,有助于形成无复流现象。实验表明,缺血及再灌注时微血管通透性的增高可能与白细胞释放的某些炎性介质有关。

（2）微血管口径的改变:缺血及再灌注时,损伤的血管内皮细胞肿胀,可造成管腔狭窄,阻碍血流灌流。此外还与花生四烯酸的代谢产物前列环素（PGI_2）与血栓素 A_2（TXA_2）之间的失衡密切有关。因缺血缺氧血管内皮细胞受损而致 PGI_2 生成减少,血小板释放 TXA_2 增加,使血管收缩和血小板聚集,促使血栓形成和血管堵塞,有助于无复流现象的发生,加重组织损伤。

（3）微血管内血液流变学的改变:正常情况下,血管内皮细胞与血流中的中性粒细胞相互排斥,以保证微血管中血液的灌流。实验表明,白细胞的流变学和形态学特点与微血管血流阻塞有密切关系。与红细胞相比,白细胞体积大,变形能力弱,在黏附分子参与下容易黏附在血管内皮细胞上,极易嵌顿、堵塞微血管,加之组织水肿、内皮损伤、血小板黏附和微血栓形成等,更容易形成无复流,加重组织损伤。

2. 细胞损伤　激活的中性粒细胞与血管内皮细胞可释放大量的致炎物质及多种活性酶,如氧自由基、蛋白酶、溶酶体酶和胶原酶等,即改变了自身的结构和功能,同时也造成了组织细胞的损伤。

总之,缺血 - 再灌注损伤的发生机制尚未彻底阐明,目前认为可能是上述三种机制相互和共同作用的结果。此外,细胞代谢障碍和能量代谢紊乱也可能参与或促进缺血 - 再灌注损伤的发生。

？　问题与思考 ●●●

缺血 - 再灌注损伤中自由基、钙超载、白细胞之间是否有联系？ 它们是否相互促进共同导致组织细胞损伤的？ 为什么？

第三节　缺血 - 再灌注损伤时机体的功能及代谢变化

一、心脏缺血 - 再灌注损伤的变化

心、脑是临床上最常发生缺血 - 再灌注损伤的器官,也是研究得最多的器官。心肌在缺血 - 再灌注损伤时功能代谢和结构均发生明显变化。

（一）心功能变化

1. 心肌顿抑　在再灌注恢复血流一定时间内（数小时至数周内），心肌出现可逆性收缩功能降低，这种现象被称为心肌顿抑（myocardial stunning）。心肌顿抑持续的时间与再灌注前心肌缺血的时间长短有关，往往缺血时间越长，心肌顿抑持续的时间越久。心肌顿抑的发生机制主要与活性氧、钙超载和白细胞活化有关。心肌顿抑可造成心肌舒缩功能降低，表现为心排出量降低。一般认为，心肌顿抑是再灌注损伤的表现，也有人认为是一种对心肌的保护作用，它可减少心肌耗氧量限制心肌坏死。

2. 心律失常　心脏在缺血-再灌注过程中出现的心律失常，称之为再灌注性心律失常（reperfusion arrhythmia），其中以室性心律失常最为常见，如室性心动过速和心室颤动。临床上解除冠状动脉痉挛及溶栓治疗后，其发生率多达 80%。再灌注性心律失常的发生常与再灌注前缺血时间长短有关。缺血时间过短，心肌损伤不明显；缺血时间过长，心肌丧失电活动，两者均不易出现再灌注性心律失常。此外，心律失常的发生还与电解质紊乱等因素有关。

再灌注心律失常发生的基础是缺血-再灌注时心肌电生理特性的改变。缺血-再灌注时，心肌电生理特性出现改变是多因素作用的结果，如自由基和钙超载造成的心肌损伤、ATP 减少使 ATP 敏感性钾通道激活等均可改变心肌电生理特性。

（二）心肌代谢变化

缺血时，心肌细胞内 ATP、磷酸肌酸含量迅速降低，ADP、AMP 及其降解产物核苷、碱基含量升高。如缺血损伤轻，心肌获得氧和代谢底物供应后，心肌高能磷酸化合物含量可较快恢复正常。如缺血时间较长，再灌注后心肌高能磷酸化合物含量不仅不回升，反而进一步降低。这是因为缺血-再灌注时自由基和钙超载等造成线粒体损伤，加之再灌注时 ADP、AMP 等这些合成 ATP 的底物被血流冲洗而降低，造成合成高能磷酸化合物的底物不足。

（三）心肌超微结构变化

再灌注损伤时，心肌超微结构的变化较单纯心肌缺血时进一步加重，表现为细胞膜破坏，线粒体肿胀、嵴断裂、溶解、空泡形成，基质内磷酸钙沉积形成的致密颗粒增多，肌原纤维断裂、节段性溶解和出现收缩带。再灌注还可造成不可逆性损伤，出现心肌出血、坏死。

相关链接

心肌顿抑与心肌冬眠：心肌顿抑是指心肌短暂缺血后，心肌形态和超微结构正常，但心功能和心肌代谢异常却长时间持续存在的状态。此时局部心肌血流正常或儿乎正常，但"缺血心肌血流恢复与机械功能恢复不匹配"。心肌冬眠是指由于冠状动脉血流减少和（或）心肌需氧量增加，而引起静息时左室功能持久性减退，是"心肌血流与机械功能低匹配"的现象，这多发生在冠脉搭桥手术前后，是一种心肌的保护性机制。其主要特征是血流减少不严重但持续时间长的供氧量减少时，心肌通过主动调节机制降低心功能，进而降低缺血心肌对代谢底物的需求量。当冠脉血供改善或心肌需氧量降低达到供需平衡时，心肌可部分或全部完全恢复。

二、脑缺血 - 再灌注损伤的变化

脑对缺氧最敏感,它的活动主要依靠葡萄糖有氧代谢提供能量,因此,一旦缺血时间较长即可引起不可逆性损伤。

(一) 细胞代谢的变化

脑缺血可导致能量代谢障碍,短时间内神经细胞 ATP 水平降低,糖原含量减少,乳酸含量增加。缺血时,cAMP 增加,cGMP 减少,再灌注后上述变化更加明显。由于 cAMP 上升可导致磷脂酶激活,使磷脂降解,游离脂肪酸增多,缺血 - 再灌注时,自由基产生增多并与游离脂肪酸作用,使过氧化脂质生成增多,损伤生物膜。动物实验发现,脑缺血 - 再灌注损伤时,兴奋性神经递质(谷氨酸和天冬氨酸)降低,抑制性神经递质(丙氨酸、γ- 氨基丁酸、牛磺酸和甘氨酸)则增加。因此,脑缺血时,脑细胞生物电发生改变,脑电图出现病理性慢波,缺血一定时间后再灌注,慢波持续并加重。

(二) 组织学变化

脑缺血 - 再灌注损伤时,最明显的组织学变化是脑水肿和脑细胞坏死,其发生机制主要是脑细胞膜脂质过氧化使膜的结构破坏和钠泵功能障碍。

三、其他器官缺血 - 再灌注损伤的变化

肠缺血时会引发间质水肿,再灌注后,肠管出现以黏膜损伤的组织学特征,表现为广泛的上皮与绒毛分离,上皮坏死,中性粒细胞浸润,固有层破坏,出血及溃疡形成。除广泛地影响肠道吸收外,还导致黏膜屏障的通透性增高,出现全身炎症反应。

肾缺血 - 再灌注损伤时,血清肌酐明显增高,表明肾功能严重受损,可造成急性肾衰竭或导致肾移植失败。

此外,其他组织器官也可发生缺血 - 再灌注损伤,出现组织细胞结构损伤和代谢功能障碍,其发生与自由基、钙超载和白细胞激活等因素作用有关。

第四节　防治缺血 - 再灌注损伤的病理生理基础

一、减轻缺血性损伤,控制再灌注条件

防治再灌注损伤的基础是减轻缺血性损伤。应针对缺血原因,采取有效措施,在再灌注损伤发生的缺血时间以前,尽早恢复血流,避免再灌注损伤的发生。再灌注时应采用低温度、低压力、低流量、低 pH 值、低钠及低钙液灌注,以减轻再灌注损伤。低温则可降低缺血器官或组织的代谢,减少耗氧量;低压、低流灌注可减少氧自由基生成,减轻组织水肿;低 pH 值可减轻细胞内液碱化,抑制磷脂酶和蛋白酶对细胞的分解,减轻 Na^+-H^+ 交换的过度激活;低钙可减轻因钙超载所致的细胞损伤;低钠有助于减少心肌内钠积聚,减轻细胞肿胀。

二、改善缺血组织的代谢

缺血时有氧氧化减弱,无氧酵解增强;再灌注时能量代谢所需的底物被冲走,因此损伤组织或器官 ATP 合成减少。补充外源性 ATP 可穿过细胞膜直接供能,又可与细胞膜表面的 ATP 受体结合,使细胞膜蛋白磷酸化,有利于细胞膜功能恢复。针对缺血 - 再灌注时线粒体氧化磷酸化功能障碍,可补充氢醌和细胞色素 C 等物质,有利于线粒体的能量代谢,延长缺血组织可逆性改变的时限。实验证明,细胞色素 C 可增加线粒体中 ADP 的磷酸化;醌类化合物可加速电子传递或将电子直接传递给氢。此外,纠正酸中毒可改善缺血组织代谢,减轻再灌注损伤。

三、清除自由基

机体对抗自由基损伤的防护系统主要有两大类:低分子自由基清除剂和酶性清除剂。

(一) 低分子自由基清除剂

1. 存在于细胞脂质部分的自由基清除剂　如维生素 E 和维生素 A 等。
2. 存在于细胞内外水相中的自由基清除剂　如半胱氨酸、维生素 C、还原型谷胱甘肽和还原型辅酶 II 等。

上述的自由基清除剂,通过提供电子使自由基还原,达到清除体内的自由基和活性氧的目的。

(二) 酶性清除剂

1. 过氧化氢酶及过氧化物酶可清除 H_2O_2,抑制高毒性 $OH\cdot$ 的产生。
2. 超氧化物歧化酶(superoxide dismutase,SOD)是一种金属蛋白,可歧化超氧阴离子生成 H_2O_2。SOD 的重要作用在于清除超氧阴离子,从而保护细胞不受毒性氧自由基的损伤。

四、减轻钙超载

在再灌注前或再灌注即刻应用钙拮抗剂,可抑制再灌注时细胞内钙超载,维持细胞的钙稳态,减轻再灌注损伤。近来研究表明,应用 Na^+-Ca^{2+} 交换及 Na^+-H^+ 交换的抑制剂可以有效地防止钙超载的发生。

五、其　　他

采用某些内、外源性细胞膜保护剂如牛磺酸、金属硫蛋白等,可增强细胞对内环境紊乱的耐受力而对细胞起到保护作用。腺苷可解除微血管痉挛,减轻血小板聚集,对心肌具有保护作用。采用中性粒细胞抗血清或抗粒细胞代谢产物抑制粒细胞激活,可明显地缩小心肌梗死范围。目前,有学者还提出提高体内热休克蛋白的水平对抗再灌注损伤的发生,已受到越来越多人的关注。近年来研究表明,缺血预处理(ischemic preconditioning,I-Pre-C)及缺血后处理(ischemic postconditioning,I-Post-C)对缺血 - 再灌注损伤均有一定的防治作用,充分调动机体内源性保护机制。此保护作用具有器官普遍性。

问题与思考 ●●●

根据缺血 - 再灌注损伤的发病学特点,预防和治疗哪个更为重要? 为什么?

病案23-1

患者,男,54 岁,因胸闷、大汗 1 小时入急诊病房。体查:血压 65/40mmHg,意识淡漠,心率 37 次 / 分,律齐。既往有高血压病史 10 年,否认冠心病史。心电图示Ⅲ度房室传导阻滞。给予阿托品、多巴胺、低分子右旋糖酐等进行扩冠治疗。入院上午 10 时用尿激酶静脉溶栓。10 时 40 分出现阵发性心室颤动(室颤),立即给予除颤,至 11 时 20 分反复发生室性心动过速、室颤,共除颤 6 次,同时给予利多卡因、小剂量异丙肾上腺素后心律转为窦性,血压平稳,意识清楚。冠状动脉造影证实:右冠状动脉上段 85% 狭窄,中段 78% 狭窄。

试问上述病例在溶栓后为什么出现严重的心律失常?,缺血后再灌注可能造成更为严重的损伤吗?

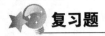
学习小结

在缺血之后恢复血流组织损伤反而加重,甚至发生不可逆性损伤的现象称为缺血 - 再灌注损伤。引起缺血 - 再灌注损伤原因有组织器官缺血后恢复血液供应、一些新的医疗技术应用、体外循环下心脏手术、心脏骤停后心、肺、脑复苏、断肢再植和器官移植等。影响因素与组织缺血时间、侧支循环、对氧的需求程度、再灌注的条件有关。

目前缺血 - 再灌注损伤的发生机制与自由基、钙超载、白细胞的作用密切相关。缺血 - 再灌注可导致心肌损伤的变化以及脑的损伤变化。通过一些措施改善缺血 - 再灌注损伤,包括消除缺血原因、控制再灌注条件、改善缺血组织代谢、清除自由基、减轻钙超载、抑制中性粒细胞活性、应用细胞保护剂、缺血预处理、缺血后处理等。

复习题

1. 缺血再灌注损伤时氧自由基增多的机制及对机体的损伤。
2. 解释无复流现象与心肌顿抑。
3. 如何在临床上防治各脏器缺血 - 再灌注损伤的发生?

(商战平)

第二十四章

心功能不全

第一节　概　　述

心脏是推动血液循环的动力泵,通过有节律性地收缩与舒张产生有效心排出量,满足机体代谢需要。生理情况下,心脏的泵血功能可随机体代谢需要而适应其变化,称为心力储备(cardiac reserve)。在各种致病因素作用下,心脏的泵血功能[收缩性和(或)舒张性]发生障碍,使心排出量绝对或相对减少,以致不能满足组织代谢需要的病理过程称为心力衰竭(heart failure)。该定义包含三点主要内容:①心衰发病的基本机制是心肌舒缩功能障碍;②发病的关键环节是心排出量减少;③心泵功能与代谢需要之间的平衡被破坏。

心功能不全(cardiac insufficiency)包括心脏泵血功能受损后的完全代偿阶段直至失代偿的全过程;心力衰竭仅指心功能不全的失代偿阶段,患者有心排出量减少和肺循环或体循环淤血的症状和体征,两者在本质上是相同的,只是在程度上有所区别。

第二节　心力衰竭的基本病因、诱因与分类

一、基　本　病　因

心力衰竭是以心肌损害或心脏负荷过重为基本病因。

（一）原发性心肌受损

因心肌组织结构损害或代谢异常导致受累心肌舒缩功能降低，又称为心肌衰竭（myocardial failure）。例如，严重的冠心病发生大面积心肌梗死，病毒性心肌炎和心肌病时，心肌细胞变性、坏死及组织纤维化，导致心肌舒缩功能降低；休克、严重贫血、营养不良等造成心肌严重缺血、缺氧和维生素 B_1 缺乏，引起心肌细胞能量代谢障碍，心脏泵血能力降低。

（二）心脏负荷长期过重

1. 压力负荷过重（pressure overload）　又称后负荷过重，主要见于动脉血压过高（高血压病、肺动脉高压）、瓣膜狭窄（主动脉瓣或肺动脉瓣狭窄）等导致心室收缩射血时阻力负荷过大。

2. 容量负荷过重（volume overload）　又称前负荷过重，主要见于瓣膜关闭不全（二尖瓣、主动脉瓣、三尖瓣或肺动脉瓣关闭不全）、血液心内分流（房间隔、室间隔缺损）、高动力循环状态（严重贫血、甲状腺功能亢进及动 - 静脉瘘等）时，心室舒张末期容量负荷过大。

在 20 世纪 80 年代前，心瓣膜疾病是心力衰竭的第一位原因。目前，冠心病和高血压已成为导致心力衰竭的主要因素。

二、诱　　因

流行病学分析，60%~90% 心力衰竭的发生都有诱发因素。在慢性心功能不全代偿期的患者因诱因的作用，加重心肌损害、增加心脏负担、使心肌耗氧增加或心肌供氧减少等因素，而促进心力衰竭发生。常见的诱因有：

（一）全身感染

各种全身性感染都可成为心力衰竭的诱因，尤其是呼吸道感染是其最常见诱因。其主要机制是：①感染时，往往体温升高，机体基础代谢率提高，心肌耗氧量增加；②发热时心率加快，使心脏舒张期明显缩短，心肌供血供氧减少；③致病微生物及其毒素进入血液直接损伤心肌细胞；④呼吸道感染时，呼吸功能异常进一步加重机体缺氧，同时肺循环阻力增大，使右心室后负荷加重。

（二）水、电解质代谢和酸碱平衡紊乱

1. 对于老年或已有心脏功能基础损害的患者，过快、过多输液可使血容量迅速增加，加重心脏前负荷，超过心肌代偿能力，往往诱发急性心力衰竭，导致严重后果。

2. 酸中毒时，过多的氢离子通过干扰心肌细胞钙离子转运以及钙离子与肌钙蛋白结合，从而抑制心肌的收缩性。

3. 电解质紊乱是临床上常见病理过程，尤其是高钾血症和低钾血症，导致心肌兴奋性、传导性、自律性等异常，发生心律失常，诱发心衰。

（三）心律失常

快速型心律失常（室上性心动过速、心房颤动）因为心率过快，一方面使心肌耗氧量增加，另一方面舒张期过短又可引起冠脉供血减少、心肌缺血缺氧。此外，舒张期过短还可引起心室充盈不足，心排出量明显下降。缓慢型心律失常（如高度房室传导阻滞），心率过缓（低于40次 / 分）造成心输出量明显降低。心律失常还常引起心脏房、室舒缩活动协调性改变，不能产生有效的心排出量，而诱发心力衰竭。

（四）妊娠与分娩

对于心脏已有基础疾患损害、心力储备已被部分代偿消耗的妇女，在妊娠与分娩过程中，明显增加的心脏前后负荷往往超出患者心脏代偿能力，患者进入失代偿状态，诱发心力衰竭。这是因为妊娠期体内血容量明显增加，心脏前负荷明显增大；分娩时宫缩疼痛、精神紧张，使交感-肾上腺髓质系统兴奋，外周小血管收缩，心脏后负荷明显升高；心率增快，增加心肌耗氧量，同时又减少冠脉对心肌的供血，导致心肌严重缺氧。

过度劳累、情绪激动、药物中毒等均可加重心脏负荷和损害，也是心力衰竭常见诱因。

三、分　　类

心力衰竭有多种分类方法，常用的是：

（一）根据心力衰竭病情严重程度

1. 轻度心力衰竭　由于代偿完全，处于一级心功能状态（在休息或轻体力活动情况下，可不出现心力衰竭的症状、体征）或二级功能状态（体力活动略受限制，一般体力活动时可出现气急心悸）。

2. 中度心力衰竭　由于代偿不全，心功能三级（体力活动明显受限，轻体力活动即出现心力衰竭的症状、体征，休息后可好转）。

3. 重度心力衰竭　完全失代偿，心功能四级（安静情况下即可出现心力衰竭的临床表现，完全丧失体力活动能力，病情危重）。

（二）按心力衰竭起病及病程发展速度

1. 急性心力衰竭　起病急，发展迅速，心排出量在短时间内大幅度下降，其机体代偿机制常来不及动员。常见于急性心肌梗死、严重的心肌炎等。

2. 慢性心力衰竭　起病缓慢，机体可充分动员代偿机制。早期代偿阶段患者相应临床症状不明显，在疾病后期机体代偿，心排出量不能满足机体代谢需要，患者表现相应临床症状。常见于高血压性心脏病、风湿性心脏病和肺源性心脏病等。

（三）按心排出量的高低

1. 低排出量性心力衰竭　心衰发生时心排出量低于正常人平均水平，常见于冠心病、高血压性心脏病、风湿性心脏病、心肌炎等引起的心力衰竭。

2. 高排出量性心力衰竭　心衰发生时心排出量较发病前有所下降，但其值往往高于正常人平均水平，故称为高输出量性心力衰竭。其主要原因是血容量扩大，静脉回流增加，心脏过度充盈，心排出量相应增加，此时心脏负荷显著增大。高输出量心力衰竭可见于甲状腺功能亢进、严重贫血、妊娠、动-静脉瘘等引起的心力衰竭。

（四）按心力衰竭的病变部位

1. 左心衰竭（left heart failure）　主要是左心室泵血功能降低，导致左心室充盈和射血功能障碍，使左心室排血量下降和肺循环淤血。常见于冠状动脉粥样硬化性心脏病左室壁缺血、高血压病、主动脉瓣狭窄及关闭不全等情况。

2. 右心衰竭（right heart failure）　主要是右心室泵血功能降低，导致右心室充盈和射血功能障碍，不能将体循环回流的血液充分排出，导致体循环淤血、静脉压升高、全身性水肿。常见于慢性阻塞性肺疾病引起肺动脉高压、肺动脉狭窄及某些先天性心脏病（如法洛四联症和房室间隔缺损)等。

3. 全心衰竭(whole heart failure)　左、右心室都出现功能衰竭,称为全心衰竭。可以是左、右心室同时受病变侵犯,如大面积心肌炎、心肌病等;亦可是一侧心衰累及到另一侧。如慢性左心衰竭,因导致长期肺循环阻力增加,最终合并发生右心衰竭。

(五) 按心肌收缩与舒张功能的障碍

1. 收缩性心力衰竭(systolic heart failure)　指各种原因导致心肌收缩功能下降,使心脏排血量减少而引起的心力衰竭。临床绝大多数心脏患者都属于该类型,常见于高血压心脏病和心肌病等。

2. 舒张性心力衰竭(diastolic heart failure)　是指在心肌收缩功能正常的情况下,心室顺应性降低和舒张功能障碍引起的心排出量减少。近年来,舒张性心力衰竭日益受到关注,常见于肥厚型心肌病、高血压伴左室肥厚、缩窄性心包炎等。

在疾病的某一阶段,患者的心脏受损可能以收缩或舒张功能一方面减退为主,随疾病的逐渐发展,常同时并存心肌收缩和舒张功能障碍。

第三节　心力衰竭的发生机制

心力衰竭的本质是心肌的舒张和(或)收缩功能降低,所以,心力衰竭的发生机制就是心肌舒缩功能障碍的机制。心脏正常结构是其舒缩的物质基础;充足的能量是完成心泵功能的动力;胞质钙离子正常转运是心肌兴奋 - 收缩耦联的重要调控环节。以上任一环节出现障碍,都可导致心力衰竭发生。

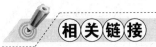 **相关链接**

正常心肌舒缩的分子基础

心肌舒缩主要由心肌细胞主动完成。心肌细胞内有大量成束的肌原纤维,肌原纤维是由多个肌节(sarcomere)连接而成,心肌规律性收缩与舒张的实质就是肌节不断的缩短与伸长。

收缩蛋白:心肌舒缩的基本单位是肌节,主要由粗、细两种肌丝组成。粗肌丝的主要成分是肌球蛋白(myosin),由粗大的头部、能弯曲的颈部和杆状的尾部构成。头部蛋白质具有ATP酶活性,能分解ATP,为肌丝滑动提供所需要的能量。同时头部还含有与肌动蛋白结合成横桥(cross-bridge)的位点。细肌丝的主要成分是肌动蛋白(actin),呈球形,互相串联成双螺旋的细长纤维。肌动蛋白上有特殊的位点,可与肌球蛋白头部形成可逆结合。

调节蛋白:主要由细肌丝上的向肌球蛋白(tropomyosin)和肌钙蛋白(troponin)组成。向肌球蛋白呈杆状,首尾串联呈两条螺旋状多肽链,镶嵌在肌动蛋白的双螺旋沟槽内。肌钙蛋白是由向肌球蛋白亚单位(TnT),钙结合亚单位(TnC)和抑制亚单位(TnI)构成的一个球状复合体。肌钙蛋白可通过与 Ca^{2+} 的可逆性结合,改变向肌球蛋白位置,调节粗、细肌丝之间的结合与分离。

心肌的兴奋-收缩耦联：当心肌细胞兴奋时,细胞膜去极化激活其膜钙通道开放,胞外 Ca^{2+} 顺浓度梯度进入细胞,同时启动肌浆网内 Ca^{2+} 的释放,使胞浆内 Ca^{2+} 浓度迅速升高（从 $10^{-7}mol/L$ 升到 $10^{-5}mol/L$）,肌钙蛋白与 Ca^{2+} 结合,通过构型改变使向肌球蛋白移动到肌动蛋白双螺旋沟槽的深处,从而暴露肌动蛋白上肌球蛋白的作用点,使肌球蛋白头部与肌动蛋白结合形成横桥。胞浆 Ca^{2+} 浓度的升高可激活肌球蛋白头部的 Ca^{2+}-Mg^{2+} ATP 酶,水解 ATP 释放能量,引起横桥摆动和肌节缩短,形成一次兴奋-收缩耦联。

心肌的舒张：心肌细胞复极化时,启动肌浆网 Ca^{2+}-ATP 酶摄取胞浆 Ca^{2+} 并储存,小部分胞浆 Ca^{2+} 由胞膜钠-钙交换蛋白和胞膜 Ca^{2+}-ATP 酶将其转运至细胞外,使胞浆 Ca^{2+} 浓度迅速降低（从 $10^{-5}mol/L$ 降到 $10^{-7}mol/L$）,Ca^{2+} 与肌钙蛋白迅速解离,肌动蛋白的作用位点又被掩盖,横桥解除,肌节回复原位,心肌舒张。

一、心肌收缩性减弱

心肌在肌膜动作电位的触发下产生张力和缩短的能力称为心肌收缩性,是心肌四大生理特性（兴奋性、自律性、传导性、收缩性）之一,是决定心排出量的最关键因素,也是血液循环动力最基本的来源。

引起心肌收缩性减弱的基本机制是：①与心肌收缩有关的蛋白（收缩蛋白、调节蛋白）被破坏；②心肌能量代谢紊乱；③心肌兴奋-收缩耦联障碍（图 24-1）。

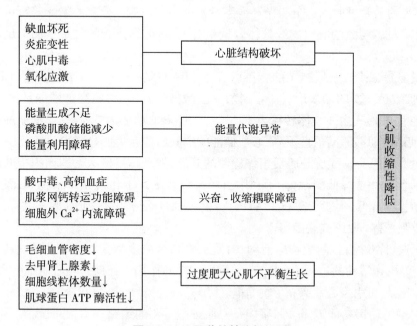

图 24-1　心肌收缩性降低机制

（一）心肌细胞数量减少和结构改变

1. **心肌细胞数量减少**　心肌细胞死亡有坏死（necrosis）与凋亡（apoptosis）两种形式。

（1）心肌细胞坏死：当心肌细胞遭受严重的缺血、缺氧、病原微生物及毒物等损伤性因素作用后，引起心肌细胞溶酶体破裂，蛋白水解酶释放，细胞蛋白被破坏，甚至心肌细胞坏死；此外，体内代偿性分泌增加的体液因子（如高浓度的血管紧张素）作用于心肌细胞，可产生细胞毒性作用。活化的炎性细胞分泌的炎性细胞因子（如 TNF），也可导致心肌细胞坏死。临床上，导致心肌细胞坏死最主要的原因是急性心肌梗死。

（2）心肌细胞凋亡：已有研究发现，在心力衰竭患者及心力衰竭动物模型中存在有心肌细胞凋亡过度现象，主要见于缺血心肌边缘区。肥大心肌由代偿转为失代偿过程中，心肌细胞数量减少就与凋亡过度有关。心肌细胞凋亡加速与凋亡细胞数量增加，往往使心肌整体收缩力下降。导致心肌细胞凋亡加速的因素可能与心肌组织氧化应激、钙稳态失衡、细胞线粒体损伤的发生有关。抗凋亡机制相对不足，也可能起一定作用。

2. 心肌结构变化　细胞水平，在过度肥大的心肌组织中，肌原纤维生长远远超过线粒体生长，导致心肌细胞能量供应不足；心肌细胞明显增大的细胞核对邻近肌原纤维挤压推移，导致肌原纤维排列紊乱，心肌收缩性降低。在组织水平，因细胞外基质纤维增生与降解的平衡严重失调，心肌间质胶原纤维含量增加，使实质的肌原纤维比例进行性降低，心肌收缩成分相对减少，收缩性明显降低。

（二）心肌能量代谢障碍

心肌收缩过程是一个主动耗能过程，充足的能量供应（包括能量的产生、储存和释放）并将其充分转化利用是保障心肌正常收缩的重要基础。其中任何一环节发生障碍，都可导致心肌收缩性减弱。

1. 能量生成障碍　冠状动脉粥样硬化、痉挛、血栓形成引起的心肌供血不足是导致心肌能量生成不足的最常见原因。全身循环血容量减少、严重贫血、营养素缺乏等都可引起心肌能量生成不足。过度肥大的心肌内线粒体含量相对不足、毛细血管的数量增加不足也可引起肥大心肌产能不足。

2. 能量储备减少　心肌组织的能量以 ATP 和磷酸肌酸（creatine phosphate，CP）两种形式存在，磷酸肌酸是主要的储能形式。在磷酸肌酸激酶催化下，可将高能磷酸键由 ATP 转移到肌酸，以磷酸肌酸形式由线粒体转移至胞质贮存。随着心肌肥大的发展，磷酸肌酸激酶同工型发生转换，使磷酸肌酸激酶活性下降，心肌储能的磷酸肌酸含量明显减少。

3. 能量利用障碍　随着心肌活组织检测的开展，发现过度肥大心肌组织中的肌球蛋白头部 ATP 酶活性往往是降低的，对能量利用出现障碍。在 ATP 供应正常情况下，因肌球蛋白头部 ATP 酶活性的降低，不能正常利用 ATP，无法促进肌丝正常滑行，心肌收缩性降低。

（三）心肌兴奋 - 收缩耦联障碍

心肌细胞兴奋除极化的生物电活动，引发胞质 Ca^{2+} 浓度瞬变，启动心肌机械收缩，在生物电活动转变为机械活动的过程中，Ca^{2+} 起着重要的中介作用。任何影响心肌细胞 Ca^{2+} 转运、分布、结合的因素均可引发心肌兴奋 - 收缩耦联障碍。

1. 肌浆网钙转运功能障碍　肌浆网是心肌细胞重要的钙储存库，心肌收缩所需 Ca^{2+} 主要来自肌浆网，肌浆网通过摄取、储存和释放三个环节，调节胞质 Ca^{2+} 浓度的动态变化。心力衰竭时，肌浆网 Ca^{2+} 转运能力降低，引起心肌兴奋 - 收缩耦联障碍，其机制是：①过度肥大或衰竭的心肌细胞中，肌浆网钙释放蛋白的含量或活性降低，Ca^{2+} 释放速度减慢、释放量减少；②肌浆网 Ca^{2+}-ATP 酶的活性降低，致使在复极化时，肌浆网摄取和贮存 Ca^{2+} 量均减少，故心肌兴奋时，肌浆网向胞质中释放的 Ca^{2+} 减少,供给心肌收缩的 Ca^{2+} 不足,心肌收缩性降低。

2. 胞外 Ca^{2+} 内流障碍　心肌收缩时,胞质中的 Ca^{2+} 除大部分来自肌浆网外,还有一部分来自胞外钙内流。胞外 Ca^{2+} 内流不仅直接提高胞内 Ca^{2+} 浓度,更重要的是还触发肌浆网对 Ca^{2+} 释放。心肌细胞膜上钙通道有两种:①"膜电压依赖性"钙通道,通过膜电位变化调节该通道开关。心排出量减少时,机体缺血缺氧,发生酸中毒和高钾血症,细胞外液增多的 H^+、K^+ 抑制除极化时 Ca^{2+} 的内流,使心肌细胞内 Ca^{2+} 浓度上升受到抑制。②"受体操纵性"钙通道,主要受心肌内去甲肾上腺素与心肌细胞膜 β 肾上腺素能受体作用调控。肥大心肌中酪氨酸羟化酶活性降低,使去甲肾上腺素合成减少,同时又不断消耗,导致去甲肾上腺素储存量下降;过度肥大的心肌细胞上 β 肾上腺素能受体密度相对减少,心肌细胞 β 肾上腺素能受体对激素的敏感性降低,这些机制都使细胞膜钙通道开放减少,导致 Ca^{2+} 内流受阻。

3. 肌钙蛋白与 Ca^{2+} 结合障碍　Ca^{2+} 与肌钙蛋白快速、足量的结合是启动心肌收缩的关键,否则可导致兴奋 - 收缩耦联中断。而 H^+ 与肌钙蛋白的亲和力远大于 Ca^{2+} 与肌钙蛋白的亲和力,当发生心肌细胞酸中毒时,大量的 H^+ 可占据肌钙蛋白上 Ca^{2+} 的结合位点,阻碍肌钙蛋白与 Ca^{2+} 的结合。另外,心肌细胞酸中毒时,肌浆网中钙结合蛋白与 Ca^{2+} 亲和力增大,使心肌收缩时肌浆网 Ca^{2+} 释放缓慢。

二、心肌舒张功能障碍

心室的充分舒张,保证心室有充足的血液充盈,才能有充足的心排血量。据统计,以舒张功能障碍为主的心力衰竭发生率占全部心力衰竭的 20%~40%,尤其是老年患者发病率较高。心肌舒张功能障碍的机制可能与以下机制有关(图 24-2):

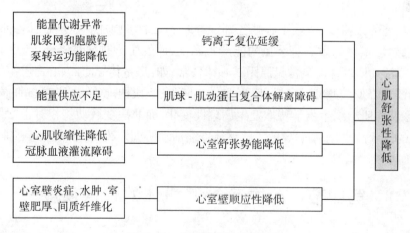

图 24-2　心肌舒张性降低机制

1. 钙离子复位延缓　肥大衰竭的心肌细胞中 ATP 生成不足,肌浆网和(或)心肌细胞膜上 Ca^{2+}-ATP 酶活性降低,肌浆网摄取 Ca^{2+} 能力以及细胞向外排 Ca^{2+} 能力均下降,使收缩后心肌胞质内 Ca^{2+} 浓度不能迅速降低并与肌钙蛋白解离,使心室舒张迟缓和舒张不完全,从而使心肌舒张功能降低。

2. 肌球 - 肌动蛋白复合体解离障碍　肌球 - 肌动蛋白复合体解离是心肌收缩终止与心肌

舒张开始的前提。完成这过程,需要 Ca^{2+} 与肌钙蛋白快速解离,如前所述,心力衰竭时 ATP 提供不足以及 Ca^{2+} 与肌钙蛋白亲和力增大,均导致肌球 - 肌动蛋白复合体解离困难,从而影响心室的舒张和充盈。

3. 心室舒张势能减少　心室肌强有力的收缩,使心室几何结构的改变可产生一种促使心室复位的舒张势能。心室收缩力越大舒张势能越大,越有利于心室的舒张。所以,凡是能削弱心肌收缩功能的因素可因减少舒张势能而影响心室的舒张。同时,心室舒张期冠状血管的灌流、充盈也是促进心室舒张的一重要因素。当冠状血管痉挛狭窄、血栓形成时,导致其血液灌流不足,均可影响心室舒张。

4. 心室顺应性降低　心室顺应性(ventricular compliance)是指心室在单位压力变化下所引起的容积改变(dV/dp)。心室顺应性下降时:一方面导致心室舒张充盈受限制,心搏出量减少;另一方面,左室舒张末期容积扩大时,左室舒张末期的压力进一步增大,阻碍肺静脉血液回流。临床上很多原因均可导致心室顺应性下降,例如心肌肥厚、炎症、水肿、纤维化及间质增生等。此外,当发生心包炎、心包积液时,心室肌本身舒缩性能正常,但仍因心室舒张受到限制,使回心血量减少,心排出量降低(图 24-3)。

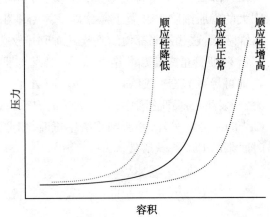

图 24-3　心室舒张末期压力 - 容积(P-V)曲线

三、心脏各部分舒缩活动不协调

正常心功能的维持,还依赖于心脏各部位舒缩活动的协调性。一旦心脏各部位的舒缩活动协调性被破坏,最终导致心脏泵血功能严重紊乱,而发生心排血量降低,严重时可降为零。破坏心脏舒缩活动协调性的最常见原因是心律失常,如:房室传导阻滞、心房心室纤颤等,可引起心输出量严重降低。此外,各种心肌病变如心肌炎、心肌梗死等,往往对心肌损害呈区域性分布,病变区域心肌组织生物学特性发生病理性变化,而非病变区功能相对正常,不同区域心脏组织之间的协调性改变,必然导致心脏整体舒缩活动协调性改变,最终引起心排血量下降。

第四节　心力衰竭时机体的代偿反应

在心肌发生损害或负荷增加时,因血流动力学变化可激活机体一系列代偿机制,以尽力维持血流动力学平衡。尤其是慢性心功能受损,这个代偿适应过程可经历完全代偿(complete compensation)、不完全代偿(incomplete compensation)和代偿失调(decompensation)阶段。早期,机体通过代偿活动使患者在较长的时间内维持相对正常的生命活动,这阶段心输出量能满足机体代谢需要,患者无心力衰竭的表征,此为完全代偿;若机体通过代偿,心排出量只能满足患者静息状态下的代谢需要,活动受限,这为不完全代偿;严重时,患者心排出量甚至不能满足在静息状态下的代谢需要,有明显症状和体征,此为失代偿。急性心力衰竭患者,代偿反应不能及时动员,常在短时间内进入失代偿阶段,即出现严重的心力衰竭症状。

一、心脏代偿反应

心脏本身的代偿形式包括快速的功能性调整和逐渐发展的以结构变化为基础的综合性代偿反应。前者主要是心率加快、心脏紧张源性扩张、心肌收缩性增强,后者主要是心室重塑。

(一) 心率加快

心力衰竭时,当心排出量减少或心室舒张末期容积及压力上升,使心房淤血,通过神经反射引起心交感兴奋,心率增快。心率加快在一定范围内可提高心排出量,对维持动脉压、保证心脑血液灌流有积极意义。但心率过快(成人 >180 次 / 分)可增加心肌耗氧量,减少冠脉血液灌流,甚至降低心排出量。

(二) 心脏扩张

心力衰竭发展过程中心脏的扩张分为两种类型。当心脏泵血功能降低时,每搏输出量减少,导致心室舒张末期容积增加,心肌纤维初长度一定程度增大,可代偿性增加心肌收缩力,这种伴有心肌收缩力增强的心腔舒张末期容积增大称为心脏紧张源性扩张(tonogenic dilation)。这是在心肌收缩力降低,引起回心血量与搏出量不适应时的一种快速调节方式。随心肌损害的加重,心肌收缩性进一步降低,舒张末期残留血容量过多,心腔明显扩大,引起肌节过度拉长,心肌收缩力反而降低,这种伴有心肌收缩力降低的心腔扩大称为肌源性扩张(myogenic dilation),是一种失代偿状态。此外,心室腔过度扩张使室壁张力增加,还会增加心肌耗氧量,加重心肌损害。

(三) 心肌收缩性增强

心肌收缩性是不依赖于心脏前 / 后负荷变化的心肌组织自身的收缩特性,主要受神经 - 体液因素的调节。当交感 - 肾上腺髓质系统兴奋,儿茶酚胺增加,通过激活 β- 肾上腺素受体,使胞质 cAMP 浓度增加,进而激活蛋白激酶 A,使钙通道蛋白磷酸化,引起心肌兴奋后胞质 Ca^{2+} 浓度升高的幅度和速度明显增加,使心肌收缩性增强。此为肾上腺素的正性变力作用。

在心功能不全早期,通过这种方式代偿有利于维持心输出量和血流动力学的稳态;但慢性心功能不全时,心肌 β- 肾上腺素受体敏感性降低,正性变力作用效应明显减弱。

(四) 心室重塑

心室重塑(ventricular remodeling)是在负荷增加和(或)活化的神经 - 体液等因素持续作用下,所发生的心肌组织结构、代谢和功能一种慢性适应性变化。心室重塑不仅有量方面的变化,即心肌肥大(myocardial hypertrophy),同时也伴随有质的变化,即细胞表型改变。在此过程中,心肌细胞、非心肌细胞及细胞外基质组分都有其改变。

1. 心肌肥大 是指心肌细胞体积增大而非数量增加所致的心室质(重)量和(或)室壁厚度增加。在细胞水平表现为心肌细胞直径增宽,长度增加;在组织水平表现为心室质(重)量增加。临床上常用一些无创性方法检测心室壁厚度,因此心肌肥大又常称为心室肥厚(ventricular hypertrophy)。新近观察发现,过度肥大的心肌超过一定程度(成人心脏重量超过 500g)时,可有心肌细胞数量增加。

心肌肥大是在长期超负荷情况下,心肌细胞发生的一种适应性变化,是慢性心功能不全的一种非常重要代偿方式。因导致超负荷原因和心肌反应方式不同,心肌肥大可有两种方式:

(1) 向心性肥大(concentric hypertrophy)：在长期压力负荷增高时，心肌细胞受到收缩期心室壁张力持续增高的刺激下，发生以心肌纤维变粗，以室壁厚度变化为主的心室质(重)量增加。其特征是心室壁明显增厚而心室腔容积无明显增大。主要见于高血压性心脏病及主动脉瓣狭窄等疾病。

(2) 离心性肥大(eccentric hypertrophy)：在长期容量负荷增加时，心肌细胞受到舒张期心室壁张力持续增加刺激下，发生以心肌细胞增长，以心室腔容积增大变化为主的心室质(重)量增大。其特征是心室腔容积明显增大伴有室壁轻度增厚。主要见于二尖瓣或主动脉瓣关闭不全等。

适度的心肌肥大有一定代偿作用，主要表现在：因心脏的总质(重)量增加，使心脏总的收缩力提高，有利于维持高负荷状态下的正常心排血量和射血速度，在较长时间内能满足组织代谢的需求；另一方面，心室壁增厚在提高心肌承受负荷能力的同时，可使心室壁应力不会随之明显增加，因而减少心肌的耗氧量增加程度。但是，随肥大心脏的发展，心脏在器官、组织和细胞水平上所发生的不平衡生长，使心肌组织内毛细血管密度、神经纤维末梢密度、细胞内线粒体比例明显降低等变化，最终导致不同程度心肌缺血缺氧、代谢障碍和心肌舒缩性能减弱等，由代偿转变为失代偿。

2. 心肌细胞表型(myocyte phenotype)改变　是一种基因应答效应。研究发现，在慢性心功能不全的心脏组织中，心肌细胞中参与心肌舒缩作用很重要的功能基因表达变化，如发生同工型蛋白转换，低活性的同工型蛋白酶表达增多，取代了高活性同工酶，引起蛋白质功能降低，使心肌收缩性能下降。这是一个渐进的过程。在代偿早期，心脏总的质量增加，总收缩力仍增加，随病情发展，心肌细胞表型改变后的负面效应就会逐渐显现。

3. 非心肌细胞及细胞外基质的变化　正常心脏心肌细胞占心脏重量的 70%~80%，但在数量上仅占心脏细胞总数的 20%~30%，非心肌细胞(成纤维细胞、神经细胞、巨噬细胞、内皮细胞等)占大多数，成人的非心肌细胞具有有丝分裂能力。心肌肥厚时，非心肌细胞增生性生长，并引起细胞外基质变化。心肌间质的胶原蛋白维系心肌细胞有序排列，为心肌组织提供高强度抗牵拉能力，同时又将心肌纤维收缩和舒张性伴随的张力变化传递到心肌各个部分。

心肌肥大早期，心肌细胞的肥厚性生长与非心肌细胞增生性生长速度维持相对平衡，使心脏较长时间处于适应性肥厚状态，心脏功能维持相对稳定。晚期，心肌肥厚的非心肌细胞和间质纤维增生速度超过心肌细胞肥厚性生长速度，心肌组织严重纤维化，降低心室壁顺应性，而影响心脏舒张功能；另一方面使冠状血管外围的纤维组织增生和管壁增厚，使冠脉弹性度下降，心肌供血量会降低，逐渐失代偿。

二、心脏以外的代偿

心功能损伤时，机体还会启动心脏以外的多种代偿机制，以尽量满足机体代谢需要。

(一) 血容量增加

心力衰竭时，肾脏通过降低肾小球滤过率和增加肾小管对水钠的重吸收来启动代偿活动以增加血容量。

血容量扩大在增加静脉回心血量和增加心排血量、维持动脉血压方面均有积极意义，但长期过度的血容量增加使心脏前负荷明显增加，可促进心衰发展。

（二）血流重新分布

心功能不全时,由于交感 - 肾上腺髓质系统兴奋,引起全身血流重新分布,尽力保障心、脑重要生命器官的血液供应。但是,同时使外周器官供血不足,心脏后负荷增大。

（三）红细胞增多

心功能不全时,机体的慢性缺氧可刺激肾间质细胞分泌促红细胞生成素,使骨髓造血功能增强,红细胞和血红蛋白增多,既可增加血容量,又能提高血液携氧能力,增加机体供血供氧。但长期红细胞过多又使血液黏度增加,增加心脏后负荷。

（四）组织利用氧的能力增加

慢性心功能不全发展过程,组织血液灌流不足,导致组织慢性缺氧,组织细胞可发生一系列代谢、功能与结构的改变,以提高组织细胞摄取和利用氧的能力。可表现为:细胞内线粒体数量增多,表面积增大,细胞色素氧化酶活性增强;细胞内磷酸果糖激酶活性增强,促进细胞糖酵解而获得一定能量补充;肌肉组织的肌红蛋白含量增多,以改善肌肉组织对氧的储存和利用。

综上所述,心功能不全发生发展过程中,机体有多方面的代偿功能,这种代偿贯穿于心功能不全的始终,它影响着疾病的发展速度和病情的严重程度,以及对机体的危害程度(图24-4)。严重心功能受损时,由于起病急,心肌受损严重,机体来不及调动代偿机制,常在短时间内患者发生严重的心源性休克。对于起病缓慢的心功能受损,机体可充分调动各种代偿调节机制,心功能在较长时间维持于相对稳定水平。在发生心力衰竭之前患者往往可有数月、数年的代偿期。随着心室重塑在缓慢发生发展,其副作用日益显现,最终进入心功能不全失代偿期。

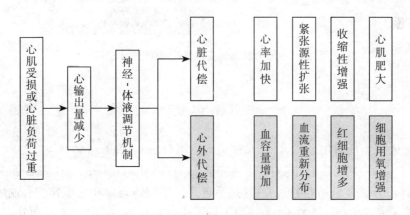

图 24-4 心功能不全时机体的代偿机制

第五节 心力衰竭临床表现的病理生理基础

心功能不全时,心泵功能进行性降低,一方面引起心输出量降低,另一方面导致心室内压升高,静脉回流受阻,患者表现出相应的症候群(图24-5)。

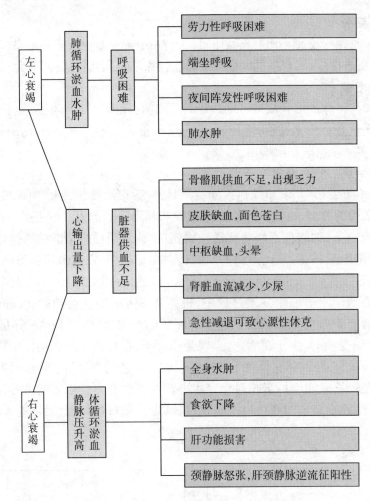

图 24-5　心力衰竭时临床表现的病理生理基础

一、心输出量不足

在临床上表现为低排出量综合征,又称前向衰竭(forward failure)。

1. 心输出量减少及心脏指数降低　心输出量(cardiac output,CO)和心脏指数(cardiac index,CI)是评价心脏泵血功能的重要指标,后者是经单位体表面积标准化的心输出量,横向可比性更好。正常成人 CO 是 3.5~5.5L/min,CI 是 2.5~3.5L/(min·m^2)。心脏泵血功能受损的早期阶段,动用心力储备,可维持相对正常的心输出量。随着病情发展,心力储备耗竭,心输出量显著降低。低心输出量心力衰竭患者 CO<3.5L/min,CI<2.2L/(min·m^2)。而高输出量性心力衰竭患者 CO 或 CI 仍可高于正常人水平,但比心力衰竭前明显降低。

2. 射血分数降低　射血分数(ejection fraction,EF)是指心脏每搏输出量(stroke volume,SV)占心室舒张末期容积(ventricular end diastolic volume,VEDV)的百分比,因排除了前负荷的影响,是一较好反映心肌收缩力变化的指标。其正常值是 0.56~0.78。心力衰竭时,射血分数明显降低。

3. 心率增快　由于交感-肾上腺髓质系统兴奋,患者在心功能损害早期就有明显的心率增快。因此患者早期就可出现心悸症状。

4. 皮肤苍白或发绀　由于输出量不足,加上交感神经兴奋,皮肤血管收缩,因而皮肤的血液灌流减少,患者皮肤苍白,皮温降低,出冷汗等。严重时,患者肢端皮肤呈现斑片状或网状青紫。这是由于血流速度下降,循环时间延长,组织摄氧过多,使静脉血氧含量下降所致。

5. 疲乏无力、失眠、嗜睡　心力衰竭时身体各部肌肉的供血减少,能量代谢水平降低,不能为肌肉的运动提供充足的能量;轻度心力衰竭时,由于代偿反应,特别是血流重分布效应可使脑血流仍保持在正常水平,但病情加重,代偿失调后,脑血流下降,供氧不足,导致中枢神经系统功能紊乱,患者出现头痛、失眠、烦躁不安、眩晕等症状,严重者发生嗜睡,甚至昏迷。

6. 尿量减少　心力衰竭时由于心排出量下降,加上交感神经兴奋使肾动脉收缩,使肾脏的血液灌流减少,肾小球滤过率下降,肾小管重吸收功能增强,尿量减少。

7. 心源性休克　急性心力衰竭(如急性心肌梗死)时,由于心排出量急剧减少,导致动脉血压快速下降,器官血液灌注急剧减少,可发生心源性休克。慢性心力衰竭时,由于外周小血管广泛收缩,心率加快以及血容量增加等代偿作用,动脉血压往往维持在正常范围,这有助于心脑等重要器官供血。

二、静 脉 淤 血

慢性心力衰竭发展过程中,心肌收缩舒张能力降低,不仅心输出量减少,同时因心室舒张末期残留血量增多导致压力显著升高,造成静脉血液回流受阻,出现静脉淤血综合征,亦称后向衰竭(backward failure)。根据静脉淤血的主要部位可分为体循环淤血和肺循环淤血,两者累及机体不同的器官系统,使患者有不同的症状体征。

(一) 体循环淤血

见于右心衰竭及全心衰竭,主要表现为体循环静脉系统过度充盈、静脉压升高、组织器官水肿等。

1. 静脉淤血和静脉压升高　右心衰竭时中心静脉压增高,使上下腔静脉血液回流受阻。静脉淤血和静脉压升高,受重力作用,最易出现在身体低垂部位。右心衰竭明显时出现颈静脉怒张(engorgement of neck vein)。按压肝脏后发生颈静脉异常充盈,称为肝颈静脉反流征阳性。

2. 水肿　是右心衰竭以及全心衰竭主要临床表现之一,通常统称为心性水肿。其发生机制与毛细血管血压增高和机体钠水潴留密切相关,低蛋白血症也是其发病因素之一。

3. 肝肿大及肝功能损害　由于下腔静脉血液回流受阻,发生肝静脉压升高,肝组织淤血、水肿,导致肝脏肿大,有触痛。慢性右心衰竭,还可导致心源性肝硬化、肝功能损伤。

4. 胃肠功能改变　由于胃肠道慢性淤血和动脉血液灌流不足,出现消化系统功能障碍,患者表现为消化功能降低、食欲下降、恶心呕吐、腹泻等。

(二) 肺循环淤血

见于左心衰竭时。严重肺淤血可发展成肺水肿(pulmonary edema)。患者主要表现为呼吸困难(dyspnea),出现气短及呼吸费力的主观感觉。

根据肺淤血和水肿的严重程度不同,呼吸困难可出现不同的表现形式。

1. 劳力性呼吸困难　左心衰早期患者,呼吸困难在体力活动时出现,休息后消失,称为劳力性呼吸困难(dyspnea on exertion)。其机制主要包括:①体力活动时心率加快,心室舒张期过短,左心室充盈减少,导致肺循环淤血进一步加重;②体力活动时肌肉收缩,促进外周血液回流到右心,进入肺循环血液增加,肺淤血加重;③体力活动时机体代谢率提高,需氧量增加,使机体缺氧进一步加重,刺激呼吸中枢,出现呼吸困难。

2. 端坐呼吸 左心衰患者在静息时已出现呼吸困难,平卧时加重,被迫采取端坐位或半卧位以减轻呼吸困难程度,称为端坐呼吸(orthopnea)。其机制主要包括:①平卧位时下肢血液回流和组织水肿液的吸收入血增多,肺淤血加重;②平卧位时膈肌上移,胸腔容积减小,肺活量降低。

3. 夜间阵发性呼吸困难 是左心衰竭患者肺淤血严重时的典型表现。患者夜间熟睡后因突感胸闷气塞而惊醒坐起,在咳喘后有所缓解,咳喘时常伴有哮鸣音,又称为心性哮喘(cardiac asthma)。夜间阵发性呼吸困难(paroxysmal nocturnal dyspnea)机制主要包括:①患者熟睡后中枢神经对传入刺激的敏感性降低,在肺淤血和肺水肿较为严重,动脉血氧分压明显降低,才会刺激呼吸中枢,患者感到呼吸困难而惊醒;②患者入睡后迷走神经兴奋性增高,小气道收缩,呼吸道阻力增大;③患者入睡后为平卧位,下部分身体的静脉血液回流和组织间液吸收入血液循环也增多,肺淤血逐渐加重。

重症急性左心衰竭时,肺毛细血管内压力急剧升高,血浆大量渗出到肺间质与肺泡而引起急性肺水肿。此时,患者高度乏氧、发绀、气促、咳嗽、咯粉红色泡沫痰,全肺可闻及水泡音,不及时抢救,可危及生命。

慢性左心衰竭引起长期肺淤血和肺循环阻力增加,导致右心室后负荷增加,最终可引起右心衰竭。当单纯左心衰发展为全心衰竭时,因部分血液淤积在外周体循环,可使肺淤血有所减轻。

第六节 心力衰竭防治的病理生理基础

随着对心力衰竭发生机制的深入认识,其治疗模式也随之发生了相应的变化,从治标为主发展为标本兼治。治疗方式从改善血流动力学紊乱、缓解症状、提高生活质量为主,转变为采取长期的修复性策略,主要针对心肌本身的结构改变和心室重塑的发生机制,其目的是希望恢复衰竭心脏组织的生物学性质。

一、防治基本病因,消除诱因

去除原发病是防治心力衰竭的根本措施,例如,冠脉搭桥术或放置支架,恢复心肌组织供血,对冠心病治疗已发挥了很好效果。风湿性心脏病、先天性心脏病患者,做瓣膜置换或修补术,去除对心脏损害的原始病因。高血压、糖尿病等慢性疾病目前是心力衰竭重要病因,科学合理使用降压药、降糖药,戒烟,纠正血脂异常,限制饮酒和控制肥胖等,可使心力衰竭的发生率明显降低。在心功能不全患者的代偿阶段,避免诱因发生是一个非常重要的环节。例如,增强抵抗力,注意身体精神的放松,合理补液、纠正电解质和酸碱平衡紊乱等。

二、干预心室重塑

现已认识到神经 - 体液系统的功能紊乱对于心室重塑和心力衰竭的发生和发展起着非常重要的作用，因此，阻断其作用是治疗心力衰竭的关键。血管紧张素转换酶抑制剂（angiotensin converting enzyme inhibitor, ACEI）、血管紧张素 II 受体阻断剂可抑制循环系统和心脏局部的肾素 - 血管紧张素作用，不仅能延缓心室重塑的发展，并能一定程度上逆转已改建的心肌。β- 肾上腺素能受体阻滞剂可通过阻断去甲肾上腺素相应作用，阻止交感神经对衰竭心肌的不良刺激，对改善慢性心力衰竭患者的心脏功能、提高生存质量和降低患者的病死率发挥积极作用。

三、减轻心脏的前后负荷

减轻心脏负荷，可减少心肌对能量需求，改善心脏的泵血功能。

1. 调整心脏前负荷　低盐饮食、科学合理使用利尿剂对已有水钠潴留、淤血水肿的心衰患者，可减少体内过多潴留的钠水，既可减轻水肿及淤血症状，也可改善心脏的泵血功能。使用静脉血管扩张剂（如硝酸甘油），可减少回心血量，减少心脏的耗氧，改善心脏功能。

2. 降低心脏后负荷　心力衰竭时，合理使用动脉扩张剂（如肼苯达嗪）可适度降低动脉血压，以降低心脏后负荷。ACEI 可降低外周阻力，降低心脏后负荷，在降低心肌耗氧同时，能延长射血时间和加快射血速度，在每搏功不变的情况下增加心搏出量。

目前，ACEI、利尿剂和 β- 肾上腺素能受体阻滞剂是心力衰竭的常规治疗药物，列为心衰时 I 类推荐药物。

四、改善心肌的舒缩功能

对于收缩功能障碍性心力衰竭患者，合理使用增强心肌收缩功能的药物，增加心排血量，有利于增加器官血液供应、降低心室充盈压，利于静脉血回流。洋地黄制剂通过降低衰竭心肌细胞膜 Na^+-K^+-ATP 酶活性，提高胞内 Na^+ 浓度，促进 Na^+-Ca^{2+} 交换，使胞内 Ca^{2+} 浓度提高，最终增强心肌收缩力。β- 肾上腺素受体激动剂（如多巴酚丁胺）和磷酸二酯酶抑制剂（如米力农）主要提高胞内 cAMP 水平而提高胞内 Ca^{2+} 浓度，以增强心肌收缩力。他们的使用可明显改善心力衰竭患者的症状。

五、改善心肌细胞的代谢

增加心肌的氧气和能源物质供应，促进心肌细胞能量生成，是治疗心力衰竭的一项基本原则。如能量合剂、葡萄糖、氯化钾、肌苷等可能具有改善心肌代谢的作用。吸氧可提高氧分压和血浆内溶解的氧量，改善组织的供氧。近年提出增强心肌对丙酮酸的氧化能力及改善线粒体功能，既能改善心肌细胞能量代谢，又可维持细胞内 H^+ 稳态、减少氧自由基产生。

目前，人们已明确心力衰竭就是基因异常表达的结果，基因治疗有望成为心力衰竭治疗未来发展的方向。重新启动成熟心肌细胞的分裂增殖、抑制心肌细胞凋亡、纠正衰竭心肌异常表达蛋白的基因等为心衰基因治疗的靶点。随着干细胞技术发展,干细胞治疗作为一种细胞修复方式,恢复坏死心肌细胞数量,改善心脏功能,目前也成为治疗心力衰竭的重要发展方向。

病案 24-1

　　患者,女,52 岁,有关节疼痛史 21 年,5 年前出现活动后胸闷气急。近半年,走平路即感下肢乏力、胸闷、气急,唇甲青紫,下肢水肿,食欲减退。到医院就诊,被诊断为"风湿性心脏病,二间瓣狭窄伴关闭不全",经治疗后症状缓解出院。3 天前因发热、咳嗽、胸闷、不能平卧而入院。体检:T 39℃,呼吸 31 次 / 分,脉搏 135 次 / 分,血压 100/82mmHg,慢性病容,强迫体位,神志清楚,唇甲青紫,颈静脉怒张,双肺湿啰音,心尖区收缩期吹风样杂音、舒张期滚动样杂音。肝肋缘下 4cm,有触痛,腹部移动性浊音阳性,下肢凹陷性水肿,X 线片显示:左右心脏肥大。
　　该患者机体发生了哪些病理变化?

学习小结

　　在致病因素作用下,心脏泵血功能降低,导致心排出量绝对或相对减少,以致不能满足机体组织细胞代谢需要的病理过程称为心力衰竭。
　　在心功能不全早期,机体可通过心率增快、心脏紧张源性扩张、心肌肥大等心脏本身的的代偿以及血容量增加、血流重分布和组织利用氧能力增强等心外代偿措施来维持循环稳态。当这种长时间调节代偿作用导致心室重塑,心肌结构功能病理性变化,心脏的泵血功能进行性降低,出现循环稳态紊乱,患者出现相应临床症状,发展到心功能不全失代偿期 - 心力衰竭。心泵功能障碍本质就是心肌舒缩性能障碍,其机制主要包括心肌结构破坏、能量代谢异常和兴奋 - 收缩耦联障碍。
　　防治原发病及消除诱因、调节神经 - 体液系统失衡及干预心室重塑、减轻心脏的前后负荷、改善心肌的收缩和舒张性能、改善心肌的能量代谢等是治疗心力衰竭的基本原则。

复习题

1. 导致心力衰竭的病因主要有哪些?
2. 诱发心力衰竭的因素及其机制。
3. 心功能不全时机体可出现哪些心脏代偿反应和心外代偿反应?
4. 分析右心衰竭时发生全身性水肿机制。
5. 分析高血压患者发生心力衰竭的机制。
6. 试述左心力衰竭时,患者发生端坐呼吸的机制。
7. 分析严重左心衰竭患者夜间阵发性呼吸困难的机制。

(沈　宜)

第二十五章

呼吸功能不全

学习目标

1. 掌握呼吸衰竭的定义与分类,呼吸衰竭的病因和发病机制,包括:限制性通气不足概念,阻塞性通气不足,弥散障碍,肺泡通气与血流比例失调血液气体的变化特点及其发生机制以及真性分流与功能性分流的概念。
2. 熟悉呼吸衰竭时,机体的主要功能和代谢变化,重点熟悉肺性脑病、肺源性心脏病以及ARDS致呼衰的发生机制。
3. 了解呼吸衰竭的防治原则。

第一节　呼吸衰竭的定义与分类

一、呼吸衰竭的定义

　　人体呼吸主要包括内呼吸与外呼吸,其中外呼吸是空气与血液之间的气体交换过程,即将血液中二氧化碳外排至空气中和摄入氧气,其中主要的调控构成环节主要包括:呼吸中枢、支配呼吸肌的神经、呼吸肌、胸廓、胸膜、气道和肺等部分,而通常也将此气体交换模式所称为"呼吸"。各种临床致病原因的作用,可以导致外呼吸过程某些部分或调控环节出现障碍,干扰气体交换过程,使机体出现系列功能、代谢变化的临床综合征,则称为呼吸功能不全。若机体外呼吸功能障碍发展到严重阶段,具体表现为静息状态下动脉氧分压(PaO_2)降低($<8kPa$,60mmHg),伴有或不伴有动脉 CO_2 分压($PaCO_2$)升高($>6.6kPa$,50mmHg),则称呼吸衰竭(respiratory failure)。需要说明的是,在正常的静息状态下,年龄和海拔高度可以影响成人 PaO_2 水平,具体计算公式如下:$PaO_2=(100-0.33\times$ 年龄)$\pm5mmHg$,公式适用于 20 岁以上成人。因此,临床常用的呼吸衰竭判定标准为:机体处于静息状态且大气构成正常;呼吸功能障碍时,血气指标中 PaO_2 低于 60mmHg(8.0kPa)和(或)$PaCO_2$ 高于 50mmHg(6.67kPa)。

二、呼吸衰竭的分类

呼吸衰竭以发病机制、病变部位以及 $PaCO_2$ 变特点来分类,具体见表 25-1,而临床诊断常以低氧血症型(Ⅰ型)和高碳酸血症型(Ⅱ型)来进行呼吸衰竭分类。

表 25-1　呼吸衰竭的分类

分类标准	呼吸衰竭类型
$PaCO_2$ 变化	①低氧血症型(Ⅰ型):单纯 PaO_2 降低(<60mmHg),$PaCO_2$ 正常或偏低
	②高碳酸血症型(Ⅱ型):PaO_2 降低(<60mmHg),同时伴有 $PaCO_2$ 升高(>50mmHg)
发病机制	①通气性呼吸衰竭
	②换气性呼吸衰竭
原发病变部位	①中枢性呼吸衰竭
	②外周性呼吸衰竭
病程进展	①急性呼吸衰竭
	②慢性呼吸衰竭

第二节　呼吸衰竭的病因和发病机制

在静息状态下,正常成年人每分钟代谢耗氧约 250ml,产生约 200ml 二氧化碳,而外呼吸则可以完成机体血液与外界空气之间的气体交换,使每分钟吸入与弥散入血的 O_2 量和同时弥散出血和排出体外的 CO_2 量达到平衡,维持机体血气平衡,以满足机体代谢需求。外呼吸主要包括肺通气和肺换气两个基本环节,若发生调控紊乱,则引起 PaO_2 降低和(或)$PaCO_2$ 升高,是外呼吸功能障碍的临床表现。因此,在呼吸衰竭发病机制研究中,就外呼吸功能障碍分为通气功能障碍和换气功能障碍,其中通气功能障碍可分为限制性和阻塞性通气障碍;而换气功能障碍则分为弥散障碍、肺泡通气与血流比例失调和解剖分流增加,具体见图 25-1。

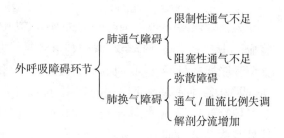

图 25-1　外呼吸与呼吸衰竭发生机制

一、通气功能障碍

静息状态下,正常成年人每次呼吸的通气量(潮气量)平均为 500ml,而呼吸频率平均为 12 次/分,所以每分钟总通气量约为 6L/min,即每分钟通气量 = 潮气量(500ml)×呼吸频率(12 次/分)。通气量包括死腔通气量与肺泡通气量,其中死腔通气量不参与血液间气体交换,即约 30% 气体滞留于各级气管,不到达肺泡,而肺泡通气量是进入肺泡直接参与气体交换的气体量,约占通气量的 70%。各种病因引起通气功能障碍的重要环节在于肺泡通气量减少,包括吸气时肺泡扩张受限或气道阻塞而引起的肺泡通气不足等原因,例如呼吸动力减弱导致呼吸频率和潮气量降低,或者胸廓与肺的弹性阻力或气道阻力增大导致潮气量减少。因此,呼吸衰竭机制中通气障碍可为两个类型,分别是限制性通气不足与阻塞性通气不足。

(一) 限制性通气不足

限制性通气不足是指肺泡扩张受限而引起的肺泡通气不足,主要是源于呼吸动力及其调控功能减弱,或者是胸廓和肺的扩张受阻。根据外呼吸的构成环节与调控,主要导致限制性通气不足的因如下:

1. **呼吸肌运动障碍** 呼吸肌运动障碍可引起通气动力不足,其结果是肺泡扩张受限,导致限制性通气不足。在临床上,引起呼吸肌运动障碍或调控紊乱的情况主要有:呼吸中枢损伤或抑制,如颅脑外伤、脑梗或脑出血等脑血管意外损伤到呼吸中枢,或者镇静剂或麻醉剂使用过量可抑制呼吸中枢;呼吸肌病变或麻痹,可见于支配呼吸肌的神经异常或呼吸肌病变,如重症肌无力、破伤风、脊髓灰质炎、有机磷中毒等。此外,慢性阻塞性肺疾病还可导致呼吸肌疲劳。

2. **胸廓顺应性降低** 严重的胸廓畸形、胸膜纤维化等患者可限制其胸部的扩张,阻碍呼吸运动,表现为顺应性降低。

3. **肺的顺应性降低** 主要表现在呼吸时肺泡的扩张受限,多见于肺纤维化、肺不张、肺水肿、肺实变、肺叶切除、矽肺等情况,其中机制主要是减少肺泡表面活性物质,使肺的顺应性降低,限制肺泡的扩张。在正常生理情况下,肺泡表面活性物质可使肺泡的表面张力降低,扩张肺泡而利于呼吸通气,在上述疾病过程中,出现肺水肿、过度通气以及炎性渗出等病理改变,都可以大量消耗、稀释和破坏肺泡表面活性物质。尤其是新生儿呼吸窘迫综合征、成人呼吸窘迫综合征等患者,肺泡表面活性物质合成与分泌严重不足,表现为不同类型的呼吸衰竭。

4. **气胸和胸腔积液** 呼吸时肺部扩张因为胸腔内气体与液体压迫而受到限制。

(二) 阻塞性通气不足

呼吸时,气体流在呼吸道中受到气道阻力,阻力源于气体分子之间和气体分子与气道之间的摩擦,气道阻力的主要的影响因素为气道内径大小、气流速度、气流形式等。平静呼吸时,80% 以上的气道阻力产生于直径大于 2cm 的细支气管以上的气道。阻塞性通气不足就是气道狭窄或阻塞使气道阻力增加,所导致的通气障碍可引起呼吸衰竭。因此,导致阻塞性通气不足的病理状态主要见于以下几种情况:①气道病变,口径变小:管壁收缩痉挛、肿胀、纤维增生均使气道口径变小,导致阻塞性通气不足;②气道受压,口径变小:气管外肿瘤和肿大淋巴结压迫,使气道口径变小而增加阻力,导致阻塞性通气不足;③气道阻塞,口径变小:在病理状态下,气管内黏液、渗出物、异物、肿瘤可阻塞气道;④气道变形,气流异常:气道变形如气管腔狭窄或管腔不规则等,可将呼吸气流形式由平流变为涡流,增大气道阻力。综上所述,阻塞性通气不足的本质均是气道变形、受压或阻塞,表现为气道口径变小,气流异常。在临床上,为便于患者的诊断与治疗,常根据气道阻塞的解剖部位不同,分为中央性气道阻塞和外周性气道阻塞。

1. **中央性气道阻塞** 中央性气道阻塞是指气管分叉处以上的气道阻塞,又分为胸外段和胸内段气道阻塞,具体发生原因与机制如下:①胸外阻塞:多见于喉头水肿、声带麻痹、喉癌,在吸气时,气道内压小于大气压,加重胸外气道阻塞;而呼气时则相反,气道内压大于大气压,可使胸外阻塞减轻,临床表现的特点为吸气性呼吸困难;②胸内阻塞:多见于肿瘤、气管异物,还有气管外肿物压迫,如甲状腺与纵隔肿瘤等,吸气时,胸内压降低,胸腔负压增大,表现为气道内压大于胸内压,胸内阻塞程度减轻,呼气时胸内压升高,气道受压,使阻塞加重。临床的特点为呼气性呼吸困难。见图 25-2。

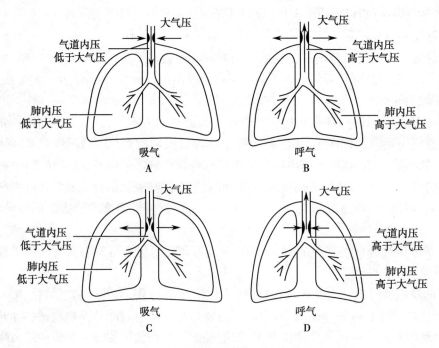

图 25-2　中央气道阻塞与呼吸困难类型

A. 胸外阻塞吸气时,呼气时气道内压低于大气压,吸气性呼吸困难;B. 胸外阻塞呼气时:呼气时气道内压高于大气压,呼吸困难缓解;C. 胸内阻塞吸气时,气道内压低于大气压,呼吸困难缓解;D. 胸内阻塞呼气时,气道内压高于大气压,引起呼气性呼吸困难

2. 外周性气道阻塞　外周性气道阻塞是指内径小于 2mm 的细支气管阻塞,也称为小气道阻塞。在组织学与生理方面,外周小气道的特点为:气管壁薄,无软骨支撑;气道管径随呼气与吸气过程改变;小气道与管周围肺泡呈紧密相接。鉴于此,外周性气道阻塞的患者主要表现为呼气性呼吸困难,其主要发生原因与机制为:小气道管壁增厚管腔变小、分泌物分泌增加、肺泡壁损坏而降低细支气管的牵引力等,均可引起外周气道阻力增加,引起小气道阻塞,如慢性阻塞性肺疾病患者,此时吸气时由于胸内压降低,小气道尚可保持开放和通气状态,在呼气时,胸内压增高而使小气道而受压提早闭合,临床多表现为呼气性呼吸困难,其结果是气体难以呼出而潴留于肺泡,尤其是引起 CO_2 潴留,导致高碳酸血症,多引起Ⅱ型呼吸衰竭。此外,严重哮喘时,细支气管痉挛导致小气道管径明显缩小乃至闭合,使外周气道阻力急剧增加,可引起急性呼吸衰竭。

（三）通气功能障碍的血气变化特点

通气功能障碍主要为肺泡有效通气不足,表现为吸入的 O_2 不足而 CO_2 的排出受阻,即氧气分压下降,$PaO_2<60mmHg$,二氧化碳分压升高,$PaCO_2>50mmHg$,多引起Ⅱ型呼吸衰竭,即高碳酸血症型呼吸衰竭。

二、肺换气功能障碍

肺换气是指肺泡与肺毛细血管血液之间的气体交换过程,肺泡空气中氧气顺着分压差,通过肺泡上皮与毛细血管内皮细胞等肺泡-毛细血管膜(呼吸膜),扩散(弥散)到肺泡毛细血管,而静脉血中的二氧化碳则向肺泡扩散(弥散),整个肺换气过程约 0.3 秒就达到气体扩散平衡,即肺泡毛细血管血氧分压升高至 100mmHg 左右,二氧化碳分压则急剧降低,肺部静脉血变成了动脉血。一般肺泡血液流经肺毛细血管的时间约 0.7 秒,正常血液流经肺毛细血管全长约 1/3 时,肺换气过程基本完成。因此,肺换气功能障碍机制包括弥散障碍、肺泡通气与血流比例失调以及解剖分流增加等环节。

(一)弥散障碍

弥散障碍是指肺泡气体与血液的 O_2 和 CO_2 通过呼吸膜交换的过程障碍。主要是呼吸膜出现异常,表现为呼吸膜面积减少和呼吸膜增厚。

1. 弥散膜面积减少　正常成人肺泡总面积为 $60\sim100m^2$,平静呼吸时只需 $35\sim40m^2$ 面积的肺泡参与气体交换,保留有较大的肺换气面积储备量,利于气体弥散。因此,只有当呼吸膜面积减少一半以上时,才可能因弥散膜面积过少而发生换气功能障碍。呼吸膜面积减少常见于肺叶切除、肺实变、肺不张以及严重肺水肿等。

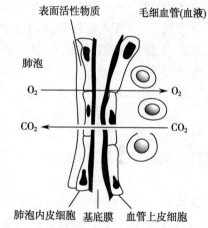

2. 弥散膜厚度增加　呼吸膜由肺泡上皮、毛细血管内皮及两者共有的基膜以及肺泡表面液层、表面活性物质层等构成,见图 25-3。若出现肺水肿、肺间质纤维化、肺透明膜形成,可以使呼吸膜厚度增加,导致弥散距离增加而影响气体弥散。

图 25-3　呼吸膜基本结构

3. 弥散障碍的血气变化特点　在肺泡气体交换中,氧的弥散速度慢,弥散能力仅为二氧化碳的 1/20,易发生弥散障碍;而 CO_2 弥散速度快和能力强,可迅速排出,不易受影响。因此,单纯弥散障碍导致I型呼吸衰竭,主要表现为 PaO_2 降低,$PaCO_2$ 正常或降低。

(二)肺泡通气与血流比例失调

肺泡总通气量与血流量以及两者配合协调,是保证有效换气的重要因素之一。正常人在静息状态下,平均肺泡通气量(V_A)为 4L/min,平均肺血流量(Q)为 5L/min,通气血流(V_A/Q)比值为 0.8。由于体位关系,正常人肺的各部分通气与血流比值的分布也不都是 0.8,V_A/Q 比率的变动范围为 $0.6\sim3$。直立位时,肺泡的通气量和血流量都呈自上而下递增的变化规律,但由于重力对血流影响更大,肺尖与肺底部的血流量差别更大,表现为各部肺泡的 V/Q 比值自上而下递减,平均为 0.8。若肺部的肺泡通气与血流量两者异常发生于同一部位,如肺叶切除、大叶性肺炎灰色肝变期患者,其余的健康部分肺可以通气与血流的适当比例增加来代偿。在临床上,大多数呼吸系统疾病所引起的肺泡通气和血流量变化不成比例,导致部分肺泡 V/Q 比值增高或降低,且 V_A/Q 比值的变动范围大,引起总的肺泡通气血流比例严重失调,以低效率的换气功能而导致呼吸衰竭,是呼吸衰竭发生的最常见最重要的机制。总结临床呼吸衰竭的发病原因与机制,目前认为 V_A/Q 比例失调主要有以下两种基本形式(图 25-4)。

1. 部分肺泡通气不足引起 V_A/Q 比值降低 呼吸系统病变,如支气管哮喘、慢性支气管炎以及阻塞性肺气肿等慢性阻塞性肺疾病引起的气道阻塞或狭窄性病变,还导致胸廓与肺顺应性降低,且在肺各个部分病变程度轻重不一,因此肺泡通气的减少分布也是严重不均。因此,此类部分肺泡因阻塞性或限制性通气障碍而引起严重通气不足,而该处肺泡血流量未明显减少,V_A/Q 比值下降明显,导致流经该部分肺泡的静脉血未得到充分氧合便掺入动脉血中,血氧明显降低,以静脉血掺杂称之,又称功能性分流。此外,肺部炎症也会导致功能性分流发生,如在大叶性肺炎的红色肝样变

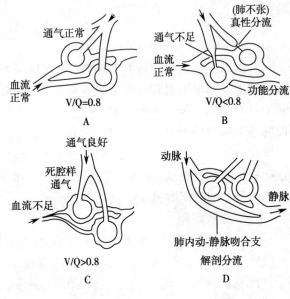

图 25-4 肺泡通气与血流关系图

期时,大量炎性渗出物填塞肺泡,肺泡通气量显著减少,而肺泡毛细血管充血扩张,血流反而有所增加,导致 V_A/Q 比值明显下降,血液流过病变肺泡时获取氧气明显减少,导致机体缺氧,通气减少甚至引起排出 CO_2 显著减少,导致高碳酸血症。

2. 部分肺泡血流不足引起 V_A/Q 比值升高 肺动脉分支栓塞、肺部炎症、肺部 DIC 以及肺毛细血管大量破坏等病变,使该部分肺泡的血液流量明显减少,但肺泡通气基本良好,导致 V_A/Q 比值明显升高,该部分肺泡的气体未能充分进入血液,类似于无效通气,称为死腔样通气。在正常人也有生理性死腔通气,其死腔通气量约为潮气量的 30%,但严重肺疾患时,该比例可高达 60%~70%。因此,死腔样通气时,肺泡毛细血管血流量相对或绝对减少,使肺泡的气体得不到充分利用,而且还可让死腔样通气部位多余的血液转入健康肺泡毛细血管,引起血流量过大,反而引起健康部分肺泡的 V_A/Q 比值降低,加重了整个肺的气体交换障碍程度。

3. V_A/Q 比例失调的血气变化特点 无论是部分肺泡通气不足还是部分肺泡血流不足,一般情况下都表现为换气障碍,其结果均是 PaO_2 降低,导致严重缺氧;而对于 CO_2 排出而言,可以通过代偿而维持 $PaCO_2$ 正常,甚至可因代偿过度而降低,多属于 I 型呼吸衰竭,以换气障碍为主。若 V_A/Q 比例严重失调,通气与换气严重障碍,导致健康部分肺泡代偿不足,O_2 吸入不足而 CO_2 排出障碍,引起 PaO_2 降低和 $PaCO_2$ 升高,属于 II 型呼吸衰竭。

(三) 解剖分流增加

正常情况下,右心泵出部分肺静脉性质的动脉血不流经肺泡氧合,而经支气管静脉和肺内动-静脉吻合支直接流入肺静脉,还有在心内经最小静脉直接分流至左心,此类分流量约占心输出量的 2%~3%。该部分静脉性质的血液未经氧合即流入体循环动脉血中,称为真性分流,也称为真性静脉血掺杂。支气管扩张症以及先天性肺血管畸形肺动静脉瘘等疾患,可有肺内动-静脉短路开放和肺动脉与静脉直接相通形成短路,这均使解剖分流量增加,通过增多静脉血掺杂而导致呼吸衰竭。此外,肺实变、肺不张等情况下,肺泡完全不通气但仍有血流,即

V/Q=0，也被认为是一种真性分流。因此，可以认为肺实变、肺不张是功能性分流的极端情况，但由于真性分流肺泡完全不通气，所以吸氧后 PaO_2 变化不大，氧疗无效，而功能性分流氧疗后可提高血氧分压。

第三节　呼吸衰竭时机体主要功能和代谢变化及防治原则

一、呼吸衰竭时机体主要功能和代谢变化

（一）酸碱平衡紊乱

1. 呼吸性酸中毒　由于限制性和阻塞性通气不足，或者出现严重的通气血流比值失调，在引起低氧血症时，也导致 CO_2 排出受阻，CO_2 大量潴留，血浆 H_2CO_3 水平原发性增加，出现高碳酸血症，见于Ⅱ型呼衰。

2. 代谢性酸中毒　呼吸衰竭时低氧血症使组织细胞无氧代谢加强，产生大量的乳酸等酸性代谢产物，消耗体内 HCO_3^-，使 HCO_3^- 水平原发性减少。此外，肺部感染或休克等引起呼吸衰竭的原发病或病理过程，也可以引起代谢性酸中毒。

3. 呼吸性碱中毒　对见于急性肺损伤一类的患者，在低氧血症时，缺氧可刺激化学感受器，激活呼吸中枢而造成肺过度通气，导致二氧化碳排出过多，使 $PaCO_2$ 明显下降，引发呼吸性碱中毒。

（二）呼吸系统变化

低氧血症和高碳酸血症对呼吸中枢的影响

（1）低氧血症对呼吸中枢的影响：PaO_2 降低至 30~60mmHg 范围内，可刺激颈动脉体主动脉体化学感受器，使呼吸中枢兴奋，可增强呼吸运动；当 PaO_2<30mmHg，出现严重缺氧，可直接抑制呼吸中枢，抑制呼吸运动。

（2）高碳酸血症对呼吸中枢的影响：短时间内，$PaCO_2$ 升高至 50~80mmHg 范围内，可通过刺激中枢化学感受器直接兴奋呼吸中枢；当 $PaCO_2$>80mmHg 时，可直接抑制呼吸中枢，导致呼吸运动障碍，称 CO_2 麻醉。尤其要说明的是，在此状况下，机体靠低 PaO_2 刺激外周化学感受器以维持微弱呼吸运动，临床只能给予 30% 低浓度、低流量（1~2L/min）的持续给氧，使 PaO_2 上升不超过 60mmHg，以避免低氧刺激中枢的调节消失，可导致呼吸暂停。

（3）不同原因所致呼吸衰竭对呼吸运动的影响：主要分两大类：①中枢性呼吸衰竭：呼吸浅而慢，节律紊乱，表现为呈潮式、间歇、抽泣样、叹气样呼吸等形式。②外周性呼吸衰竭：浅而快的呼吸，多见于肺顺应性降低、限制性通气障碍的肺部疾病。此外，阻塞性通气障碍的疾患引起吸气或呼气式呼吸困难，需要增强呼吸运动来实现。

（三）中枢神经系统变化

1. 低氧血症对中枢神经系统的影响　分三个程度：PaO_2<60mmHg，出现智力和视力减退；PaO_2 为 40~50mmHg，出现神经精神症状；PaO_2<20mmHg，出现神经细胞不可逆损伤。

2. 高碳酸血症、CO_2 潴留对中枢神经系统的影响　分两个程度：轻度高碳酸血症，

$PaCO_2>50mmHg$：脑血管扩张，可出现头痛、头晕、烦躁；重度高碳酸血症：$PaCO_2>80mmHg$，被称为"CO_2麻醉"，表现为头痛、头晕、烦躁不安、言语不清，严重是精神错乱、嗜睡、抽搐、昏迷等。

3. 肺性脑病　呼吸衰竭中缺氧与高碳酸血症对脑血管和脑细胞的损伤，引起中枢神经系统功能障碍，以肺性脑病称之。

（1）脑水肿与脑细胞水肿：①缺氧、高碳酸血症以及酸中毒，使脑血管扩张、通透性增加，导致脑水肿。②缺氧时 ATP 产生减少，脑细胞膜钾 - 钠泵活性降低，胞内 Na^+ 泵出障碍导致胞内 Na^+ 过多，使细胞外水进入胞内，引起脑细胞水肿。③脑充血、水肿使颅内压升高，反之压迫脑血管加重缺氧，形成恶性循环，严重时导致脑疝形成。

（2）中枢神经系统抑制：缺氧、高碳酸血症、酸中毒可降低脑脊液 pH 降低，可增加抑制性神经递质 γ- 氨基丁酸（γ-GABA）。此外，酸中毒还可激活磷脂酶和导致溶酶体酶释放，损伤脑细胞。

（四）循环系统的变化

1. 低氧血症和高碳酸血症对心血管系统的影响　依据 PaO_2 降低与 $PaCO_2$ 增高的程度，分为轻、中、重等三种不同程度：①轻、中度 PaO_2 降低与 $PaCO_2$ 增高：兴奋心血管中枢，表现为心率增快与心收缩力增强，外周血管收缩、静脉回流增多；②重度 PaO_2 降低与 $PaCO_2$ 增高：抑制心血管中枢，导致血压降低与心收缩力减弱。此外还可致肺血管除外的机体血管扩张。

2. 肺源性心脏病（pulmonary heart disease）　肺的慢性器质性病变，如慢性阻塞性肺疾患等，可引起呼吸衰竭，还可以继发右心肥大和心力衰竭，称为肺源性心脏病。主要发生机制如下：

（1）肺泡 O_2 降低和 CO_2 升高，酸中毒引起血中 H^+ 升高，导致肺小动脉收缩而形成功能性肺动脉高压。

（2）缺氧引起肺小动脉长期收缩，促进平滑肌细胞及成纤维细胞增生，刺激胶原蛋白及弹性蛋白合成增加，导致肺血管壁增厚、硬化、管腔狭窄，最后形成器质性肺动脉高压。

（3）若出现肺小动脉炎、肺栓塞以及 DIC，可通过破坏肺血管床而形成肺动脉高压。

（4）长期缺氧，红细胞代偿性增高，血流阻力增大，引起肺动脉高压。

上述因素均可增加肺动脉高压，直接导致右心后负荷增加，而且缺氧酸中毒还可损伤心肌，长期反复作用则引起右心衰竭。

（五）肾功能变化

呼吸衰竭时，肾功能变化主要表现为功能性急性肾功能衰竭，其基本机制是缺氧、酸中毒引起交感神经兴奋，肾血管收缩，导致肾小球滤过率降低。临床表现可有氮质血症和少尿以及尿蛋白、红细胞、白细胞和管型等。

（六）胃肠变化

呼吸衰竭时，缺氧与酸中毒引起交感神经兴奋，胃肠可出现胃肠血管收缩和黏膜缺血，而且潴留的 CO_2 可使碳酸酐酶活性增高，胃酸分泌增多；若出现休克及 DIC，可加重胃肠黏膜缺血，导致胃肠出血与溃疡。

二、呼吸衰竭的防治原则

1. 治疗原发病与消除病因。

2. 纠正缺氧,改善通气,保持呼吸道通畅。

3. 呼吸衰竭患者氧疗原则,主要有两种情况:①Ⅰ型呼吸衰竭(低氧血症型呼吸衰竭),给予较高浓度氧以提高 PaO_2 水平,尽快高于 60mmHg;②Ⅱ型呼吸衰竭(高碳酸血症型呼吸衰竭),给予低浓度氧(氧浓度 <30%),且低流量(1~2L/min)、持续或间断给氧,维持 PaO_2 在 60mmHg 左右,避免血氧突然升高而导致呼吸抑制。

4. 纠正水、电解质及酸碱平衡紊乱,维持机体内环境稳定。

5. 保护心、脑、肾等重要器官功能,防止严重并发症。

理论与实践

急性呼吸窘迫综合征与呼吸衰竭

急性呼吸窘迫综合征(acute respiratory distress syndrome,ARDS)是由肺泡-毛细血管膜损伤为主引起的急性呼吸衰竭。主要病理特征为弥漫性呼吸膜损伤,主要表现为严重肺水肿与出血、肺不张、透明膜形成、微血栓形成,临床上主要表现为进行性呼吸困难和顽固性低氧血症。主要病因有常见于休克、创伤、败血症等疾病。其引起呼吸衰竭的主要机制有:①通气不足与通气血流比值减少:肺水肿、肺不张使肺顺应性降低,可引起限制性通气障碍,而支气管痉挛和气道内黏液阻塞还可导致阻塞性通气障碍,其中肺不张和气道阻塞还可导致患处的肺泡通气血流比值减少;②呼吸膜增厚与弥散面积减少:由于肺水肿与透明膜形成可引起呼吸膜增厚,而肺不张则引起弥散面积减少;③死腔样通气增加:微血栓形成或肺血管收缩,可造成死腔样通气增加。

血气变化特点:急性呼吸窘迫综合征早期可有过度通气,表现为 PaO_2 降低,而 $PaCO_2$ 可正常,或 $PaCO_2$ 下降时出现呼吸性碱中毒;而急性呼吸窘迫综合征晚期或病情严重时,肺部病变广泛,通气障碍难以代偿,肺总通气量降低,可导致 $PaCO_2$ 升高。

慢性阻塞性肺部疾患与呼吸衰竭

慢性阻塞性肺疾患(chronic obstructive pulmonary disease,COPD)是常见的慢性呼吸系统疾病,多由慢性支气管炎和肺气肿引起,晚期可引起呼吸衰竭、心力衰竭(肺源性心脏病)。其病理改变特征是是长期慢性支气管炎引起细支气管管壁增厚与管腔狭窄,气道分泌物增多而阻塞管腔,增大气道阻力,病情进展还引起肺气肿,其病变多发生于管径小于2cm的小气道中。COPD导致呼吸衰竭的机制如下:①阻塞性通气障碍:细支气管管壁增厚与管腔狭窄,气道分泌物容易阻塞;②限制性通气障碍:肺组织增生与纤维化导致顺应性降低,肺泡Ⅱ型上皮细胞受损,肺泡表面活性物减少,肺泡扩张受限;③弥散功能障碍:肺气肿与慢性炎性增生可导致泡膜增厚及弥散面积减少;④肺泡通气血流比值失调:气道阻塞引起肺泡低通气,主要为功能性分流增加。

病案 25-1

患者男性,65 岁,因反复咳嗽,咳痰 25 余年,气促 6 年,双下肢水肿 3 天入院。患者 25 年前开始反复咳嗽,咳黄色浓痰,有时伴气喘。反复发作且冬季容易发。6 年前开始出现气促、心悸,多见于较重体力活动时,休息后缓解;病情逐年加重,轻体力活动也出现气促。3 天前因感冒、发热,咳嗽咳痰加重,痰黄稠难咳,气喘加重,心悸,双下肢水肿,急诊入院,入院当日出现神志不清。既往史,嗜烟 30 多年,每天吸烟 40 支左右。

体检:T 38.8℃,P 105 次 / 分,R26 次 / 分,BP140/85mmHg。颈静脉怒张,肝颈征阳性。桶状胸,叩诊过清音,肺下界下移,两肺呼吸音减弱,呼气延长,双肺多处闻及干啰音,左下肺湿啰音。心率 105 次 / 分,律齐,三尖瓣听诊区可闻及收缩期柔和的吹风样杂音,肝右肋下 2.5cm 可触及。实验室检查:血常规为血红蛋白 160g/L,红细胞 $5.10×10^{12}$/L,白细胞 $12.6×10^9$/L。血细胞分类:中性粒细胞为 82%,淋巴细胞为 12%,血小板 $160×10^9$/L;血钠 145mmol/L,血钾 3.9mmol/L,血糖 5.8mmol/L,血尿素氮 8.3mmol/L,血肌酐 120mmol/L。肝功能:ALT 80U/L,AST 76U/L,总蛋白 69g/L,白蛋白 43g/L,球蛋白 25g/L。胸片提示:肺透亮度增高与肺纹理粗乱,横膈下降,平 12 后肋,左下肺野见糊状阴影,右下肺动脉干扩张。血气分析:pH7.31,$PaCO_2$ 75mmHg,PaO_2 42mmHg,HCO_3^- 38mmol/L,SB 为 HCO_3^- 26mmol/L。

问题:

1. 请阐述该患者发生呼吸衰竭发生的机制。

2. 根据血气分析结果分析该患者发生哪一类型呼吸衰竭,并说明氧疗的方法与病理生理学基础。

3. 请阐述该患者发生肺源性心脏病的机制。

学习小结

呼吸衰竭是指各种临床致病原因作用于外呼吸气体交换环节,使机体出现系列功能、代谢变化的临床综合征,具体表现为静息状态下动脉氧分压(PaO_2)降低(<8kPa,60mmHg),伴有或不伴有动脉 CO_2 分压($PaCO_2$)升高(>6.6kPa,50mmHg)。临床常以低氧血症型(Ⅰ型)和高碳酸血症型(Ⅱ型)来进行呼吸衰竭分类。

呼吸衰竭发生机制主要分为通气障碍、换气障碍以及解剖分流增加等三个方面,具体如下:

(1) 通气障碍:分为限制性通气不足与阻塞性通气不足。

(2) 换气障碍:主要分为弥散障碍与通气血流比值失调,其中弥散障碍有两种情况:弥散面积减少和弥散距离增加;通气血流比值失调也有两种情况:功能性分流和死腔样通气。

(3) 解剖分流增加。

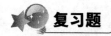 复习题

1. 呼吸衰竭分哪几种类型?
2. 阻塞性通气不足中阻塞部位不同出现的呼吸困难形式有何不同? 为什么?
3. 请简述肺泡通气 / 血流比例失调的表现形式及其病理生理意义。
4. 呼吸衰竭时会出现哪些类型的酸碱平衡紊乱,为什么?
5. 请阐述 I 型与 II 型呼衰不同氧疗模式的病理生理学基础。

(邝晓聪)

第二十六章

肝 性 脑 病

学习目标

1. 掌握肝性脑病概念,肝性脑病的发病机制,包括氨中毒学说,假性神经递质学说,血浆氨基酸失衡学说。
2. 熟悉肝性脑病的发病机制综合学说,肝性脑病的诱因,GABA 学说以及肝性脑病的防治原则。
3. 了解肝性脑病的病因及分类,肝性脑病的主要临床表现与分期。

第一节 概 述

人体中最大的消化腺体是肝脏,生理功能主要包括营养物质代谢调节以及机体活性物质的分泌、合成、生物转化(解毒与灭活)、排泄以及免疫调控等。若肝实质细胞受损,首先常常表现出分泌功能紊乱,如胆红素代谢异常引起的高胆红素血症,继续加重者则引起肝合成功能障碍,如低白蛋白血症、凝血因子减少等,严重的肝功能不全(肝衰竭)使生物转化(解毒与灭活)功能障碍,如多种激素灭活功能低下,芳香族氨基酸代谢障碍等。除肝实质细胞外,肝内枯否细胞所占比例少,却是组成机体单核-巨噬细胞系统的重要部分,通过分泌多种细胞因子,在炎症反应、免疫防御与调节中扮演重要的角色,因而枯否细胞功能受损,多引起肠源性内毒素血症,从而加重肝脏损害。

肝性脑病(hepatic encephalopathy,HE),也称肝性昏迷,是指严重肝脏疾病时所继发的一系列神经精神综合征。临床上肝性脑病晚期主要表现为昏迷;具体分期与临床表现见表 26-1。

表 26-1 肝性脑病分期与临床表现

分期	临床特点	临床表现
Ⅰ期(前驱期)	轻度行为性格改变	情绪激动或淡漠,应答尚准确,反应迟钝
Ⅱ期(昏迷前期)	睡眠、行为异常意识错乱	睡眠紊乱,言语与举止反常,理解力、定向力、书写、计算障碍,病理征阳性,脑电图出现异常改变
Ⅲ期(昏睡期)	精神错乱与昏睡	精神错乱,可唤醒的昏睡状态,扑翼样震颤脑电图异常
Ⅳ期(昏迷期)	浅昏迷转入深昏迷	神志丧失,唤不醒,浅昏迷疼痛刺激有反应,腱反射和肌张力亢进;深昏迷肌张力降低,各种反射消失,脑电图异常

第二节　肝性脑病的病因与分类

肝性脑病的主要病因为两类:肝细胞损伤,生物转化(解毒与灭活)功能障碍:多见于重型病毒性肝炎、化学物质中毒引起的急性或亚急性肝坏死以及肝癌的晚期患者,为急性病变过程,清除机体毒性产物与灭活活性物质功能障碍;门-体分流导致毒性和活性物质入肝解毒与灭活减少:多见于门脉高压的肝硬化患者,其实施的门-体静脉分流术或门-体分流侧支循环的形成,可使毒物不经过肝脏解毒而直接进入体循环,可作用于中枢神经系统而引起神经精神症状;而不入肝灭活的活性物质增多,也使机体物质代谢异常,导致神经系统功能障碍。鉴于此,临床上将肝性脑病分为两类:急性型肝性脑病:起病急骤,出现躁动、谵妄以至昏迷,且昏迷前无前驱症状,可短期内死亡,多见于重型病毒性肝炎及中毒性肝炎,因大量肝细胞急剧破坏而解毒障碍,导致血中毒物水平迅速升高而干扰中枢神经系统,也称为内源性肝性脑病;慢性型肝性脑病:起病与病情发展缓慢,多见于门-体静脉分流的肝硬化患者,因毒物或活性物质不能入肝而导致中枢神经系统功能异常,也称为外源性肝性脑病。

第三节　肝性脑病发生机制

肝性脑病有明显的临床神经精神症状,可以作为其发病机制研究的起始点和线索,如患者出现的嗜睡以及晚期的昏迷,均是中枢神经系统不同程度抑制的临床表现;而肝功能衰竭的解毒障碍,导致代谢产物氨、胺类、吲哚、酚类等各种毒物在血中水平升高,加之神经系统对毒物作用的敏感性。因此,这些毒性产物是否能入脑而干扰神经系统,都是肝性脑病发病机制研究的切入点。经过长期动物基础实验研究和患者临床观察,逐步形成了氨中毒学说、假性神经递质学说、血浆氨基酸失衡学说等多种学说,并且指导临床的治疗工作。值得注意的是,肝性脑病的脑组织大多无特殊的病理形态变化,如少数急性型肝性脑病患者可见脑水肿,反复发作的慢性患者可见星形细胞肥大和增生,但似乎与肝性脑病临床表现联系并不密切,可以认为肝性脑病的发病机制仍需进一步探讨与完善。

一、氨中毒学说

在近半个世纪的研究中,氨中毒学说在肝性脑病的发病机制中占据核心地位。临床研究表明,约70%左右的肝性脑病患者出现血氨升高现象,若患者大量摄入蛋白质或动物试验中给予氯化铵,其提高血氨水平的后果是诱发肝性脑病;反之,经治疗降低血氨后,则病情则好转,表明肝性脑病的发生与血氨升高之间有明显的因果关系。

(一)正常血氨的调控,主要的来源与去路

1. 血氨来源　主要有以下几个来源:①肠道产氨(NH_3)入血:正常情况下,每天肠内产生的氨约为4g,主要源于食物中蛋白质消化分解产生的氨基酸以及由血液弥散入肠道的尿素,经肠内细菌产生的氨基酸氧化酶和尿素酶催化,均可以产生氨。肠道中氨吸收入血主要受肠道内 pH 影响,肠内环境一般为碱性,氨以 NH_3 分子状态存在,脂溶性好且易吸收入血,在肝经鸟氨酸循环解毒;若肠内环境偏酸性且 pH 小于 6 时,氨以 NH_4^+ 离子状态存在,不易在肠道吸收,随粪便排出体外,可降低血氨。②肾小管上皮细胞产氨入血:在肾小管上皮细胞,谷氨酰胺经谷氨酰胺酶水解产生 NH_3,一部分扩散到肾小管腔内与 H^+ 结合形成 NH_4^+ 而随尿排出,其余部分氨弥散入血,也为血氨来源之一。③肌肉产氨以及物质代谢中生成的氨:主要为肌肉组织中腺苷酸分解产氨以及氨基酸代谢过程中脱氨基产氨,不是血氨的主要来源。

2. 血氨去路与清除　氨清除方式主要有两种:①血氨入肝,经鸟氨酸循环合成尿素:肠道等处来源的氨入血,经门静脉进入肝脏,通过耗能的鸟氨酸循环形成尿素,每次鸟氨酸循环可清除 2 分子氨,形成消耗 4 分子 ATP 和 1 分子尿素,其中大部分血中尿素经肾滤过而随尿排泄,少部分尿素经肠壁渗回肠腔,形成尿素的"肠肝循环",而进入肠腔的尿素在肠道细菌作用下又形成氨,也是上述血氨的来源之一。②氨转化反应:在肌肉、肝、脑以及肾等组织细胞内,少部分氨与 α- 酮戊二酸结合,可转化为谷氨酸以及谷氨酰胺,以清除血氨。

(二)肝性脑病时,血氨升高的原因与机制

血氨水平的调控与其来源和去路是密切相关,其中调控的关键器官肝功能发生障碍,引起氨的来源增加而去路受阻,则会导致血氨升高,肝性脑病患者的血氨可增高到正常人的 2~3 倍以上,而且神经精神症状严重程度与血氨增高呈正相关。以下是血氨升高的原因:

1. 血氨清除不足　主要有以下四个方面:①肝功能受损,鸟氨酸循环障碍,尿素合成与氨清除减少:肝细胞损伤引起细胞代谢障碍以及 ATP 减少,尤其是肝内鸟氨酸循环酶系统受损害,表现为尿素合成能力降低与氨清除不足,导致血氨升高。②门 - 体侧支循环形成,血氨清除减少:多见于肝硬化患者,其门脉高压引起门 - 腔静脉侧支循环形成或门 - 体静脉吻合术后,由患者肠道大量吸收入血的氨,可不经门静脉入肝而直接进入体循环,导致肝无法清除血氨。③肌肉组织代谢消耗氨减少:常见于肝硬化肌肉萎缩患者,其萎缩的肌肉对氨的转化效应降低。④肾排氨降低:多见于肝功能障碍伴有碱中毒患者,肾小管上皮细胞中 NH_3 由难以形成 NH_4^+,表现为肾小管上皮细胞分泌氢减少,即 NH_4^+ 排泄减少。

2. 机体产氨与吸收增多　机体氨的产氨多源于肠道蛋白质分解与尿素肠肝循环,而氨的吸收则与肠道 pH 相关。此外,肾和肌肉也能少量产氨。以下是具体调控血氨升高的途径:①肠内蛋白质等含氮物质增多,产氨增加:多见于肝硬化门脉高压患者,可出现上消化道出血,或者门静脉回流障碍引起的消化道淤血、水肿,而且消化液分泌减少,影响食物的消化、吸收及排空,上述两情况的结果都导致肠道内蛋白质等含氮物质增多,尤其是患者高蛋白饮食之后,肠道细菌中细菌酶分解蛋白质等含氮物质而产氨增加,而且肠道的碱性环境(PH>6)也利于氨的吸收;②肝硬化导致肠道淤血,可使细菌繁殖活跃:肠道细菌菌群繁殖增加,其中氨基酸氧化酶及尿素酶的量与活性增多,使肠道内蛋白质等含氮物质分解而产氨增加;③"肠肝循环"中尿素弥散入肠量增加:多见于慢性肝病晚期伴有肾功能衰竭患者,肾排泄含氮的代谢产物功能降低,血中尿素等非蛋白氮成分增加而形成氮质血症,导致弥散至肠腔的尿素增加;④肌肉产氨增加:肝性脑病早期可有躁动等表现,肌肉活动增强,可使腺苷酸分解产氨增加。

(三)血氨升高对中枢神经系统的毒性效应与作用机制

肝功能障碍仅仅是引起血氨升高,而肝性脑病患者出现的神经与精神临床症状,则提示血中毒性物质氨已经进入脑内而引发其毒性效应。正常情况下,血液 pH 为 7.35~7.45,血氨绝大

部分 NH_4^+(铵离子)形式存在,而 NH_3(氨分子)仅为 1% 左右,而二者存在动态平衡,其比例与血液的 PH 值有关,若 PH>6.0 时,血中 NH_3(氨分子)比例则会明显增加。对于血脑屏障而言,NH_4^+ 难以通过,而 NH_3 脂溶性强,容易透过血脑屏障进入脑内。肝性脑病患者,血氨升高,相应 NH_3(氨分子)增多,尤其是碱中毒发生时,患者血液 pH 上升,NH_4^+ 比例减少,NH_3 比例增加,可促使更多的 NH_3 进入脑内的数量。鉴于肝性脑病患者晚期多表现为意识障碍与昏迷等神经系统的抑制症状,提示入氨在脑内可能干扰神经细胞的能量代谢,并促进抑制递质的产生。

1. 脑内氨增多,干扰脑细胞的能量代谢　正常时,脑组织内少量的氨与 α- 酮戊二酸结合,可在谷氨酸脱氢酶的催化作用下形成谷氨酸,而谷氨酸进一步在谷氨酰胺合成酶的催化下,与氨结合形成谷氨酰胺,构成氨的正常代谢模式。当肝性脑病脑组织氨增多时,氨可干扰神经细胞的三羧酸循过程,导致能量代谢障碍,具体如下:①大量消耗 α- 酮戊二酸,三羧酸循环中间产物不足:脑组织高氨水平升高,可抑制 α- 酮戊二酸脱氢酶(α-ketoglutarate dehydrogenase,α-KGDH)活性,使 α- 酮戊二酸生成琥珀酸减少,而且过多的氨容易与 α- 酮戊二酸结合形成谷氨酸,均使减少;另一方面血中 α- 酮戊二酸难以通过血脑屏障,不能及时补充脑内消耗的 α- 酮戊二酸,以此干扰三羧酸循环过程的正常进行,减少 ATP 生成。②大量消耗还原型辅酶(NADH):在氨与 α- 酮戊二酸结合形成谷氨酸的过程中,大量消耗 NADH,还干扰呼吸链中递氢过程而导致 ATP 生成减少。③脑组织内高水平氨可抑制丙酮酸的氧化脱羧过程,导致生成乙酰辅酶 A 减少,同样影响三羧酸循环的中间产物,减少 ATP 生成。④大量消耗 ATP:氨与谷氨酸形成谷氨酰胺的反应是耗能过程,可消耗大量 ATP。此外,脑组织的糖酵解增强,脑细胞内乳酸增多,但 ATP 生成减少。具体见图 26-1 与图 26-2。

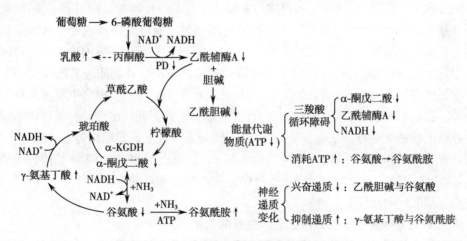

图 26-1　氨对脑细胞能量代谢与神经递质影响

2. 脑内神经递质平衡紊乱,兴奋递质减少,抑制递质增多　主要表现为谷氨酸与乙酰胆碱等兴奋递质减少而谷氨酰胺与 γ- 氨基丁酸等抑制递质增加,具体影响机制如下:①神经递质谷氨酸减少,谷氨酰胺增加:脑内氨与 α- 酮戊二酸结合生成谷氨酸,而由于脑组织氨水平过高,谷氨酸又与氨结合而生成谷氨酰胺,最终结果是兴奋性递质谷氨酸减少,而抑制性递质谷氨酰胺增加;②兴奋递质乙酰胆碱减少:脑内氨水平升高,可抑制丙酮酸脱氢酶活性,使神经细胞内乙酰辅酶 A 生成减少,导致合成兴奋性递质乙酰胆碱的原料减少;③抑制递质 γ- 氨基丁酸(GABA)增多:脑内高浓度氨可抑制 γ-氨基丁酸转氨酶的活性,阻碍其转化为琥珀酸,导致脑内GABA的含量增加。因此,肝性脑病患者的兴奋递质减少而抑制递质增多,临床则表现出嗜睡与昏迷等中枢神经系统的抑制效应。

3. 脑内高水平氨对神经元细胞膜的直接抑制效应　脑内过多的氨可抑制神经细胞膜上的 Na^+-K^+-ATP 酶活性,而且氨还与 K^+ 竞争进入细胞内,可通过影响 Na^+、K^+ 离子在神经细胞膜内、外的分布而抑制神经系统兴奋及传导。

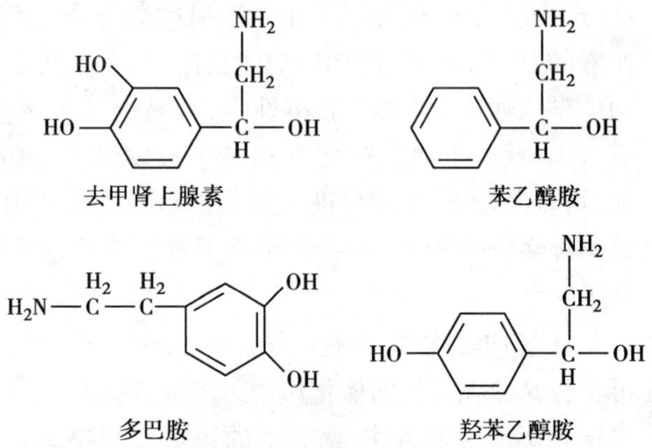

图 26-2　正常与假神经递质

二、假性神经递质学说

大部分肝性脑病患者的血氨水平增高,也有少部分患者血氨仍为正常水平,但依然出现嗜睡与昏迷等精神神经症状,这是氨中毒学说不能完全解释的。1970 年,针对暴发性肝炎引起的肝性昏迷,Parkes 尝试以左旋多巴进行治疗,可以使其神志短暂清醒,这提示肝性昏迷还源于其他抑制性物质的作用,为肝性脑病发病机制的研究提供了切入点。进一步分析左旋多巴在体内的代谢与生物学作用,可知左旋多巴是合成多巴胺的前体物质,并可通过血脑屏障提高脑内多巴胺水平。在神经系统中,多巴胺与去甲肾上腺素等神经递质作用于黑质、纹状体以及脑干网状结构等处神经核团,参与机体觉醒状态的调控。有研究还特别关注肝性脑病脑中多巴胺与去甲肾上腺素递质水平,发现其水平并不显著降低,提示此时脑内抑制性物质针对多巴胺与去甲肾上腺素的抑制方式应该是竞争性抑制,就是该抑制性物质与多巴胺和去甲肾上腺素的结构相似,并且可竞争性结合相应受体,但并未产生多巴胺和去甲肾上腺素介导的生理效应,Fischer 等研究者将该抑制性物质称为假性神经递质,并据此提出假性神经递质学说。为明确假性神经递质的基本分子结构与来源,以多巴胺与去甲肾上腺素结构为参照进行分析,发现两者均含有苯环结构,提示假性神经递质应该有苯环结构,而且机体的苯环结构物质的唯一来源就是芳香族氨基酸。经过系列研究,最后确定苯乙醇胺和羟苯乙醇胺就是假性神经递质,且与芳香族氨基酸代谢紊乱有关。

(一)正常的芳香族氨基酸苯丙氨酸和酪氨酸代谢

肠道中蛋白质可水解为支链氨基酸与芳香族氨基酸,其中苯丙氨酸和酪氨酸等芳香族氨基酸的主要代谢通路如下:一部分由肠道吸收入血,经肝脏代谢脱氨基,或者与受体结合通过血脑屏障,在脑细胞内代谢生成多巴胺和去甲肾上腺素等神经递质;另一部分在肠内细菌脱羧酶的作用下,形成苯乙胺及酪胺,由肠道吸收经门静脉入肝,在肝单胺氧化酶的作用下,氧化分解而清除。

(二)假性神经递质的产生与毒性作用

1. 假性神经递质增多　肠道蛋白质分解后,苯丙氨酸和酪氨酸等芳香族氨基酸经肠道细菌脱羧酶的作用,生成的产物苯乙胺和酪胺可吸收入血经门静脉入肝,而肝功能衰竭患者的单胺氧化酶活性降低,肝分解清除苯乙胺和酪胺的能力不足;若是肝硬化伴有门脉高压患者,肠道淤血以及食物的消化和吸收紊乱,则导致肠道蛋白质经细菌所分解产生的苯乙胺和酪胺增多,而且还因门脉高压而通过门-体分流直接进入体循环。上述两种情况均导致血中苯乙胺和酪胺等胺类水平升高。血中苯乙胺和酪胺可通过血脑屏障进入脑内,在脑内β-羟化酶的作用下分别生成苯乙醇胺和羟苯乙醇胺,两者结构与去甲肾上腺素和多巴胺等正常神经递质结构相似,但生理效应远弱于正常神经递质,约为正常神经递质效应的1/50,故以假性神经递质(false neurotransmitter)称之。

2. 假性神经递质的中枢神经系统毒性作用 中枢神经系统的脑干网状结构可维持大脑皮质的兴奋性和觉醒,其中非特异性投射系统上行神经纤维属于肾上腺素能神经元,而神经递质就是甲肾上腺素和多巴胺,若两者功能障碍则导致患者意识障碍乃至昏迷。此外,黑质、纹状体等大脑基底核核团,其神经元的功能维持也与甲肾上腺素和多巴胺密切相关,若两递质功能还可造成锥体外系失调,导致扑翼样震颤的发生。

由于肝性脑病患者脑组织中的假性神经递质苯乙醇胺和羟苯乙醇胺增多,且结构与正常递质去甲肾上腺素和多巴胺很相似,可竞争性地与相应受体结合,被肾上腺素能神经元摄取、贮存和释放,当苯乙醇胺和羟苯乙醇胺在神经突触聚集到较高浓度时,则可取代正常神经递质,但其生理功能远弱于正常神经递质,最终导致神经兴奋冲动及传导障碍。对于脑干网状结构而言,去甲肾上腺素和多巴胺被苯乙醇胺和羟苯乙醇胺竞争性抑制,神经系统的兴奋冲动难以传导至大脑皮层,因而出现意识障碍、昏迷等神经系统的抑制性临床表现。此外,黑质、纹状体的正常递质也是甲肾上腺素和多巴胺,而增多的假性递质也会干扰黑质与纹状体的兴奋与传导,可能与肝性脑病患者的扑翼样震颤发生有关。

三、血浆氨基酸失衡学说

假性神经递质学说将芳香族氨基酸代谢紊乱与肝性脑病的发生机制联系起来,因此,机制相关研究就扩展到两类氨基酸的变化,并进一步发现肝性脑病患者血中芳香族氨基酸与支链氨基酸的异常变化。

(一)血中支链氨基酸和芳香族氨基酸的比例变化

临床研究发现,机体血浆的各种氨基酸的含量之间有适当的正常比例,其中血浆支链氨基酸/芳香族氨基酸(BCAA/AAA)之间的比值在3~3.5。而肝性脑病患者血浆BCAA/AAA之间比值降低为0.6~1.2,主要是因为血中支链氨基酸(亮氨酸、异亮氨酸、缬氨酸)含量减少,而芳香族氨基酸(苯丙氨酸、酪氨酸、色氨酸)含量增多,导致血浆氨基酸比例失衡。

(二)血浆支链氨基酸和芳香族氨基酸比例失衡的机制

肝是多种激素灭活的场所,在肝功能衰竭时,针对胰岛素和胰高血糖素的灭活效率降低,尤其是胰高血糖素明显灭活不足,导致血中胰岛素/胰高血糖素比值降低;其中胰高血糖素促使肝性脑病患者的蛋白质代谢以分解代谢为主,释放出大量的支链和芳香族氨基酸,由于机体胰岛素水平与肝功能异常改变,可通过以下方式引起血浆氨基酸失衡:①胰岛素促使支链氨基酸水平降低:胰岛素可调节骨骼肌和肾脏等组织对支链氨基酸的摄取与分解。肝性脑病时,灭活不足而过多的胰岛素可促进骨骼肌对支链氨基酸的摄取和分解,因此,即使有蛋白分解所产生的支链氨基酸入血,但由于胰岛素作用,肝性脑病患者的血浆支链氨基酸的水平可不升高。

②肝代谢清除芳香族氨基酸障碍：肝是代谢清除芳香族氨基酸的主要器官，而肝功能衰竭则使清除芳香族氨基酸的代谢障碍，导致血浆芳香族氨基酸的浓度升高。因此，两种氨基酸总的变化结果就是 BCAA/AAA 的比值变小，即为肝性脑病特征性血浆氨基酸失衡变化。

（三）血浆氨基酸失衡引起肝性脑病的机制

在正常情况下，血液 pH 使芳香族氨基酸与支链氨基酸基本处于电中性状态，而且两者通过同一载体转运经血脑屏障入脑，它们之间是互相竞争入脑的关系。肝性脑病时，患者血中 BCAA 增加而 AAA 的减少，表明支链氨基酸入脑的竞争力减弱，而芳香族氨基酸比例与含量都增加，明显增加其入脑的概率及数量。其中增多的苯丙氨酸可抑制酪氨酸羟化酶的活性，干扰了脑内酪氨酸经羟化生成多巴胺的正常途径，反而促使酪氨酸在芳香族氨基酸脱羧酶的催化下生成酪胺，并进一步经 β- 羟化酶作用生成假性神经递质羟苯乙醇胺；而且脑内增多的苯丙氨酸也在芳香族氨基酸脱羧酶的催化下生成苯乙胺，也经 β- 羟化酶作用，生成另一种假性神经递质苯乙醇胺。因此，血浆氨基酸失衡的结果就是苯丙氨酸和酪氨酸生成正常神经递质多巴胺和去甲肾上腺素的代谢途径受阻，取代的是芳香族氨基酸入脑并代谢生成大量的假性神经递质，提示血浆氨基酸失衡学说就是假性神经递质学说的衍生，且芳香族氨基酸的异常增多是产生假性神经递质的根源。该学说对治疗有一定的指导意义，针对肝昏迷动物，通过输注特制的氨基酸平衡液，其中支链氨基酸含量高而芳香族氨基酸含量低，以此促使恢复肝昏迷动物苏醒；而肝性脑病输注特制的高支链氨基酸比例的氨基酸葡萄糖混合液之后，可以将 BCAA/AAA 的比值恢复到 3~3.5，以纠正血浆氨基酸比例失衡，可改善中枢神经系统症状和恢复神志。

此外，芳香族氨基酸中色氨酸也可经血脑屏障大量进入脑内，由羟化酶催化而生成 5- 羟色氨酸，再经脱羧酶的催化，最终生成 5- 羟色胺（5-hydroxytryptamine，5-HT）。5- 羟色胺既是抑制性神经递质，又是一种假性神经递质，有双重抑制效应，可被肾上腺素能神经元摄取，从而干扰正常递质去甲肾上腺素的作用。因此，5- 羟色胺增多也可抑制中枢神经而导致意识障碍。

 问题与思考 ●●●

请分析假性神经递质学说与血浆氨基酸失衡的异同点。

四、其他肝性脑病发病学说

目前，以氨中毒学说、假性神经递质学说以及血浆氨基酸失衡学说构成了肝性脑病发病机制学说的主干，主要涉及两个领域，其一是肝解毒障碍，引起毒物水平过高而致神经系统功能紊乱或抑制性神经递质增加；其二是假性神经递质增加导致神经系统调控紊乱，与氨基酸代谢异常相关。因此，在这两个领域内衍生许多其他的发病机制学说，简要介绍如下：①GABA学说：GABA 即 γ- 氨基丁酸，是中枢神经系统主要的抑制性神经递质。在肝性脑病患者，肠道细菌产生 GABA 入血，而肝脏摄取和灭活 GABA 的能力降低，或门脉高压导致 GABA 绕过肝直接入血，均使血液中 GABA 浓度升高，使血液中 GABA 大量经血脑屏障入脑，引起中枢神经系统功能抑制。②神经毒物协同学说：氨、硫醇和短链脂肪酸三者间能互相增加毒性，三者水平同时有一定程度的升高，协同毒性作用也会数倍增强。③短链脂肪酸中毒学说：肠内的短链脂肪酸吸收入血,在肝内的氧化与分解代谢发生障碍,或者经门-体分流直接进入血循环,通过血脑屏障作用于中枢神经系统的脑干网状结构,可干扰脑功能的调控。

 问题与思考 ●●●

肝性脑病患者脑内抑制性神经递质 γ- 氨基丁酸水平升高,请分析其主要来源。

第四节 肝性脑病发生的诱因

肝性脑病发生的诱因与神经毒质之间表现为协同作用,主要表现为加重脑神经毒质的生成与增强其中枢神经抑制效应,增强脑对毒物的敏感性以及增加血脑屏障通透性等方面。

1. 过量蛋白摄入 多见于慢性肝病伴有明显门-体分流的患者,若大量进食高蛋白食物,在肠道被细菌分解为氨和芳香族氨基酸等神经毒物增加,易诱发肝性脑病。

2. 出血 多见于肝硬化患者,若发生上消化道出血或外伤以及手术大出血等情况,其低血压与低血氧状态可增强脑细胞对神经毒物的敏感性。尤其是消化道出血,可在肠道细菌作用下生成大量氨以及其他神经毒物。

3. 感染 感染时机体分解代谢增强,可导致产生氨增多,其中肺部感染引起的缺氧,还可增加脑对神经毒物的敏感性。

4. 止痛、镇静、麻醉药使用不当 肝功能衰竭使机体对药物代谢和清除不足,可增强神经毒物对大脑功能的抑制效应。

5. 碱中毒与低钾血症 多见于过度利尿或大量抽放放腹水的肝硬化患者,其中低钾性碱中毒的高 pH 状态,使血中游离的 NH_3(氨分子)含量增多,促使肝性脑病发生。

6. 肾功能衰竭 肾功能衰竭使尿素排出减少,导致"肠肝循环"中尿素向向肠道弥散量增加,可加重血氨增高的程度。此外,肾排泄代谢产物和毒性物质减少,也可干扰脑的功能。

7. 其他 酒精、精神紧张以及硫醇、胺盐、脂肪酸等因素均可使血脑屏障通透性增加,促进神经毒物入脑。

第五节 肝性脑病的防治原则

依据肝性脑病的主要发病机制学说和诱因分析,制定以下防治原则:

(一) 消除诱因

谨防诱因是预防肝功能障碍患者发生肝性脑病的关键环节,主要原则为:①严格限制蛋白质摄入,但应同时增加碳水化合物和维生素等营养物质;②针对门脉高压的肝硬化患者,严禁吃粗糙食物,以防止食管下端静脉破裂出血;③肝病患者应慎用镇静剂和麻醉剂。

(二) 降低血氨

临床上,降低血液中氨及胺类的治疗原则与措施:①限制蛋白饮食,以糖类食物为主;②口服乳果糖或醋酸灌肠,降低肠道 pH 值,减少氨的吸收;③口腔或灌肠不易吸收的广谱抗生素,如新霉素等,通过抑制肠内细菌繁殖以减少氨及胺类的产生;④清洁灌肠或口服硫酸镁导泻,减少氨吸收;⑤静脉注射谷氨酸钠或谷氨酸钾,提高谷氨酸水平;此外,"人工肝"通过透析膜或吸附剂等清除模式,可减少患者血中的神经毒物,恢复中枢神经的正常功能。

(三) 增强正常神经递质的功能

1. 左旋多巴治疗 左旋多巴易于通过血脑屏障进入中枢神经系统,提高正常神经递质含量,竞争性抑制假性神经递质的作用,恢复正常的神经系统功能。

2. 纠正血浆氨基酸比例 输注高支链氨基酸与低芳香族氨基酸的混合氨基酸制剂,以恢复血氨基酸平衡来改善肝性脑病临床症状。

病案 26-1

某 60 岁男性患者,儿子述其近 3 个月行为异常,主要为健忘、激动、容易冲动与人争吵,白天上班时睡觉,晚上严重失眠,数学计算能力下降。就诊时,患者意识清醒、外表整洁和言谈正常,但出现精神萎靡且认同上述症状,自述便秘有数月,饮食偏好鸡、鱼等肉类。既往曾患乙型肝炎,治疗不规范而病情反复,约 5 年前经皮肝穿刺活检确诊为肝硬化,未生食过淡水鱼肉。查体:无颅脑外伤,轻度扑翼样震颤,目前字迹使人难以辨认,肝脾且未触及。入院治疗:药物护肝,限制并减少蛋白摄入量,醋酸灌肠和缓泻药治疗便秘;还给予左旋多巴口服治疗。治疗 2 周后,患者扑翼样震颤以及精神症状基本消失,病情好转。

问题:

(1) 请阐述该患者发生肝性脑病的机制。

(2) 请分析患者临床表现与治疗的病理生理学发生机制。

相关链接

肝损害因素 肝损害的因素主要包括以下几类:①病原微生物感染,在亚洲,最常为病毒性肝炎等嗜病毒感染,还有寄生虫感染,如华支睾吸虫、阿米巴、钩端螺旋体等;②免疫损伤:多见于嗜肝细胞病毒感染肝细胞,如乙型肝炎病毒感染肝细胞,肝细胞表面可表达表面抗原(HBsAg)、核心抗原(HBcAg)与 e 抗原(HBeAg),引起自身免疫反应,导致肝细胞损伤;③化学药品中毒:酒精、四氯化碳、氯仿等可通过破坏肝细胞的酶系统而引起代谢障碍,而少数人氯丙嗪在治疗剂量就可引起的肝损害;④机体血液循环障碍:慢性心力衰竭引起肝淤血,导致肝细胞缺氧;⑤胆道阻塞:胆汁淤积可引起肝细胞变性和坏死;⑥肝肿瘤:肝癌或肝转移癌对肝的损伤;⑦特定物质缺乏引起营养不良:胆碱、甲硫氨酸缺乏可引起肝脂肪性变;⑧遗传缺陷:如肝豆状核变性,肝合成铜蓝蛋白缺失,导致铜代谢障碍,为常染色体隐性遗传疾病。上述肝损害的因素主要引起肝实质细胞和枯否细胞损害,导致肝代谢、分泌、合成、解毒与免疫等功能严重障碍,以肝功能不全称之。临床表现为黄疸、出血,若肝功能不全发展到严重或晚期阶段,出现肝功能衰竭,临床表现为肝性脑病与肝肾综合征。

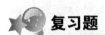 学习小结

肝性脑病(hepatic encephalopathy,HE),也称肝性昏迷,是指严重肝脏疾病时所继发的一系列神经精神综合征。临床上肝性脑病晚期主要表现为昏迷。多见于急性重症肝损伤与门-体静脉分流的肝硬化患者,主要分为急性型肝性脑病(内源性肝性脑病)与外源性肝性脑病。肝性脑病主要发病机制包括两大方面理论,肝毒物损伤与假性递质增加,包括三大学说:氨中毒学说、假性神经递质学说以及血浆氨基酸失衡学说,并且依据病理生理学说进行临床治疗。具体如下:

(1) 氨中毒学说:主要是由于肝严重损伤和门-体静脉分流,肝鸟氨酸循环障碍,尿素合成减少,氨清除不足;而且肠道、肌肉和肾脏产生氨增多。血氨水平增高,入脑可干扰脑细胞能量代谢,导致三羧酸循环障碍,影响神经细胞代谢和能量来源;还减少谷氨酸,乙酰胆碱等兴奋递质,增加谷氨酰胺,γ-氨基丁酸抑制性递质。此外,高水平氨还通过干扰神经细胞膜 Na^+-K^+-ATP 酶活性而导致脑细胞功能紊乱。

(2) 假性神经递质学说:芳香族氨基酸在肠道水解产生苯乙胺与酪胺,由于肝损害,单胺氧化酶活性低下,解毒功能障碍,或经侧支循环绕过肝而直接进入体循环,导致过量的苯乙胺与酪胺入脑,产生假性神经递质(苯乙醇胺与羟苯乙醇胺),其结构与正常递质(去甲肾上腺素、多巴胺)类似,可被肾上腺素能神经元摄取,但其生理效应非常弱,难以维持脑干网状结构的唤醒功能,出现昏迷。

(3) 血浆氨基酸失衡学说:肝功能障碍时,胰岛素、胰高血糖素降解障碍,使芳香族氨基酸降解能力降低而消耗支链氨基酸;血中支链氨基酸与芳香族氨基酸比值降低,其结果是过多芳香族氨基酸入脑,如苯丙氨酸和酪氨酸可生成假性神经递质苯乙醇胺和羟苯乙醇胺,使患者昏迷。

复习题

1. 肝性脑病时,血氨升高的原因是什么?
2. 试述假性神经递质是如何产生的,并说明它们引起肝性脑病的机制。
3. 简述肝性脑病时,血浆氨基酸不平衡的表现、原因及引起昏迷的机制。

(邝晓聪)

第二十七章

肾功能不全

学习目标 ▮▮▮

1. 掌握肾功能不全、急慢性肾功能不全与尿毒症的概念;急性肾功能不全的病因分类、发病机制及临床发病过程;慢性肾功能不全的病因和机体的功能代谢变化及其机制。
2. 熟悉慢性肾功能不全的分期及各期的变化特点;慢性肾功能不全的发病机制。
3. 了解尿毒症时机体的功能代谢变化;急、慢性肾功能不全及尿毒症的防治原则。

肾脏作为人体的泌尿器官,在维持人体内环境的稳定性中起着重要的作用。肾脏具有以下三大生理功能:①排泄功能:通过泌尿排泄体内代谢产物、药物、毒物及解毒产物;②调节功能:在泌尿的过程中调节体内水、电解质和酸碱平衡,以维持机体内环境的稳定;③内分泌功能:肾脏具有分泌肾素、前列腺素、促红细胞生成素和 1,25-二羟基维生素 D_3 等多种生物活性物质,参与机体血压调节、红细胞生成和钙磷代谢,并能灭活甲状旁腺素和胃泌素的功能。

因此,当各种病因引起肾脏泌尿功能严重障碍时,会导致内环境稳态的破坏,出现多种代谢产物、药物和毒物在体内蓄积、水和电解质代谢及酸碱平衡紊乱以及肾脏内分泌功能障碍等临床表现,这一病理过程(综合征)称为肾功能不全(renal insufficiency)或肾功能衰竭(renal failure)。肾功能不全包括肾功能障碍由轻到重的全过程,严重的肾功能障碍将最终导致肾功能衰竭的发生。肾功能不全和肾功能衰竭只是程度上的差别,没有本质上的区别。前者是指肾脏功能发生障碍由轻到重的全过程,后者则是前者的晚期阶段。但实际应用中,二者又往往是通用的。根据病程发展速度,可将肾功能衰竭分为急性肾功能衰竭和慢性肾功能衰竭,二者发展到最严重阶段表现出明显全身中毒症状,即尿毒症(uremia)。

第一节 肾功能不全的基本发病环节

各种病因引起肾功能不全,均通过改变肾小球滤过功能、肾小管排泄和重吸收功能以及肾脏内分泌功能而产生。因此,肾功能不全的基本发病环节包括肾小球滤过功能障碍、肾小管功能障碍和肾内分泌功能障碍三个方面。

一、肾小球滤过功能障碍

肾小球滤过率（glomerular filtration rate，GRF）是反映肾脏滤过功能的重要指标。GFR 受到肾血流量、肾小球有效滤过压及肾小球滤过面积和滤过膜通透性等因素的影响，导致 GFR 降低的因素有：

1. 肾血流量减少　当血容量减少、平均动脉压降低（<8.0kPa）或肾血管收缩时，肾脏血液灌流量显著减少，导致 GFR 随之降低，并可由于缺血缺氧而引起肾小管上皮细胞变性坏死，加速肾功能不全的发展。

2. 肾小球有效滤过压降低　肾小球有效滤过压 = 肾小球毛细血管血压 −（肾小球囊内压 + 血浆胶体渗透压）。当大量失血、脱水等原因引起全身动脉压急剧下降时，肾小球毛细血管血压也随之下降；尿路梗阻，管型阻塞肾小管以及肾间质水肿压迫肾小管时，则会引起囊内压升高，上述原因都会导致肾小球有效滤过压降低，GFR 减少。血浆胶体渗透压的变化对肾小球有效滤过压无明显影响，因为血浆胶体渗透压下降后，由于组织间液的生成增多，循环血量减少，进而通过肾素 - 血管紧张素系统使肾脏入球小动脉收缩而使肾小球毛细血管血压随之降低。

3. 肾小球滤过面积减少　肾脏具有较大的代偿贮备功能，但当肾小球大量破坏时，可引起肾小球滤过面积极度减少，导致 GFR 显著降低，出现肾功能不全。

4. 肾小球滤过膜的通透性改变　肾小球滤过膜由三层结构组成，即肾小球毛细血管内皮细胞、基底膜和肾小球囊脏层上皮细胞（足细胞）。肾小球滤过膜的通透性与膜结构的完整性和电荷屏障有关。当炎症、损伤和抗原 - 抗体复合物沉积于基底膜时，膜结构完整性破坏或其表面电荷降低可导致其通透性增加，这是引起蛋白尿和血尿的重要原因。

二、肾小管功能障碍

肾小管具有重吸收、分泌和排泄的功能。缺血、感染及毒物可引起肾小管上皮细胞变性和坏死，导致肾功能障碍。此外，体内醛固酮、抗利尿激素和心房利钠肽的分泌异常，也可引起肾小管的功能改变。由于肾小管各段的结构和功能不同，故各段受损时所引起的功能障碍各异。

1. 近曲小管功能障碍　肾小球滤液中的水、葡萄糖、氨基酸、磷酸盐、重碳酸盐、蛋白质、钠、钾等物质绝大部分由近曲小管主动重吸收，因此，当近曲小管重吸收功能障碍时，可引起肾性糖尿、氨基酸尿、钠水潴留和肾小管性酸中毒。

2. 髓袢功能障碍　髓袢升支粗段能主动重吸收 Cl^-，同时伴有 Na^+ 的被动重吸收，但对水的通透性低，因此形成肾髓质间质的高渗状态，这是原尿浓缩的重要生理基础。髓袢功能障碍导致肾髓质高渗状态破坏时，原尿浓缩发生障碍，可出现多尿、低渗尿或等渗尿。

3. 远曲小管和集合管功能障碍　远曲小管在醛固酮的作用下，具有重吸收 Na^+ 和分泌 H^+、K^+ 和 NH_3 的功能，对电解质代谢和酸碱平衡调节起重要作用，其功能障碍可导致钠、钾代谢障碍和酸碱平衡紊乱。远曲小管和集合管在 ADH 的调节作用下，完成对尿的浓缩与稀释。集合管的功能障碍可引起肾性尿崩症。

三、肾脏内分泌功能障碍

1. 肾素 - 血管紧张素 - 醛固酮系统（RAAS）活性增强　肾素是由肾脏近球细胞合成、贮存并分泌的糖蛋白。肾脏可通过 RAAS 参与调节血压和水钠代谢。某些肾脏疾病如肾小球肾炎、肾小动脉硬化症等，均可使肾素 - 血管紧张素系统活性增强，从而引起肾性高血压；醛固酮分泌过多则可造成体内钠水潴留。

2. 促红细胞生成素减少　肾脏皮质可产生促红细胞生成素，促进骨髓造血干细胞和原红细胞的分化和成熟，促进网织红细胞释放入血和加速血红蛋白合成等作用。肾实质破坏时其合成减少，可引起肾性贫血的发生。

3. 1,25- 二羟基维生素 D_3（1,25-$(OH)_2$-VD_3）生成减少　1,25-$(OH)_2$-VD_3 是维生素 D_3 的活化形式，肝细胞生成的 25-(OH)-VD_3 在肾皮质细胞线粒体中，经 1- 羟化酶羟化生成 1,25-$(OH)_2$-VD_3。1,25-$(OH)_2$-VD_3 能促进肠道对钙、磷的吸收、肾小管对磷的重吸收、成骨作用及骨钙动员。在慢性肾功能衰竭时，由于肾实质损害使其生成的 1,25-$(OH)_2$-VD_3 减少，机体发生低钙血症，并诱发肾性骨营养不良。

4. 激肽释放酶 - 激肽 - 前列腺素系统（KKPGS）活性下降　肾脏富含激肽释放酶，可形成激肽；肾髓质间质细胞可合成前列腺素 E_2、A_2 和 $F_{2\alpha}$，其中激肽、PGE_2 和 PGA_2 均具有扩张肾血管、降低外周阻力和促进排钠、排水的作用。发生慢性肾衰时，KKPGS 活性下降是引起肾性高血压的发病因素之一。

5. 甲状旁腺激素和胃泌素灭活减少　肾脏可灭活甲状旁腺激素（PTH）和胃泌素。PTH 具有溶骨和抑制肾脏排磷的作用。慢性肾衰时，由于肾脏灭活这两种激素减少，易发生肾性骨营养不良和消化性溃疡。

 问题与思考 ●●●

　　肾脏具有哪些功能？肾功能不全可引起哪几方面的临床表现？

第二节　急性肾功能衰竭

　　急性肾功能衰竭（acute renal failure, ARF）是指各种原因在短期内引起肾脏泌尿功能急剧障碍，以致机体内环境出现严重紊乱的病理过程，其主要临床表现为少尿或无尿、水中毒、氮质血症、高钾血症和代谢性酸中毒。根据患者尿量的变化，急性肾功能衰竭分为少尿型和非少尿型，以少尿型为多；根据肾功能衰竭时肾脏是否发生器质性损害，可将急性肾功能衰竭分为功能性急性肾功能衰竭和器质性急性肾功能衰竭；根据发病原因，可将急性肾功能衰竭分为肾前性、肾性和肾后性三大类（表 27-1）。

表 27-1　急性肾功能衰竭的病因与分类

分类	机制	常见原因
肾前性 ARF	肾脏血液灌流量急剧下降	各种类型休克、严重脱水、心力衰竭、肾血管狭窄或栓塞、镰状细胞危象等
肾性 ARF	肾实质器质性损伤	缺血性或中毒性肾小管坏死、缺血性或炎症性肾小球损伤、炎症性或药物性肾间质损伤等
肾后性 ARF	原尿排出障碍致肾小球有效滤过压降低	双侧尿路结石或肿瘤、盆腔肿瘤、前列腺肥大或癌等

一、急性肾功能衰竭的病因

（一）肾前性急性肾功能衰竭

肾前性急性肾功能衰竭是由于肾灌流量急剧下降所致，常见于休克的早期。由于失血、脱水、创伤、感染和心衰等致病因素引起有效循环血量减少和肾血管强烈收缩，导致肾血流量急剧减少，GFR 显著降低，出现尿量减少和氮质血症等，但肾小管功能正常、肾脏尚未发生器质性病变，故肾前性急性肾功能衰竭又称为功能性急性肾功能衰竭。

（二）肾性急性肾功能衰竭

由肾脏器质性病变所引起的急性肾功能衰竭称为肾性急性肾功能衰竭，临床上较为常见的是肾缺血及肾毒物引起急性肾小管坏死所致的急性肾功能衰竭。

1. 急性肾小管坏死　①肾缺血和再灌注损伤：多见于各类休克未及时抢救导致持续性缺血或休克好转后的再灌注损伤，均可引起肾小管发生坏死，导致功能性肾衰向器质性肾衰转变；②肾毒物：重金属（汞、铅等）、抗生素（新霉素、卡那霉素、庆大霉素等）、磺胺类药物、某些有机化合物（四氯化碳、氯仿、甲醇等）、蛇毒、造影剂、肌红蛋白、血红蛋白及内毒素等均可直接损害肾小管，引起肾小管上皮细胞变性其至坏死。

2. 肾脏本身疾患　包括肾小球、肾间质、肾血管的病变。如急性肾小球肾炎、狼疮性肾炎、急性肾盂肾炎、恶性高血压和双侧肾动脉栓塞等疾病，均可引起弥漫性肾实质损害，导致急性肾功能衰竭。

（三）肾后性急性肾功能衰竭

肾后性肾功能衰竭是由于下泌尿道（从肾盏到尿道口）尿路梗阻引起的急性肾功能衰竭，常见于双侧尿路结石、盆腔肿瘤和前列腺肥大、前列腺癌等引起的尿路梗阻。在早期并无肾实质的器质性损害，由丁有效滤过压下降引起 GFR 降低，可出现氮质血症和酸中毒等临床表现。如及时解除梗阻，可使肾脏泌尿功能迅速恢复。

二、急性肾功能衰竭的发病机制

急性肾功能不全的发病机制复杂，确切机制尚未完全阐明，各种原因导致急性肾功能衰竭的发病机制也不尽相同，无论哪种类型的急性肾功能衰竭，患者 GFR 均显著降低，故 GFR 显著降低是发生急性肾功能衰竭的中心环节。以下仅就肾缺血、肾毒物等引起肾性急性肾功能衰竭的发病机制加以阐述（图 27-1）。

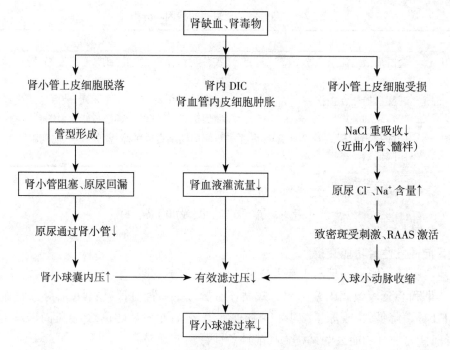

图 27-1　肾缺血、肾毒物引起的急性肾衰竭发病机制

（一）肾小球因素

肾脏血液灌流减少和肾小球病变,均可使 GFR 降低,导致少尿或无尿。

1. 肾脏血液灌流减少

(1) 肾血管收缩:主要机制如下:①交感 - 肾上腺髓质系统兴奋,血中儿茶酚胺增多;②肾缺血或肾毒物损伤近曲小管和髓袢,使 Na^+ 和 Cl^- 重吸收减少,原尿中钠含量升高刺激致密斑,引起肾素 - 血管紧张素系统的激活;③具有舒张血管作用的激肽和前列腺素合成减少。以上因素导致入球小动脉收缩,使有效滤过压和 GFR 降低。

(2) 肾血管内皮细胞肿胀:肾缺血引起肾血管内皮细胞膜"钠泵"失灵;肾脏发生缺血 - 再灌注损伤,产生大量氧自由基,损伤血管内皮细胞均可造成肾血管内皮细胞肿胀和管腔狭窄。

(3) 肾血管内凝血:部分急性肾小管坏死的患者发生肾内 DIC,其肾小球毛细血管内可形成血栓和白细胞黏附、嵌顿,使血管堵塞。

2. 肾小球病变　急性肾小球肾炎、狼疮性肾炎可引起肾小球膜受累,滤过面积减少,导致 GRF 降低。

（二）肾小管因素

1. 肾小管阻塞　肾缺血、肾毒物引起肾小管坏死时的细胞脱落碎片、异型输血时的血红蛋白、挤压综合征时的肌红蛋白等均可在肾小管内形成各种管型,阻塞肾小管管腔,使原尿不易通过,肾缺血、肾中毒还使肾小管上皮细胞肿胀,促进阻塞发生。肾小管阻塞后,可提高肾小管阻塞上段的管腔内压,从而使肾小球囊内压增高,导致 GFR 降低。

2. 原尿回漏　原尿回漏是指肾小管中的原尿经损伤的小管壁渗漏到肾间质。在肾持续缺血及肾毒物的作用下,引起肾小管上皮细胞变性、坏死和脱落,基底膜裸露甚至断裂,致使肾小管的完整性遭到破坏;另一方面,细胞骨架蛋白解离可破坏肾小管上皮细胞间的紧密连接,使其通透性增高,原尿可经受损的肾小管壁反漏入周围的肾间质,可直接造成尿量减少和引起肾间质水肿,压迫肾小管导致肾小球囊内压升高,使有效滤过压和 GFR 降低,出现少尿或少尿。

综上所述,急性肾功能衰竭的发生涉及肾小球和肾小管两个方面的因素,肾血流减少和 GFR 降低是多数患者发生急性肾功能衰竭的主要机制,肾小管坏死所致肾小管阻塞和原尿回漏则是肾功能衰竭发生的辅助因素。此外,某些肾毒物如氨基甙类抗生素过量使用可使肾小球滤过膜严重受损,引起肾小球超滤系数(Kf)降低,导致 GFR 降低和少尿。

三、急性肾功能衰竭时的功能代谢变化

(一) 少尿型急性肾功能衰竭

急性肾功能衰竭少尿型的发病过程一般可分为少尿期、多尿期和恢复期三个阶段。

1. 少尿期　少尿期是病情最危重的阶段,机体内环境严重紊乱。病程持续几天至几周,持续愈久,预后愈差。

(1) 尿变化:①少尿或无尿:多数患者出现少尿(尿量少于 400ml/24h)或无尿(尿量少于 100ml/24h);②低比重尿:常固定于 1.010~1.020,这是由于尿浓缩功能障碍所致;③尿钠高:肾小管对钠的重吸收障碍导致尿钠含量升高;④血尿、蛋白尿和管型尿:由于肾小球滤过功能障碍和肾小管上皮坏死脱落可致尿中出现红细胞、白细胞和蛋白质等,尿沉渣检查可见透明、颗粒和细胞管型。

功能性急性肾衰患者,由于其肾小管功能尚未受损,其少尿主要是由于 GFR 显著降低所致,而器质性肾衰则同时发生肾小球和肾小管功能障碍。两者少尿的发生机制不同,尿液的成分也有差别(表 27-2)。鉴别功能性和器质性急性肾功能衰竭,对于临床判断预后和指导治疗都具有重要意义。

表 27-2　功能性急性肾功能衰竭与器质性急性肾功能衰竭少尿期尿液变化的比较

	功能性急性肾功能衰竭	器质性急性肾功能衰竭
尿比重	>1.020	<1.015
尿渗透压(mmol/L)	>700	<250
尿钠含量(mmol/L)	<20	>40
尿/血肌酐比值	>40:1	<10:1
尿蛋白含量	阴性或微量	+~++++
尿沉渣镜检	基本正常	各种管型,红、白细胞和变性坏死上皮细胞
甘露醇利尿效果	佳	差

(2) 水中毒:急性肾衰时,因少尿、分解代谢增强产生内生水增多等原因,导致体内水潴留、稀释性低钠血症和细胞水肿。严重时可并发肺水肿、脑水肿和心功能不全。因此对急性肾衰患者,应严密观察和记录出入水量,严格控制补液速度和补液量。

(3) 高钾血症:是急性肾功能衰竭患者最危险的变化,常为少尿期致死原因。引起高钾血症的主要原因有:①尿量显著减少致使钾随尿液排出减少;②组织损伤和细胞分解代谢增强,促使钾从细胞内向细胞外释放;③酸中毒引起钾离子向细胞外转移;④大量输入库存血或摄入含钾食物和药物过多等。高钾血症可引起心脏传导阻滞和诱发心律失常,严重时可导致心室颤动和心搏骤停而危及患者生命。

(4) 代谢性酸中毒：其发生原因如下：①GFR 降低引起酸性代谢产物在体内蓄积；②肾小管泌 H^+ 和泌 NH_4^+ 能力降低，使碳酸氢钠的重吸收减少；③分解代谢增强，体内固定酸产生增加。酸中毒可抑制心血管系统和中枢神经系统，影响体内多种酶的活性，并能促进高钾血症的发生。

(5) 氮质血症：血中尿素、肌酐等非蛋白氮含量可显著升高，称为氮质血症。其发生是由于肾脏排泄功能障碍及体内蛋白质分解代谢增强所致。少尿期，氮质血症进行性加重，严重时机体出现尿毒症。

少尿期可持续几天到几周，平均为 7~12 天。少尿期持续愈久，预后愈差。患者如能安全度过少尿期，而且体内已有肾小管上皮细胞再生时，即可进入多尿期。

2. 多尿期　当急性肾功能衰竭患者尿量增加至 400ml/d 以上时，即表示进入多尿期，说明肾小管上皮细胞已有再生，病情趋向好转。

产生多尿的机制有：①肾血流和肾小球滤过功能逐渐恢复正常；②新生肾小管上皮功能尚不完善，故重吸收钠、水的功能仍然低下；③间质水肿消退，肾小管内的管型被冲走，阻塞解除；④少尿期潴留于血中的尿素等代谢产物开始经肾小球大量滤出，原尿渗透压增加，产生渗透性利尿。

多尿期早期，患者肾功能尚未完全恢复，因此氮质血症、高钾血症和酸中毒等并不能立即改善。后期，由于水和电解质的大量排出，易发生脱水、低钾血症和低钠血症。多尿期持续 1~2 周后病程进入恢复期。

3. 恢复期　此期患者尿量开始减少并逐渐恢复正常，血中非蛋白氮含量下降，水、电解质和酸碱平衡紊乱得到纠正。但肾小管功能的完全恢复需要数月乃至更长时间。少数患者由于肾小管上皮细胞的严重破坏，引起肾组织纤维化而转变为慢性肾功能衰竭。

(二) 非少尿型急性肾功能衰竭

非少尿型急性肾功能衰竭是指无少尿表现的急性肾功能衰竭，其肾内病变和临床表现较轻，病程较短，预后较好，其主要特点有：①尿量并不减少，400~1000ml/d；②尿比重低而固定，尿钠含量也较低；③有氮质血症，但与少尿型相比，其升高幅度较低；④没有明显的多尿期，恢复期从血尿素氮和肌酐降低时开始，其时间长短也与病因种类及强度、患者年龄及治疗措施等密切相关。

近年来，非少尿型 ARF 似乎越来越多，占 ARF 患者总数的 25%~50%。其原因在于：①血、尿生化参数异常的检出率提高，因为多数医院目前对各种严重疾病的患者不管其尿量是否改变均常规监测肾功能及生化改变的结果；②高剂量强效利尿药及肾血管扩张剂的预防性使用，使 ARF 的患者尿量不至于减少，如心脏外科手术时；③危重患者的有效抢救与适当的支持疗法，如创伤患者的有效抢救改变了创伤后 ARF 的特征，使非少尿型 ARF 的发生增加；④ARF 的诊断标准不同：过去常把内环境严重紊乱并需透析治疗作为诊断的标准，而目前则用血清肌酐进行性增高来判断 ARF。因此非少尿型 ARF 发病率明显增加。

总之，非少尿型 ARF 肾内病变较轻，预后较好，但若不及时治疗，病情加重可转化为少尿型。

 问题与思考

少尿型急性肾功能衰竭和非少尿型急性肾功能衰竭有何异同点？

四、急性肾功能衰竭防治的病理生理基础

(一) 预防

目前尚无特异的治疗急性肾小管坏死的有效措施,因此,预防其发生十分重要,主要预防措施包括:①控制原发病或致病因素抗休克、抗感染,解除肾血管痉挛,尽早恢复肾血液灌注,解除肾中毒和尿路梗阻,纠正代谢紊乱等;②合理用药避免使用对肾脏有损害作用的药物;③利尿降低肾小管内压以增加 GFR。

(二) 治疗

1. 透析疗法　是抢救 ARF 最有力的措施,能有效地控制患者的氮质血症、高钾血症、水中毒和酸中毒,降低死亡率。应尽早采用腹膜透析或血液透析的方法,通常在少尿期透析次数多,可在多尿期适当减少透析次数。

2. 少尿期治疗　应严格控制入水量,供给足够的热量,限制蛋白质摄入,防治高血钾,纠正酸中毒。

3. 多尿期治疗　出现大量利尿 2~3 天后,要防止脱水、低钾血症和低钠血症的发生,应根据病情及时补充。供给足够的热量和维生素,蛋白质可逐渐加量,以保证组织的修复。

4. 恢复期　无需特殊治疗,应避免使用肾毒性药物,定期复查肾功能。

病案 27-1

张××,女,48 岁。因水肿、无尿入院。入院前因上呼吸道感染多次使用庆大霉素和复方新诺明(即百炎净,为磺胺类药物)而出现水肿,尿量进行性减少。查体:眼睑水肿,双下肢可凹性水肿。化验:尿蛋白(++),尿比重 1.012,尿钠 64mmol/L,血肌酐 809μmmol/L,尿素氮 16.2mmol/L。
问题:

1. 患者使用两种抗生素治疗后出现少尿、无尿的原因是什么?
2. 患者少尿、无尿的机制是什么?
3. 少尿、无尿对机体有什么影响?
4. 患者是功能性还是器质性急性肾功能衰竭?

第三节　慢性肾功能衰竭

各种慢性肾脏疾病由于病情不断恶化,肾单位进行性破坏,当残存有功能的肾单位不足以充分排出代谢废物和维持内环境恒定时,机体发生泌尿功能障碍和内环境紊乱,主要表现为代谢产物及毒性物质在体内蓄积,水、电解质代谢和酸碱平衡紊乱,并伴有一系列临床症状的病理过程,称为慢性肾功能衰竭(chronic renal failure,CRF)。慢性肾功能衰竭呈渐进性发展,病程迁延,病情复杂,常以尿毒症为结局而致患者死亡。

一、慢性肾功能衰竭的病因

凡能导致肾实质渐进性破坏的疾病均可引起慢性肾功能衰竭,包括原发性肾脏病和继发性肾脏病。按其解剖部位可分为:①肾小球疾病如慢性肾小球肾炎、糖尿病肾病、系统性红斑狼疮等;②肾小管间质疾病如慢性肾盂肾炎、尿酸性肾病、多囊肾、肾结核、放射性肾炎等;③肾血管疾病如高血压性肾小动脉硬化、结节性动脉周围炎等;④尿路慢性梗阻如肿瘤、前列腺肥大、尿路结石等。既往认为,慢性肾小球肾炎是 CRF 最常见的原因(占 50%~60%),但近年资料表明,继发性肾病在 CRF 中的作用越来越受到重视,在西方发达国家,糖尿病肾病已成为慢性肾功能不全的首位原因,其次为高血压性肾损害,这两种病因在我国亦呈上升趋势。

二、慢性肾功能衰竭的发展过程

由于肾脏有强大的贮备代偿功能,引起慢性肾衰的病因并非突然导致肾功能障碍的发生,而是经历了缓慢而渐进的过程,其发展过程可分为以下四个时期:第一期为肾功能代偿阶段,此阶段尽管有肾脏病变和肾单位破坏,然而通过肾脏的代偿适应,仍能维持内环境稳定而不出现肾功能不全的临床症状;后三期属于失代偿阶段,随着肾实质破坏的加剧,内生肌酐清除率降至 50mL/min 以下,血肌酐进行性升高,临床症状持续加重。

1. 肾贮备功能降低期(代偿期)　在较轻度或中度肾脏受损时,未受损的肾单位尚能维持内环境稳定,内生肌酐清除率在正常值的 30% 以上,血液生化指标无明显改变,也无临床症状。但肾脏贮备功能降低,在发生感染和水、钠、钾负荷突然增加时,可引起内环境紊乱。

2. 肾功能不全期　由于肾脏进一步受损,肾脏贮备功能明显降低,已不能维持机体内环境的稳定,机体出现多尿、夜尿,常有轻度氮质血症和贫血,内生性肌酐清除率下降至正常值的 25%~30%。

3. 肾功能衰竭期　肾脏内生性肌酐清除率下降至正常值的 20%~25%,临床表现明显,出现较重的氮质血症、酸中毒、高磷血症、低钙血症、严重贫血、多尿、夜尿等表现,并伴有部分尿毒症中毒症状。

4. 尿毒症期　内生肌酐清除率下降至正常值的 20% 以下,有明显的水、电解质代谢和酸碱平衡紊乱及多系统功能障碍,并出现一系列尿毒症中毒症状。

三、慢性肾功能衰竭的发病机制

慢性肾功能衰竭的发病机制迄今仍未完全阐明,目前主要有以下几种观点解释肾功能障碍进行性加重的原因和机制。

1. 健存肾单位学说和肾小球过度滤过学说　慢性肾脏疾病引起肾单位不断破坏并丧失功能,肾功能只能由健存肾单位(尚未受损的残存肾单位)来承担,健存肾单位血流量增加和肾小球毛细血管血压升高(肾小球高灌注),这是一种适应性或代偿的表现,但随着疾病的发展,健存肾单位由于过度滤过而肥厚、纤维化和硬化,致使健存肾单位 / 受损肾单位的比值逐渐变小。当健存的肾单位少到不足以维持正常的泌尿功能时,机体就会发生内环境紊乱。

2. 矫枉失衡学说　这一学说是对健存肾单位学说的补充。该学说认为,当肾功能障碍导致某一溶质(如磷)的滤过减少而使其在血中的含量升高,作为适应性反应,血液中相应的体液因子(如 PTH)就会增高,后者抑制健存肾单位对该溶质的重吸收,起"矫正"(代偿)作用;但随着健存肾单位的逐渐减少,不能维持该溶质的充分排出,从而使该溶质在血浆中的浓度持续升高,同时又进一步促进了相应体液因子的增多,而此时这种因子的增多,不但不能促进该溶质的排出,起不到"矫正"作用,相反会对机体其他生理功能产生不良影响(如 PTH 的溶骨效应),进一步加剧了内环境的紊乱,出现"失衡"(失代偿)。

3. 肾小管 - 肾间质损伤学说　该学说强调肾小管 - 间质在慢性肾功能衰竭中的作用。约 20% 的慢性肾功能衰竭系由肾小管 - 间质疾病所致,其主要病理变化为肾小管肥大或萎缩、间质炎症与纤维化,肾小管管腔内细胞显著增生、堆积,堵塞管腔,形成"无小管"肾小球,肾小球逐渐萎缩等,肾间质方面主要有血管床减少,肾小球内血管压力升高,导致小球硬化。

四、慢性肾功能衰竭引起的功能及代谢变化

(一) 尿的变化

慢性肾功能衰竭的早期,患者常出现多尿、夜尿(夜间排尿增多),尿中出现蛋白质、红细胞、白细胞和管型等。到晚期,由于肾单位大量破坏,肾小球滤过率极度减少,出现少尿。

1. 夜尿　夜间尿量增多,接近甚至超过白天尿量,称为夜尿。正常人每日尿量约为 1500ml,夜间尿量仅占 1/3,慢性肾功能不全早期即有夜尿增多,其发生机制尚不清楚。

2. 多尿　成人每昼夜尿量超过 2000ml,称为多尿。慢性肾功能衰竭发生多尿的机制如下:①原尿流速增快:大量肾单位被破坏后,健存肾单位血流量增多,使其肾小球滤过率增高,原尿形成增多,流经肾小管时流速加快,肾小管来不及充分重吸收,使终尿增多;②渗透性利尿:由于健存肾单位滤出的原尿中溶质(如尿素)含量代偿性增加,因而产生渗透性利尿效应;③尿浓缩功能降低:由于肾小管髓袢血管少,易于受损,Cl^- 的主动重吸收功能降低,髓质间质不能形成高渗环境,因而尿的浓缩功能降低。

3. 少尿　慢性肾功能衰竭晚期,健存肾单位极度减少,尽管此时单个健存肾单位原尿生成仍较多,但终因滤过面积太小,每日尿量仍可少于 400ml。

4. 低渗尿　慢性肾功能衰竭早期,因肾浓缩功能障碍,尿比重最高只能达到 1.020(正常尿比重为 1.001~1.035),称为低渗尿。

5. 等渗尿　慢性肾功能衰竭晚期,因肾浓缩与稀释功能均障碍,尿渗透压接近血浆晶体渗透压(266~300mmol/L),尿比重固定在 1.008~1.012,称为等渗尿。

？问题与思考

慢性肾功能衰竭出现夜尿、低渗尿、等渗尿有何临床意义?

(二) 氮质血症

在慢性肾衰早期,血中非蛋白氮(NPN)升高不明显,晚期由于肾单位大量破坏和 GFR 降低,患者出现氮质血症。临床上常采用内生肌酐清除率(肌酐清除率 = 尿中肌酐浓度 × 每分

钟尿量/血浆肌酐浓度)来判断病情的严重程度,它与 GFR 的变化具有平行关系。

(三)水、电解质及酸碱平衡紊乱

1. 水钠代谢障碍 慢性肾功能衰竭时,由于大量肾单位被破坏,肾脏对水钠代谢的调节功能减退。水摄入过多,可发生水潴留,引起肺水肿、脑水肿和心力衰竭;当严格限制水摄入时,尿量不能相应地减少,又可发生脱水;过于限制钠的摄入时,易引起低钠血症;钠摄入过多,易造成钠水潴留。

2. 钾代谢障碍 慢性肾衰早期,由于多尿,患者血钾浓度多正常。低钾血症见于:①因畏食引起钾摄入不足;②呕吐、腹泻所致的钾丢失过多;③反复使用排钾类利尿剂引起尿钾排出增多。晚期则可发生高钾血症,其机制为:①晚期尿量过少以致钾排出过少;②长期使用保钾利尿剂;③代谢性酸中毒;④感染等使分解代谢增强;⑤溶血;⑥含钾饮食或药物摄入过多。低钾血症和高钾血症均可影响神经肌肉的应激性,导致严重的心律失常,甚至心搏骤停。

3. 镁代谢障碍 慢性肾衰晚期出现少尿时,可因尿镁排出障碍而引起高镁血症。血镁浓度增高对神经肌肉的兴奋性具有抑制作用。

4. 钙、磷代谢障碍 见肾性骨营养不良。

5. 代谢性酸中毒 早期通过代偿,可不出现酸碱平衡紊乱,晚期由于受损肾单位过多,患者出现代谢性酸中毒。其发生机制为:①GFR 降低,使酸性代谢产物如硫酸、磷酸、有机酸等从肾小球滤过减少;②肾小管对碳酸氢盐的重吸收和排氢减少;③肾小管上皮细胞产 NH_3 减少,可致 H^+ 排出障碍。酸中毒除对神经和心血管系统有抑制作用外,还可影响体内许多代谢酶的活性,并引起细胞内钾外逸和骨盐溶解。

(四)肾性高血压

临床上将因肾实质病变引起的高血压称为肾性高血压,慢性肾衰患者发生高血压的机制如下:

1. 水钠潴留 慢性肾衰时,由于肾脏排钠、排水功能降低,发生水钠潴留而引起血容量增高和心排出量增多,导致血压升高,这种高血压称为钠依赖性高血压。此类患者限制其钠盐摄入,可收到较好的降压效果。

2. 肾素分泌增多 当慢性肾小球肾炎、肾小动脉硬化症、肾硬化症等疾病引起慢性肾衰时,常伴有 RAAS 的活性增高,血液中血管紧张素Ⅱ形成增多可直接引起小动脉收缩,使外周阻力增加,又能促使醛固酮分泌增多,导致钠水潴留,故可导致血压上升。这种高血压称为肾素依赖性高血压。

3. 肾脏生成的降压物质减少 由于肾单位大量破坏,其产生激肽、PGA_2 和 PGE_2 等降压物质减少,也是引起肾性高血压的原因之一。

(五)肾性骨营养不良

慢性肾功能衰竭时,由于钙磷代谢障碍引起继发性甲状旁腺功能亢进、维生素 D_3 活化障碍和酸中毒等引起的骨病称为肾性骨营养不良或肾性骨病。包括儿童的肾性佝偻病和成人的骨质软化、纤维性骨炎和骨质疏松等病理变化。肾性骨营养不良的发病机制如下(图 27-2)。

1. 高血磷、低血钙和继发性甲状旁腺功能亢进 在慢性肾衰早期,肾单位破坏和 GFR 减少而引起的肾脏排磷减少,血磷暂时性升高并引起低钙血症,后者又可引起继发性甲状旁腺功能亢进,使 PTH 分泌增多。PTH 能抑制近曲小管对磷酸盐的重吸收,故可使尿磷排出增多,使血磷降低到正常水平。因此慢性肾功能衰竭患者可以在很长一段时间内不发生血磷过高。但

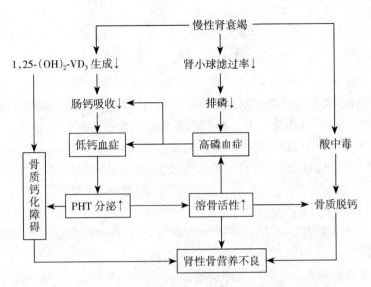

图 27-2　肾性骨营养不良的发生机制

病情进一步发展,由于健存肾单位过少,继发性 PTH 分泌增多已不能维持磷的充分排出,故血磷水平显著升高;同时,PTH 增多又可加速了溶骨过程,使血磷水平进一步上升,形成恶性循环。由于 PTH 的溶骨作用导致骨质脱钙增加,从而引起肾性骨营养不良。慢性肾衰出现低钙血症的原因是:①血液中钙、磷浓度之间有一定关系,当血磷浓度升高时,血钙浓度就会降低;②肾实质破坏后,25-(OH)-D₃ 羟化为 1,25-(OH)₂-D₃ 的功能发生障碍,肠道对钙的吸收减少;③血磷升高时引起肠道分泌磷酸根增多,后者在肠内与食物中的钙结合形成难溶解的磷酸钙,妨碍肠道对钙的吸收;④尿毒症毒素使胃肠道黏膜受损,影响肠道对钙磷的吸收。血钙浓度降低可使骨质钙化障碍。

2. 维生素 D₃ 活化障碍　1,25-(OH)₂-D₃ 可促进肠钙吸收和骨盐沉积。慢性肾衰时,由于 25-(OH)-D₃ 羟化生成有活性的 1,25-(OH)₂-D₃ 减少,导致肠钙吸收减少,出现低钙血症和骨质钙化障碍。

3. 酸中毒　慢性肾功能衰竭时可引起持续的代谢性酸中毒,使骨动员增强,促进骨盐溶解,引起骨质脱钙。

（六）出血倾向

慢性肾衰的患者常有出血倾向,主要临床表现为皮下瘀斑和黏膜出血,如鼻出血和胃肠道出血等,这些主要是由于毒性物质在体内蓄积抑制血小板功能所致。

（七）肾性贫血

慢性肾衰经常伴发贫血,并且贫血程度与肾功能损害程度有密切关系。肾性贫血的发生机制为:①肾脏严重受损引起促红细胞生成素生成减少,导致骨髓红细胞生成减少;②体内潴留的毒性物质对骨髓的造血功能具有抑制作用;③毒性物质在体内蓄积抑制血小板功能导致出血倾向;④毒性物质蓄积可引起红细胞破坏增多。

第四节　尿　毒　症

尿毒症是急性和慢性肾功能衰竭的最严重阶段,机体除发生水电解质、酸碱平衡紊乱以及肾脏内分泌功能失调外,还出现代谢产物和内源性毒性物质蓄积并引起一系列自体中毒症状的临床综合征,又称为终末期肾病(end-stage renal disease)。

一、尿毒症毒素

研究发现,存在于尿毒症患者血浆中的代谢产物和毒性物质多达二百余种,其中多种物质可引起尿毒症症状。

1. 尿毒症毒素的来源　①正常代谢产物在体内蓄积,如尿素、胍和多胺等;②外源性毒物未经机体解毒排泄,在体内潴留,如铝等;③毒性物质经代谢又产生新的毒性物质;④正常生理活性物质浓度持续升高,如 PTH 等。

2. 尿毒症毒素的分类　①小分子毒素:分子量小于 500,如尿素、肌酐、胍类和胺类等;②中分子毒素:分子量小于 500~5000,如细胞和细菌的裂解产物等;③大分子毒素:主要为血中浓度异常升高的某些激素,如 PTH 和生长激素等。

3. 几种常见的尿毒症毒素　①胍类:其中尤以甲基胍毒性最强,可引起呕吐、腹泻、肌肉痉挛、嗜睡和出血等临床表现。胍基琥珀酸可抑制血小板的功能、促进溶血等。②尿素:可引起头痛、厌食、恶心、呕吐、糖耐量降低和出血倾向等症状,并参与尿毒症许多症状的发生。近年研究表明其毒性作用与其代谢产物 - 氰酸盐有关,后者使蛋白质发生氨基甲基化,对许多酶的活性产生抑制作用,影响细胞功能。③多胺:为氨基酸代谢产物,包括精胺、精脒、尸胺和腐胺,可引起厌食、恶心、呕吐和蛋白尿,促进溶血,抑制 Na^+-K^+-ATP 酶的活性,增加微血管壁的通透性,促进肺水肿和脑水肿的发生。

此外,肌酐、尿酸、酚类及中分子和大分子毒素等物质,对机体也有一定的毒性作用。尿毒症的发生是多因素共同作用的结果。

二、尿毒症引起的功能代谢变化

1. 神经系统　尿毒症患者主要表现为中枢神经系统功能紊乱,出现头昏、头痛、烦躁不安、理解力及记忆力减退等症状,严重时出现抑郁、嗜睡甚至昏迷,称为尿毒症性脑病。周围神经病变的表现为乏力、足部发麻、腱反射减弱或消失,最后可发生麻痹。导致神经系统功能障碍的原因:①尿毒症毒素的蓄积可引起神经细胞变性;②水电解质和酸碱平衡紊乱;③肾性高血压所致的脑血管痉挛,缺氧和毛细血管通透性增高,可引起脑神经细胞变性和脑水肿。

2. 消化系统　症状出现最早,表现为食欲缺乏、厌食、恶心、呕吐或腹泻。上述症状的发生与肠道产氨增加和促胃液素灭活减少,引起胃肠道黏膜发生溃疡有关。

3. 心血管系统　慢性肾功能衰竭患者由于肾性高血压、酸中毒、高钾血症、钠水潴留、贫血及毒性物质的作用,可发生充血性心力衰竭和心律失常。尿毒症心包炎多为纤维素性心包炎,体检时可闻及心包摩擦音。

4. 呼吸系统　患者可出现酸中毒特有的深大呼吸(Kussmaul 呼吸)。患者呼出的气体可有氨味,这是由于唾液酶分解尿素形成氨的缘故。严重时可发生尿毒症肺炎,出现呼吸困难、咳泡沫样痰,两肺可闻及干、湿啰音。

5. 皮肤变化　患者常出现皮肤瘙痒、干燥、脱屑和颜色改变等,其中瘙痒与毒性物质刺激皮肤感觉神经末梢及继发性甲状旁腺功能亢进致皮肤钙沉积有关。尿素随汗液排出,在汗腺开口处形成细小白色结晶,称为尿素霜。

6. 代谢障碍

(1) 糖代谢:约半数患者出现糖耐量降低,这可能与生长激素分泌增多产生抗胰岛素效应和尿毒症毒素抑制糖代谢酶的活性有关。

(2) 蛋白质代谢:患者常出现消瘦、恶病质和低白蛋白血症等负氮平衡体征,其发生机制为:①蛋白质摄入减少或因畏食、恶心和呕吐致蛋白质吸收减少;②尿毒症毒素如甲基胍使组织蛋白分解加强;③随尿丢失一定量的蛋白质等。

(3) 脂肪代谢:患者血中甘油三酯含量升高,出现高脂血症。这是胰岛素拮抗物使肝脏合成甘油三酯增加;同时周围组织中甘油三酯的清除率减少。

三、慢性肾功能衰竭与尿毒症的防治原则

(一) 治疗原发病、消除增加肾功能负担的诱因

应积极治疗和纠正能引起慢性肾功能衰竭和尿毒症的原发疾病和诱因,如感染、外伤、大手术、肾毒性药物、酸中毒、高钾血症、应激反应、血容量不足等。控制引起 CRF 的原发病,如糖尿病、高血压、慢性肾脏疾病,防止肾实质的进一步破坏。及时纠正水、电解质及酸碱平衡紊乱,对高血压患者除利尿剂、肾上腺素能神经阻断剂、β 受体阻断剂、钙通道阻断剂外,还可使用 RAS 阻断剂和新型血管肽酶抑制剂(VPI)等,能有效降低血压。使用重组人红细胞生成素,逆转肾性贫血。

(二) 饮食疗法

注意控制饮食,目前采用"两低、两高和两适当"的饮食疗法,即低蛋白、低磷,高必需氨基酸、高热量,适当矿物质、适当微量元素的饮食。

(三) 透析疗法

透析疗法包括腹膜透析和血液透析(人工肾),以清除病患者体内蓄积的毒素,延长尿毒症患者的生命。

(四) 肾移植

肾移植是治疗慢性终末期肾病的最根本的办法。但由于排斥反应、供肾来源困难、配型和感染等问题,故肾移植的普遍开展仍受一定限制。随着移植技术的不断提高,强力免疫抑制剂的应用以及异种器官移植的研究,将会给肾移植带来光辉的前景。

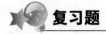 学习小结

　　肾功能不全是指各种病因引起肾功能严重障碍,出现水、电解质和酸碱平衡紊乱,代谢废物及毒物在体内潴留,并伴有肾脏内分泌功能障碍的病理过程,分为急性肾功能衰竭和慢性肾功能衰竭。急性肾功能衰竭是指各种病因引起双侧肾脏在短期内泌尿功能急剧降低,导致机体内环境严重紊乱的病理过程,可分为肾前性、肾性和肾后性急性肾功能衰竭。慢性肾功能衰竭的产生是由于肾单位进行性、不可逆破坏,使肾功能持续恶化所致,也是各种慢性肾脏疾病的共同转归,除了泌尿功能障碍外,还出现明显的内分泌功能紊乱,包括肾性高血压、贫血、出血和肾性骨营养不良等。急、慢性肾功能衰竭发展到严重阶段,都可出现尿毒症,此时代谢产物及内源性毒物在体内大量蓄积,除存在水、电解质、酸碱平衡紊乱及内分泌功能失调外,还有代谢产物和内源性毒物在体内蓄积而引起的一系列自体中毒症状。

复习题

1. 肾功能不全时肾内分泌功能障碍有哪些主要表现及后果?
2. 急慢性肾功能衰竭在病程、尿量、血钾浓度和预后等有何区别?
3. 急性肾功能衰竭的多尿期与慢性肾功能衰竭的多尿有何异同?

（郑鸿翱）

附录一 临床诊断病理学基础

学习目标 ▮▮

1. 掌握病理学诊断方法的适用范围及局限性,活体组织检查申请单的要求,活检标本的取材注意事项,活检病理诊断报告的类型及常见病理误诊原因及避免误诊的原则。
2. 熟悉尸体剖检的概念、意义、程序与步骤及注意事项,临床病理讨论会的基本知识。
3. 了解诊断病理学常用技术。

诊断病理学(Diagnostic Pathology)是通过对活体组织、细胞病理学标本和尸体进行病理学检查,最后作出疾病的病理学诊断的一门学科。其是病理学的一个大的分支,是为患者的医疗服务中不可缺少的重要组成部分。

第一节 诊断病理学的任务和内容

一、诊断病理学的任务

诊断病理学的任务是对有关疾病:①提出明确的病理诊断;②提供可能的病因学线索或证据;③提供有关的预后因素。随着电镜、组织化学、免疫组织化学及各种分子生物学技术的应用,目前能够为临床提供更加精确的病理诊断。比如过去仅凭形态难以区分的小细胞恶性肿瘤,现在可以依据免疫组织化学和电镜等区分出小细胞未分化癌、淋巴瘤、胚胎性横纹肌肉瘤、神经母细胞瘤或 Ewing 瘤等。PCR 技术可对病变组织中的微生物(包括细菌和病毒等)进行检测,从而为临床提供可能的病因学线索,尤其是对病毒的检测,PCR 技术是最敏感和最快速的方法。而应用荧光原位杂交技术检测乳腺癌的 Her-2 基因,则为乳腺癌的预后评估和靶向治疗提供重要的依据。

二、病理诊断方法的适用范围及局限性

病理诊断方法包括:尸体剖检,简称尸检(autopsy);活体组织病理学检查,简称活检

（biopsy）；细胞病理学检查，简称细胞学检查（cytology）。统称为病理诊断的 ABC 法。

（一）尸检的适用范围和局限性

尸体剖检是对死者进行全面的病理学检查，包括法医尸检和疾病患者的病理尸检，后者适用的范围包括：①普通病理尸检，即因疾病死亡且死因不明患者的尸检；②涉及医、患争议的尸检。尸检的局限性：尸检虽然是目前明确死因的最重要的手段，但仍会由于当前医学水平以及尸检本身技术水平的限制，使少数病例尸检后仍然无法明确死因。

（二）活检的适用范围和局限性

活检的适用范围有：通过对手术切除、切取、刮取、钳取、穿刺等方法从患者活体获取的病变组织进行病理组织学检查。通过活检，可明确疾病的病理诊断，作为指导治疗和判断预后的依据；进行手术中冷冻切片快速诊断，协助临床医师选择最佳的手术治疗方案；在疾病治疗过程中，定期活检可动态了解病变的发展和判断疗效。活检的局限性在于活检标本可因为标本过于细小、破碎、固定不当、自溶、严重受挤压（变形）、被烧灼或送检标本不具有代表性而影响病理诊断，同时活检病理诊断的准确性还受到病变形态的复杂性及病理医师诊断水平的影响。

（三）细胞学检查的适用范围和局限性

细胞学检查的适用范围包括：脱落细胞检查、穿刺细胞检查、组织印片检查、刮取和刷取细胞学检查。细胞学检查具有对患者损伤小或无损伤、价格便宜、出结果快、常常有较高的阳性率等优点，更适合于大规模的防癌普查。细胞学检查的局限性有：①假阴性：即恶性肿瘤患者相关标本中未能查见恶性细胞，因此，细胞学检查阴性结果并不能否定临床医师的恶性肿瘤诊断，假阴性率一般为 10% 左右；②假阳性：即在非恶性肿瘤患者的有关标本中查见了"恶性肿瘤细胞"，假阳性率一般≤1%。因此，临床医师不应对细胞学报告与活体组织病理报告等同看待，在决定进行损害较大的治疗措施前应尽可能取得活检组织病理学检查结果的证实。

第二节　活体组织检查

一、病理检查申请单的要求

病理检查申请单是临床科室送达病理科的会诊单，是病理医师做出病理诊断必备的临床文字资料，是具有法律意义的文书档案。临床医师必须认真逐项填写申请单内的有关项目，并由该患者的本院主管医师签名后随同送检标本送往病理科。

（一）病理检查申请单各项填写要求和注意事项

1. 临床医师应亲自逐项填写申请单各项目　包括：①患者基本情况，即姓名、性别、年龄、送检单位（医院、科室）、床位、门诊号/住院号、送检日期、取材部位、标本数量等；②患者临床情况，即病史（症状和体征）、化验/影像学检查、手术（包括内镜检查）所见、既往病理学检查情况（包括原病理号和诊断）和临床诊断等。

2. 患者基本情况填写要求准确规范　患者的基本情况对病理医师进行病理诊断和鉴别诊断有重要的参考价值，有时甚至是主要诊断依据。如①性别：性别对肿瘤的诊断有一定的参考依据。如鼻咽部血管纤维瘤几乎均发生于青春期男性，而男性乳腺发育则性别是诊断的主要依据。②年龄：病理诊断，尤其是肿瘤病理诊断中，几乎每一种肿瘤都要考虑到其好发年龄，了解这一项可为病理诊断提供重要区别点，因此填写患者年龄时不能将患者具体年龄笼统地代之以"成"等。③部位：一般来讲肿瘤都有其好发部位，了解发生部位可为诊断提供思路与线索，甚至有的肿瘤都有其特定的发生部位。比如血管球瘤主要发生在四肢末端，尤其是指(趾)甲下，其他部位(胃、子宫、骨等处)罕见。

3. 临床情况的填写应全面而有针对性　①病史(包括症状和体征)：虽然病理诊断尤其是肿瘤病理诊断主要依靠形态学改变(显微镜下改变)作出诊断，但临床病史对诊断可提供一定的线索和诊断思路，有些病理诊断需结合临床表现才能作出，甚至有些疾病无病史作参考就不能作出病理诊断，国内外许多病理学家对没有病史的病理标本一概不下诊断。②化验及影像学检查：可为病理诊断提供参考依据。如临床怀疑肝癌病例应提供血 AFP 检查结果，怀疑葡萄胎则应提供血 HCG 是否有升高；B 超、X 线、CT、MRI 等则可提供肿瘤部位、形态、大小、囊实性、界限清楚与否、与周围结构关系，对病理诊断有重要意义。③手术所见及原有手术史：临床医师需描述肿瘤位置、大小、有无粘连浸润、转移等，必要时可以绘图标记；肿瘤有无包膜、有无破裂，如有囊性破裂，要描述内容物的颜色、性质等。对于原有手术史的患者一定写明原手术部位、时间及诊断。如对一个有肺部结节的患者却没有提到三年前曾经切除过大腿的肉瘤，这种疏忽可能导致肺部转移性肉瘤病理诊断的延误或误诊。④既往病理学检查情况(包括原病理号和诊断)：对于原有恶性肿瘤史的患者，特别是肿瘤在同一解剖位置，则应填写活检日期及原病理诊断。这一点非常重要，因为复发性肿瘤组织学上可能更不典型，需要结合原病理诊断进行综合分析。⑤部分专科标本送检应该详细填写相应专科临床资料：如系妇科标本，应填写末次月经日期、妊娠史、月经周期及经血量；如系乳房肿块，需填写授乳史；如系骨组织标本，除认真填写申请单相关项目外，应将术前影像学资料及诊断送病理科，因骨组织病变及肿瘤需临床、X 线及病理三者结合方能做出诊断。⑥临床诊断：临床医师一定要提供诊断与鉴别诊断，有经验的临床医师与病理诊断符合率较高，常为病理医师提供有价值的参考意见。

(二) 凡有下列情况之一的，病理科不予接收申请单。

1. 申请单与相关标本未同时送达病理科。

2. 申请单中填写的内容与送检标本不符合。

3. 申请单中漏填重要项目。

4. 申请单内填写的字迹潦草不清。

二、活检标本的常见类型及取材注意事项

(一) 常规活检标本的类型

常规活检的标本来源包括：①治疗性手术切除标本；②诊断性手术切除标本；③内镜活检标本；④手术刮出活检标本；⑤穿刺活检标本；⑥自然脱落排出标本。

(二) 活检标本取材注意事项

如何正确采取病理标本是临床医师必须掌握的基本技能。无论哪种活检取材方式，其基本要求都是要求选取到主要病变组织，这样才能保证送检标本的质量，从而有利于病理医师进行准确诊断。

1. 取材部位的选择　①钳取活检时定位要准确：对外生性肿瘤要采取较深部的组织；对

溃疡性肿瘤要钳取溃疡周边组织。这样可避免瘤组织表面黏液及瘤组织变性坏死，又可以看到瘤组织与正常组织的关系，有助于对肿瘤作出正确的病理诊断。②诊断性手术切除标本：应尽量切取完整病变组织或病变中央（避开坏死处）组织。如淋巴结活检，特别是怀疑为恶性淋巴瘤或淋巴结转移癌时，要完整将淋巴结摘除送检，如怀疑为恶性淋巴瘤，最好选取颈部或腋窝淋巴结，尽量不取腹股沟等部位淋巴结，以避免炎性病变的干扰。

2. 取材方式的选择　各种取材方式如切除、切取、刮取、钳取、针吸等要灵活运用。如颈部淋巴结肿大，能够将肿大淋巴结完整切除送检最好，但如果颈部淋巴结肿大粘连成巨大肿块时，便只能进行部分切取送检，如果部分切取都有困难则考虑粗针穿刺活检。但粗针穿刺活检样本常体积小，会有一定的局限性，尤其是淋巴结穿刺活检对于淋巴瘤诊断会有明显局限性，可能因为病变分布不均匀、较难判断正常淋巴结结构是否存在、穿刺取得的组织有明显人工挤压假象而不能做出明确诊断。内镜活检标本也有体积小的特点，所取病变可能不具有代表性，部分内镜活检标本可能有明显人工挤压假象，因而常常需要于病变处多点取材。刮出活检标本应全部送检，刮出活检标本常会有不少血凝块，一般情况下应尽量少取血凝块制片，但宫内刮出物有时可在血凝块中发现胎盘绒毛。

3. 某些器官的取材时间要求　子宫内膜活检取材时间的选择颇为重要。如果要观察是否有排卵或黄体功能是否健全，要在月经前期取内膜活检，如果怀疑内膜不规则脱卸，则需要在行经 5~7 天后刮宫取内膜活检，以观察是否还有分泌反应的内膜存在。

4. 组织块不要过小及严重挤压　在内镜下取材时，钳取标本动作要轻巧，刀锋要锐利，否则可能造成组织挤压、组织或细胞结构不清，致使诊断困难。

三、标本的固定

标本固定的目的在于防止组织腐败自溶、以便进行病理检查各后续过程的处理。临床送来的病理标本大多数是固定后送来的，对临床送来的未固定标本病理科要及时处理，以免变性腐败影响检查。因此，临床医师和病理医师都应掌握对病理标本的固定要求。

1. 固定时间　原则上是越早越好，这样可使固定组织更接近于原有状态，最后制出的切片更能反映病变组织的真实改变。因为病变组织离体时间越久，细胞肿胀破裂、蛋白降解等改变越明显，使细胞结构破坏，而且离体组织是微生物繁殖的良好培养基，特别是产气菌，可进一步对组织细胞产生破坏作用。因此，手术标本或活检组织离体后应尽早固定，必要时可在较低温度下（4℃为宜）固定，从而使组织自溶降低至最低限度。

2. 固定液的选择及浓度　①通常用的固定液是 10% 的福尔马林（市售 40% 作为纯福尔马林）溶液，但最好用缓冲液处理配成的中性福尔马林溶液来固定标本，可避免 10% 的福尔马林溶液固定产生的福尔马林色素沉淀，而且有利于进一步的免疫组化及分子生物学的检测；②在特定条件下无其他固定液时，可用 80% 酒精固定小标本或组织涂片；③对一些需要做酶组织化学染色（如磷酸酶或脂酶）的标本应用丙酮溶液固定；④戊二醛溶液则适用于做电镜检查的标本固定。

3. 固定液的量　固定组织时，应使用足量的固定液，固定液的量一般不少于组织块总体积的 4 倍以上。

4. 固定用器皿　①固定标本的器皿一定要有盖，一方面可防止固定液挥发影响浓度，另一方面还可防止工作者受害;②要口大底平,防止挤压标本,方便病理医师对标本的存取(因标本固定后变硬);③容积相当,至少能容纳 8 倍于组织块的溶液。

5. 已固定标本不能冻存　因冰冻后水分在组织中可形成针状结晶,破坏组织和细胞的结构,影响病理诊断。

6. 需要新鲜组织进行病理检查的标本不能加任何固定液　肌肉活检或需要做酶组织化学、免疫荧光以及一些特殊标记免疫组织化学检查的活检标本;需要做术中冰冻切片检查的标本。要做特殊检查不需要固定的标本送检时需要临床与病理互相商议,做好送检标本各个环节的工作,以便及时尽快地送到病理科。

四、活检病理诊断报告

活体组织病理学诊断是病理医师应用病理学知识、相关技术和个人专业实践经验,在对送检标本进行病理学检查的同时,还需结合有关临床资料和其他临床检查,通过分析和综合后,做出送检标本病变性质的判断和具体疾病的诊断。

活检病理诊断报告受到有关临床资料和其他临床检查的完整性、送检标本的代表性、病理学检查手段的局限性和疾病发展的阶段性等方面因素的影响,可分为以下四种基本类型:

Ⅰ类:检材部位、疾病名称、病变性质明确和基本明确的病理学诊断。如"左肺肺门型小细胞癌",属于检材部位、疾病名称、病变性质明确病理诊断报告。"左腋下淋巴结肉芽肿性炎(但不能确定是由结核菌、不典型分枝杆菌或真菌引起)",属于仅能作出病变性质的基本判断,而不能作出疾病分类或疾病病因的准确判断。

Ⅱ类:不能完全肯定疾病名称、病变性质,或是对于拟诊的疾病名称、病变性质有所保留的病理学诊断意向,可在拟诊疾病 / 病变名称之前冠以诸如病变"符合为"、"考虑为"、"倾向为"、"提示为"、"可能为"、"疑为"、"不能排除"之类的词语。

Ⅲ类:检材切片所显示的病变不足以诊断为某种疾病(即不能做出Ⅰ类或Ⅱ类病理学诊断),只能进行病变的形态描述。

Ⅳ类:送检标本因过于细小、破碎、固定不当、自溶、严重挤压变形、被烧灼、干涸等,无法做出病理学诊断。

五、常见病理误诊原因及避免误诊的原则

活检病理诊断由于其对临床诊断、治疗及预后判断均具有重要的指导作用,因此,临床对其诊断的准确性要求也越来越高,但病理诊断过程中,由于有关临床资料和其他临床检查的不完整、送检标本的代表性差、病理学检查手段的局限性和疾病发展的阶段性等方面因素的影响,也可能出现诊断错误。临床医师和病理医师都应熟悉病理误诊常见原因,掌握避免误诊的原则,从而降低病理误诊率。

(一) 导致病理误诊的临床方面原因及避免误诊的原则

1. 临床资料不足或临床资料不确切　如骨肿瘤无充分的 X 线资料就难以诊断;脂肪组织肿瘤,如果临床不能提供准确的肿瘤部位,肿瘤的良恶性质有时就很难确定。因此,临床医师提供准确、充分的临床资料,必要时病理医师要通过主动询问或查阅临床病历了解相应临床资

料是避免病理误诊的重要环节。

2. 临床上取材不足或取材不当　如脑神经组织肿瘤取一块边缘反应性病变活检,常误诊为炎症。故临床医师对实体性病变活检取材时要多部位取材,避免取边缘反应性病变及坏死出血组织,要取中心部位实质性病变组织送检。

3. 受临床诊断的误导　病理医师要重视临床资料,尊重临床诊断,但不能受临床资料或临床诊断的误导。如硬化性甲状腺炎,有时甲状腺外可有增生硬结节,临床上与癌相似,此时,如果根据临床的判断来诊断就可能误诊。

（二）引起病理误诊的病理方面原因及避免误诊的原则

1. 病理医师方面的原因　①观察切片粗糙、不全面:病理切片观察要遵循先低倍扫全貌后选择高倍观察的原则,不要遗漏任何一张切片、一块组织,甚至一个视野的观察,否则就可能造成漏诊或误诊。②受到思维一时偏见的影响:有时听一个专题报告或看一篇新近文献或集中思考某个疾病或肿瘤时,看什么都似乎是这种疾病或肿瘤。病理医师在做诊断时必须防止思维的一时偏见。③知识及经验不足:作为病理医师,特别是经验不足、年资较低的病理医师,要注意不断提高自己的知识水平,总结经验及更新自己的知识,虚心求教他人,尽量避免误诊。④不虚心听取科室内同事或同道的不同意见,坚持己见。

2. 病理技术方面的原因　①切片质量差,影响诊断:做好一张常规 HE 切片或冰冻切片是保证诊断的关键。切片质量不好,细胞结构不清或一些人工假象可以造成误诊。②技术差错,制片污染:如恶性肿瘤污染良性肿瘤组织,诊断时又核实不细致就可能造成误诊。因此,病理医师阅片时,特别是诊断与临床不符合或恶性肿瘤病变只是一小块组织而与背景病变不符时要仔细检查核对有无技术差错而造成污染的可能。③不能开展特殊检查技术或新技术:有些病例必须进一步做特殊染色、免疫组化、电镜或其他特殊检查才能确诊,但限于条件或其他原因未能做进一步检查而导致误诊。

第三节　诊断病理学常用技术

一、电子显微镜技术

电子显微镜技术（electron microscopy）（简称电镜技术）是利用电子显微镜观察经特殊制备的样本微细结构与形态的技术,是病理学诊断和研究的基本技术之一。电子显微镜是通过电子束和电子透镜组合成的电子光学系统将微小物体放大成像,极大地提高了分辨率。电子显微镜有数种,如透射电镜、扫描电镜、超高压电镜、分析电镜等。一般病理诊断所用常为透射电镜。电镜的使用可以看清细胞膜和细胞质内的各种细胞器和细胞核的细微结构及其病理变化,并由此产生了超微病理学。

1. 电镜样本的制备　电镜样本的处理和超薄切片的制作技术比光镜制样更为精细和复杂,但基本过程是相似的,仍包括组织取材、固定、脱水、浸透、包埋、切片和染色等。以透射电镜样本制备为例,电镜样本制备的主要要求和特点是:①组织新鲜,取材准确:要求尽量在组织离体 5 分钟内完成取材并进行预固定;②双重组织固定:先用 2.5% 戊二醛固定,再用锇酸固定;

③组织包埋常用环氧树脂;④光镜下进行组织定位;⑤超薄切片:切片厚度一般为 60~80nm;⑥重金属盐染色。常用醋酸铀或枸橼酸铅等。

2. 电镜技术的应用 电镜技术的应用领域非常广,在临床上可用于多种疾病亚细胞结构病变的观察和诊断,特别是肾小球疾病及肌病的诊断,以及一些疑难肿瘤的组织来源和细胞属性的判定,如一些去分化、低分化或多向分化肿瘤的诊断和鉴别诊断。最早关于细胞凋亡的形态学描述也源于电镜的观察。电镜技术也有其局限性,如样本取材少、制备较复杂、观察范围有限,在病理诊断中的应用需要结合组织学观察结果进行综合分析。

二、免疫组织化学

免疫组织化学(immunohistochemistry)是利用抗原-抗体的特异性结合反应原理,以抗原或抗体来检测和定位组织中的待测物质(抗体或抗原)的一种技术方法。

1. 抗体的选择 ①抗体的类型:主要有两大类即多克隆抗体和单克隆抗体。前者是针对多个抗原决定簇的抗体,为产生抗体动物(如兔、马等)的血清或免疫球蛋白(Ig)或某一 Ig 的组分(IgA、IgM、IgG)。单克隆抗体为一个 B 淋巴细胞分化增殖产生的抗体,可识别有限的抗原决定簇,其组成均匀,特异性强。②抗体的工作条件:有的抗体只能用于新鲜组织、冷冻组织或细胞涂片,而不能用于石蜡包埋组织切片的染色,如 CD103(黏膜内淋巴细胞)和 CD19(B 淋巴细胞)等。③抗体的保存条件:多数抗体要求保存温度是 4~8℃,也有少数抗体要求 −20℃保存。

2. 免疫组织化学染色方法 基本方法是将特异抗体与切片反应,然后根据标记物的要求以适当方法显示(如酶反应显色、荧光激发、胶体金显示)。染色方法按染色步骤可分为:①直接法,即将带有标记的抗体直接与抗原反应,然后检出;②间接法,即将针对抗原的第一抗体反应后以其抗抗体(第二抗体)结合,再检出,特点是经过了第二抗体放大效应。

3. 免疫组织化学技术的应用 随着大量商品化抗体出现、配套试剂盒的使用及方法学的不断完善,免疫组织化学染色已经成为病理诊断和研究中不可缺少的技术手段之一。用于:①各种蛋白质或肽类物质表达水平的检测;②细胞起源与分化的判定;③淋巴细胞的免疫表型分析;④内分泌系统肿瘤的功能分类;⑤细胞增殖、细胞周期和信号传导的研究;⑥肿瘤的预后判定以及指导临床对某些靶向治疗药物适用病例的筛选等。

三、原位杂交技术

原位杂交(in situ hybridization,ISH)是核酸分子杂交的一部分,是将组织化学与分子生物学技术相结合来检测和定位核酸的技术。用标记了已知序列的核苷酸片段作为探针(probe),通过杂交直接在组织切片、细胞涂片或培养细胞爬片上检测和定位某一特定的靶 DNA 或 RNA 的存在。其生物化学基础是 DNA 变性、复性和碱基配对结合。有 DNA-DNA 杂交、DNA-RNA 杂交和 RNA-RNA 杂交。

(一)探针的选择和标记

用于原位杂交的探针有双链 cDNA 探针、单链 cDNA 探针以及合成的寡核苷酸探针等。一般而言,探针的长度以 50~300bp 为宜,用于染色体原位杂交的探针可为 1.2~1.5kb。探针标记物有放射性和非放射性之分。后者因其性能稳定、操作简便、成本低和耗时短等优点而被广泛应用。双链 cDNA 探针的标记可用缺口平移法或随机引物法；单链 cDNA 探针可通过转录进行标记；合成的寡核苷酸探针可用 5' 末端标记法。

（二）原位杂交的主要程序

常规石蜡包埋组织切片、冷冻组织切片、细胞涂片和培养细胞爬片均可作为原位杂交的实验材料。原位杂交的主要程序包括：杂交前准备、预处理、杂交、杂交后处理 - 清洗和杂交体的检测等。

（三）原位杂交技术的应用

原位杂交使用的是探针，遵循碱基互补配对的原则，与待检测的靶序列结合，是 DNA 或转录（mRNA）水平的检测，具有较高的敏感性和特异性，但也容易受到外界因素的影响。目前主要运用于：①细胞特异性 mRNA 转录的定位；②受感染的组织中病毒 DNA/RNA、人类乳头状瘤病毒 DNA 和巨细胞病毒 DNA 的检测；③癌基因、抑癌基因及各种功能基因在转录水平的表达及其变化的检测；④基因在染色体上的定位；⑤染色体变化的检测；⑥分裂间期细胞遗传学的研究等。

第四节　尸体剖检

一、概念及意义

（一）尸体剖检的概念

尸体剖检（简称尸检）是对死者的遗体进行解剖和系统的形态学分析，其中包括法医尸体解剖和疾病患者的尸体解剖。病理尸体剖检主要是针对疾病患者的尸体解剖。

（二）尸体剖检的意义

尸体剖检技术是病理学的一种重要研究方法。尸检的意义在于：①通过尸体解剖，观察病死者各器官的病理变化，找出其病变，判断死亡原因，从而检验临床诊断的准确性，提高医疗质量；②通过实施尸体解剖，为医学教育提供标本；③用现代方法，对尸体解剖材料进行研究，可以丰富病理学，并为临床诊断、治疗及预防提供更多的依据；④能及时发现、确诊某些新发现的传染病、地方病、流行病；⑤尸体剖检还是解决医疗纠纷和法医案件的一种重要手段。因此，一个国家、地区尸检率的高低在一定程度上反映了其文明程度的高低。目前，我国的尸检率还不高，除了因医疗纠纷和法医案件必须进行的尸检外，真正为了明确死因、提高医疗质量的病理尸检非常少，十分不利于我国病理学和整个医学科学的发展，亟待立法和大力宣传尸检的重要意义。

二、尸检的程序和步骤

（一）提出尸检申请

尸检申请方包括：①根据临床需要由有关医院提出申请；②为解决医疗纠纷由医疗卫生行政部门提出申请，并征得死者家属或其所在单位负责人签字同意；③由公安或司法部门根据案情需要提出申请。

（二）尸检受理的条件要求

1. 尸检单位和人员资质　受理尸检部门应是具备独立尸检能力的医学院校的病理教研室、各级医院的病理科及经医政部门注册的病理学诊断中心。主持尸检人员应是接受过尸检训练，具有中级以上专业职称的病理医师或病理学教师，必要时邀请法医参与尸检。

2. 尸检场所　应具备必要的解剖器械和消毒设备，应有解剖台及充足的供水和下水设备，并应对污水及污物有必要的消毒处理措施。

3. 尸检申请手续完备　包括：①有申请或委托方当事人签名、负责人签名和加盖委托单位公章的尸检申请书或委托书，申请书须逐项认真填写（包括死者的临床资料要点和其他需要说明的情况）；②死者的死亡证明；③死者亲属或代理人签署说明尸检有关事项的《死者亲属或代理人委托尸检知情同意书》（由受理尸检方制定），并确认尸检的术式、范围、尸检后遗体的处理、尸检报告及其发放等有关事项；④死者临床资料，包括就诊的现病史（症状、体征及有关检查资料）、过去史、家族史、传染病史、临床诊断及治疗过程等。

4. 尸体条件　①临床医师确认患者生物学死亡 2 小时后方可进行尸检；②死者死亡超过 48 小时未经冷冻或冷冻超过 7 天者可不受理尸检。

（三）尸检的常规操作程序

尸检的常规操作程序依次为：①一般性检查，包括死亡征象检查和体表检查；②体腔剖开；③腹腔剖检；④胸腔剖检（包括心包腔剖检）；⑤盆腔剖检；⑥颈部剖检；⑦体腔脏器取出；⑧体腔脏器的解离和肉眼检查；⑨脑和脊髓的剖检；⑩颈椎和骨髓剖检。

（四）尸检标本的显微镜检查和取材

尸检的显微镜检查时最终做出正确病理诊断的重要步骤。显微镜检查的正确与否，在很大程度上取决于取材的正确与否。基本原则是取材要全面，又要有重点，所谓全面，就是对各脏器进行全面检查，所谓重点，就是在肉眼诊断基础上对病变部位要适当多取材。

（五）病理诊断报告

每一例尸体在解剖完毕后，在详细观察的基础上必须做出病理解剖诊断报告。病理解剖诊断报告应能显示整个病例的全貌，反映病例的主要疾病和次要疾病，亦能反映出原发性疾病和继发性疾病。

1. 病理尸检报告的基本内容

（1）主要疾病（与死亡直接相关疾病）。

（2）继发疾病（与主要疾病密切相关的疾病）。

（3）伴发疾病（与主要疾病无密切关系的疾病）。

可酌情进行死因分析、小结和讨论，诊断术语力求与国际规范一致，并按各疾病的致死重要性和因果关系排序。

2. 病理尸检报告的发放

（1）病理尸检报告书通常在尸检后 45 个工作日内发出。由于病变复杂或其他原因不能按时发出报告者，可酌情延迟发出并向委托方说明迟发原因。

（2）病理尸检报告书必须由主检人员签名后才能发出。

（3）尸检报告书应一式两份（正本和副本），两份报告具有同等效力。正本随其他尸检资料存档，报告书的副本发给尸检委托方。

（六）病理尸检总结

病理尸检诊断完成后,要对每例尸体剖检,特别是较复杂的病例或特殊和少见病例,结合文献加以总结和讨论。总结的内容除答复临床医师在尸体剖检前提出的问题以外,还应指出病例的特点,并做临床症状与病变联系的讨论。对某些死亡原因还应做必要的解释。这样就能加强尸体剖检的科学性和准确性,加强临床病理联系,对提高临床医师的诊断、治疗水平有极为重要的作用。

三、尸体剖检的注意事项

尸体剖检并不是单纯的技术操作,其目的是要在尸检过程中发现病变,从而解决面临的病例是什么病,其死亡原因是什么。因此,就必须要求尸体解剖做到准确而又没有遗漏,这样才有利于做出病理诊断。在尸检的具体操作中应注意的事项有:

1. 有些相关连脏器,在未检查清楚各脏器间关系及病变前,不能将它们分离。有些病例在发现病变后,脏器也不能分离。

2. 各脏器作切面检查前,应先称其重量,否则流失血液后,重量就不真实准确。

3. 解剖者执刀及持剪均需稳定。刀切脏器或组织时应借助执刀之手的关节运动,不可用腕力。切脏器时,刀需沾水,以避免撕破或粘连组织。切时应自前向后拉,不可自上向下压,否则组织将被压裂或变形;应一刀切开,不可拉锯式切开,否则切面参差不齐。

4. 为利于检查和制作标本之用,检查脏器切面尽量不用水冲洗,以免改变脏器固有颜色,必要时可用拧干的湿布轻轻拭之。

5. 观察内膜不可用手拭擦,以免损伤内皮细胞或黏膜上皮。

第五节　临床病理讨论会的基本知识

一、目的和意义

临床病理讨论会(clinical pathological conference,CPC),始创于 20 世纪初的美国哈佛大学医学院,其形式为由临床医师和病理医师共同参加,对疑难疾病或有学术价值的尸检病例的临床表现及其病理检查结果进行综合分析、讨论。其目的在于汲取诊治教训,提高诊治水平,促进医学诊疗、科研及教育事业的发展。目前,已经成为世界各国医疗机构经常开展的一项学术性活动。

二、一般程序

讨论会前,由临床和病理医师共同按照一定的目的来选择病例。提供讨论的病例,一般应对疾病发生、发展过程有较完整而详细的临床诊疗记录、实验室检查资料和尸检结果。为使讨论比较深入,提前向参加者提供明确的经整理并能如实反映情况的病史摘要,提出讨论要求,便于临床和病理双方都进行认真、周密地准备。

讨论会通常由有较高威望的临床医师来主持,一般按以下程序进行。

1. 临床报告 首先由该病例的医师报告病史及其他临床检查资料(包括出示 X 线片等),并做中心发言来分析症状、体征和鉴别诊断,提出临床诊断意见,对治疗处理提出建议或评估。然后,由与会临床医师自由发言,提出临床诊断意见,对治疗处理提出不同的诊断意见和质疑。

2. 病理报告 由病理医师向与会者报告会前暂时保密的病理检查和病理诊断,出示病理标本(包括放映病理组织学改变的幻灯片等),解释病变与临床表现的关系并分析死因。

3. 临床病理讲座 这是把讨论会真正引向深入的关键,通常由病理医师根据与会者的提问,对病理检查结果及病变与临床表现的关系作扩展性的说明,并可介绍一些较新的文献资料。与会医师可结合病理发现及该病例的临床表现,对该疾病的发生、发展、诊断、鉴别诊断、合理处置等各方面进行深入的讨论。

4. 主持者总结 对本例的特征、所讨论问题在临床中的意义以及应吸取的经验教训等作扼要小结,给讨论会"画龙点睛"。

通过讨论会常期望获得以下效果:

1. 密切临床病理联系 通过对临床和病理检查的讨论,与会者既可了解病例患病的全部临床过程,又可重温与该病有关的病理学知识,使临床表现得到满意的病理解释,还可了解到一些新进展。尤其对于青年医师和实习医学生,能通过具体病例,对该病的临床和有关基础医学知识获得更好的教学效果。

2. 总结经验教训,提高医疗质量 讨论会上临床医师都力求"逻辑思维强、推理严谨,引据有力"地紧密联系病例的实际情况进行讨论。如临床的分析和诊断与最后的病理诊断相符合,则可使与会者从中学到正确分析病例的方法;反之,也可以通过回顾性分析、讨论,找出造成误诊的原因,总结经验或汲取有益的教训,以提高医疗诊治水平。

3. 促进学术交流,推动科学研究 临床医师能从不同角度有根据地提出各自的诊断依据,也往往对病理诊断提出咨询甚至异议,因此讨论会又常是学术争鸣的场所。通过讨论常能提出一些值得深入研究的新问题或新线索,促进和推动医学科学的发展。

在病理学教学中,也开展类似临床病理讨论会的教学活动,可促进学生复习所学病理学知识,加深形态学印象,体现病理学的桥梁作用,把病理知识与临床密切结合,培养学生独立思考和分析、解决问题的能力,为养成正确的临床思维方法打下良好的基础。其进行方式是:由教师提供要讨论病例的临床和病理资料,学生在详细阅读这些资料和讨论要求的基础上,将有关资料按系统或器官进行归类,确定病变在何系统,主要累及何器官,哪些病变是原发的,哪些病变是继发的或伴发的等,抓住重点、分清主次地作出临床诊断和病理诊断,进而分析疾病发生发展过程及各种有关因素的因果关系,找出引起死亡的直接原因。

三、实例示范

病例一

病历摘要

患者,女,70 岁,教师。头痛两个月,反复抽搐伴意识障碍及呕吐 18 天入院。两个月前无明显诱因出现头部持续胀痛,以前额部为甚,尚能忍受。18 天前解小便时出现剧烈头痛,随即跌倒,四肢抽动,双目向上凝视,小便失禁,呼之不应。经过约 1 分钟清醒,并感发热多汗,不能回忆当时发生的抽搐情况。此后,头痛加剧,抽搐发作亦渐频繁,多达每天 5 次,发作时情况同前。同时,伴呕吐胃内容物数次,呕吐方式不详。以抽搐待诊入院。入院前曾做胸部 CT 及 ECG 未见异常。患者曾有慢性支气管炎病史 40 余年。

入院体检:T 36℃,P 86/min,R 20/min,BP 120/68mmHg。神志清,合作,全身浅表淋巴结未见明显肿大,心肺未见异常,腹软,肝脾未扪及。神经系统检查:颈软,脑膜刺激征(-),双瞳等大等圆,直径为 0.4cm,眼底(-),左眼外展受限,露白 5mm,其余颅神经(-),无瘫痪及感觉障碍,双下肢腱反射减弱,左上肢反击征(+),指鼻轻度意向性震颤,小便潴留。

入院后处理:

入院后诊断为"症状性癫痫"(颅内占位? 血管畸形?),给予鲁米那、苯妥英钠抗癫痫,甘露醇、地塞米松脱水;青霉素、诺氟沙星、甲硝唑等抗感染;留置尿管,庆大霉素冲洗膀胱等治疗。住院后体温一直正常,右肺底闻及少量细湿啰音。抽搐仍频繁(1~3 次 / 天),时有嗜睡。

入院 12 天后,出现间断性中至深度昏迷,每次持续数至 20 分钟,不伴抽搐。查体见双眼球内聚位,外展差,瞳孔双侧不等大,右 0.35cm,左 0.25cm,视乳头边界不清。呼吸变慢,4~8/min,疑有脑疝形成,但腰穿压力不大,脑脊液(CSF)常规生化正常。给予脱水、吸氧、呼吸兴奋剂后神志清醒,瞳孔大小能恢复正常,生命体征平衡。

入院第 18 天出现颈硬,脑膜刺激征阳性,眼底水肿伴有渗出。

入院第 19 天,再次出现呼吸深慢(4~5/min),血压 120~88/75~120mmHg,双瞳孔等大为 0.5cm,给予甘露醇和呼吸兴奋剂等。抢救过程中心搏骤停,经心脏三联推注,再次给呼吸兴奋剂、胸外心脏按摩等抢救措施无效,于入院第 20 天死亡。

实验室检查:血细胞总数 14.9×10⁹/L,分类无异常。尿常规:红细胞 +++(2 次),白细胞 15~20 个 /HP。电解质共查 5 次,其中 3 次血钾偏低(3.0~3.6mmol/L)。血糖查 3 次,有 2 次偏高(7.7~9.1mmol/L)。脑脊液:共查 2 次,第一次压力大于 240mmH₂O,清亮不凝,末压 80mmH₂O,红细胞 +++,白细胞 0,氯化物 108.9mmol/L,糖 1.1mmol/L,蛋白 0.68g/L。第二次红细胞 ++++,白细胞 0,氯化物 101.6mmol/L,糖 3.5mmol/L,蛋白 0.8g/L。血清酶学:谷草转氨酶 46.3U/L,碱性磷酸酶 117U/L,γ- 谷氨酰转肽酶 102U/L,乳酸脱氢酶 482U/L,α- 羟丁酸脱氢酶 320U/L。肾功能:入院时血尿素氮 23.2mmol/L,肌酐 217.7μmol/L,以后复查 3 次均正常。

B 超:双肾、膀胱、肝、胆、脾、胰均未见异常。

X 线:入院第 18 天拍片,右肺门增大,考虑为中央型肺癌,右肺上叶后段及下叶背段有实变和下中背段含气不良,考虑为阻塞性改变。

MRI:入院第 15 天,大脑双侧额顶叶白质脑室周围有斑点状异常信号,呈长 T1、长 T2,多系复发性脑缺血,轻度脑萎缩。入院第 18 天再次查 MRI 同第一次改变,未见脑疝,未见静脉窦血栓形成,病灶性质待定。

尸检所见

病变主要位于右肺和脑

1. 肺　右肺与胸膜有广泛的纤维性粘连,右肺重 450g。右上肺后背段可见 4cm×3cm×4cm 大小的与支气管分支相连的边界不清之黑褐色肿块,椭圆形、质地中等,中心见灰白色坏死区,肿块与背侧胸膜紧密粘连。其余肺部见有气肿与碳末沉着。肺门和支气管分叉处淋巴结肿大约 2cm 大小,质硬。双肺有肺气肿及肺动脉硬化。

光镜见肺部肿块为中分化腺癌伴有纤维化,支气管分叉处淋巴结有癌转移。

2. 脑　重 1150g,肉眼观脑膜无明显的渗出、无出血、无增厚和瘤结节形成,有小脑扁桃体疝形成,脑实质切面未见瘤结节或肿块。光镜下见蛛网膜下腔中广泛的腺癌细胞转移,且有癌巢形成;在小脑和第 4 脑室,癌细胞侵及脑实质浅层。脑动脉广泛硬化,基底动脉及 willis 环粥样斑块形成。

3. 心　重 310g,左、右心室均肥厚并体积增大,心腔扩张,肺动脉圆锥显著膨隆。切开见右室内乳头肌和肉柱显著增粗,右室壁厚 0.7cm,左室壁厚 0.6cm。光镜见心肌细胞肥大、核大深染和肌纤维萎缩、肌浆溶解、横纹消失及间质胶原纤维增生并存。冠状动脉多支硬化,管腔变小。

4. 主动脉　广泛粥样斑块形成,伴出血、溃疡形成和钙化,以腹主动脉段及其分支处明显。

5. 肾　动脉粥样硬化,肾盂及双输尿管有慢性感染。

6. 脾　见单个约 1.5cm×1.2cm×1.5cm 大小的单纯囊肿。

7. 子宫平滑肌瘤、剖宫产术后。

讨论题

1. 做出病理诊断并分析其因果关系。

2. 用病理变化解释临床症状。

3. 如不看尸检所见,你可以做出哪些临床诊断?

4. 患者的死亡原因是什么?

病例二

病历摘要

患者,男,32 岁,无业。反复上腹部不适,呕血,柏油样大便 1 个半月,治疗 12 天效果不显入院。患者 1 个半月前出现上腹部不适、反酸、嗳气、恶心、呕吐。呕吐物有时为咖啡样液体,每次 30~50ml 不等,并排柏油样黑大便,共 10 余次。于某年 1 月 1 日在门诊上消化道钡餐检查,诊断为十二指肠球部溃疡。门诊治疗效果不显,仍有呕血、黑便。于 1 月 12 日收入院。

入院体检:体温 36℃,心率 40/min,血压 116/66mmHg。消瘦,中度贫血面容。心律齐,心音未见异常。双肺呼吸音清,未闻干、湿性啰音。腹软,无压痛、反跳痛,未扪及包块。肝、脾肋下未及,移动性浊音阴性,肠鸣音正常。双下肢无水肿。

实验室检查:血常规为白细胞 $4.6×10^9$/L,红细胞 $3.04×10^{12}$/L,血红蛋白 99g/L,血小板 $38×10^9$/L,中性粒细胞 0.848,淋巴细胞 0.152。肝功能正常。

经给予抗生素和止血药物治疗,效果不显。并于 1 月 19 日再次出现呕血,量约 400ml。黑便 3~4 次。查血常规:红细胞 $2.18×10^{12}$/L,血红蛋白 66g/L,血小板 $93×10^9$/L。再给予输血 400ml。

1 月 21 日患者出现鼻腔出血,量约 200ml,请鼻科会诊,填油纱条止血。血常规:红细胞 $3.45×10^{12}$/L,血红蛋白 55g/L,血小板 $238×10^9$/L,于 1 月 20 日再输血 400ml。输血后无胸闷,憋气,心慌等症状。

患者于 1 月 23 日 5 时 40 分突然出现心慌、胸闷、大汗、呼吸急促等症状,心率 110 次 / 分,血压 120/75mmHg。给 50% 葡萄糖静脉注射,患者全身抽搐,随即呼吸、心跳停止,给予呼吸三联、心脏三联等药物,电除颤 3 次,抢救无效死亡。

临床最后诊断:上消化道大出血,十二指肠球部溃疡。

尸检所见

男性,体长176cm,体重61kg,消瘦,营养差。口鼻内可见血性液体流出。未触及浅表淋巴结。主要病变在胃和脉管系统。

1. 胃及邻近脉管系统　胃窦部小弯侧见一溃疡型肿物,溃疡面积2cm×2cm,深0.5cm,底部不平。切面肿物面积4.5cm×3.0cm,浸透肌层达浆膜并且与周围组织粘连。肿物周围及腹膜后、腔静脉及其分支、门静脉周围可见多个肿大的淋巴结,互相融合,切面呈灰白色,质硬,最大者7cm×5cm。切面上见肿大淋巴结与腔静脉及其分支关系密切,呈串珠状紧密包绕在静脉周围。剖开静脉可见淋巴结内肿瘤组织向静脉壁浸润。腔静脉内可见质红松散的血凝块样物。

光镜见胃窦部肿物为低分化癌,癌细胞多弥漫排列;少量呈条束样排列,沿肌间隙浸润至浆膜。少量细胞含有黏液,似印戒细胞,PAS呈阳性染色。胃窦部周围、腹膜后、腔静脉及其分支周围、门静脉周围肿大的淋巴结均为癌转移,受累淋巴结达40余个。转移的癌细胞占据整个淋巴结,淋巴结构被破坏,仅残余少量淋巴细胞;淋巴结周围淋巴管内均充满大量癌细胞。癌细胞形态与胃窦部者相似,但异型性更加明显,排列更加弥漫,可见大量多核瘤巨细胞,核形极不规则。还可见少量黏液细胞,PAS染色阳性。个别淋巴结内转移癌偶见呈腺样排列。腔静脉的血凝块样物内含有大量散在肿瘤细胞。

2. 肺　双肺表面可见散在出血点。切面可见大量暗红色泡沫样液体流出。

光镜见双肺呈急性重度肺水肿改变,肺泡腔内充满大量淡粉红色水肿液,部分含有小气泡。双肺广泛的小血管及肺泡壁毛细血管内可见大量的癌细胞性栓子。在小血管内的癌细胞栓子部分伴有血栓形成和早期轻度机化,肺泡壁上毛细血管内的癌细胞栓子由单个或多个瘤细胞组成,阻塞整个毛细血管腔。肺泡腔内水肿液中也可见散在的癌细胞,但肺内未见转移灶形成。

3. 心脏　大体未见异常。切开心腔内可见灰红色松散的血凝块样物。光镜见血凝块样物内含有大量散在肿瘤细胞。

4. 肝、肾、胰、肾上腺和脑等其余器官结构正常,无阳性发现,小血管和毛细血管内均未查见癌细胞。

讨论题

1. 病理诊断是什么?
2. 用病理变化解释临床表现。
3. 患者的临床资料与尸检所见吻合吗?
4. 患者的死亡原因是什么?

学习小结

病理诊断方法包括尸检、活检和细胞学检查。尸检是最基本的病理诊断方法,病理学就是在大量尸检的基础上逐步建立起来的,其最重要作用就是明确死因,提高临床诊疗水平;活检是病理学最重要的诊断方法,尤其是肿瘤性疾病常需借助活检明确诊断;细胞学检查是病理学最实用的诊断方法,适合于大规模的防癌普查。但临床医师不应对细胞学报告与活体组织病理报告等同看待,在决定进行损害较大的治疗措施前应尽可能取得活检组织病理学检查结果的证实。随着电镜技术、免疫组织化学技术及原位杂交技术等在病理诊断中的应用,病理诊断不仅对疾病进行定性诊断,同时还对疾病的分类、指导治疗及预后估计等提供依据。目前临床病理讨论会不仅在临床广泛开展,对密切临床病理联系、总结临床经验、提高医疗质量以及促进学术交流、推动科学研究具有重要作用,而且在病理学教学中,也开展类似临床病理讨论会的教学活动。

 复习题

1. 简述病理申请单填写注意事项?
2. 活检病理诊断的类型有哪些? 并简述活检病理诊断的常见误诊原因及避免误诊的原则。

(杨成万)

附录二 人体正常器官的重量及大小

脑

重量(包括蛛网膜及软脑膜):1300.0~1500.0g(男);1100.0~1300.0g(女)

大小:大脑矢状径:16.0~17.0cm(男);15.0~16.0cm(女)

　　　大脑冠状径:12.0~13.0cm

脊髓

重量:25.0~27.0g

长度:42.0~45.0cm

左右径:1.3~1.4cm(颈髓膨大部);1.0cm(胸髓);1.2cm(腰髓膨大部)

前后径:0.9cm(颈髓膨大部);0.8cm(胸髓);0.9cm(腰髓膨大部)

垂体

重量:0.1g(新生儿);0.6g(10~20岁);0.6g(20~70岁);0.8~1.1g(妊娠时)。

大小:2.1cm×1.4cm×0.5cm

心脏

重量:(284.0±50.0)g(男);(258.0±49.0)g(女)

大小:12.0~14.0cm(长径);9.0~11.0cm(横径);6.0~7.0cm(前后径)

厚度:0.1~0.2cm(左右心房壁);0.9~1.2cm(左心室壁);0.2~0.3cm(右心室壁)

周径:11.0cm(三尖瓣);8.5cm(肺动脉瓣);10.0cm(二尖瓣);7.5cm(主动脉瓣)

肺动脉

周径(心脏上部):8.0cm

主动脉

周径:7.4cm(心脏上部升主动脉);4.5~6.0cm(降主动脉);3.5~4.5cm(腹主动脉)

肺

重量:1000.0~1300.0g(男);800.0~1000.0g(女)

食管

长(自环状软骨至贲门):25.0cm

胃

长(自胃底至大弯下端):25.0~30.0cm

十二指肠

长：25.0cm

小肠

长：500.0~700.0cm

大肠

长：150.0cm

肝

重量：1154.0~1447.0g（男）；1029.0~1379.0g（女）

大小：25.8cm×15.2cm×5.8cm

肾

重量（一侧）：134.0~148.0g

大小：(11.0~12.0)cm×(4.0~6.0)cm×(3.0~4.0)cm

皮质厚度：0.5cm

脾

重量：140.0~180.0g

大小：(12.0~14.0)cm×(8.0~9.0)cm×(3.0~4.0)cm

胰腺

重量：80.8~116.6g

大小：(17.0~20.0)cm×(3.0~5.0)cm×(1.5~2.5)cm

子宫

重量：33.0~41.0g（未孕妇女）；102.0~117.0g（经产妇）

大小：(7.8~8.1)cm（长：宫底至宫颈外口）×(3.4~4.5)cm（宽：宫底处）×(1.8~2.7)cm（厚：宫底
之下）（未孕妇女）；(8.7~9.4)cm×(5.4~6.1)cm×(3.2~3.6)cm（经产妇）

宫颈大小：(2.9~3.5)cm×2.5cm×(1.6~2)cm（未孕妇女）

甲状腺

重量：20.0~40.0g

大小：(5.0~7.0)cm×(3.0~4.0)cm×(1.5~2.5)cm

肾上腺

重量（一侧）：5.0~6.0g

大小：(4.0~5.0)cm×(2.5~3.5)cm×0.5cm

前列腺

重量：15.0g（20~30岁）；20.0g（51~60岁）；30.0~40.0g（70~80岁）

大小：(1.4~2.3)cm×(2.3~3.4)cm×(3.2~4.7)cm

卵巢

重量（一侧）：5.0~7.0g（成年女子）

大小：4.0cm×3.0cm×1.0cm（成年女子）

（杨成万）

中英文名词对照索引

参考文献

1. 陈杰,李甘地.病理学.第 2 版.北京:人民卫生出版社,2010.

2. 唐建武.病理学.第 2 版.北京:人民卫生出版社,2007.

3. 苏敏.图解病理学.北京:北京大学医学出版社,2005.

4. 王恩华.病理学.北京:高等教育出版社,2003.

5. 李玉林.病理学.第 7 版.北京:人民卫生出版社,2008.

6. 李甘地.病理学.北京:人民卫生出版社,2001.

7. 吴伟康,赵卫星.病理学.第 2 版.北京:人民卫生出版社,2007.

8. 李玉林.图表病理学.北京:人民卫生出版社,2011.

9. 唐建武.病理学.第 2 版.北京:科学出版社,2011.

10. 邹万忠.肾活检病理学.第 2 版.北京:北京大学出版社,2009.

11. 王连唐.病理学.北京:高等教育出版社,2008.

12. 崔进,张雅洁.病理学.北京:科学出版社,2007.

13. 杨光华.病理学.北京:人民卫生出版社,2001.

14. 陈忠年,杜心谷,刘伯宁.妇产科病理学.上海:上海医科大学出版社,1996.

15. 郭慕依,叶诸榕.病理学.第 2 版.上海:上海医科大学出版社,2001.

16. 中华医学会.临床技术操作规范病理学分册.北京:人民军医出版社,2004.

17. 廖松林.现代诊断病理学手册.北京:北京医科大学、中国协和医科大学联合出版社,1995.

18. 王斌,陈命家.病理学与病理生理学.第 6 版.北京:人民卫生出版社,2009.

19. 金惠铭,王建枝.病理生理学.第 7 版.北京:人民卫生出版社,2008.

20. 石增立,张建龙.病理生理学.第 2 版.北京:科学出版社,2010.

21. 陈主初.病理生理学.北京:人民卫生出版社,2005.

22. 金惠铭.病理生理学.第 2 版.上海:复旦大学出版社,2010.

23. 杨惠玲,潘景轩,吴伟康.高级病理生理学.第 2 版.北京:科学出版社,2006.

24. 李桂源.病理生理学.第 2 版.北京:人民卫生出版社,2010.

25. 朱大年.生理学.第 7 版.北京:人民卫生出版社,2008.

26. 邝晓聪.病理生理学.北京:中国协和医科大学出版社,2012.

27. 吴立玲.病理生理学.北京:北京大学出版社,2003.

28. 杨建平,杨德兴,杜斌.病理学与病理生理学.武汉:华中科技大学出版社,2010.

29. 肖献忠.病理生理学.第 2 版.北京:高等教育出版社,2008.

30. 金惠铭,王迪浔.人体病理生理学.第 3 版.北京:人民卫生出版社,2008.

31. 金伯泉.医学免疫学.第 3 版.北京:人民卫生出版社,2009

32. 卢建,余应年,吴其夏.新编病理生理学.第 3 版.北京:中国协和医科大学出版社,2011.

33. 唐朝枢.病理生理学.第 2 版.北京:北京大学医学出版社,2009.

34. 徐玉东 . 人体解剖生理学 . 北京：人民卫生出版社，2007.

35. Kumar V，Abbas AK，Fausto N，et al. Robbins Basic Pathology.8th ed，Philadelphia：W.B.Saunders，2007.

36. Fenderson BA. Lippincott's Review of Pathology. Philadephia：Lippincott Williams and Wilkins，2007.

37. Emanuel Rubin. Rubin's Pathology Clinc Pathologic Foundations of Medicine［M］.4th ed.Philadelphia：Lippincott Williams and Wilkins，2005.

38. Ivan Damjanov. Pathology for the health professions. 3rd ed. St. Louis：W.B. Saunders Company，2006.

39. KumarV，Cotran RS，Robbins SL. Robbins Pathologic basis of disease. 9th ed. Philadelphia：W.B. Saunders Company，2010.

40. Porth CM.，Kunert MP. Pathophysiology，concepts of altered health states. 7th ed. Philadelphia：Lippincott Williams and Wilkins，2004.

41. Arthur C. Guyton，John E. Hall. Textbook of Medical Physiology.11th ed. Beijing：Peking University Press，2007.

42. Bullock BA，Henze RL. Focus on Pathophysiology. Philadelphia：Lippincott Williams & Wilkins，2000.

43. Joshi H，Bhanot G，Borresen-Dale AL，et al. Potential tumorigenic programs associated with TP53 mutation status reveal role of VEGF pathway. Br J Cancer. 2012，107（10）：1722-17288.

44. Cohen S，Janicki-Deverts D，Miller GE. Psychological Stress and Disease. American Medical Association. 2007，298：1685-1687.

彩　插

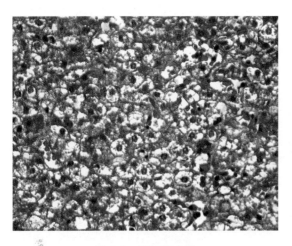

图 1-4　肝细胞水肿

肝细胞肿胀变大,胞质疏松呈气球样,细胞核多居于细胞中央

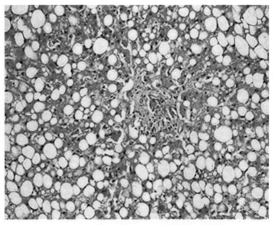

图 1-5　肝细胞脂肪变性

肝细胞质中见大小不等的脂质空泡,部分细胞核被脂肪空泡推挤偏向细胞一侧

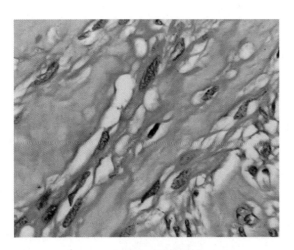

图 1-6　结缔组织玻璃样变性

胶原纤维增粗,互相融合成均质的玻璃样物质,血管和纤维细胞明显减少

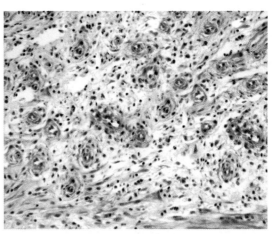

图 1-12　肉芽组织

大量新生毛细血管、成纤维细胞及少量的炎细胞

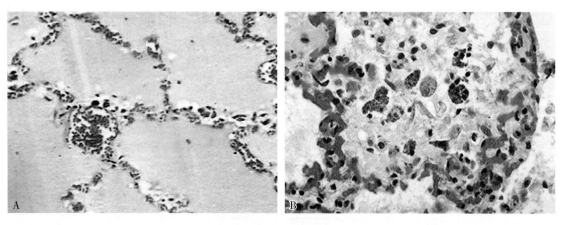

图 2-2　慢性肺淤血

A.肺泡壁毛细血管扩张充血,肺泡腔充满水肿液　B.心力衰竭细胞

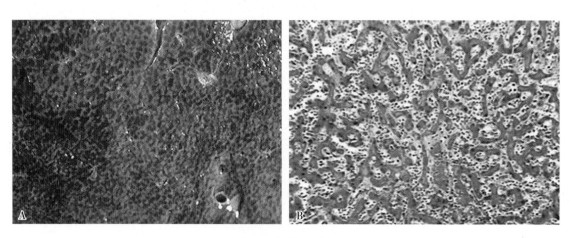

图 2-3　慢性肝淤血

A.大体改变(槟榔肝)　B.肝小叶中央静脉及其周围的肝窦扩张充血

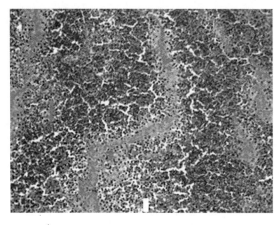

图 2-6　静脉内混合血栓

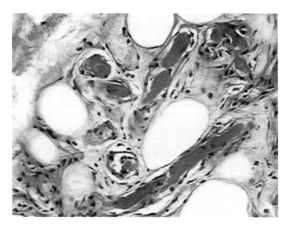

图 2-7　微血栓

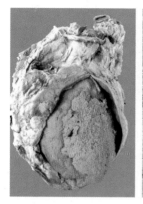
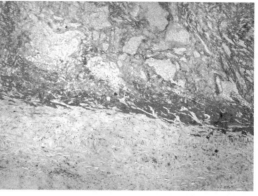

图 3-5 纤维素性心外膜炎

纤维蛋白形成无数绒毛状物,覆盖于心脏的表面,形成"绒毛心"(左图);镜下,图下方为
心外膜,上方为渗出的粉染的纤维素(右图)

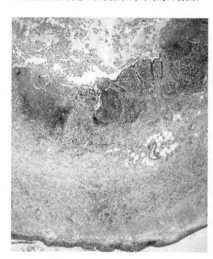
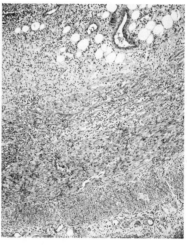

图 3-6 急性蜂窝织炎性阑尾炎

左图为低倍镜,示部分阑尾黏膜受损脱落,阑尾腔内见中性粒细胞和纤维素渗出,阑尾壁
各层充血、水肿,大量中性粒细胞弥漫性浸润;右图为高倍镜(两者来自同一病例)

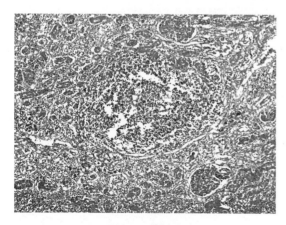
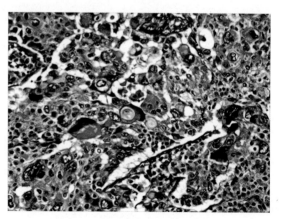

图 3-8 肾脓肿   **图 4-2 恶性肿瘤细胞的多形性**

图中央为小脓肿,脓肿灶内肾组织已完全坏死溶解,多数浸
润的中性粒细胞已变性坏死成为脓细胞

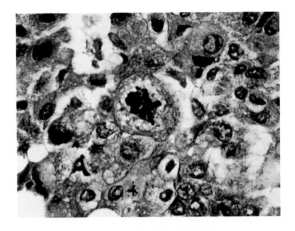

图 4-3　病理性核分裂象

图中央见多极核分裂象,图下方见四极核分裂象

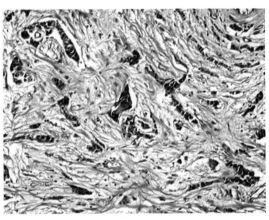

图 4-5　恶性肿瘤浸润性生长

恶性肿瘤细胞呈条索状、树根样浸润于组织间隙内

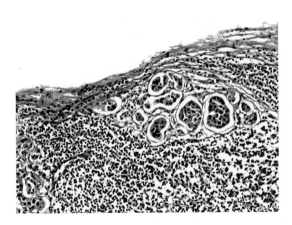

图 4-6　癌的淋巴道转移

淋巴结边缘窦内见几团癌细胞聚集

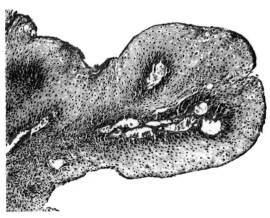

图 4-8　鳞状上皮乳头状瘤

乳头中央为纤维脉管轴心,表面被覆鳞状上皮样瘤细胞

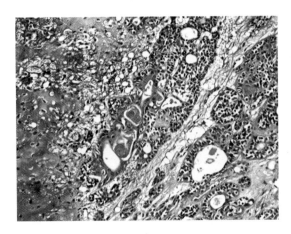

图 4-9　多形性腺瘤

瘤组织由腺体、黏液、角化上皮团及软骨样组织组成

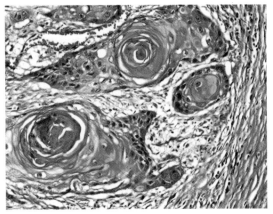

图 4-11　高分化鳞状细胞癌

癌巢与间质分界清楚,癌巢中央见红染的角化珠

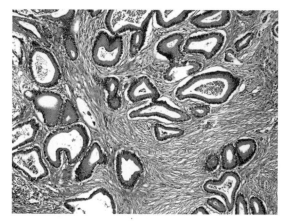

图 4-12　结肠高分化腺癌

癌细胞排列成大小不一、形状不规则的腺样结构,浸润于肠壁内

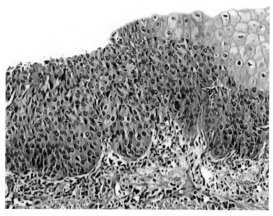

图 4-13　鳞状上皮非典型增生及原位癌

图右侧为中、重度非典型增生;图左侧为原位癌,基底膜完整

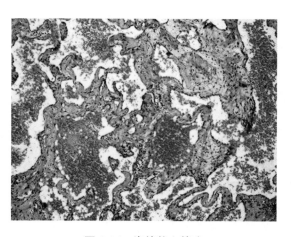

图 4-14　海绵状血管瘤

瘤组织由扩张的不规则的大血窦构成,其内充满多量红细胞

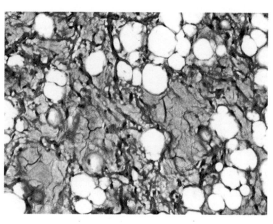

图 4-16　黏液样脂肪肉瘤

含大小不等脂肪空泡的瘤细胞,间质内大量黏液样基质,及丰富的树枝状血管

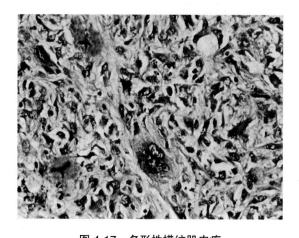

图 4-17　多形性横纹肌肉瘤

瘤细胞高度异型性,胞质丰富红染,可见瘤巨细胞及病理性核分裂象

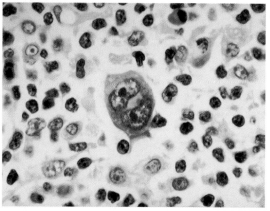

图 4-18　镜影细胞

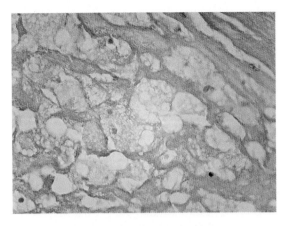

图 5-3　动脉粥样硬化之泡沫细胞

泡沫细胞圆形,体积较大,胞浆内有大量小空泡

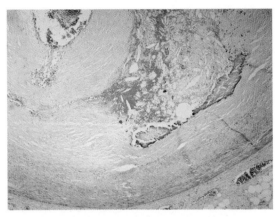

图 5-5　冠状动脉粥样硬化斑块内出血、钙化

冠状动脉内膜显著不规则增厚,斑块表层为纤维帽,其下为坏死物质及胆固醇结晶,并可见钙盐沉积及斑块内出血

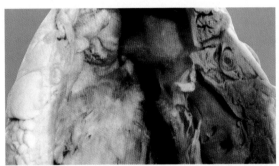
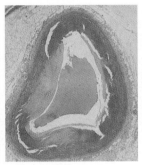
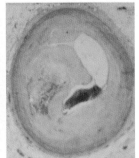

图 5-7　冠状动脉粥样硬化

冠状动脉内膜不规则增厚,呈偏心性狭窄

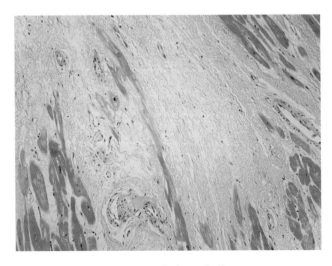

图 5-9　心肌梗死、机化

心肌大部分梗死灶中可见肉芽组织增生,梗死区部分机化,梗死旁心肌细胞肥大

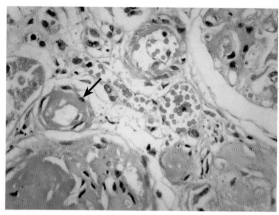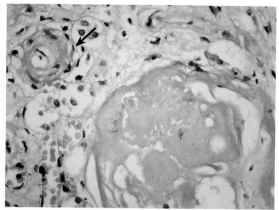

图 5-10　高血压之肾细、小动脉硬化

肾小球入球小动脉(↑)玻璃样变性,表现为管壁增厚呈红染、均质状,管腔狭窄甚至闭塞;小叶间动脉内膜增厚,中膜 SMC 增生、肥大,胶原纤维和弹性纤维增多(↑),为纤维性硬化

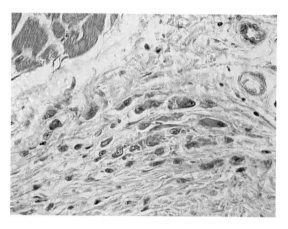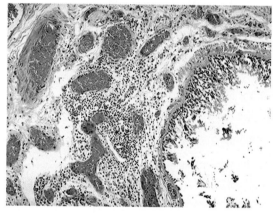

图 5-12　风湿性心肌炎

心肌细胞间质小动脉旁可见聚集的风湿细胞形成的梭形风湿小体;风湿细胞核大,核膜清晰,染色质聚集于中央

图 6-1　慢性支气管炎

支气管黏膜上皮可见鳞状上皮化生,间质内淋巴细胞、浆细胞浸润

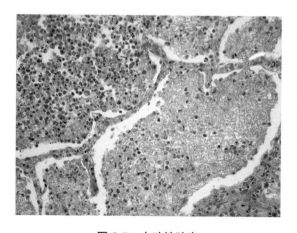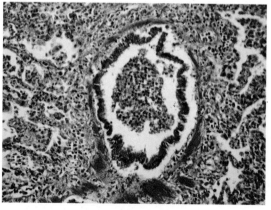

图 6-5　大叶性肺炎

肺泡内充满中性粒细胞、红细胞及纤维素,纤维素丝穿过肺泡间孔相连两个肺泡

图 6-7　小叶性肺炎

中央为病变的细支气管,管腔及周围肺泡腔内充满以中性粒细胞为主的渗出物

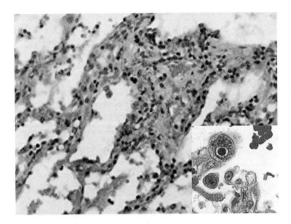

图 6-8　病毒性肺炎及包涵体

肺泡间隔明显增宽,间质充血水肿并伴炎细胞浸润,增生的上皮细胞和巨噬细胞内可见病毒包涵体

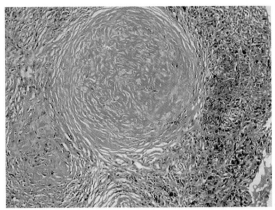

图 6-10　硅肺

中央的矽结节呈圆形,由同心圆状排列的玻璃样变的胶原纤维构成

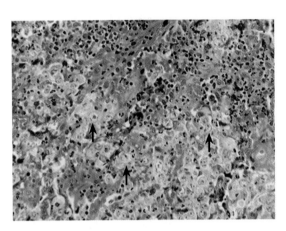

图 6-12　鼻咽泡状核细胞癌

示泡状核癌细胞(↑)

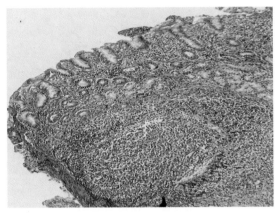

图 7-1　萎缩性胃炎

胃窦部腺体减少,胃黏膜全层淋巴细胞、浆细胞浸润,伴有淋巴滤泡形成

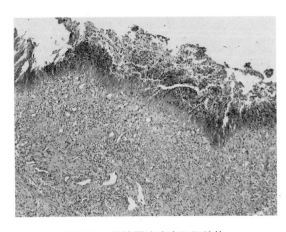

图 7-3　慢性胃溃疡底组织结构

从上到下分4层:渗出层、坏死层、肉芽组织层、瘢痕层

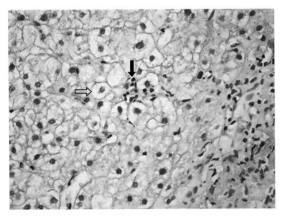

图 7-5　急性(普通型)肝炎

广泛肝细胞胞浆疏松化和气球样变,肝窦受压变窄,坏死区淋巴细胞浸润

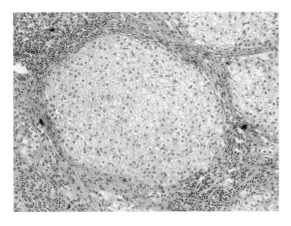

图 7-8　门脉性肝硬化肝（假小叶）

由增生的纤维组织分割包绕肝小叶及肝细胞结节状再生而
形成假小叶

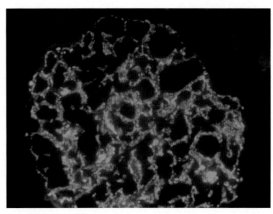

图 8-4　免疫荧光染色，示不连续的颗粒状荧光

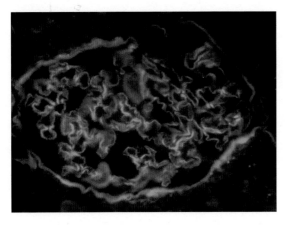

图 8-6　免疫荧光染色，示连续的线性荧光

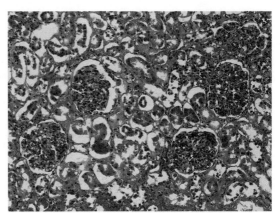

图 8-8　急性弥漫增生性肾小球肾炎

肾小球细胞数量增多，毛细血管腔狭窄

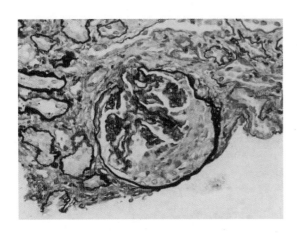

图 8-9　快速进行性肾小球肾炎（PASM 染色）

示新月体形成

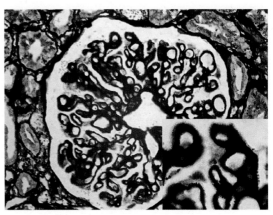

图 8-10　膜性肾病（PASM 染色）

肾小球基底膜弥漫增厚，钉状突起

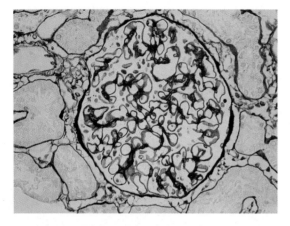

图 8-12 轻微病变性肾小球肾炎（PASM 染色）

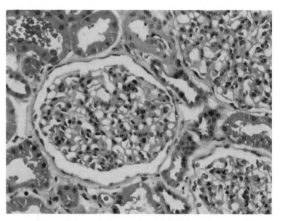

图 8-13 系膜增生性肾小球肾炎
示系膜细胞和系膜基质增生

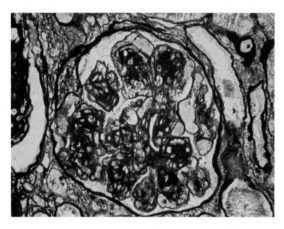

图 8-14 膜增生性肾小球肾炎（PASM 染色）

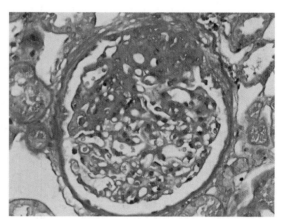

图 8-15 局灶节段性肾小球硬化（PAS 染色）

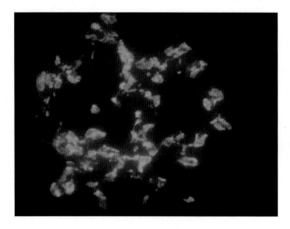

图 8-16 IgA 肾病（免疫荧光）
IgA 在系膜区大量沉积

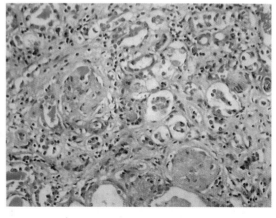

图 8-18 慢性肾小球肾炎
肾小球纤维化和玻璃样变，肾小管萎缩。间质纤维增生，炎症细胞浸润

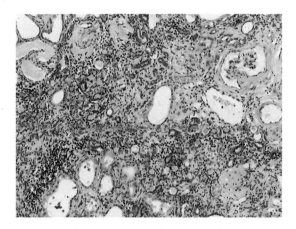

图 8-20　慢性肾盂肾炎

间质纤维化,炎细胞浸润。部分肾小管萎缩,腔内有胶样管型。部分肾小球囊壁增厚纤维化

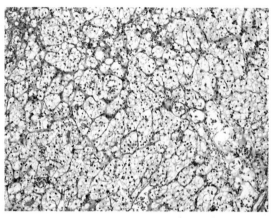

图 8-22　肾透明细胞癌

癌细胞呈多角形或立方状,轮廓清楚,胞浆透明,核居中,癌细胞排列呈片状,间质少

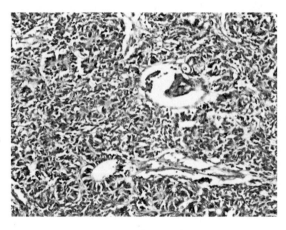

图 8-23　肾母细胞瘤

梭形细胞和小圆细胞背景中见肾小球样和肾小管样结构

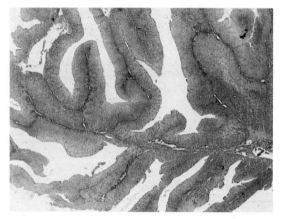

图 8-24　膀胱尿路上皮癌(低级别)

癌细胞呈乳头状排列,细胞层次增多、具有异形性

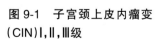

图 9-1　子宫颈上皮内瘤变 (CIN)Ⅰ,Ⅱ,Ⅲ级

A. 正常宫颈(↓)CIN Ⅰ级(▽);
B. CIN Ⅱ级;C. CIN Ⅲ级 / 原位癌

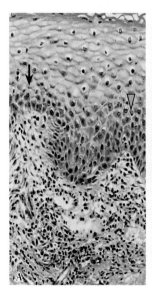
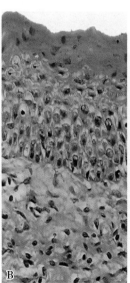
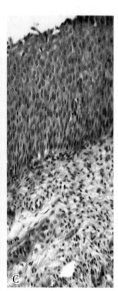

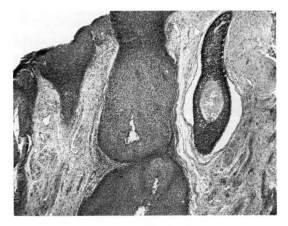

图9-3 子宫颈原位癌累及腺体

异性细胞占据上皮全层并累及腺体,但基底膜完整

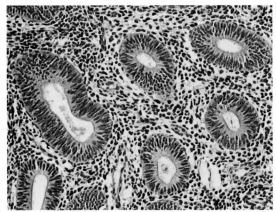

图9-4 子宫内膜单纯性增生

子宫内膜腺体增多、腺腔多为小圆形,腺上皮假复层,无异型性

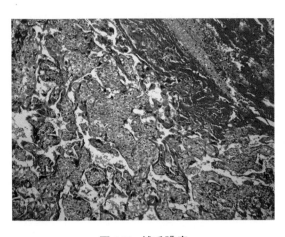

图9-7 绒毛膜癌

绒癌两种细胞高度异型,排列成片或条索状,无绒毛结构、出血坏死明显

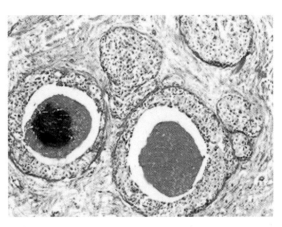

图9-10 乳腺粉刺癌

癌细胞局限于扩张的导管内,中央发生片状坏死及钙化

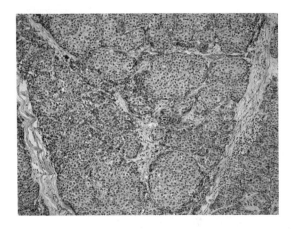

图9-12 乳腺浸润性导管癌(不典型髓样癌)

癌细胞浸润性生长,排列呈片块状癌巢,间质少,无淋巴细胞浸润

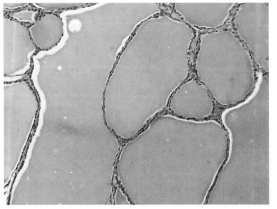

图10-1 弥漫性非毒性甲状腺肿(胶质贮积期)

滤泡扩张,上皮扁平,滤泡腔内大量胶质贮积

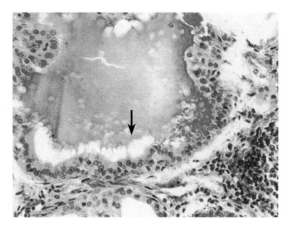

图 10-4　弥漫性毒性甲状腺肿

滤泡上皮呈立方或高柱状,箭头所示为大小不等的吸收空泡,淋巴细胞浸润

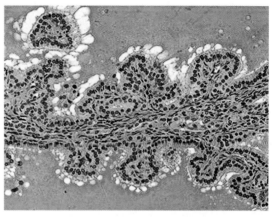

图 10-5　弥漫性毒性甲状腺肿

滤泡上皮乳头状增生,靠近滤泡上皮处为大小不等的吸收空泡

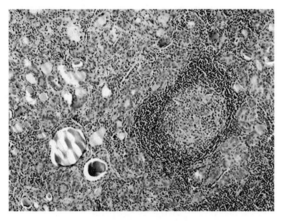

图 10-6　慢性淋巴细胞性甲状腺炎

甲状腺实质破坏,大量淋巴细胞浸润

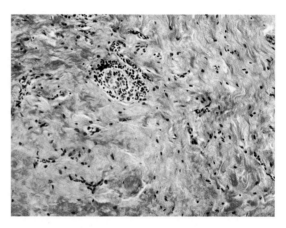

图 10-7　纤维性甲状腺炎

大量纤维组织增生、玻璃样变,有淋巴细胞浸润

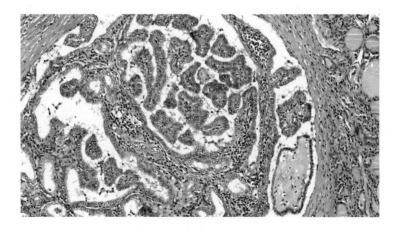

图 10-8　甲状腺乳头状癌

癌细胞排列成乳头状结构,癌细胞呈立方形

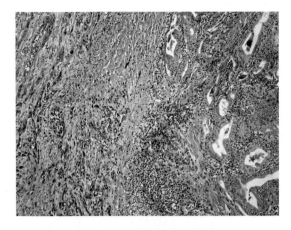

图 10-9 甲状腺未分化癌

癌细胞大小、形态、染色深浅不一,核分裂象多

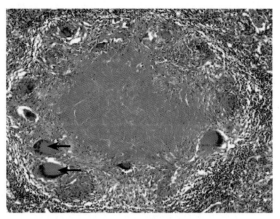

图 11-2 结核结节

中央为干酪样坏死,箭头所指为朗格汉斯巨细胞

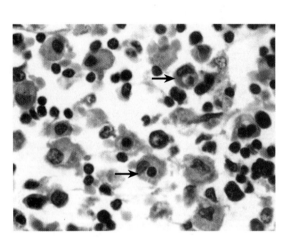

图 11-11 伤寒细胞

增生的巨噬细胞胞质内吞噬有红细胞、淋巴细胞和坏死的细胞碎片等

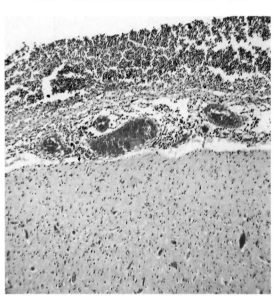

图 11-17 流脑

蛛网膜下腔增宽,有大量中性粒细胞浸润

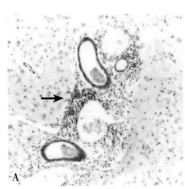

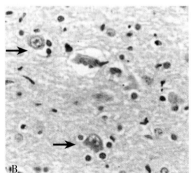

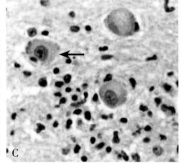

图 11-18 流行性乙型脑炎

A.血管套;B.卫星现象;C.噬神经细胞现象

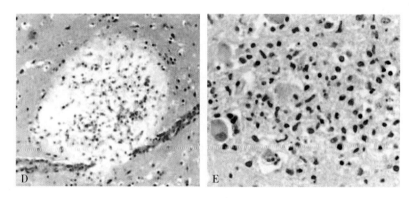

图 11-18（续）

D. 软化灶；E. 胶质结节

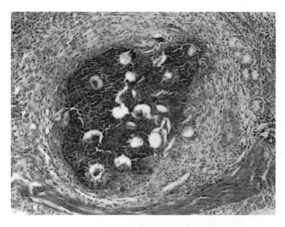

图 11-20　急性虫卵结节（嗜酸性脓肿）

结节中央有多个成熟的虫卵，虫卵周围见大量嗜酸性粒细胞浸润

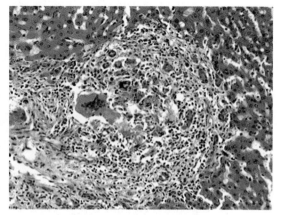

图 11-21　慢性虫卵结节

结节中央有死亡的虫卵，外周见类上皮细胞和异物巨细胞，形成假结核结节

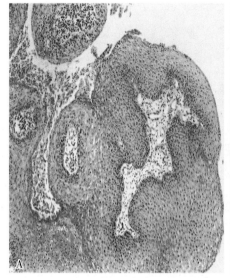

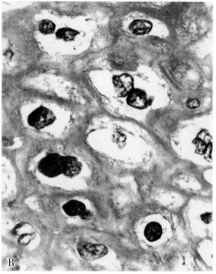

图 12-1　尖锐湿疣

A. 表皮呈乳头瘤样生长；B. 凹空细胞 HPV 抗原阳性（免疫组化 S-P 法）

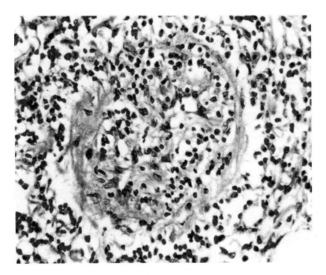

图 12-2　闭塞性动脉内膜炎
血管壁增厚,管腔闭塞,浆细胞、淋巴细胞围管性浸润

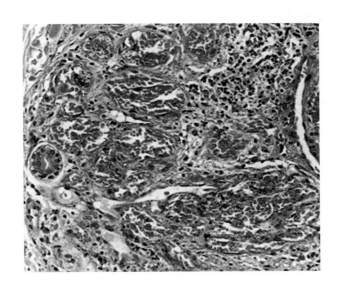

图 12-3　Kaposi 肉瘤的血管瘤样型

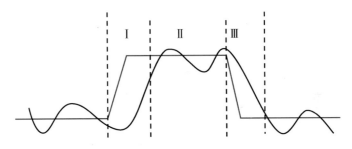

图 17-4　典型发热的三个时相体温与调定点示意图
Ⅰ体温上升期,Ⅱ高温持续期,Ⅲ体温下降期
红线代表调定点动态曲线,黑线代表体温波动曲线